现代临床助产技术

Modern Clinical Midwifery Techniques

主　编　蔡文智

中国科学技术出版社

·北　京·

图书在版编目（CIP）数据

现代临床助产技术 / 蔡文智主编 . — 北京 : 中国科学技术出版社 , 2022.6
ISBN 978-7-5046-9580-2

Ⅰ . ①现… Ⅱ . ①蔡… Ⅲ . ①助产学 Ⅳ . ① R717

中国版本图书馆 CIP 数据核字（2022）第 070286 号

策划编辑	刘　阳　焦健姿
责任编辑	方金林
文字编辑	张　龙
装帧设计	佳木水轩
责任印制	徐　飞

出　　版	中国科学技术出版社
发　　行	中国科学技术出版社有限公司发行部
地　　址	北京市海淀区中关村南大街 16 号
邮　　编	100081
发行电话	010-62173865
传　　真	010-62179148
网　　址	http://www.cspbooks.com.cn

开　　本	787mm×1092mm　1/16
字　　数	651 千字
印　　张	21（152 面插页）
版　　次	2022 年 6 月第 1 版
印　　次	2022 年 6 月第 1 次印刷
印　　刷	运河（唐山）印务有限公司
书　　号	ISBN 978-7-5046-9580-2 / R·2892
定　　价	138.00 元

编者名单

主　　编　蔡文智　南方医科大学深圳临床医学院
副 主 编　（以姓氏汉语拼音为序）
　　　　　李　静　南方医科大学深圳医院
　　　　　翟巾帼　南方医科大学护理学院
　　　　　周立平　广东省妇幼保健院
编　　者　（以姓氏汉语拼音为序）
　　　　　曹文静　湘南学院护理学院
　　　　　陈晓敏　复旦大学附属妇产科医院
　　　　　何建珍　广州市妇女儿童医疗中心
　　　　　黄舒蓉　南方医科大学深圳医院
　　　　　李永英　深圳市宝安区妇幼保健院
　　　　　刘　珊　南方医科大学深圳医院
　　　　　宋凯丽　深圳市怡霖心理咨询顾问有限公司
　　　　　孙晓宁　广州中医药大学护理学院
　　　　　万美丽　台湾贝斯特助产所
　　　　　王小姣　南方医科大学深圳临床医学院
　　　　　余霞娟　深圳市妇幼保健院
　　　　　邹芳亮　广州医科大学附属第三医院
学术秘书　李甜甜　南方医科大学深圳临床医学院

内容提要

　　为突出助产专业特色，规范临床助产技术，编者结合自身临床实践经验，对助产新技术、新理论进行补充和完善，以期为临床工作提供借鉴。本书体例新颖、视角独到，兼顾科学性与前瞻性、专业性与通用性，是一部可操作性很强的助产学专业技术实用著作。全书共 16 章，包括绪论、优生咨询与保健技术、辅助生殖技术、产科心理技术、营养评估与体质量管理技术、分娩疼痛控制技术、体位管理技术、分娩助产技术、母乳喂养技术、胎儿及新生儿发育促进技术、新生儿照护技术、产科急救技术、产科康复技术、产科中医适宜技术、居家分娩技术、性与避孕技术，从操作技术目的、适应证、禁忌证、操作步骤及方法、知识拓展等方面进行全方位阐述，以帮助助产士在工作中快速简明地获取相关内容，可作为临床助产士、产科护士、社区护士、高校教师等女性健康相关从业人员的专业参考书。

目 录

绪　论

一、助产技术相关定义

（一）助产学

助产学（midwifery）是一门研究女性妊娠、分娩和产褥全过程，传播正确助产服务理念和传授助产实践技能的科学，是医学领域的重要组成部分。助产学以正常妊娠及分娩的管理为核心，关注生命周期的全过程。它涉及范围广、整体性强，具有很强的专业性、特异性和独立性。

（二）助产士

国际助产士联盟（International Confederation of Midwive，ICM）在 2011 年提出，助产士（midwife）是指成功完成所在国认可的助产教育课程（该课程基于 ICM 基本助产实践必需能力和 ICM 全球助产教育标准框架），获得注册和（或）合法执业的资格，使用"助产士"名称，并具备助产实践胜任力的人员。助产士通过与孕产妇建立伙伴关系，为孕产妇提供全程连续性服务。在我国，助产士是指接受护理（或助产）学历教育，并经过助产专业技术培训，取得护士执业证书并获得母婴保健资格证的专业技术人员。

（三）助产技术

助产技术（midwifery technology）是指用于女性妊娠、分娩和产褥全过程健康问题的助产方法及手段，最终促进母婴健康。目前助产技术发展存在层次不齐、地区发展不均衡的情况，助产技术的科学使用和合理配置是保障母婴安全的必要前提。本书从助产学科发展和临床需求的角度出发，聚焦涉及生命全过程周期的助产技术，对已有成熟的助产技术进行规范和统一，对助产新技术、新理论进行拓展和探讨，对中医适宜助产技术进行凝练，旨在规范助产技术，为临床提供借鉴和指导，最终保障母婴安全。

二、助产技术的发展史

助产是伴随着人类繁衍而逐渐出现的古老职业，助产技术随着人类繁衍生息的产生而产生，随着妇产科学和助产专业的发展而发展。

（一）国外助产技术的发展史

国外助产技术的发展在经历了原始的自助式阶段、基督纪元时代后，在 16 世纪初到 17 世纪逐渐发展。16 世纪初，欧洲出现了最早的助产手册——*Sloan Manuscript*。法国产科学家弗朗西斯·莫（Francois Mauriceau，1637—1709）以其阴道臀位分娩法（Mauriceau-Smellie-Veit manoeuvre）闻名于后世，他还首创了用红葡萄酒消毒外阴产伤进行缝合的技术。17 世纪，一名军医的妻子路易丝·布尔乔亚（Louise Bourgeois）首次出版了完整的助产学著作，并在巴黎成立了第一所助产培训学校。1569 年英国的亚纳克战争后，来自法国的钱伯伦家族中第二代的长子大彼得（Peter Chamberlen）创造出产钳，产钳的发明和临床应用是产科学的一项创新性变革。1794 年在美国弗吉尼亚成功实施了人类历史上第一例剖腹产手术。18 世纪苏格兰医生亚历山大·戈登（Alexander Gordon）呼吁制订更严格的执业标准，要求在接产前执行外科洗手等无菌操作技术。1848年，英国产科学医生辛普森（J.Y.Simpson）首次报道了产钳的构造和使用，使产钳成为常用助产器械。1881年，英国政府成立了助产士训练班（1947年改为皇家助产学院）。1902年，英国政府通过了英格兰助产士法，成立了英国中央助产士委员会（Central Midwives Board），对专业助产士的培训、注册、执业等进行监管，促进了助产技术的规范。1948年，英国开始实施国民卫生服务制度，助产服务被纳入国民卫生服务中，英国的非高危孕产妇皆由国家认可的助产师（state certified midwife，SCM）负责，助产士逐渐获得了认可。19世纪中叶，男性开始加入助产士的行列。1953年，瑞典妇产科教授马姆斯特罗姆（Tage Malmstrom）设计出金属胎头帽的真空吸出器，被誉为"真空吸出器"之父……如今，助产专业已成为独立学科体系的专业，许多国家的助产专业教育已发展成为独立的高等专业教育，助产技术已在西方国家得到快速发展，并逐渐引领全球助产技术的发展。

（二）国内助产技术的发展史

在漫长的历史发展过程中，中医学科体系虽未形成独立的产科学和助产学，但形成自己较为完整、系统的妇产学科体系，其孕育的相关助产技术和理念对后世产生了深远影响，对今天妇产科的临床诊疗仍有一定的指导价值。早在中国古代《胎产书》已有关于孕产的记载。著名医古籍《黄帝内经》和张仲景的《伤寒杂病论》对产科实践和理论起到了奠基作用。张仲景的《伤寒杂病论》从理、法、方、药上对产科发展奠定了基础。《后汉书·华佗传》记录了针灸治疗双胎难产、手法探治胎死腹中的技术。《妇人大全良方》一书总结并丰富了产科及妊娠诊断、妊娠用药、孕期保健及难产处

治等诸方面的实践与理论。孙思邈的《千金要方》中所载的妇产科内容，从求子到调经，论述极为详尽。宋代杨子建著《十产论》，记载了横产（手先露或臂先露）、倒产（足先露）、偏产（额先露）、碍产（脐带攀肩）等不同胎位类型及如何使胎位转正的各种助产技术和方法，是我国古代产科学上的著名文献。陈自明的《妇人大全良方》总结前人经验，书中关于"胎教""候胎""妊娠""产难""产后"等知识和技术的论述，学术价值和实用价值很高。书中介绍的以川芎为末"验胎法"，堪称古代中医对早期妊娠的实验诊断法。朱端章《卫生家宝产科备要》，总结了宋代以前的产科临证经验和初生儿保育方法，是一部珍贵的产科文献。

中医助产技术随中医妇产科实践与理论的发展而发展，春秋战国和两汉时期奠基，隋、唐、宋时期兴盛，明、清发展相对缓慢。清末之际，随着西方医学知识的输入，传统中医产科开始走上中西医结合之路。古代从事助产工作的人员被称为"坐婆""稳婆""收生妇"，其助产手艺一般来自于自身经验积累、家族传承及拜师学艺。严鸿志《女科证治约旨》卷四"产难门"中强调接生助产术的重要性，认为难产"推厥缘由，实因世乏专门产科，稳婆又大多毫无学识，手术不精"，故主张"医药固须对证，而手术亦不可少，此产科学之所以宜兼讲手术也"。近代西医产科学传入中国后，经过正规西医助产教育、以新式助产法为职业者，一度也被称为"产婆"，后改为"助产士"之名。1928年7月9日，南京国民政府颁布《助产士条例》，随即建立起第一个助产士注册体系。至此，助产成了一个专业。这是中国助产发展史上重要的里程碑，它标志着传统助产到现代助产的转变。以产科学知识为主要内容、培养新式助产士与训练产婆构成近代中国促进分娩卫生的一体两面，有力地推动了中国

妇产科学和助产技术的发展。新中国成立后，新法接生的推广，产妇和新生儿死亡率显著下降，现代助产技术也逐步朝规范化方向发展。20世纪80年代后，我国以"医疗卫生现代化"作为国家卫生事业工作重点，实施医疗卫生体制改革，促进了我国医疗技术的快速发展，助产专业进入了当代助产士（产科护士）阶段。发展至今，在"以人为本""以母婴的健康为中心"的现代助产理念引领下，多项助产适宜技术得到应用和推广，诸多助产新技术、新理念也随之产生。如何在助产新技术上做到"引进来"的同时发展符合我国基本国情的助产新技术、如何更好地做到助产技术与循证医学的结合以及如何对新技术进行规范和推广也是我国现代助产新技术发展面临的问题。

三、助产士的实践范畴和特点

WHO患者安全项目（Patient Safety Programme）将母婴健康定为全球低收入国家或经济转型国家的排名第20位研究项目之一，而保障母婴安全的重要前提则是提高助产照护服务的可及性。随着社会的进步和助产学科的发展，助产实践也逐步向连续性、系统化和专业化方向发展。

（一）实践范畴

ICM在助产士的定义中明确了助产士的实践范畴，指出助产士是具有责任感和责任担当的专业人员，以伙伴身份在妊娠、分娩和产褥期为女性提供必要的支持、护理和咨询，独立地执行正常产妇的接产工作，照护新生儿和婴儿；以专业人士的角色参与处理妊娠、分娩及产褥期中复杂、异常的情况；向女性、家庭、社区提供咨询和教育，范围从围产期教育延伸到计划生育、育儿教育、女性性生殖健康以及儿童问题。与实践范畴相对应，助产士的实践

场所也从医院延伸至家庭、社区、门诊或在其他任何允许的医疗服务机构。然而，基于各国助产专业的发展现况，助产士的实践范畴也存在一定程度的差异。

1. 国外助产士的主要实践范畴　通常一些西方国家的助产士注册后享有基本检查、处方权。常规的孕期随访、检查和正常分娩可以由助产士全程管理，产科医生主要关注高危病例的管理。ICM颁布了《全国助产监管标准》，用以规范助产士教育、实践范围、执业行为、登记注册、投诉处理及处分等。

瑞典助产士享有较高的专业自主权，在降低孕产妇病死率方面担任重要角色。助产士所提供的卫生保健服务覆盖了ICM所界定的全部实践范畴。除围产期的助产服务外，还包括保障生殖健康和提供公共卫生服务两大实践领域。具体包括以下方面：①围产期的助产支持。负责孕前健康咨询，正常妊娠期、分娩期和产褥期的管理以及新生儿照护。经过超声技能资质培训后的助产士可为孕妇进行相应级别的超声检查。②计划生育工作。助产士有基本的处方权和检查权，为女性介绍不同避孕方法或取出宫内节育器、开避孕药处方等。③妇科保健。提供妇科体检，采集巴氏涂片筛查宫颈癌，指导如何自我检查乳房和处理更年期问题等。④其他相关服务，如为青少年提供性健康教育等。

英国作为欧洲助产士制度较完善的国家之一，女性自然分娩均由助产士接生，遇紧急情况下才转诊给医师。英国中央助产士委员会规定，助产士须提供女性孕期、产时及产后期必要的监测、照护及建议；产妇接生、照护新生儿与婴儿；对女性、家庭及社区提供健康教育（包括孕前和产前教育、妇科保健、家庭计划与儿童照护等）。工作场地包括医院、诊所、健康单位、居家或其他允许的服务机构执业。

2. 国内助产士的主要实践范畴　目前，

在我国，助产士的实践领域涉及以下方面：①围产期的健康咨询，孕前和孕期健康咨询及健康指导和照护。②分娩期的照护，正常产妇分娩的接生，新生儿早期基本保健，非药物减痛，生理、心理、社会和信息等产时支持性照护；协助医师共同处理妊娠、分娩及产褥期中的复杂和异常的情况。③产褥期照护，产妇、新生儿的照护，母乳喂养指导。④其他，如协助助产专业学生的临床教学等。然而，由于医生在产科服务中的主体地位，我国助产士尚无基本检查、处方权。助产士实践场所多局限于产房，实践领域多局限于产房接生和急救的配合。随着孕妇学校的普及以及助产士门诊的开展，助产士的实践领域开始向围产期保健延伸，但也仅限于健康咨询。近年来，随着孕妇学校、助产士门诊的发展和"互联网+"连续助产服务管理模式的出现，孕产妇的管理开始由产前到产后、院内到院外、线下到线上的延伸，覆盖全生命周期的连续性照护模式逐渐萌芽和发展。

（二）助产实践的特点

1. 服务内容的整体性　女性的妊娠、分娩、产褥是一个系统的过程，受生理、心理、社会、文化、精神等多方面因素的综合影响；助产服务对象涉及孕产妇、胎婴儿及家庭其他成员。因此，助产士需要综合运用助产学等多学科知识，并与其他医疗团队合作为孕产妇及其家庭提供整体化的助产服务。

2. 服务过程的连续性　女性的妊娠、分娩、产褥是一个连续的、动态的过程，各阶段相互协调、相互影响。助产士作为连续的照护者，其服务范围涉及妊娠、分娩、产后及其他生命周期的一系列过程，这也是助产士主导模式的核心。

3. 工作性质的特殊性　服务内容的整体性和服务过程的连续性决定了助产实践范畴的多维度，要求助产士具备较高专业能力和人文素养，并与孕产妇建立伙伴关系，充分尊重孕产妇及其家庭的自主选择权。产科的工作"急"和"快"的特点又要求助产士监测细致、反应敏捷、判断准确、技术娴熟，具备与产科、儿科和麻醉科等医师合作的团队意识，以保证母婴安全。

（三）助产士的角色

随着助产工作对全生命周期的影响日益增加和助产工作范畴的扩大，助产士的角色也逐渐多样化，其发挥的价值也延伸到了更广的领域。

1. 助产专业技术的提供者和母婴照护者　助产士应掌握完备的助产理论和技能，具备开展助产和护理工作的能力，并能在对孕产妇生理、心理和社会方面全面评估的基础上提供个体化的整体照护和必要的助产操作。同时，在助产服务中还需与其他妇幼保健、医疗人员、社会工作者紧密合作，相互配合和支持，保障母婴安全。

2. 母婴权益的支持者和维护者　助产士不仅要为孕产妇提供专业的医疗服务，更有促进、支持并维护孕产妇健康和权益的责任与情怀。助产士应与孕产妇及其家庭建立伙伴关系，为其提供全面的关怀与支持，并尊重孕产妇的文化差异。助产士是孕产妇权益的代言人和健康的守护者，应积极主动维护母婴权益，保障母婴安全，促进母婴安康。

3. 母婴保健知识和技能的传播者　助产士应是母婴保健知识的传播者和科普者。在医院、社区及其他相关场所对孕产妇和家属进行健康教育，提供孕前优生优育、孕期保健、产前准备、产时分娩、产后保健、母乳喂养和育婴等专业知识支持。

4. 助产人才的培育者　助产作为专业性和技术性很强的学科，专业的发展离不开助产人才的培养。助产士教育体系的不完善及人才短缺是助产学科发展的主要障碍之一。每个助产士都有培养和指导下级助产士、做好学科传帮带的责任，并应在能力范围内积极承担学科教学工作，促进学科教学体系的完善，助力高质量助产人才的培养。

5. 科学问题的研究者　助产实践需要科研证据，并考虑孕产妇的价值观、信念、偏好，以便更好地做出最佳决策。目前，国内缺乏充足的循证助产研究来支持中国的助产专业发展，助产士要善于用科学化思维发现和总结临床、教学及管理等领域中的问题，积极开展助产科学研究及实证应用，形成科学研究成果并发布，为孕产妇健康问题的应对提供科学化的解决方案。

6. 专业发展的推动者　每个助产士都应怀有专业情怀、以发展专业和培养团队为己任。学科带头人要敢于破除限制专业发展的壁垒，革新阻碍助产专业发展的体制机制，推动助产专业的发展。

四、助产服务模式

全球范围内，助产服务模式主要是产科医生主导模式和助产士主导模式两种。两者在照护提供者、主要服务人群、理念和关注点等方面存在一些差异。

（一）产科医生主导模式

产科医生主导模式是指整个围产期照护以产科医生为主导，实行以医疗措施为主，助产士照护为辅的工作模式。该模式主要关注病理过程，着重照护妊娠及分娩中存在并发症的孕妇，对于异常高危妊娠和分娩的管理更加全面有效，能最大限度地保证母婴的安全。但在人力资源有限的情况下，医生较难提供全面的生理、心理以及社会方面的帮助，偶尔会给予过多的医学干预，缺乏对孕产妇整个围生期的连续性照护。

（二）助产士主导的模式

目前，ICM 倡导的是"助产士主导的连续性服务模式"。该模式强调妊娠分娩是一个正常的生理过程，助产士是低危孕产妇的专业照护者。助产士为孕妇及其家庭提供个体化连续性照护，将不必要的医疗技术干预减少到最小，从而保护、支持并促进自然分娩，并对于需要产科专家或其他专家照护的孕产妇能够识别且转诊。该模式在满足正常孕产妇的需求方面更具专业性，同时更加关注孕产妇及其家庭的心理建设。助产士主导的连续性服务模式在新西兰和澳大利亚等国家比较成熟，完善的急救转运体系是其安全性的保障。

助产士是中国产科服务模式转型的重要影响因素，国外早已形成成熟完整的助产服务模式，助产士职能覆盖整个围产期乃至全生命周期。我国香港地区的产科服务从 20 世纪 80 年代后期开始转变，以"产妇和家庭为中心，注重母婴健康和安全，助产士介入持续性照护"为理念的香港产科服务。我国台湾地区也规定所有医院提供助产士主导的服务。国内助产服务模式尚处于探索阶段，并未形成统一标准。

经济社会快速发展及三胎政策的落地深刻影响着我国卫生健康服务供需格局，人民群众对于高质量、多层次的助产服务需求大幅增长，供需不匹配矛盾日益凸显。我国亟需根据我国国情开辟、拓宽中国的助产专业特色领域，借鉴国外先进的助产服务理念和成功的助产服务模式，探索适合我国国情的助产服务新模式，遵循"有效护理，最少伤害"及"支持女性潜在本能和分娩生理过程的有益实践"的原则，发展"以助产士主导正常妊娠分娩、产科医生主导病理产科、各专业人员共同参与模式"为特色的全生命周期助产服务模式。

五、助产新理念及新趋势

随着医学的进步和助产学科的发展，一系列的助产新理念、新趋势和新技术也随之产生。在助产知识和技术日新月异的今天，对这些新理念、新趋势和新技术进行合理、有效的认识和评估对于促进助产学科的发展、保证母婴安全十分必要。

1. 全生命周期助产工作新理念日益凸显 习近平总书记在全国卫生与健康大会上强调"要坚定不移贯彻预防为主方针，坚持防治结合、联防联控、群防群控，努力为人民群众提供全生命周期的卫生与健康服务"，将全生命周期健康管理提到新的高度。《"健康中国 2030"规划纲要》提出健康中国建设的目标和任务，强调"把健康融入所有政策，加快转变健康领域发展方式，全方位、全周期维护和保障人民健康"。助产工作日益从健康影响因素的广泛性、社会性、整体性出发，以人的生命周期为主线，助产士也逐渐走出产房，对女性孕前期、孕期、分娩期、产褥期和新生儿期等不同阶段及其家庭进行全方位连续性的健康管理和服务，对影响母婴健康的因素进行综合治理。它不是对生命周期各个阶段"平均用力"，而是根据生命不同周期的特点，在重点时期为重点人群提供健康干预。通过这种方式，将健康管理和母婴保健的关口前移，精准降低母婴风险，保障母婴安全。本书将分别从优生咨询技术、辅助生殖技术、产科心理技术、营养与体质量管理技术、疼痛控制技术、体位管理技术、产科康复技术、产科中医护理适宜技术、低风险居家/计划性社区分娩技术、母乳喂养技术、性与避孕技术、产科急救技术、胎儿及新生儿发育促进技术及早产儿照护技术等方面介绍涉及全生命周期助产技术。

2. 生命早期 1000 天得到重视 生命早期 1000 天是指从女性怀孕（孕期约 270 天）到宝宝出生之后的 2 周岁（约 730 天）。生命早期 1000 天被世界卫生组织定义为一个人生长发育的"机遇窗口期"，兼具"早期营养改善的关键窗口期"和大脑发育最快速时期的双重特征，这是决定人一生健康的关键时期。在生命早期 1000 天中，良好的营养和科学喂养是婴幼儿近期和远期健康最重要的保障，对婴幼儿体格生长、智力发育、免疫功能的建立等至关重要，还与成年后慢性病的发生有明显联系。相关研究表明，妊娠前超重和肥胖可使子代远期发生免疫系统疾病或感染性疾病的风险增加，也会增加围孕期母儿的患病率和死亡率，同时影响其远期健康甚至隔代健康。这与成人疾病的胎儿起源学说（或称为早期生命形成与印迹）提出的胎儿所处的宫内环境会影响胎儿的生长发育，并可能产生持续永久的结构功能改变，导致将来一系列成年期疾病的发生的观点相一致。国务院办公厅印发的《国民营养计划（2017—2030 年）》明确了国民营养工作的指导思想、基本原则、实施策略和重大行动。计划提出，要通过 6 项重大行动提高人群营养健康水平，其中第一条就是推动生命早期 1000 天营养健康行动，提高孕产妇、婴幼儿的营养健康水平。助产作为关注生命周期特别是孕产周期的学科，助产技术的发展对于保障生命早期 1000 天的健康尤为重要。本书营养评估与体质量管理技术、产褥期的母乳喂养技术、胎儿和新生儿发育促进技术等内容将重点关注生命早期 1000 天的健康问题。

3. 大康复理念与助产学科融合加速 随着社会经济的发展和人民生活水平的提高，特别是"三胎"政策的落地，社会对产科康复服务的需求和质量要求也越来越高。《中华人民共和国母婴保健法》和《中华人民共和国母婴保健法实施办法》规定了产后母婴康复工作的发展方针。产科康复是母婴康复工作的重要内容，产后康复更是孕产期保健的延续。从产前优生优育到产后康复、从医院到社区到月子机构，加之诸多康复评估与护理技术、中医技术引入助产，科学坐月子、产科康复等理念逐渐深入人心。因此，提供全方位、高质量的产科康复服务，以满足群众多层次、多样化产科康复服务需求是助产发展的重要趋势，本书将在产科康复技术、产科中医护理适宜技术等部分详细阐述。

4. 温柔分娩理念深入实践　温柔分娩理念以人性化角度作为出发点，旨在让分娩更加轻松、自然、人性化，减轻广大孕产妇身体、心理的各种负担。此分娩模式中助产士与产妇为一对一关系，助产士帮助产妇以最舒适和最自然的方式分娩，尽量减少胎儿经过产道时受到的压力和损伤，是非常人性化的理念和技术。相关研究表明，温柔分娩可缩短产程、减轻盆底肌肉损伤和分娩痛苦，同时有效降低剖宫产率。本书将在产科心理技术、疼痛控制技术等部分详细阐述相关温柔分娩技术。

5. 多层次的助产人才队伍正在形成　我国助产学历教育长期以单一的中专层次教育为主，直到 20 世纪末才开始了大专层次的高等助产专业教育。由于我国助产缺乏独立的教育体系及教育层次的单一性也使本专业领域一直缺乏引领专业发展的带头人和专业研究人员，导致专业发展相对缓慢。近年来，随着助产专业的不断发展，包含专科、本科、研究生教育在内的多层次助产教育体系正在逐渐形成。助产教育也已经从大专教育为主转变为以本科为

主导的教育模式，未来助产专业本科毕业生将成为行业的中坚力量。2014 年，国家卫生计生委启动我国大学本科助产专业招生试点工作，在全国 8 所本科院校开展助产学本科试点教育。2017 年 3 月，在教育部发布的普通高等学校本科专业备案和审批结果中，助产学专业第一次以独立专业的形式出现。经教育部批准，南方医科大学、浙江中医药大学、河北医科大学、遵义医学院四所高校成为国内首批开设助产学本科专业人才培养的院校，拉开了我国助产高等教育的序幕。自 2017 年教育部正式批准在我国高校设置助产本科专业以来，全国开设助产本科院校的数量已从 2017 年的 4 所发展到 2019 年年底的 64 所。国际上发达国家助产专业教育模式已发展成熟，并拥有一套科学完整的培养体系。美国要求助产士教育项目参加者必须拥有学士学位，一些项目必须是注册护士，硕士学位是美国助产士认证委员会认证考试的最低要求。2005 年教育部颁布《普通高等学校高职高专教育指导性专业目录》，把助产专业定位在护理大类下，相关院校已经逐渐培养一部分助产方向护理硕士、博士，以满足我国对高层次助产人才的需求。同时，随着高级化助产实践的发展，基于核心能力和岗位胜任力的助产专科护士培训模式也日趋成熟，旨在为临床培养更多高层次、专业性助产精英人才。未来，我国助产人才的培养将立足本科教育，日趋朝着专业化、多层次化和国际化方向发展。

（蔡文智　刘　珊）

参考文献

[1] 谢幸，孔北华，段涛.妇产科学 [M].第 9 版.北京：人民卫生出版社，2018.

[2] 余艳红，陈叙.助产学 [M].北京：人民卫生出版社，2017.

[3] 樊友平，柳奕，张晓慧.中医产科源流考略 [J].山西中医，1989（6）：49-51.

[4] 王继飞，任青.试论中医产科历史发展特点 [J].泸州医学院学报，1994（6）：473-474.

[5] 王台.中外产科学发展史 [J].中国中西医结合杂志，2018，38（10）：1253-1258.

[6] 顾春怡，武晓丹，张铮，等.助产服务模式的实践研究现状 [J].中华护理杂志，2011，46（4）：413-415.

[7] Rosa William E., Catton Howard, Davidson Patricia M，et al. Nurses and Midwives as Global Partners to Achieve the Sustainable Development Goals in the Anthropocene[J]. Journal of Nursing Scholarship，2021，53（5）.

第1章　优生咨询与保健技术

优生学是研究在社会控制下，应用遗传学的原理和方法，改善人类的遗传素质，防止出生缺陷，达到提高人口质量的一门科学。其基本任务是在人类遗传学的基础上，通过开展遗传咨询、产前诊断和选择性流产等措施，阐明人类的某些特征的控制和遗传的方式，然后从医学遗传学和社会学的角度，对其优劣和对人类进化的利弊做出判断，并在此基础上制订出增加或减少某些基因频率的方案。

优生学是一门应用类综合性学科，不但涉及基础医学和临床医学，同时又涉及环境科学、人口学、法学和伦理学等社会科学，主要分为两类即正优生学（positive eugenics；或称演进性优生学，progressive eugenics）和负优生学（negative eugenics；或称预防性优生学，preventive eugenics）。

优生学的发展分为三个阶段：①前科学阶段，从远古到19世纪80年代。在这一历史时期，优生学作为学科尚未提出，然而无论就整个人类社会，还是不同民族、不同地区、不同文化，都有着重要的优生实践，并不断地涌现出优生思想。②半科学阶段，从19世纪80年代到20世纪40年代。1883年英国科学家F.高尔顿首次提出"优生学"，这是优生学作为一个独立学科出现的公认标志。优生学的科学基础为进化论和遗传学，但在当时又受到种族主义谬论的影响，这使优生学中掺入了伪科学的成分，因而处于半科学阶段。③科学阶段，从20世纪50年代一直持续到现在。这个时期的标志事件有种族主义伪科学的清除、现代遗传学与"新优生学"。

我国每年约有2000万的新生儿降生，其中有80万～100万的缺陷儿，缺陷儿发生率为4%～6%。缺陷及残疾人口的降生，不仅给新生儿家庭造成严重的负担，同时给社会造成严重的负担，对社会经济的发展及人民幸福均具有严重的阻滞作用。加强优生咨询，有效预防和降低出生缺陷发生风险，帮助计划怀孕的夫妇孕育健康宝宝，对于造福个人、家庭、民族及整个人类都有着深远的意义和研究价值。

一、产前优生咨询与指导技术

产前优生咨询是优生工作的主要组成部分，是由专业的工作人员对有计划备孕和怀孕女性进行风险评估、健康宣教及产前检查，包括相关疾病的发生机制、遗传方式、预防诊断和预后治疗等相关知识，确保有生育意愿的双方完全掌握健康宣教的主旨，进而对相关不良因素进行有效的把控，以预防新生儿缺陷和妊娠并发症的发生，达到优生的目的。

【目的】通过收集病史、体检及辅助检查等临床资料，评估女性孕前、产前健康状况，防治孕期可能发生的相关疾病，从而降低孕产妇死亡率和新生儿缺陷率。

【适应证】

1. 已生育过一个患有遗传性疾病或出生缺陷患儿的夫妇，夫妇双方或一方患有某种遗传性疾病或有遗传性疾病家族史者。

2. 高龄孕妇，母龄≥35岁，父龄≥40岁。

3. 智力低下的孕妇或其家族中有智力低

下者。

4.多次自然流产、死胎、畸胎分娩。

5.三代以内近亲婚配。

6.孕期尤其是孕早期接触过可能致畸的物质，已经公认有致畸性及怀疑有致畸性的药物和物理、化学、生物等因素。

【禁忌证】无。

【操作前准备】

1.备一间洁净卫生、宽敞明亮的诊室，为病史询问及体检、辅助检查等临床资料的收集提供场所。

2.备好纸笔、孕妇手册、电脑，以记录各项病史和检查结果。

3.确认孕妇信息，讲明医疗行为的必要性。

【操作步骤及方法】

1.备孕女性　夫妻双方在准备妊娠前3～6个月，须到定点服务机构进行孕前优生健康检查，评估影响优生优育的不利因素，给予建议和指导，消除不利影响因素，积极治疗，预防影响妊娠的各种疾病。

(1)详细了解年龄、现病史、既往史、生活职业状况等各方面信息。

①计划妊娠年龄：女性最佳的生育年龄为24—29岁，男性最佳生育能力年龄为28—35岁。建议两次妊娠间隔时间不少于6个月，妊娠间隔小于18个月的女性也应进行风险和益处评估。选择辅助生殖技术受孕的不孕症患者，两次妊娠间隔时间应大于6个月且小于18个月。

②主诉：异常症状或体征。

③现病史、既往史、家族遗传史：积极预防、筛查和治疗慢性疾病和传染病，必要时建议进行产前遗传咨询。重点询问是否患有以下疾病，如高血压、糖尿病、甲状腺功能亢进、甲状腺功能减退症等，若发现内外科疾病建议在专业医师指导下先行治疗，待病情控制

稳定后再妊娠。对艾滋病、梅毒、乙型肝炎等妊娠后可能通过母婴垂直传播导致胎儿感染的传染性疾病进行筛查，建议患者积极治疗，待病情控制后，经过专科医师及妇产科高年资医师共同评估后方可确定是否能妊娠。

④月经史、生育史：初潮年龄、月经周期和月经天数、经血量和颜色、经期症状、有无痛经与白带性状等，询问妊娠及生育次数、自然流产、人工流产、引产、早产次数，是否有葡萄胎、手术产、死胎、死产、新生儿死亡、生育畸形儿、宫外孕等异常孕产史。有剖宫产史备孕女性，建议在剖宫产手术后满2年再进行备孕。

⑤生活方式、营养运动：改变不良的生活习惯（如吸烟、酗酒、吸毒等）及生活方式（如熬夜等）。通过平衡膳食和适量运动来调整合适的体质量。常吃含铁丰富的食物，选用碘盐，孕前3个月开始补充叶酸。补充叶酸0.4～0.8mg/d，或含叶酸的复合维生素，既往生育过神经管畸形患儿的孕妇则需每天补充叶酸4mg。每天至少30min的体育锻炼，每周5天或不少于150min的运动。

⑥用药与疫苗接种：对所用处方和非处方药进行评估，包括可能会影响妊娠的营养品和中草药，讨论每种药物和营养补充剂对妊娠的影响，评估具有潜在致畸性的药物，并给出每种药物的具体风险。同时育龄期女性每年应评估百日咳、麻疹、腮腺炎、风疹、乙型肝炎和水痘等疫苗既往免疫接种情况。在流感高发季节，所有孕妇或备孕女性都应接种流感疫苗。

⑦工作及生活环境：避免入住新装修房间；避免接触环境中有毒、有害物质（包括农药、铅、汞等重金属及辐射、噪音、高温等）；避免密切接触未经检疫的动物。

⑧精神心理及社会支持度：通过沟通交流，了解夫妇双方的家庭基本信息、日常人际

关系，对是否存在焦虑、抑郁、失眠、亲密伴侣暴力、生育控制、性暴力等情况进行评估与筛查，帮助备孕女性保持心理健康，解除精神压力，预防孕期及产后心理问题的发生。

(2) 孕前医学检查

① 体格检查：全面体格检查，包括心肺听诊、测量血压和体质量、计算身体质量指数和常规妇科检查。

② 实验诊断检查：必查项目有血常规、尿常规、血型（ABO 和 Rh）、肝功能、肾功能、空腹血糖水平、HBsAg 筛查、梅毒血清抗体筛查、HIV 筛查、地中海贫血筛查；备查项目有子宫颈细胞学检查（1 年内未查者）、TORCH 筛查、阴道分泌物检查（常规检查及淋球菌、沙眼衣原体检查）、甲状腺功能检测、75g 口服葡萄糖耐量试验（针对高危女性）、血脂水平检查、妇科超声检查、心电图检查、胸部 X 线检查。

2. 妊娠女性　已完成系统孕前检查的育龄女性，妊娠后可共享部分检查、检验结果，避免重复、过度检查。

(1) 孕早期女性，确定宫内妊娠后，进行常规产检。建立孕妇档案，并录入孕产妇管理系统。

(2) 初次建档，仔细询问既往史、生活职业状况、孕产史、家族史和遗传病史等各项信息，检查是否合并内科疾病，评估孕期高危因素并进行初步分级。

① 一般项目：询问姓名、年龄、民族、孕周等。

② 主诉：孕妇本人自述妊娠期间所出现的症状或体征，如停经天数，有无恶心、呕吐、腹痛、阴道出血等。

③ 现病史、既往史、家族遗传史：核实末次月经、计算预产期。询问既往健康状况，是否患有高血压、糖尿病、心脏病、甲状腺功能异常等内科疾病，是否有流感、皮疹、疱

疹等病毒性感染。询问双亲与兄弟、姐妹及子女健康与疾病情况，是否患有精神病、痴呆、畸形等家族遗传性疾病。是否正在接受治疗。

④ 个人史：社会经历，包括出生地、居住地区和居留时间、受教育程度、经济生活和业余爱好等；职业及工作条件，包括工种、劳动环境、对高浓度工业毒物（如重金属、农药、有机溶剂）及物理性有害因素（如噪音、X 线、电磁辐射、高温）的接触情况及时间；生活习惯，包括起居和卫生习惯、饮食规律与叶酸补充量、烟酒及其他异嗜物、麻醉药物及毒品等；家养宠物及环境装修等；有无冶游史及梅毒、艾滋病等性传播疾病。

⑤ 月经史、生育史、婚姻史：月经初潮年龄、周期及天数、经血量和颜色，经期症状，有无痛经与白带性状。妊娠与生育次数，自然流产、人工流产、手术产、死胎、死产、宫外孕等异常孕产史夫妻关系及婚姻情况等。

(3) 对于常规产检或复查的孕妇，由产科医护人员将孕期保健各种检查报告填入档案，并录入孕产妇管理系统。

(4) 孕期定时进行产前保健，确保孕妇及胎儿健康。若有异常建议增加检查次数及内容。孕期产前检查具体内容见表 1-1。

3. 孕产期风险评估及转诊　在孕妇产前检查过程中，医护人员根据孕妇病史及产检报告，对照 **表 1** "孕产妇妊娠风险评估表"对妊娠风险进行动态评估，确定是否为高危妊娠并进行五色分级评估，不同级别医疗机构承担相应风险级别孕产妇孕产期保健和住院分娩服务，促进孕产妇分级诊疗。

(1) 绿色标识（低危孕妇）：在就近医疗保健机构进行孕期检查及分娩。

(2) 黄色标识（三级预警）：孕妇妊娠期并发症和合并症相对较轻者，如年龄 ≤ 18 岁

表1-1 产前检查方案

检查次数	常规保健与必查项目	备查项目	健康教育
第1次检查（孕6~13⁺⁶周）	① 建立孕期保健手册 ② 确定孕周、推算预产期 ③ 评估孕期高危因素 ④ 身体检查包括血压、体质量、计算BMI、常规妇科检查（孕前3个月未查者）、胎心率测定（孕12周左右） ⑤ 血常规、尿常规、血型（ABO和Rh）、肝功能、肾功能、空腹血糖、HBsAg、梅毒螺旋体、HIV筛查、地中海贫血筛查、孕早期超声检查（确定宫内妊娠和孕周）	① 丙型肝炎（HCV）筛查 ② 抗D滴度检测（Rh阴性者） ③ 75g OGTT（高危孕妇） ④ 甲状腺功能检测 ⑤ 血清铁蛋白（Hb<110g/L者） ⑥ 结核菌素（PPD）试验（高危孕妇） ⑦ 子宫颈细胞学检查（孕前12个月未检查者） ⑧ 子宫颈分泌物检测淋球菌和沙眼衣原体（有症状或早产史者） ⑨ BV的检测（孕10~13⁺⁶周） ⑩ 早孕期胎儿染色体非整倍体异常的母体血清学筛查（孕10~13⁺⁶周） ⑪ 超声检查：孕11~13⁺⁶周测量胎儿颈部透明层（NT）的厚度、核定孕周 ⑫ 绒毛活检（孕10~13⁺⁶周，主要针对高危孕妇） ⑬ 心电图检查	① 流产的认识和预防 ② 营养和生活方式的指导 ③ 继续补充叶酸0.4~0.8mg/d至孕3个月，有条件者可继续服用含叶酸的复合维生素 ④ 避免接触有毒有害物质和宠物 ⑤ 慎用药物 ⑥ 改变不良的生活习惯，避免高强度的工作、高噪音环境和家庭暴力 ⑦ 保持心理健康
第2次检查（孕14~19⁺⁶周）	① 分析首次产前检查的结果 ② 身体检查，包括血压、体质量、宫高和腹围，胎心率测定	① 无创产前基因检测（孕12~22⁺⁶周） ② 孕中期胎儿非整倍体母体血清学筛查（孕15~20周） ③ 羊膜腔穿刺术检查胎儿染色体（孕16~22周）	① 流产的认识和预防 ② 妊娠生理知识 ③ 营养和生活方式的指导 ④ 中孕期胎儿非整倍体异常筛查的意义 ⑤ 非贫血孕妇，如血清铁蛋白<30μg/L，应补充元素铁60mg/d；诊断明确的缺铁性贫血孕妇，应补充元素铁100~200mg/d ⑥ 开始常规补充钙剂0.6~1.5g/d
第3次检查（孕20~24⁺⁶周）	① 身体检查同第2次检查 ② 超声检查胎儿的严重畸形（孕20~24⁺⁶周） ③ 血常规、尿常规	宫颈评估（经阴道超声测量宫颈长度，早产高危者）	① 早产的认识和预防 ② 营养和生活方式的指导 ③ 胎儿系统超声筛查的意义

（续表）

检查次数	常规保健与必查项目	备查项目	健康教育
第 4 次检查（孕 25～28⁺⁶ 周）	① 身体检查同第 2 次检查 ② GDM 筛查 ③ 血常规，尿常规	① 抗 D 滴度检测（Rh 血型阴性者）② 宫颈阴道分泌物检测胎儿纤维连接蛋白（fFN）水平（子宫颈长度为 20～30mm 者）	① 早产的认识和预防 ② 妊娠期糖尿病筛查的意义
第 5 次检查（孕 29～32⁺⁶ 周）	① 身体检查同第 2 次检查 ② 产科超声检查 ③ 血常规，尿常规	无	① 分娩方式指导 ② 开始注意胎动 ③ 母乳喂养指导 ④ 新生儿护理指导
第 6 次检查（孕 33～36⁺⁶ 周）	① 身体检查同第 5 次检查 ② 尿常规	① 孕 35～37 周 B 族链球菌（GBS）筛查 ② 孕 32～34 周（怀疑有妊娠期肝内胆汁淤积症的孕妇）肝功能，血清胆汁酸检测 ③ 孕 32～34 周后可开始 NST 检查 ④ 心电图复查（高危孕妇）	① 分娩前生活方式的指导 ② 分娩相关知识 ③ 新生儿疾病筛查 ④ 抑郁症的预防
第 7～11 次检查（孕 37～41 周）	① 身体检查同第 5 次检查 ② 产科超声检查 ③ 无应激试验（每周 1 次）	子宫颈检查（Bishop 评分）	① 分娩相关知识 ② 新生儿免疫接种 ③ 产褥期指导 ④ 胎儿宫内情况的监护 ⑤ 妊娠 ≥ 41 周，住院并引产

或≥35岁；身高≤145cm；BMI＞25或＜18.5；骨盆狭小；不良孕产史如早产、死胎等；瘢痕子宫（距末次子宫手术间隔≥18个月）；盆腔手术史；辅助生殖妊娠；重要脏器疾病未影响其功能等。应在二级及以上医疗保健机构进行产前监护及随访，动态评估妊娠风险变化，及时转诊。

（3）橙色标识（二级预警）：孕妇患有严重妊娠期并发症和合并症，但程度较红色预警轻。如年龄≥40岁；BMI≥28；中重度智力障碍；瘢痕子宫（距末次子宫手术间隔＜18个月）；各类子宫手术史（如剖宫产、子宫肌瘤挖除术等）≥2次；重要脏器功能轻度受损等。

（4）红色标识（一级预警）：孕妇患有严重妊娠期并发症和（或）合并症，如心力衰竭史；子宫破裂史；部宫产3次及以上；严重的重要脏器疾病（功能不全）等。

原则上应在三级综合性医疗机构诊治。病情危重者及时转诊至本市危重孕产妇救治中心。

（5）紫色标识（传染病）：若孕妇患梅毒、艾滋病、乙肝等感染性疾病，可能导致疾病母婴传播，按照传染病防治相关要求进行管理。

（6）对不宜继续妊娠的孕妇，医疗保健机构须告知本人继续妊娠风险，签署知情同意书，并劝告其终止妊娠，落实诊治随访。

【注意事项】

1. 孕妇需出示身份证或医保卡原件等有效证件，以确保为孕妇本人。

2. 询问病史期间，注意保护隐私，尽量避免无关人员进入诊室。

3. 注意沟通技巧，耐心聆听，全方位了解孕产妇一般情况。

4. 对于产检过程中有预警指标的孕妇，尽快建议其到相应级别的医疗保健机构进行产

监护及随访，动态评估妊娠风险辩护，根据结果及时转诊。

二、产前筛查技术

产前筛查是通过简便、经济和无创伤的检测方法，提前评估胎儿健康状况，从孕妇群体中发现某些有先天性缺陷和胎儿遗传性疾病的高风险孕妇，以便进行下一步的明确诊断，降低出生缺陷，提高出生人口素质，目前已在世界范围内得到广泛应用。我国产前筛查模式主要有血清学筛查、超声筛查及无创产前胎儿游离DNA检测（NIPT），筛查的病种包括唐氏综合征（Down Syndrome，又称21三体综合征）、爱德华综合征（Edwards syndrome，又称18三体综合征）、神经管缺陷（neural tube defect，NTD）以及帕托综合征（Patau syndrome，又称13三体综合征）。血清学筛查主要针对以唐氏综合征为主的染色体异常，也包括18三体综合征以及神经管缺陷；而超声筛查则是针对合并或不合并染色体异常的结构畸形，以及染色体异常软指标。

美国妇产科医师学会（American College of Obstetricians and Gynecologist，ACOG）推荐对所有女性都进行筛查，特别是高龄孕妇，应先行血清学检查，根据筛查结果再考虑下一步。

目前胎儿染色体疾病的产前筛查方法多样，各有利弊。应结合孕妇的年龄、孕周、经济条件和具体病史，采用个体化原则，选择最适宜的筛查方案。

（一）血清学筛查

血清学产前筛查，是我国首选的筛查方式，也是预防新生儿缺陷的重要手段，既简便、经济又较少创伤，能够对妊娠期胎儿先天性缺陷做出风险率预测。筛查出来的高风

险人群建议进行产前诊断，临界风险人群建议用NIPT进行二次筛查。现已证明利用孕妇血清标记物浓度变化的规律，可以在产前筛查出60%～82%的唐氏综合征和大部分的18三体综合征和神经管畸形胎儿；孕早期血清学筛查结合超声颈部透明带厚度（nuchal translucency，NT）检查，可以筛查出90%～97%的唐氏综合征胎儿。临床上多采用中孕期血清学产前筛查。

【目的】通过检测母体血清特异性生化标志物，并结合孕妇年龄、孕周、体重等信息利用筛查软件进行风险计算，起到发现某些怀有先天性缺陷儿的高危孕妇的作用，达到最大程度防止缺陷儿发生的效果。

【适应证】

1. 早孕期血清学筛查适用于孕10～13^{+6}周的单胎孕妇。筛查的目标疾病是21三体综合征、18三体综合征和13三体综合征。不能筛查NTD。

2. 中孕期血清学筛查适用于孕14～20^{+6}周的单胎孕妇。筛查的目标疾病是21三体综合征、18三体综合征、13三体综合征和NTD。

【禁忌证】

1. 早孕期血清学筛查不适用于双胎或三胎以上孕妇。对于不能提供早期产前诊断的机构，不建议进行单独的早孕期血清学筛查。

2. 中孕期血清学筛查不适用于多胎和有产前诊断指征的孕妇。对于高龄孕妇和双胎孕妇，在充分告知筛查的局限和风险情况下，可由孕妇选择是否进行血清学筛查。

【操作步骤及方法】

1. 评估 ①认真核对患者床号、姓名、年龄、孕周等基本信息，了解患者的病情、配合程度。②询问患者是否空腹。③检查穿刺部位局部皮肤及血管情况。

2. 准备 ①用物准备，治疗盘、碘伏、棉签、止血带、采血针1～2个、真空采血管、污物杯、输液贴、一次性治疗巾、试管架、手消毒凝胶、锐器盒。②环境准备：洁净、宽敞、光线适宜。③操作者准备：着装整齐，洗手，戴口罩。

3. 操作步骤 ①核对医嘱及试管条形码、患者床号、姓名、住院号等。②严格执行无菌操作静脉采血技术规程，抽取孕妇静脉血2～3ml，收集于真空干燥采血管中；在采血管标签上写明孕妇姓名、标本编号；标本编号采用唯一编号，应与血清学产前筛查申请单及采血登记表上的编号一致。③将盛有血液标本的采血管静置于室温下0.5～2h，待其凝集后迅速离心分离得到血清。由采血机构将离心分离得到的血清保存于–20℃冰箱，5个工作日内送检。④嘱孕妇用棉签按压5～10min后即可活动。对所有接受筛查的孕妇建立登记制度，加强追踪随访。

【结果解读】由临床咨询人员对筛查结果进行解释和给予相应的医学建议。低风险者定期产前检查；高风险者建议进一步产前诊断。

1. 早孕期血清学筛查 当风险测定值高于等于切割值1∶270时，为高风险，即唐氏综合征筛查阳性，反之为阴性。

2. 中孕期血清学筛查 当风险测定值高于等于切割值1∶380时，为高风险，即唐氏综合征筛查阳性，反之为阴性。

(1) 当AFP≥2.5中位数倍数（multiples of median，MoM）时提示NTD高风险。

(2) 18三体综合征高风险的切割值为1∶334。

(3) 13三体综合征的风险判断一般认为是18三体综合征的1/3。

【注意事项】

1. 对于筛查21三体综合征、18三体综合征的高风险孕妇，医生应在核对孕周等因素后建议再进行羊水胎儿染色体核型分析；不愿意接受羊水穿刺的情况下争取尽快进行无创产前基因检测。

2. 对于神经管畸形高风险孕妇，应首先用B超诊断排除神经系统发育异常的可能性，并密切观察胎儿发育情况，还可以建议孕妇行羊膜腔穿刺后作乙酰胆碱酯酶的检查，以排除闭合性神经管畸形及隐形脊柱裂的可能。

3. 血清学产前筛查是筛查不是诊断，会存在假阳性和假阴性。

【操作流程】见 **图1**。

（二）超声筛查

产前超声筛查是应用超声的物理特性，对胎儿及其附属物进行系统的影像学检查，是了解胎儿主要解剖结构的大体形态最常用、无创、可反复的检查方法，是产前筛查的主要手段，对于早期发现胎儿畸形，降低出生缺陷，保证优生优育，提高人口素质具有重要意义，已得到了广泛普及，但是由于超声技术的局限性，产前超声检查不能发现所有的畸形，对胎儿各器官的功能难以进行评价，也不能对胎儿以后的发育做出预测，所以超声诊断不能等同于临床诊断。操作流程见 **图2**。

根据检查部位不同分为经腹部超声和经阴道超声。

经腹部超声检查：将仪器设置在产科条件下，一般采用凸阵探头，频率为3.5～5.0MHz。患者膀胱适度充盈，取仰卧位，局部皮肤涂上适量耦合剂。操作者于下腹部按顺序先纵向探测，后横向探测，多切面探测。

经阴道超声检查：患者排空膀胱，取膀胱截石位，使用阴道或通用腔内探头，将探头套入一次性避孕套内，在避孕套表面涂以耦合剂使用。操作者右手持探头在阴道内根据感兴趣区的位置调节探头的位置和方向，进行多角度旋转和推拉式移动，必要时左手可在腹壁配合移动加压，使盆腔器官接近探头。

根据孕周和场景不同又分为早孕期超声、中晚孕期超声和有限产前超声检查。

早孕期超声检查包括普通超声检查和NT超声检查。

中晚孕期超声检查包括一般产前超声检查（Ⅰ级）、常规产前超声检查（Ⅱ级）、系统产前超声检查（Ⅲ级）、针对性产前超声检查（Ⅳ级）。

有限产前超声检查主要用于急诊超声或床旁超声，仅对临床医师要求了解的某一具体问题进行检查。

具体检查介绍如下。

● 早孕期普通超声检查

【目的】孕6～8^{+6}周，判断早孕。

【适应证】

1. 证实宫内妊娠，鉴别临床可疑异位妊娠。

2. 评估孕周。

3. 诊断多胎妊娠。

4. 了解胚胎情况（存活或死亡）。

5. 早孕期出血、下腹痛查找原因。

6. 评估母体盆腔包块、子宫畸形。

7. 临床怀疑葡萄胎、辅助绒毛活检。

【禁忌证】无。

【检查内容】

1. 观察妊娠囊的位置、数目、大小、形态。

2. 观察卵黄囊的大小与形态。

3. 测量头臀长度，观察胎心搏动，子宫及双附件。

【建议留存超声图像】妊娠囊在内的子宫纵切面、横切面，测量胚胎长度或头臀长度切面的超声图像。

【注意事项】

1. 应在胚胎最大长轴切面测量头臀长度或在胎儿正中矢状切面测量头臀长度。

2. 超声不能够诊断所有异位妊娠。

- **早孕期 NT 超声检查**

【目的】孕 11～13⁺⁶ 周，主要是测量胎儿头臀长和胎儿颈后透明层厚度（NT），筛查与评估染色体异常风险和预测双胎输血综合征。

【适应证】

1. 年龄＜18 岁或≥35 岁，夫妇一方是染色体平衡易位携带者。

2. 染色体异常。

3. 患有贫血、糖尿病、高血压、严重营养障碍等疾病。

4. 吸烟、酗酒。

5. 孕早期有 X 线照射史或病毒感染史、有异常胎儿妊娠史和有遗传病家族史。

6. 试管婴儿。

【禁忌证】无。

【检查内容】

1. 胎儿数目及绒毛膜性。

2. 胎心搏动。

3. 胎儿生物学测量：头臀长度。

4. 测量 NT。

5. 胎儿附属物。

6. 孕妇子宫。

【建议留存超声图像】胎儿正中矢状切面、胎儿头颈及上胸部正中矢状切面图像。

【注意事项】无。

- **一般产前超声检查（Ⅰ级）**

【目的】主要对胎儿大小进行评估，此级别产前超声检查不对胎儿结构畸形进行筛查。

【适应证】

1. 估测孕周、评估胎儿大小、确定胎方位。

2. 怀疑异位妊娠、胎动消失、怀疑羊水量异常。

3. 胎头倒转术前。

4. 胎膜早破。

5. 胎盘位置及胎盘成熟度评估。

【禁忌证】无。

【检查内容】

1. 胎儿数目。

2. 胎方位。

3. 观察并测量胎心率。

4. 胎儿生物学测量。

5. 胎儿附属物。

【建议留存超声图像】丘脑水平横切面、上腹部横切面（腹围测量切面）、股骨长轴切面、测量胎心率图（多普勒或 M 型）。

【注意事项】

1. 一般产前超声检查（Ⅰ级）主要进行胎儿主要生长参数的检查，不进行胎儿解剖结构的检查，不进行胎儿畸形的筛查。

2. 若医师发现胎儿异常，超声报告需做出具体说明，并转诊或建议系统产前超声检查（Ⅲ级）。

- **常规产前超声检查（Ⅱ级）**

【目的】孕 18～24⁺⁶ 周，主要评估胎儿大小、羊水量、胎盘以及筛查六大类严重结构畸形（包括无脑儿、严重脑膨出、严重开放性脊柱裂、严重胸腹壁缺损内脏外翻、单腔心和致死性软骨发育不良）。

【适应证】适合所有孕妇，除一般产前超声检查（Ⅰ级）适应证以外，还适用于有以下适应证者，如孕妇阴道出血、下腹痛等。

【禁忌证】无。

【检查内容】

1. 胎儿数目。

2. 胎方位。

3. 观察并测量胎心率。

4. 胎儿生物学测量。

5. 胎儿解剖结构检查（头颅、心脏、脊柱、腹部、四肢）。

6. 胎儿附属物。

7. 孕妇子宫。

【建议留存超声图像】丘脑水平横切面、小脑水平横切面、四腔心切面、上腹部横切面（腹围测量切面）、脐带腹壁入口腹部横切面、膀胱水平横切面、双肾横切面、脊柱矢状切面、股骨长轴切面、孕妇宫颈管矢状切面、测量胎心率图（多普勒或 M 型）。

【注意事项】常规产前超声检查（Ⅱ级）最少应检查以上胎儿解剖结构。但有时因胎位、羊水过少、母体因素等影响，超声检查并不能很好地显示这些结构，超声报告需做出说明。

• **系统产前超声检查（Ⅲ级）**

【目的】孕 18～24^{+6} 周，除了对胎儿大小以及六大类致死性畸形进行筛查之外，对胎儿主要解剖结构进行系统观察以及对严重结构畸形进行系统筛查。

【适应证】一般产前超声检查（Ⅰ级）或常规产前超声检查（Ⅱ级）发现或疑诊胎儿畸形、有胎儿畸形高危因素者。

【禁忌证】无。

【检查内容】

1. 胎儿数目。

2. 胎方位。

3. 观察并测量胎心率。

4. 胎儿生物学测量：股骨长度和腹围。

5. 胎儿解剖结构检查（头颅、颜面部、颈部、胸部、心脏、腹部、脊柱、四肢）。

6. 胎儿附属物检查。

7. 孕妇子宫。

【建议留存超声图像】丘脑水平横切面、侧脑室水平横切面、小脑水平横切面、鼻唇冠状切面、双眼球水平横切面、四腔心切面、左心室流出道切面、右心室流出道切面、上腹部横切面、脐带腹壁入口腹部横切面、脐动脉水平膀胱横切面、双肾横切面、脊柱矢状切面、

肱骨长轴切面、尺桡骨长轴切面、股骨长轴切面、胫腓骨长轴切面、孕妇宫颈管矢状切面、测量胎心率图（多普勒或 M 型）。

【注意事项】

1. 所有胎儿畸形都能通过系统产前超声检查检出是不现实也是不可能的。

2. 系统产前超声检查（Ⅲ级）受一些潜在因素影响。

3. 当一次超声检查难以完成所有要求检查的内容，应告知孕妇并在检查报告上提示，建议复查或转诊。

• **针对性产前超声检查（Ⅳ级）**

主要对产前超声筛查发现或怀疑的胎儿异常以及具有胎儿异常高危因素的孕妇进行诊断。

（三）无创性产前检测

无创性产前检测（noninvasive prenatal testing, NIPT）是一种无创性的产前检测技术，具有低风险、精度高的特点。目前主要筛查包括 21 三体综合征、18 三体综合征、13 三体综合征等常染色体整倍体缺陷，也可用于筛查克兰费尔特综合征和特纳综合征等性染色体整倍体缺陷以及大片段非整倍体基因缺陷。临床上多用于筛查唐氏综合征，准确率可达 99% 以上，假阳性率 0.05% 左右，但 NIPT 只是产前筛查手段，并不能代替最终介入性产前诊断染色体核型分析，未来有较大的扩展空间。操作流程见 **图1**。

【目的】通过在孕 12～22^{+6} 周应用高通量基因测序等分子遗传技术检测孕期母体外周血中胎儿游离 DNA 片段，评估胎儿常见染色体非整倍体异常风险。

【适应证】

1. 血清学筛查显示胎儿常见染色体非整倍体风险值介于高风险切割值与 1/1000 之间的孕妇。

2. 有介入性产前诊断禁忌证者（如先兆流产、发热、出血倾向、慢性病原体感染活动期、孕妇 Rh 阴性血型等）。

3. 孕 20^{+6} 周以上，错过血清学筛查最佳时间，但要求评估 21 三体综合征、18 三体综合征、13 三体综合征风险者。

4. 珍贵儿妊娠、对介入性产前诊断极度焦虑的孕妇，知情后拒绝介入性产前诊断。

【绝对禁忌证】

1. 孕周 < 12 周。

2. 夫妇一方有明确染色体异常。

3. 1 年内接受过异体输血、移植手术、异体细胞治疗等。

4. 胎儿超声检查提示有结构异常须进行产前诊断。

5. 有基因遗传病家族史或提示胎儿罹患基因病高风险。

6. 孕期合并恶性肿瘤。

7. 医师认为有明显影响结果准确性的其他情形。

除外上述不适用情形的，孕妇或其家属在充分知情同意情况下，可选择孕妇外周血胎儿游离 DNA 产前检测。

【相对禁忌证】

1. 早、中孕期产前筛查高风险，预产期年龄 ≥ 35 岁的高龄孕妇以及有其他直接产前诊断指征的孕妇。

2. 核查后筛查时孕周 > 12 周的孕妇。

3. 重度肥胖（体质指数 > 40）。

4. 通过体外受精——胚胎移植方式受孕。

5. 有染色体异常胎儿分娩史，但除外夫妇染色体异常的情形。

6. 双胎及多胎妊娠。

7. 医师认为可能影响结果准确性的其他情形。

对于双胎妊娠，尽管美国妇产科医师协会（ACOG）不建议用于包括双胎在内的多胎妊娠，而国际产前诊断学会（ISPD）仅在三胎或以上的多胎妊娠时才不建议应用 NIPT。

【操作步骤及方法】

1. 评估　①认真核对患者床号、姓名、年龄、孕周等基本信息，了解患者的病情、配合程度。②检查穿刺部位局部皮肤及血管情况。

2. 准备　①用物准备：治疗盘、碘伏、棉签、止血带、采血针 1～2 个、真空采血管、污物杯、输液贴、一次性治疗巾、试管架、手消毒凝胶、锐器盒。②环境准备：洁净、宽敞、光线适宜。③操作者准备：着装整齐，洗手，戴口罩。

3. 操作步骤　①操作者核对医嘱及试管条形码，核对患者床号、姓名、住院号等。②严格执行无菌操作静脉采血技术规程，抽取孕妇外周静脉血 10ml，收集于真空干燥采血管中；在采血管标签上写明孕妇姓名、标本编号；标本编号采用唯一编号，应与无创性产前检测申请单及采血登记表上的编号一致。③实验室应用高通量基因测序等分子遗传技术检测孕期母体外周学胎儿游离 DNA 片段（cffDNA），7～10 个工作日出具结果。④嘱孕妇用棉签按压 5～10min 后即可活动。对所有接受筛查的孕妇建立登记制度，加强追踪随访。

【结果解读】产前诊断门诊咨询结果：若为低风险，由于存在漏诊风险，建议定期产前超声检查；如有异常，应尽快到产前诊断中心进行优生咨询；若为高风险，应尽快到产前诊断机构进行后续咨询及相应检查。

1. 阳性结果，也可能出现假阳性，一般建议继续进行羊膜腔穿刺检查。

2. 阴性结果，一般不需要进行羊膜腔穿刺检查，但并不能完全排除胎儿异常的可能，仍要定期产检。

3. NIPT 也存在失败、无结果、结果不确定的可能性，其原因可能与孕妇体重（肥胖）、孕周乃至实验室操作常规有关，但重复取样后仍有检测失败的可能，有必要进一步遗传咨询、密切监测超声、综合评判，决定后续检查。

【注意事项】

1. 严格把握适用、不适用及慎用人群。

2. 知情、自愿选择的原则。

3. 事先详细告知产前筛查方法的费用、优势、局限性和结果的不确定性。

4. 无创产前基因筛查无法取代有创的产前诊断检查，高风险只是筛查结果，并不一定存在染色体异常，不能仅根据结果做出终止妊娠的建议。

三、产前诊断技术

产前诊断（宫内诊断），是指胎儿出生前，诊断其在子宫内的生长发育情况，确定胎儿是否有遗传缺陷或先天性畸形的一种技术。它不是一般孕妇的产前检查，是结合近代细胞遗传学、生物化学、分子遗传学与临床医学的方法预防出生有先天性缺陷和遗传性疾病患儿的一项专门技术，在计划生育工作中具有很重要的地位，是实行"选优生育"，降低人口数量、提高人口质量的有效方法。

【适应证】

1. 年龄 35 岁及以上的孕妇。

2. 孕期唐氏综合征筛查高风险的孕妇。

3. 夫妻双方均为地中海贫血，且生育地贫中间型或重型患儿风险高。

4. 曾有不明原因的自然流产史，畸胎史，死胎史或者新生儿死亡史的孕妇。

5. 产前超声检查怀疑胎儿结构异常的孕妇。

6. 夫妻双方为染色体平衡异位、倒位者或脆性 X 综合征家系的孕妇。

7. 夫妻之一患有某种单基因病。

8. 家族中存在已知或可疑的遗传病。

9. 怀疑胎儿有较高宫内感染风险的孕妇。

10. 羊水过多或过少。

11. 孕妇有环境致畸因素接触史，尤其是有活动性的 TORCH 感染史的孕妇。

目前产前诊断的手段包括无创性产前诊断技术和有创性产前诊断技术。无创性产前诊断技术主要为超声波扫描，对胎儿体表及内脏大体畸形进行诊断。有创性产前诊断技术是直接获取胎儿标本（主要包括绒毛、羊水和脐血），从以下几个方面对胎儿进行最终诊断：①染色体核型分析；②基因分析；③检测基因产物。此处将对常用的有创性产前诊断技术进行阐述。

（一）羊膜腔穿刺术

羊膜腔穿刺术起始于 1930 年，现已成为一种应用最广泛的有创有创性产前诊断技术。经羊水培养后进行传统的染色体核型分析，是目前国内外公认的诊断染色体疾病的金标准，同时在治疗方面，由于超声导向操作的可视化也使通过羊膜腔的各种治疗方法成为可能。目前临床上常用于染色体异常、单基因异常、胎儿感染和羊膜腔内炎症的产前诊断，以及评估胎儿肺成熟度和血液、血小板的类型。

【目的】通过 B 超引导下利用穿刺针穿过腹壁和子宫进入羊膜腔抽取少量羊水，从而获得胎儿脱落细胞、渗出液、尿液或分泌物样本并进行相关检测，以了解胎儿健康状况后供临床分析诊断和治疗，达到预防出生缺陷的目的。主要用于有医学指征的孕 16~22^{+6} 周的产前诊断。

【适应证】

1. 中期妊娠（孕 16~20 周）

(1) 染色体核型检查。

(2) 羊水生化指标测定。

(3) 羊水减量或羊膜腔灌注。

(4) 羊膜腔内注药终止妊娠。

2. 晚期妊娠

(1) 胎儿成熟度评估。

(2) 母子血型不合。

(3) 促胎儿成熟治疗。

(4) 胎儿宫内发育迟缓或羊膜腔内注药治疗。

【禁忌证】

1. 有先兆流产迹象。

2. 术前两次腋温＞37.2℃。

3. 有出血倾向。

4. 有感染迹象。

5. 胎儿性别鉴定。

【操作步骤及方法】

1. 评估

(1) 认真核对患者床号、姓名、年龄、孕周等基本信息，根据孕周选择合适的抽取量。孕16周是中期妊娠羊膜腔穿刺的最佳穿刺时间，羊水量为180～200ml，可抽吸约20ml；孕9～13周是早期妊娠羊膜腔穿刺的最佳诊断时间。孕7～10周可抽取5ml，孕10周后可抽取10ml以上。

(2) 根据B超检查结果，了解胎儿大小、羊水量和深度、胎盘附着情况、穿刺部位皮肤情况等。

(3) 操作前听诊胎心及进行生命体征监护。

(4) 检查术前检查结果，如血型、血常规、C反应蛋白及凝血功能等。

2. 准备

(1) 用物准备：腹部冲洗用物、消毒纱球、治疗巾、无菌手套、超声诊断仪器、凸阵探头、一次性产前诊断穿刺针（20～22G）、无菌探头薄膜、注射器（5ml、20ml）、羊水采集瓶、无菌敷贴、肝素等。

(2) 环境准备：环境无菌、舒适，隐蔽性好。

(3) 孕妇准备：取仰卧位，排空膀胱，常规腹部消毒铺巾，测量生命体征。

(4) 术者准备：着装整齐，洗手，戴口罩，戴无菌手套。

3. 操作步骤

(1) 超声检查选择穿刺点做标记，尽可能避开胎盘和胎儿头面部，选择胎儿肢体侧。

(2) 羊膜腔穿刺：操作者左手固定皮肤，右手持穿刺针在超声引导下垂直刺入，自觉有两次突破感，拔出针芯后，可见淡黄色液体流出。抽取2ml废弃，换5ml注射器抽取5ml作TORCH培养，再换20ml注射器缓慢抽取20ml，插入针芯后拔出穿刺针，进行宫内治疗者注入相应药物，见图1-1。等羊水注入无菌试管后助产士需立即送实验室，若混有血液则加入肝素抗凝。瓶上需注明孕妇姓名、编号及取样日期。

(3) 术后观察与处理：助产士在穿刺点处敷以无菌敷料压迫止血10～15min，再次超声检查胎心、胎盘及胎儿情况，观察2h，若无异常嘱患者继续卧床休息4～8h，普通饮食，保持伤口干燥3天，禁止剧烈运动。告知复查时间和可能并发症，如有异常随诊等。

(4) 整理与记录：B超检查过程中最好保存5张以上图像（穿刺前羊膜腔声像图、进针后针道切面图像、穿刺前胎心频谱图、穿刺后

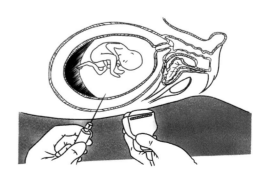

▲ 图1-1 羊膜腔穿刺术

胎心频谱图和羊膜腔图像）并记录手术名称、穿刺过程、患者的一般情况及注意事项等。

【注意事项】

1. 穿刺过程中若有宫缩或胎动频繁时，应停止操作。

2. 只允许1～2次穿刺，若两次穿刺均未获得羊水标本则为失败，严格无菌操作，不能在同一部位重复进针。

3. 双胎妊娠时，在超声引导下先穿刺一个妊娠囊，抽吸羊水后，换穿刺针穿刺另一个妊娠囊。

4. 术毕观察胎心、胎动和羊水情况。

5. 敷料保持干燥3天，若有腹痛、阴道流血、阴道流液等不适应立即就诊。

6. 每天多饮开水，禁止性生活2周。

7. 若有过敏者，术后应给予300μg Rh（D）免疫球蛋白以减少致敏。

【操作流程】见 **图3**。

（二）绒毛活检术

绒毛细胞是由受精卵发育分化的滋养层细胞和绒毛间质中的胚外中胚层细胞组成，绒毛细胞与胎儿组织同源，具有同样的遗传性，通过产前对绒毛的检测，可准确地反映胎儿的情况，故绒毛活检（chorionic villus sampling, CVS）可以用于胎儿遗传病的产前诊断。CVS的主要优点是能更早得到诊断结果，采取更简单、安全的方法终止异常胎儿妊娠。

【目的】利用细胞遗传学、分子生物学、生物化学等技术对绒毛组织进行染色体分析、基因分析和生化测定，以达到预防出生缺陷的目的。主要用于有医学指征的孕10～13^{+6}周期间的产前诊断。

【适应证】

1. 年龄≥35岁。

2. 血清学筛查异常或超声筛检发现胎儿结构异常者。

3. 有不良妊娠及染色体异常儿生育史者。

4. 有家族遗传病史者。

5. 有单基因遗传病或代谢性疾病儿生育史者。

6. 脆X综合征家系者。

【禁忌证】

1. Rh阴性但已被Rh阳性胎血致敏者。

2. 有宫颈病变或阴道炎行经宫颈绒毛活检者。

3. HIV阳性者。

4. 凝血功能异常者。

5. 胎儿性别鉴定者。

6. 先兆流产者。

7. 其他不宜介入检查的疾病。

【操作步骤及方法】

1. 评估

(1) 认真核对患者床号、姓名、年龄、孕周等基本信息，排除穿刺禁忌证。妊娠11～14周，染色体分析约需绒毛10mg，DNA分析5mg，生化测定需3～5mg组织。

(2) 经腹或经阴道B超检查了解胎儿及胚胎种植及发育情况，测量头臀长度以核对孕周，定位胎盘绒毛部位。检查穿刺部位皮肤情况等。

(3) 操作前听诊胎心及进行生命体征监护。

(4) 检查术前检查结果，如血型和Rh因子、血常规、C反应蛋白及凝血功能等。

2. 准备

(1) 用物准备：阴道冲洗用物、消毒纱球、扩阴器、治疗巾、穿刺套管针（引导套针为18G或19G，活检针为20G或21G）、无菌生理盐水约40ml并放入少许肝素抗凝、20ml注射器针筒抽2～4ml待用、无菌手套等。

(2) 环境准备：环境无菌、舒适、隐蔽性好。

(3) 孕妇准备：经宫颈绒毛活检，孕妇取膀胱截石位，适当充盈膀胱（扩阴器扩张阴道可显示宫底为度），常规消毒铺巾；经腹壁绒毛活检，孕妇取仰卧位，排空膀胱，常规腹部消毒铺巾。测量生命体征。

（4）术者准备：着装整齐，洗手，戴口罩，戴无菌手套。

3. 操作步骤

（1）经宫颈绒毛活检（transcervical chorionic villus sampling，TC-CVS）：操作者在超声引导下，将长 25cm、直径 1.5mm 的聚乙烯套管经宫颈插入宫腔，顶端到达叶状绒毛膜所在位置后，退出导丝。助产士将提前准备好的 20ml 注射器抽吸 1ml 肝素生理盐水给操作者，由操作者连接套管，抽拉注射器栓至 10ml 产生负压，在保持负压的状态下缓慢退管，见图 1-2。抽吸完毕后助产士将混有绒毛的肝素盐水送检，若 1 次活检的绒毛组织量不够，按上述方法，再操作 1 次；若 3 次取样均未抽取到绒毛组织为活检失败。

（2）经腹壁绒毛活检（transabdominal chor-ionic villus sampling，TA-CVS）

① 操作者在超声引导下将引导套针沿胎盘长轴进针，经腹壁及子宫壁穿刺入胎盘绒毛边缘部分后，退出针芯。再将活检针经过引导套针送至胎盘绒毛组织内，去除针芯，连接助产士提前准备好的含 1ml 肝素生理盐水的 20ml 注射器，在保持 10ml 负压的状态下，小幅度上下提插活检针抽取绒毛组织。抽吸完毕

后助产士将混有绒毛的肝素盐水送检。若 1 次活检的绒毛组织量不够，可再次插入引导套针内抽吸见图 1-3。

② 术后观察与处理：操作者或助产士在穿刺点处立即持续压迫止血 15～20min，超声检查有无穿刺点、子宫周围、腹腔、羊膜囊出血，胎儿活动和胎心是否正常。嘱患者卧床休息 1h、少量进食、保持伤口干燥 24h，1 周内禁止剧烈运动。告知复查时间和可能发生的并发症，如有异常及时随诊。

③ 整理与记录：B 超检查过程中最好保存 3 张以上图像（显示靶绒毛的二维声像图、术前胎儿胎心搏动频谱图、穿刺针及其针道的声像图、术后复查胎儿胎心搏动频谱图）并记录手术名称、患者的一般情况、穿刺过程、手术评价及注意事项等。

【注意事项】

1. 经宫颈绒毛活检，图像可以显示导管从颈部到胎盘取样位置的进针路线。在吸取绒毛组织之前，导管的尖端应在胎盘的分叶中停留一段时间后再抽吸。

2. 经腹壁绒毛活检时，若为后位胎盘时，应尽量避免穿破羊膜结构。

3. 当膀胱完全排空时，超声探头加压可以使子宫变直，后位胎盘可以经腹壁或阴道超声引导穿刺。

4. 术后立即对胎心、胎盘和腹壁做 B 超

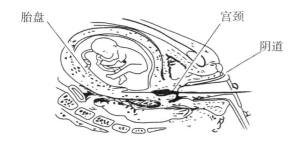

▲ 图 1-2　经宫颈绒毛活检术

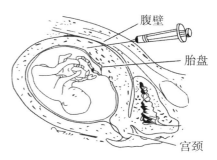

▲ 图 1-3　经腹壁绒毛活检术

扫描，检查穿刺点有无出血。拔针消毒后覆盖无菌敷料，持续压迫 10～15min，卧床休息 30min 后再次超声扫描，步骤同上。

5. 严格无菌操作，尽量避免感染发生。

【操作流程】经宫颈绒毛活检操作流程见 **图4**。经腹壁绒毛活检操作流程见 **图5**。

（三）经腹脐静脉穿刺术

经腹脐静脉取胎血技术是诊断胎儿遗传性疾病和评估胎儿宫内情况的一种重要手段。最早是在胎儿镜下进行脐带血管穿刺，但胎儿镜技术复杂，对母胎风险大，使其应用受到限制。1983 年首次报道了在超声引导下经腹脐静脉取胎血技术。目前，随着超声技术的不断发展，经腹脐血穿刺技术已变得十分简单，胎儿流产率也与羊膜腔穿刺相当。

【目的】通过在 B 超引导下利用胎儿镜观察直接进行脐带血穿刺，以诊断孕 24 周以后胎儿遗传性疾病和评估胎儿宫内情况，达到预防出生缺陷的目的。

【适应证】

1. 胎儿脐血细胞染色体核型分析和单基因诊断。

2. 血液系统疾病、免疫缺陷综合征的诊断。

3. 胎儿脐血血气分析。

4. 胎儿宫内感染的诊断。

5. 绒毛及羊水培养出现嵌合体或培养失败进行矫正或补救诊断。

6. 评估胎儿宫内治疗的效果。

【禁忌证】

1. 先兆流产。

2. 术前两次测量体温（腋温）> 37.2℃。

3. 有出血倾向（血小板计数 ≤ 70×10^9/L，凝血功能检查有异常）。

4. 有盆腔或宫腔感染征象。

5. 无医疗指征的胎儿性别鉴定。

【操作步骤及方法】

1. 评估

(1) 认真核对患者床号、姓名、年龄、孕周等基本信息，排除穿刺禁忌证。目前认为最适穿刺孕周为 20～28 周，一般取胎血量为 1～2ml。若病情需要在小于 20 周或大于 28 周进行穿刺时，要特别向患者交代穿刺风险。

(2) B 超检查了解胎儿双顶径、股骨颈、羊水、脐带、胎盘位置、脐静脉直径及胎心等。检查穿刺部位皮肤情况等。

(3) 操作前听诊胎心及进行生命体征监护。

(4) 检查术前检查结果，如血型和 Rh 因子、血常规、C 反应蛋白及凝血功能等。

2. 准备

(1) 用物准备：腹部冲洗用物、治疗巾、引导用实施超声设备及穿刺探头灭菌用、21G 和 22G 一次性无菌穿刺针、5ml 注射器、高压灭菌穿刺包、无菌手套等。

(2) 环境准备：环境无菌、舒适，隐蔽性好。

(3) 孕妇准备：排空膀胱，取平卧位 / 仰卧位，常规腹部消毒铺巾，测量生命体征。

(4) 术者准备：着装整齐，洗手，戴口罩，戴无菌手套、穿手术衣。

3. 操作步骤

(1) 超声选择穿刺点部位，首选脐带显示清晰，较固定，且离胎盘、胎体较远处，如脐带插入胎盘 10～20mm 处，也可以在脐带进入胎儿脐部或游离段取样。

(2) 操作者在超声引导下按羊膜腔穿刺方法快速进针，进入羊膜腔内到达脐静脉附近，然后轻轻上提一下穿刺针，若见脐带随针上移，证实针已刺中脐静脉，此时超声屏幕上脐静脉管腔内可见一针尖强回声点；若针尖穿过静脉，轻轻旋转、上提一下穿刺针，使针尖强回声点上移至脐静脉管腔内，抽出针芯，连接由助产士提前准备的 5ml 注射器抽吸脐静脉血

1.5～3.0ml（图1-4）。抽吸完毕后助产士将脐静脉血送检。若两次穿刺均未刺入脐静脉则为穿刺失败，1周后重新穿刺。

（3）术后观察与处理：操作者或助产士在穿刺点处立即持续压迫止血15～20min，超声检查有无穿刺点、子宫周围、腹腔、羊膜囊有无出血，胎心、胎动及羊水是否正常。嘱患者卧床休息4～8h，普通进食，保持伤口干燥3天，72h内避免穿刺部位接触不洁物品、72h内避免性生活、禁止剧烈运动、避免进食生冷或不洁食物，告知复查时间和可能发生的并发症，如有腹痛或阴道流水等异常情况就近诊治。

（4）整理与记录：B超检查过程中最好保存取样前胎心频谱、脐带切面的二维图像、CDFI图像、进针后的针尖位于脐带内的针道切面图像，以及取样后脐带CDFI的图像、取样后胎心频谱，并记录手术名称、患者的一般情况、穿刺过程、手术评价及注意事项等。

【注意事项】

1. 若羊水过少，可以在羊膜腔灌注100～300ml温生理盐水，以帮助显示合适的穿刺部位。若羊水过多，可以先进行羊膜穿刺抽液治疗，以减小腹壁与脐带插入胎盘处之间的距离。

2. 术前与患者进行沟通，通过看穿刺录像、宣传册等形式解除孕妇的紧张及恐惧，术前避免空腹，可饮用奶以防止孕妇低血糖。

3. 提高施术者的熟练程度，超声定位要准确，进针深度测量要准确，宁深勿浅，保证穿刺针和脐带在同一切面，避免穿刺针和脐带平行重叠的现象；另外，穿刺速度要快而稳，严格执行无菌操作。

4. 最佳穿刺孕周为25～30周。穿刺时间不应超过20min。进针次数尽量减少，进针力度适中，抽血避免过速。操作过程中若出现子宫收缩应暂缓操作，出现脐带痉挛应暂缓抽血，出现胎心率过缓应停止操作。

5. 术后卧床休息4～8h，禁止性生活2周。敷料保持干燥3天，若有腹痛、阴道流血、阴道流液等不适应立即就诊。

【操作流程】见**图6**。

（四）胎儿镜检查术

胎儿镜（fetoscope）又称为羊膜腔镜，是一种通过包有纤维的自动渊焦镜传送影像的内镜，是做胎儿宫内诊断的一种先进的诊断工具。它可以直接观察胎儿在子宫内的形态和活动，还可以直接取胎儿的血液、组织等标本进行检查和宫内治疗。相对于开放性胎儿手术，胎儿镜手术采用微创技术，对母体创伤较小，术后早产、流产率较低，较易被孕妇接受，但是尚未普及应用。目前，胎儿镜的临床应用已从产前诊断过渡为宫内治疗，尤其在复杂性双胎、先天性膈疝等疾病的产前治疗中发挥重要作用。

【目的】在超声引导下将胎儿镜经腹壁、子宫壁进入羊膜腔，直接观察胎儿形体、采集脐血或胎儿组织进行活组织检查或对胎儿进行宫内治疗，以达到预防出生缺陷及早期治疗的目的。

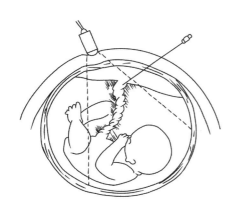

▲ 图1-4 经腹脐静脉穿刺术

【适应证】

1. 疾病治疗

(1) 双胎输血综合征（TTTS）、双胎选择性生长受限（sIUGR）、双胎反向动脉灌注序列征（TRAPS）、双胎贫血－多血序列征（TAPS），双胎之间在共享的胎盘上存在血管吻合，并采用激光对吻合血管进行凝固，物理性分隔两个胎儿。

(2) 对泌尿道梗阻者，如后尿道瓣膜，可放置引流管或激光打通瓣膜，缓解对肾脏的压迫保护肾功能等。

(3) 膈疝气管内置球囊封堵术。

(4) 脐带凝固术或结扎减去多胎妊娠中一胎畸形胎儿。

(5) 羊膜束带松解。

(6) 胎盘绒毛血管瘤血管凝固。

(7) 脑积水胎儿放置引流管。

(8) 严重心律失常胎儿心脏植入起搏器。

(9) 胎儿脊柱裂修补。

(10) 基因和干细胞治疗。

2. 疾病诊断

(1) 直接观察有明显外形改变的先天性胎儿异常，如眼皮肤白化病、唇裂、腭裂、多指（趾）畸形、肢指畸形综合征、骨软骨发育不良、开放性神经管畸形、内脏外翻、脐膨出、腹壁裂、后尿道瓣膜、外生殖器畸形等。

(2) 胎儿活组织检查：①皮肤活检，主要诊断严重的遗传性皮肤疾病，如大疱性皮肤松解症、斑状鳞癣等。②肌肉组织活检，如胎儿假性肥大型肌营养不良症、进行性肌萎缩症等。③肝脏组织活检，如胎儿肝脏疾病或与胎儿肝酶代谢有关的疾病。

【禁忌证】

1. 母体存在各系统感染，特别是泌尿生殖系统的急性感染。

2. 有流产或早产先兆者。

3. 母体合并严重的内外科疾病、凝血功能异常者。

【操作步骤及方法】

1. 评估

(1) 认真核对患者床号、姓名、年龄、孕周等基本信息，排除穿刺禁忌证。胎儿镜检查及治疗时间一般选择在孕 16～26 周。由于胎儿毛发发育受胎龄限制，白化病检查时间以 23～26 周为宜。

(2) 胎儿系统超声检查，明确绒毛膜、胎儿及胎盘位置、宫颈情况等常规指标。检查穿刺部位皮肤情况等。

(3) 操作前听诊胎心及进行生命体征监护。

(4) 检查术前检查结果，如血尿常规、肝功能、肾功能、心电图、凝血功能、阴道清洁度和细菌学检查，排除急性炎症特别是泌尿生殖道急性炎症。

2. 准备

(1) 用物准备：腹部冲洗用物、治疗巾、胎儿镜、套管、激光导丝、双极电凝钳、球囊、纱布、无菌手套等。

(2) 环境准备：环境无菌、舒适、隐蔽性好。

(3) 孕妇准备：排空膀胱，取平卧位，常规腹部消毒铺巾，测量生命体征。

(4) 术者准备：着装整齐，洗手，戴口罩，戴无菌手套，穿手术衣。

3. 操作步骤

(1) 超声选择合适的穿刺点，局部浸润麻醉后，操作者进行腹部皮肤切开 2～5mm，切口与子宫表面垂直。

(2) 助产士固定子宫，操作者用套管针经腹壁切口垂直刺入羊膜腔，穿过腹壁及子宫壁时有两次落空感。估计进入羊膜腔时，抽出针芯，若套管针内有羊水流出，表明已进入羊膜腔。若要进行羊水检查，可在此时进行，然后插入胎儿镜，接通冷光源，在 B 超引导下直接观察胎儿外形，观察效果可能会受羊水的透明度、羊水中细胞成分、胎儿污染或出血等情况的影响；若需要胎儿血液取样，可在观察过程中见到脐带时插入取样针取血，也可于胎盘表面较大血管穿刺取血；若需要胎儿组织活检，先拔出胎儿镜，放入活检钳，在 B 超引导下取检标本，见图 1-5。

(3) 术后观察与处理：术后操作者将胎儿镜和套管同时拔出，穿刺部位用纱布压迫止血 5min，覆盖敷料。超声检查穿刺点有无活动性出血，胎心率、胎儿活动是否正常；同时动态观察孕妇的血压、心率、胎心率、有无子宫收缩、有无羊水渗漏等，观察时间至少 3h。告知复查时间和可能并发症，如有腹痛或阴道流水等异常情况就近诊治。

(4) 整理与记录：B 超检查过程中最好保存 3 张以上图像（穿刺前羊膜腔声图像、进针

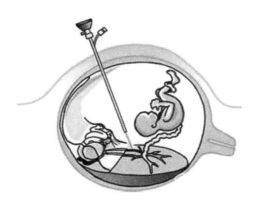

▲ 图 1-5　胎儿镜检查术

后针尖位于羊膜腔内的针道切面图像及穿刺后胎儿图像），并记录手术名称、患者的一般情况、穿刺过程、手术评价及注意事项等。

【注意事项】

1. 严格掌握手术指征和时机，术前综合评估胎儿手术的价值和母体、胎儿风险，排除手术禁忌证。

2. 术前 10min 可给予镇静药，可给予地西泮 10mg 肌内注射，亦可给予哌替啶 100mg 肌内注射，达到使孕妇镇静并减少胎儿活动的目的；预防性使用抗生素。

3. 术中检查要有重点，有目的地观察，缩短手术时间，操作必须严格无菌。

4. 严格控制补液量，选择恰当的穿刺点，穿刺时一般不选择子宫下段，也应该尽量避开胎盘。尽量选择小口径器械和使用数量，减少手术损伤。

5. 术后详细观察孕妇生命体征，预防感染；注意腹痛、阴道流血、流液及阴道分泌物；术后 24h 复查超声，之后每周复查超声，必要时做胎儿头颅磁共振检查。

6. 若有宫缩，可予以宫缩抑制剂，但在一般情况下，不应使用宫缩抑制剂，因为子宫松弛易发生羊水渗漏，不利于子宫伤口的愈合。

【操作流程】见 图7 。

产前筛查与诊治步骤见 图8 。

（王小姣　李　静）

【知识拓展】

胚胎镜检查的卡内基分期

胚胎镜检查是在妊娠的第 5 周至第 8 周对宫腔内的胚胎进行直接可视化检查。胎儿镜检查是在妊娠第 8 周后胎儿的可视化检查。将胚胎从受孕到 60 天（8 周）的发育阶段分为 23 个阶段，称为卡内基分期（Carnegie stages），这种分期是基于胚胎的外部形态特征，而不是基于胎龄或胚胎大小，对于了解胎龄、胚胎大小与胚胎形态特征之间的关系是非常重要的，见表 1-2。

表 1-2　卡内基分期

卡内基分期			
阶　段	天　数	大小（mm）	特　征
1	1	0.1	受精卵
2	2～3	0.1～0.2	6～12 个细胞的桑葚胚
3	4～5	0.1～0.2	囊胚
4	6	0.1～0.2	囊胚的植入
5	11～12	0.1～0.2	囊胚深入子宫内膜
6	13～15	0.2	中胚层发育
7	15～17	0.4	原肠胚。形成内胚层、中胚层和外胚层三个胚层
8	17～19	0.5～1.5	脊髓发育
9	19～21	2～3.5	神经褶发育。3 对体节
10	22～23	2.5～3.5	胚胎有点弯曲。神经褶开始融合。第一鳃弓和第二鳃弓的形成
11	24～25	2.5～4.5	胚胎弯曲。前神经孔几乎完全消失。出现视斑和耳斑
12	26～27	3～5	胚胎呈 C 形。头侧神经孔关闭，尾侧几乎关闭。第三咽弧出现
13	28～30	4～6	上肢出现。第四咽弧出现
14	31～35	5～7	头弯曲在身体上，上肢增长，下肢出现
15	33～36	7～9	大脑结构的形成，下肢增长
16	37～40	8～11	上肢肘部和手腕发育不全。下肢增长
17	41～43	11～14	身体和颈部变得笔直；上肢出现手指
18	44～46	13～17	眼睑、耳朵形成，但发育不良。脚趾还处于早期阶段
19	47～48	16～18	身体和上肢拉长。内脏
20	49～51	18～22	下肢在膝盖处弯曲。尾部短，但可见
21	52～53	22～24	手臂和脚靠得更近，手指上的指间膜消失
22	54～55	23～28	颈部容易识别；眼睑形成。脚在 4～5mm

参考文献

[1] 杨柳. 孕前优生咨询指导 [M]. 重庆：重庆大学出版社，2017：10-34.

[2] 陈雅芳. 优生咨询与指导 [M]. 上海：复旦大学出版社，2015：1-8.

[3] 常青，阎萍，董晓静. 助产技能与产科急救 [M]. 郑州：河南科学技术出版社，2020：1-5.

[4] 中国医师协会超声医师分会. 中国产科超声检查指南 [M]. 北京：人民卫生出版社，2019：1-31.

[5] 姜玉新. 中国胎儿产前超声检查规范 [M]. 北京：人民卫生出版社，2019：1-13.

[6] 袁雨，漆洪波. 结合中国实践谈 WHO 2016 年孕期保健指南 [J]. 中国实用妇科与产科杂志，2017，33（6）：567-571.

[7] 中国妇幼保健协会出生缺陷防治与分子遗传分会. 围受孕期增补叶酸预防神经管缺陷指南（2017）[J]. 中国生育健康杂志，2017，28（5）：401-410.

[8] 中华医学会围产医学分会. 2014 妊娠期铁缺乏和缺铁性贫血诊治指南 [J]. 中华围产医学杂志，2014（7）：451-454.

[9] 李胜利. 对中国医师协会超声医师分会《产前超声检查指南（2012）》的深入解读 [J]. 中华医学超声杂志（电子版），2014（4）：1-9.

[10] 张咸宁. 发展中的我国基础优生学 [J]. 中国优生与遗传杂志，2019，27（7）：769-773.

[11] 董艳玲，漆洪波. ACOG"孕前咨询（2019）"解读 [J]. 中国实用妇科与产科杂志，2020，36（2）：145-149.

[12] 漆洪波，杨慧霞. 孕前和孕期保健指南（2018）[J]. 中华围产医学杂志，2018，21（3）：145-152.

[13] 戚庆炜，边旭明. 产前筛查——从血清学筛查到无创产前检测 [J]. 中国实用妇科与产科杂志，2020，36（9）：6-9.

第 2 章　辅助生殖技术

育龄夫妇在无避孕情况下，有正常性生活同居 1 年或以上而未妊娠者，称为不孕症。对于 35 岁以上的女性无避孕性生活达 6 个月或 6 个月经周期未妊娠也可考虑为不孕症。一对生育能力正常的夫妇每个月经周期的自然受孕率是 20%～25%，婚后 1 年内初孕率为 90% 左右，婚后 2 年内初孕率可达 95% 左右。

随着人类生活环境的改变，不孕症的发病率逐年上升，可能与晚婚晚育、人工流产、性传播疾病等增加有关，同时，不孕症发病率因国家、种族和地区不同存在差别。全世界的不孕患者人数达 8000 万～1.1 亿，我国不孕症发病率为 6%～15%。

越来越多的家庭需要借助辅助生殖技术实现成功孕育，据不完全统计，平均每十个出生小孩中就有一个是借助辅助生殖技术妊娠而成功分娩的。这意味着辅助生殖技术不单单是生殖护士的专科能力范围内需掌握的知识，作为提供孕产妇及新生儿重要专业保健知识及孕妇分娩指导的助产士，也需要具备一定的辅助生殖技术相关基础知识，以便更好地为实施辅助生殖技术助孕成功孕妇提供专业的产前保健知识，关注该特殊群体的孕产期心理变化，提供个性化的分娩指导，为后续的新生儿喂养及产后康复保驾护航。

一、女性生育力评估技术

自然受孕是一个复杂的生理过程，需具备下列基本条件：①卵巢能排出正常成熟的卵子；②精液正常，有足够数量和活动的正常成熟的精子；③宫颈能储存、滤过和营养精子，不断输送精子进入子宫腔；④输卵管捕获排出的卵子和有效地输送精子，精卵结合形成受精卵；⑤受精卵能顺利进入宫腔，在发育同步的子宫内膜着床，在卵巢分泌足量的激素水平下生长发育为胚胎。

女性生育力是指女性孕育活婴的能力。女性的生育力评估主要包括三个方面，即年龄因素、卵巢因素、输卵管因素。此外，还有盆腔因素、子宫因素、宫颈因素、外阴和阴道因素、免疫因素，以及其他可能相关的全身性因素（如遗传、免疫、代谢等）。

【目的】通过对女性患者基本情况及相应检查结果的综合评估，初步判断患者自然孕育能力，以便为提供辅助生殖技术助孕治疗提供依据。

【适应证】有生育需求，育龄夫妇在无避孕情况下，有正常性生活同居 1 年或以上而未妊娠；或者需了解自身自然生育能力的女性。

【禁忌证】暂无。

【操作步骤及方法】

1. 收集病史　女方采集病史内容包括以下内容。

(1) 婚姻史：男女双方结婚年龄，健康状况，夫妇是否两地分居，有无性生活困难或性功能障碍。性生活异常将影响生育甚至不孕，器质性病变及心理因素，如女方阴道痉挛症和男方阳痿、早泄等均可影响性生活。

(2) 生育史：婚后采用过何种避孕方法及其时间，妊娠史、流产史、分娩史，尤其注意既往有无缺陷儿出生史。对继发不孕应了解以往流产史或分娩的经过、有无大出血等特殊情况等。

(3) 月经史：包括初潮年龄、月经周期、月经量，以及有无痛经。月经周期是指月经来潮第一天至下次月经来临的天数，一般为 28±7 天。月经周期不规则者多有排卵障碍，有痛经史者需要考虑子宫腺肌病或盆腔子宫内膜异位症的可能，可以进一步经过超声检查，甚至腹腔镜检查确诊。月经周期规律但月经量过多者，要排除子宫黏膜下肌瘤、子宫内膜息肉等。

(4) 既往史：了解有无性传播疾病史、生殖器炎症、阑尾炎以及结核病等，以排除可能引起的盆腔粘连、输卵管阻塞等；是否有其他内分泌或代谢性疾病（甲状腺、垂体瘤、肾上腺疾病、糖尿病等）、精神刺激、体重改变等导致生殖内分泌异常；有无盆腔、生殖器官手术史；可能影响生殖功能的精神药物、降压药物、免疫抑制药和抗肿瘤药物等应用史。既往不孕治疗史，重点询问是否有促排卵、输卵管是否通畅、宫腹腔镜手术史、辅助生殖技术治疗病史（包括取卵数、胚胎质量及结局）。

(5) 个人史：了解患者的职业、不良环境接触史、冶游史、烟酒嗜好、吸毒史等。

(6) 家族史：重点了解有无家族遗传性疾病、肿瘤，以及相似病史等。

(7) 心理咨询：强烈盼孕造成男女双方精神过度紧张，可引起双方整个机体内分泌环境的变化而致不孕。

2. 体格检查　体格检查包括以下内容。

(1) 生命体征、发育及营养状况：血压、脉搏、身高、体重等，全身检查时应注意第二性征发育情况（毛发分布），并注意体态特征有无异常。雄激素过多体征包括多毛、痤疮、黑棘皮征等。

(2) 妇科检查：应注意内、外生殖器的发育，有无畸形、炎症、包块等。

(3) 其他：通过病史询问及全身体格检查后，应进行排除全身性疾病的辅助检查，如怀疑结核病，则拍摄胸部 X 线检查等；如怀疑有甲状腺功能亢进或低下，应行有关甲状腺功能的检查。

3. 评估年龄因素　评估女性年龄，以自然出生的日期开始算起。女性生育能力随着年龄增加而降低，在 3 年内，如果夫妻性生活正常且未避孕，35 岁女性的累计妊娠率是 94%，而 38 岁女性的妊娠率则下降至 77%。我们通常把年龄大于 35 岁女性称之为高龄女性。女性随着年龄增长，卵巢功能下降，卵泡数量减少、卵子质量降低，胚胎染色体异常概率增加，自然流产率增加。随着年龄增加（尤其 40 岁以上），机体各方面功能减退，高血压、高血脂、糖尿病、肥胖、恶性肿瘤等发生率增加。同时，妊娠期高血压疾病及相关并发症、妊娠期糖尿病、早产低出生体重儿和死胎等均增加，剖宫产率及相关的并发症增加。

因此，对于女方年龄大的不孕不育夫妇（尤其 35 岁，甚至 40 岁以上），宜采取积极的治疗措施，尽早建议行人工授精或体外助孕。

4. 评估卵巢因素　卵巢是女性的性腺器官，主要作用是产生卵子并排卵及分泌性激素，其功能正常与否直接决定女性的生育功能。任何影响卵巢功能的因素均可导致不孕。临床中我们通常借助阴道 B 超检查、性激素水平测定、抗缪勒氏管激素水平测定初步判断卵巢功能。

(1) 阴道 B 超检查：评估卵巢的基础状态，月经周期第 3 天基础状态下，双侧卵巢体积及双侧卵巢窦卵泡数目。一般认为，基础卵巢体积 ＞ 3cm^2，说明卵巢反应性好，若体积小，明显萎缩，则提示储备功能不良。双侧卵巢直径2～4mm大小的窦卵泡数目＞10个，说明卵巢功能较好。

(2) 性激素水平测定：测定月经来潮第2～5天血清中卵泡刺激素（follicle-stimulating hormone，FSH）、黄体生成素（luteinizing hormone，LH）、雌二醇（estradioal，E_2）、雄激素（testosterone，T）、孕激素（progesterone，P）、泌乳素（prolactin，PRL）水平。

① 月经周期第2～5天的FSH水平，反映了卵巢窦卵泡储备水平和卵泡生长阈值。FSH＞10U/L提示卵巢功能减退，FSH＞40U/L提示卵巢功能衰竭，FSH＜5U/L提示低值。

② 月经周期第2～5天的LH水平，卵巢功能减退LH水平会随之升高，LH/FSH≥2有可能提示多囊卵巢综合征。

③ 月经周期第2～5天的E_2水平一般不会高于80pg/ml，水平升高提示卵巢功能减退可能。卵泡期E_2水平会随着卵泡的生长升高，卵泡成熟时可达200～500pg/ml。如果FSH、LH激素水平升高，E_2水平下降，则提示卵巢功能衰竭。

④ 抗缪勒氏管激素水平测定：抗缪勒氏管激素（antimullerian hormone，AMH）是由卵巢内小窦卵泡、窦卵泡及颗粒细胞分泌的一种生理调节因子，它在血清中的水平与窦卵泡的量成正比，是临床上反映卵巢储备功能的一个重要的指标。AMH＜1.1ng/ml，则提示卵巢储备功能不良。

5. 评估输卵管及盆腔因素　输卵管和盆腔炎症是造成不孕的主要因素。输卵管具有运送精子、拾卵及将受精卵运送至宫腔的功能，任何影响输卵管通畅和生理功能的因素都会引起不孕。输卵管炎可引起管腔阻塞并形成瘢痕，影响输卵管蠕动，使输卵管伞端抓拾卵子能力受限；同时输卵管内膜炎使纤毛活动受到影响，阻碍精子、卵子、受精卵和早期胚胎在输卵管内运送，导致不孕。另外，子宫内膜异位症和盆腹腔手术史，如化脓性阑尾炎、输卵管结扎术、输卵管切除术等，也可能会导致盆腔炎症，引起输卵管功能障碍。

判断输卵管通畅性检查临床上主要是子宫输卵管超声下造影术，评估输卵管及盆腔因素的金标准为宫腹腔镜下探查输卵管通液术。但由于检查具有有创性，为避免不必要的损伤，建议先了解男方精液及女方排卵情况无特殊后再行输卵管通畅性检查。

6. 评估子宫及宫颈因素　评估子宫主要方法为超声检查，观察子宫大小、形态、肌层结构、子宫内膜厚度和分型。临床上比较常见的有子宫肌瘤、子宫畸形（如鞍形子宫、纵隔子宫等）。当需要进一步了解宫腔形态、内膜病变时，可采用宫腔镜检查以及子宫内膜活检。宫腔镜可直观观察子宫腔形态、是否有宫腔粘连、畸形、息肉、黏膜下肌瘤等病变。

评估宫颈主要是通过妇科检查进行分泌物检测及宫颈口脱落细胞学检测，筛查有无宫颈病变。

7. 评估免疫性因素　检查女方血清抗心磷脂抗体、抗精子抗体、抗子宫内膜抗体、抗卵巢抗体等，通常与不明原因不孕或反复性流产有关，但目前临床上对免疫性因素不孕治疗方法不一，可进行内分泌免疫专科治疗。

【结局评价】

1. 知道做哪些生育力评估检查。

2. 根据检查结果，能对自然生育能力做一个综合判断。

3. 能有效评估造成女方不孕的影响因素。

【注意事项】

1. 收集病史应态度温和，注意保护患者隐私。

2. 建议在进行女方生育力评估的同时，伴侣或配偶可进行精液检查。

【操作流程】见 **图 9**。

二、促排卵指导技术

在自然周期中，只有一个优势卵泡发育成熟，较难精准把握排卵的时机。辅助生殖技术的重要内容之一是调节卵巢的排卵功能，包括诱发排卵和控制性卵巢刺激技术。

诱发排卵（induce ovulation，IO）是指在患者存在排卵障碍的情况下采用药物或手术的方法诱导排卵的发生，一般以诱发单卵泡或少数卵泡的发育为目的；控制性卵巢刺激（controlled ovarian stimulation，COS）技术，是指以药物的手段在可控制的范围内诱发超生理状态的多卵泡的发育和成熟，治疗的对象可能本身有正常的排卵功能。它们是治疗不孕症的重要手段，也是辅助生殖技术的基础技术之一。

【目的】以药物的手段在可控制的范围内诱发超生理状态的多卵泡的发育和成熟。

【适应证】

1. 排卵障碍　如多囊卵巢综合征的无排卵、下丘脑或垂体性无排卵（如希恩综合征等）。

2. 为各种辅助生殖技术做准备　实施 COS 的目的是在卵泡的募集阶段提高外周血中的促性腺激素的水平，使更多的募集前阶段的卵泡超过进入募集所需的阈值，从而达到募集多个卵泡的目的，同时在卵泡的发育过程中促使更多的卵泡能克服卵泡的选择机制而继续发育成为成熟卵泡，以利于回收更多的卵子，提高辅助生殖技术的成功率。

【禁忌证】

1. 卵巢因素导致的无排卵　卵巢衰竭或早衰、卵巢促性腺激素抵抗综合征、卵巢肿瘤患者。

2. 雌激素依赖性恶性肿瘤　如乳腺癌和子宫内膜癌患者。

3. 其他　急性盆腔炎、严重全身性疾病。

【操作步骤及方法】

1. 核对促排卵用药方案　医生根据月经周期、卵巢功能、基础性激素水平，定促排卵方案，临床上常见的促排卵方案有长效长方案、拮抗药方案、微刺激方案。长效长方案需要在月经周期的第 19～21 天进行垂体降调节，间隔 14 天或 28 天启动促性腺激素（gonadotropin，Gn）用药方案。这是在辅助生殖技术中最常用的经典方案。拮抗药方案和微刺激方案是直接在月经周期的第 2～3 天启动 Gn 用药，月经周期第 8 天左右开始添加促性腺激素释放激素拮抗药（GnRH antagonist，GnRH-ant）。拮抗药方案主要适用于卵巢功能较好、多囊卵巢综合征患者，微刺激方案主要适用于卵巢功能较差的患者。

2. 促排卵用药注射流程

(1) 核对患者身份、医嘱、药物和用药方式。

(2) 告知用药目的：为了控制卵泡均匀同步生长，防止卵泡生长早熟。

(3) 按照医嘱用药方式进行注射，通常为肌内注射或皮下注射。

(4) 告知下一次复诊时间及促排卵药物注意事项，需相对固定时间注射，一旦启动不能随意停药，要定期复诊卵泡生长情况。

3. 卵泡监测

(1) 常规激素测定

① 血清 E_2 水平测定：血清 E_2 水平与诱发排卵和控制性卵巢刺激中卵泡的数量及生长明显相关。在几个时间点应进行 E_2 的测量：如长方案中启动 Gn 时应常规检测，协同 FSH、LH 评估降调节效果；注射 hCG 日也应监测，以此推测患者生长卵泡成熟水平和卵巢过度刺激综合征（ovarian hyperstimulation syndrome, OHSS）发生的可能。然而对于一些特殊的患者，如 PCOS 及部分卵巢反应不良的患者，应按需要监测 E_2 以评估卵泡生长。

② 血清 LH 水平监测：长方案中启动 Gn 时应常规检测血中 LH 水平，了解患者降调节效果（一般认为 1～2U/L 为合适）。当最大卵泡直径超过 13mm 时，应该适时检测 LH 水平，监测 LH 峰的早发。一般认为，血 LH 值较基础水平高一倍以上提示出现隐匿性 LH 峰，而超过 20U/L 时定为出现明显 LH 峰。

③ 血清 FSH 测定：FSH 水平在促排卵中的监测意义主要在于监测血中的 FSH 代谢情况。当进行降调节时，可在启动前进行降调节的效果评估。

④ 血清孕酮（P）测定：主要用于卵泡晚期评估是否出现卵泡的黄素化，连同其他相关指标确定 hCG 的注射时间。在扳机日应常规抽取。P 偏高提示可能卵泡黄素化。

(2) 促排卵中 B 超监测

① 卵巢、卵泡 B 超监测：在确定控制性卵巢刺激方案前，患者应该做一次 B 超以了解卵巢的基本情况，有无进行促排卵的禁忌证。主要观察双侧卵巢大小、位置，有无病理性卵巢，以及卵泡数量等。

进入刺激周期后，一般在卵巢刺激第 6 天左右开始，按照卵泡的生长规律进行连续的 B 超监测。注意监测双侧卵巢的大小、位置的变化，以及卵巢中受刺激而生长的窦状卵泡数量、平均直径、张力和同步性等情况。除非使用微刺激方案，或经评估患者的卵巢储备功能已非常低下，原则上在体外受精 – 胚胎移植（in vitro fertilization and embryo transfer, IVF-ET）促排卵中当双侧卵巢基本同步发育的窦状卵泡少于 3 个，应考虑放弃本周期，以避免无优质胚胎供移植的风险和经济上的浪费。相反，当刺激后双侧生长卵泡总数超过 30 个，双侧卵巢将明显增大。如患者继续治疗，很可能出现重度 OHSS。此时应交代病情，征求是否放弃本周期，或改变药物的使用（如 Coasting 方案，非降调周期以 GnRH-a 替代 hCG），甚至冷冻全部优质胚胎等。

此外，在控制性卵巢刺激过程中应密切观察原有的病理性卵巢情况的改变。原先存在的单纯性囊肿或巧克力囊肿可随药物的刺激而增大，如不仔细对比和监察记录，往往难以和正常生长卵泡区分。

② 子宫的 B 超监测：在进入控制性卵巢刺激方案前，最好能对子宫的 B 超声像基本情况进行了解。主要注意子宫形态、大小、内膜厚度、肌层回声情况，以及有无子宫肌瘤（类型、大小）、腺肌瘤、腺肌病、内膜息肉、内膜增生异常和内膜过薄等病理子宫现象存在。

在监测卵泡的过程中，对子宫情况的连续监测也十分重要。卵泡期典型的子宫内膜 B 超为 A 型，即"三线征"。一般正常女性在月经周期的第 8 天时内膜厚度为 6～8mm，以后每天增加 1mm 左右。当卵泡成熟注射 hCG 当天，理想的子宫内膜仍保持三线征，中线回声明显增强，其厚度在 8～16mm 范围内被认为是基本正常的。如出现卵泡过早黄素化时，典型三线征会消失，内膜中部回声增强。

此外，还要注意子宫原有的病理改变在促排卵过程中有无变化。例如子宫肌瘤、腺肌病（瘤）等有无增大，有无影响到内膜；内膜息肉有无增大、出血；有无出现宫腔积液等不良情况。

③ 附件 B 超监测：在出现输卵管积液、系膜囊肿时，B 超检查容易察觉。中、重度输卵管积液对自然妊娠以及辅助生殖技术助孕的成功率都有明显的影响，因此在促排卵过程前后发现有多量输卵管积液时（长径超过 3cm），都应积极治疗，甚至放弃 IVF 周期新鲜胚胎移植。

(3) 其他监测手段　宫颈黏液评分一般从月经周期第 10 天起，视卵泡生长情况可进行宫颈黏液量、拉丝度、清亮度、羊齿状结晶观察。未产妇子宫颈外口在围排卵期会扩张，典型者呈"瞳孔征"，孔中可含上述清亮的分泌物。该方法方便有效，在人工授精或监测排卵指导同房时应用较多，对于月经不规律的患者自行察觉排卵期也有意义。

4. 扳机日（hCG 日）流程　扳机是指应用药物促使卵泡最后成熟，正确掌握扳机时机是获取优质卵子的关键，应高度重视扳机的重要性，在扳机日除了正确应用扳机药物外，还要做好患者指导。

(1) 扳机日当天按照促排卵方案医嘱用药，常规停止注射 Gn 药物，拮抗药和微刺激方案仍需继续注射拮抗药。

(2) 扳机日当天晚上准时注射扳机药物，记录注射时间，于注射后 34～36h 回院取卵，如有特殊，需及时与医护人员沟通。

(3) 指导患者进行术前准备，如阴道冲洗。

(4) 静脉麻醉下行取卵手术者指导术前 8h 开始禁食禁水。

(5) 男方如有取精困难或特殊情况，需提前告知医护人员。

【结局评价】

1. 准确应用促排卵药物，卵泡生长效果良好。

2. 指导患者顺利完成促排卵治疗，卵泡最后成熟。

3. 准确应用扳机药物。

【注意事项】

1. 一旦启动促排卵周期 Gn 用药，则每天都需要按时注射药物，直至扳机，否则影响卵泡生长。

2. Gn 药物每天注射时间前后间隔不超过 2h，避免清晨和晚上注射。

3. 短效拮抗药需定时注射，扳机日不停拮抗药。

4. 在促排卵过程中，因激素水平改变，可能会引起腹胀、头晕、呕吐、过敏等反应，严重程度因人而异，需及时报告主管医生。

【操作流程】见 **图 10**。

【知识拓展】

诱发排卵和控制性卵巢刺激相关药物

1. 促性腺激素（gonadotropin，Gn） 人类绝经期促性腺激素（human meno-pausal gonadotropin，hMG）由绝经期女性尿液中提取。每支 hMG 中含有卵泡刺激素（FSH）和黄体生成激素（LH）各 75U；FSH 有绝经期女性尿液中提取的 FSH、高纯度 FSH 以及基因重组技术生产的 FSH 等剂型，以重组 FSH 的纯度最高，有增加卵泡数量和促进卵泡发育的作用；LH 是基因重组技术生产的，适用于补充 LH 不足或刺激排卵；人绒毛膜促性腺激素（human chorionic gonadotropin，hCG）有尿液提取产品和基因重组技术生产的 hCG，用于刺激排卵和黄体支持。

2.促性腺激素释放激素类似物

(1) GnRH 激动药（GnRH agonist，GnRH-a）：为合成类药物，有长效和短效两种剂型。GnRH-a 对 GnRH 受体有高度的亲和力，使用后产生两种效应。结合早期形成具有生物活性的激素受体复合物，刺激垂体 Gn 急剧释放，即一过性升高（flare-up）；由于此复合体能产生对抗蛋白酶的降解作用，从而延长了半衰期。如果持续应用 GnRH-a 或使用长效制剂，垂体细胞表面的 GnRH 受体被下调，对 GnRH 的刺激不再敏感，即发生了降调节作用，内源性 LH、FSH 分泌被抑制，水平明显下降，甚至处于绝经期水平，这种垂体脱敏状态会随 GnRH-a 作用的消失而恢复。

(2) GnRH 拮抗药（GnRH antagonist，GnRH-ant）：是另外一种 GnRH 类似物，也是合成类药物，有长效和短效两种剂型。它与垂体 GnRH 受体结合，但不具有刺激促性腺激素释放的功能，不存在一过性升高作用，其作用呈现剂量依赖性。主要适用于各种控制性卵巢刺激方案中的垂体降调节。

3.类雌激素药物 氯米芬（clomiphene，CC）是一线促排卵口服用药。常用于多囊卵巢综合征等患者的诱发排卵，也在控制性卵巢刺激方案中使用。

4.芳香化酶抑制药 来曲唑为口服用药。近年开始用于控制性卵巢刺激方案，适应证同氯米芬。由于它具有上调卵巢局部雄激素，使卵泡 FSH 受体敏感化的作用，近期用于部分反应不良患者。

三、宫腔内人工授精技术

人工授精是将精子以非性交方式送入女性生殖道，以达到受孕目的的技术。临床上主要是指宫腔内人工授精，根据精液来源的不同分为丈夫精液人工授精和供精者精液人工授精，本节指的是宫腔内丈夫精液人工授精。在人工授精前女方应进行排卵周期监测，包括自然周期和促排卵周期。

【目的】辅助满足宫腔内人工授精适应证的不孕症女性实现成功妊娠。

【适应证】宫腔内人工授精的基本条件是女性至少一侧输卵管通畅。

1.男方因轻度或中度少精症（精子浓度为 15×10^6ml）、弱精症（前向运动精子活动率 a+b 级 < 32%）、液化异常、性功能障碍、生殖器畸形等不孕。

2.宫颈因素不孕。

3.因性功能障碍或生殖道畸形造成的性交障碍。

4.不明原因不孕。

5.免疫性不孕。

【禁忌证】

1.一方患有严重的遗传疾病、躯体疾病和精神疾病。

2.一方近期接触致畸量的放射线、有毒物质，或服用有致畸作用的药品、毒品等并处于作用期。

3.一方患有严重的生殖泌尿系统的急性感染性疾病或性传播疾病。

【操作步骤及方法】

1.人工授精前的准备 人工授精前，男女双方者需进行体格检查和实验室检查，以确定人工授精的适应证、是否适合妊娠；对供精者是否适合供精要进行严格的筛查。

(1) 女方检查：主要检查项目包括体格检查和妇科检查、子宫输卵管碘油造影或腹腔镜盆腔检查、血尿常规、心电图、肝肾功能、肝炎病毒、TORCH（弓形虫、风疹病毒、巨细胞病毒、疱疹病毒免疫检测）、人免疫缺陷病毒（HIV）、梅毒检测等。

(2) 男方检查：主要检查项目包括体格检查和男科检查、常规精液检查和精子形态学检查、肝炎病毒、HIV 检测、梅毒检测等。

(3) 告知治疗程序：在人工授精前，必须告知不孕夫妇双方人工授精的适应证、可以选择的其他方法、可能出现的并发症和随访的要求等，签署人工授精同意书。

2. 自然周期人工授精

(1) 卵泡监测：自然周期人工授精通常从月经周期的第 10 天开始采用 B 超监测卵泡发育。血 E_2 水平检测也可作为卵泡发育的指标。

(2) LH 峰监测：当卵泡直径达到 14mm 时开始监测 LH 峰的出现。通常通过检测血中 LH 水平判断 LH 峰。

(3) 人工授精时机的选择：当优势卵泡直径达到 16～20mm，LH 水平上升到大于基础值 2 倍以上，血中 E_2 水平达到 250～300pg/ml，给予 hCG 注射促进卵泡排出，在 24～48h 后行人工授精。

(4) 精液处理：人工授精当天，男方手淫取出精液，精液经密度梯度离心法或上法洗涤处理。

(5) 宫腔内人工授精手术

① 物品准备：人工授精包、人工授精专用导管、1ml 注射器、无菌生理盐水、无菌手套。

② 环境准备：手术室清洁干燥，保护患者隐私，保持适宜温度 22～24℃、相对湿度维持在 50%～60%。

③ 术中配合：取精液标本人员与实验室洗精处理人员核对患者夫妇双方信息，确认无误签名。手术护士与手术医生、患者三方共同核对夫妇双方身份信息。患者取膀胱截石位，

用无菌生理盐水擦拭外阴，用窥阴器打开阴道，暴露宫颈口。用无菌生理盐水棉球擦洗阴道，擦拭宫颈口黏液，将处理后的精液吸入连接 1ml 注射器的人工授精管内，将人工授精管送入宫腔，通过注射器将处理后的精液缓慢注入宫腔，然后将人工授精管缓慢退出。

④ 心理支持：操作中观察患者心理反应，保护患者隐私，尽量使患者身心放松。告知患者精子是在宫腔内游走至输卵管，不会因下地走路而掉下来，如术中有宫颈操作，如使用宫颈钳，宫颈外口有少量流血，告知患者留意流血情况，后续有褐色分泌物无须紧张。术后保持个人良好卫生，避免过度劳累，正常饮食，避免生冷寒凉食物。

⑤ 术后健康宣教：告知患者复诊时间，一般为人工授精后第一天，B 超检查排卵情况，如果仍然没有排卵，可以考虑第二次人工授精。

(6) 黄体支持：人工授精后可用孕激素进行黄体支持。

(7) 妊娠确认和随访：人工授精后 14～16 天检测 β-hCG，人工授精后 5 周采用 B 超确认临床妊娠。嘱患者定期进行产检，及时追踪妊娠分娩结局，包括分娩方式、孕周、妊娠期并发症及新生儿性别、体重、身长、有无畸形等。

【结局评价】

1. 人工授精手术顺利进行，患者无不适。

2. 患者通过人工授精顺利妊娠，若未妊娠则继续下一个周期治疗。

【注意事项】

1. 身份核对的几个重要节点：手术前男方取精前、与实验室进行精液标本交接时、手术时。

2. 手术配合过程中注意无菌操作，以防宫腔感染。

3. 若患者未行抽血验孕，需随访患者是否

月经来潮。

【操作流程】见 图11。

【知识拓展】

促排卵周期人工授精

1. 控制性促排卵　氯米芬是排卵障碍患者促排卵治疗的首选用药。采用氯米芬无效者和原因不明不孕患者，可应用促性腺激素促排卵，直到卵泡发育达到16～20mm。为了减少卵巢过度刺激风险，多囊卵巢综合征的患者可减低促性腺激素的用量。当有3个以上的卵泡直径大于16mm时，为避免多胎妊娠的发生，建议取消本周期的人工授精或B超引导下取卵，改为施行体外受精-胚胎移植。

2. 人工授精　促排卵开始后的第4～5天开始采用B超监测，当卵泡直径大于或等于16～20mm，注射hCG 5000～10 000U。hCG注射后24～48h行人工授精。

剩下步骤同自然周期人工授精方法。

四、体外受精-胚胎移植及其衍生技术

此处介绍体外受精-胚胎移植（in vitro fertilization and embryo transfer，IVF-ET）技术以及衍生相关技术，如卵胞质内单精子注射（intracytoplasmic sperm injection，ICSI）技术、胚胎植入前遗传学检测（preimplantation genetic testing，PGT）技术、胚胎冷冻与复苏、卵子冷冻、囊胚培养等技术。

（一）体外受精-胚胎移植技术

体外受精-胚胎移植（IVF-ET）技术是将不孕症患者夫妇的卵子与精子取出体外，在体外培养系统中受精并发育成胚胎后，将胚胎移植入子宫腔内以实现妊娠的技术，俗称第一代试管婴儿技术。

【目的】通过辅助生殖技术帮助辅助满足IVF-ET适应证的夫妻实现成功妊娠。

【适应证】

1. 女方各种因素导致的输卵管运送障碍　如双侧输卵管阻塞、输卵管缺如、严重盆腔粘连或输卵管手术史等输卵管功能丧失者。

2. 排卵障碍　难治性排卵障碍经反复常规治疗，如反复诱发排卵或COS，或结合宫腔内人工授精技术治疗后仍未获妊娠者。

3. 子宫内膜异位症　子宫内膜异位症导致不孕，经常规药物或手术治疗仍未获妊娠者。

4. 男方少、弱、畸精子症　男方少、弱、畸形精子或复合因素的男性不育，经宫腔内人工授精技术治疗仍未获妊娠。

5. 免疫性不孕与不明原因不孕　反复经宫腔内人工授精或其他常规治疗仍未获妊娠者。

【禁忌证】

1. 男女任何一方患有严重的精神疾病、泌尿生殖系统急性感染、性传播疾病。

2. 患有《母婴保健法》规定的不宜生育且目前无法进行产前诊断或胚胎植入前遗传学诊断的遗传性疾病。

3. 任何一方具有吸毒等严重不良嗜好。

4. 任何一方接触致畸量的射线、毒物、药物并处于作用期。

5. 女方子宫不具备妊娠功能或严重躯体疾病不能承受妊娠。

【操作步骤及方法】

1. IVF-ET 的准备

(1) 女方检查

① 常规身体检查：如血常规、血型、尿常规、肝功能、肾功能、心电图、胸部X线

检查等。

② 不孕症病因学相关检查：腹腔镜、宫腔镜、输卵管碘油造影、B 超、遗传学检查（染色体等）、免疫及自身免疫相关检查等。

③ 生殖内分泌检查：血清基础 FSH、LH、E_2、睾酮（T）、PRL 水平等。

④ 感染性疾病或性传播疾病的检查：生殖道支原体、衣原体检查、TORCH 相关感染、病毒性肝炎、梅毒、艾滋病等检查。

(2) 男方检查

① 常规身体检查：如血常规、血型、尿常规、梅毒、艾滋病及病毒性肝炎的筛查。

② 精液常规检查：因指标波动较大，须反复检查；精子形态学分析。如出现异常还可行生殖内分泌检查（血清 FSH、LH、PRL、T、E_2 水平）；染色体核型检查；有条件还应该行 Y 染色体微缺失以及少、弱精症相关遗传性疾病基因的检查。

③ 精子相关检查：对于拟诊不明原因不孕的患者或多次人工授精失败，应进行进一步的检查，如精子形态学分析、透明带穿透试验、精子顶体反应等。

(3) 证件资料的准备：在进入周期治疗之前，夫妇双方需具备身份证、结婚证，审查原件后留存复印件。对技术过程、技术的成功率、技术的不良反应、对子代的可能影响及其他风险、费用、时间安排等充分知情，并签署各种知情同意书。

2. IVF-ET 的治疗程序

(1) 控制性促排卵：参见"二、促排卵相指导技术"。

(2) 卵母细胞的收集（取卵）：常规 IVF 取卵在注射 hCG 36～38h 后通过取卵手术收集卵母细胞，以经阴道超声显像引导下的卵泡穿刺术最为常用。

① 手术前准备：a. 物品准备，一次性取卵包、取卵穿刺架、取卵穿刺针、试管、负压吸引器、试管保温装置、心电监护仪、无菌手套、无菌阴道 B 超探头套。提前预约试管保温装置，开启 B 超机处于工作状态、调整好负压吸引器。b. 环境准备，取卵过程中，为避免光线对卵子的伤害，实验室及手术室宜暗，保持适宜温度 22～24℃、相对湿度维持在 50%～60%，注意保护患者隐私。c. 患者准备，患者取膀胱截石位固定于手术床上；术前用无菌生理盐水反复冲洗外阴及阴道至干净后，用无菌棉球擦干。d. 工作人员准备，着手术洗手衣、手术帽，进手术室前流动水下七步洗手法。

② 手术前核对：核对患者夫妇双方姓名及证件，这是非常重要的一点。临床工作中，通过核对夫妇双方姓名、指纹、建档号、身份证来查验取卵取精者的身份与建档时夫妇双份身份是否一致，禁止出现换人取卵、取精的情况，禁止代孕。

③ 手术操作配合：a. 在体位及阴道准备后，按阴道手术要求铺无菌巾，再次用无菌生理盐水抹洗外阴，全过程严格遵守无菌操作原则。b. B 超探头准备，检查穿刺针、试管等整个卵泡液引流系统与负压的连接是否正常，负压是否恰当。c. 将装有穿刺针套管的 B 超探头置入阴道，检查盆腔及双卵巢情况。d. 调出 B 超屏上的穿刺诱导线并使其稳定在穹隆组织与卵巢的最近距离上，避开膀胱、肠管、子宫肌层、宫颈等器官组织以及宫旁血管丛，进针快而准，当穿刺针进入卵泡时，启动负压抽吸，抽吸负压为 16kPa 左右，针尖平面可以行各角度旋转，卵泡尽量显示其最大平面，以彻底抽吸每个卵泡，至卵泡完全塌陷。e. 位于同一穿刺诱导线的卵泡可自浅而深一次进针完成，对于不同穿刺线上的卵泡，退针至接近卵巢表面，调整穿刺方向再穿刺，尽量穿刺直径 10mm 以上的所有卵泡，穿刺针进出阴道壁时

必须停止负压吸引，进针前与出针后以平衡液冲洗穿刺针。f. 一侧卵巢穿刺结束后再穿刺另外一侧。g. 取卵结束后，检查阴道穿刺点有否出血，可置无菌纱球填塞压迫止血，数小时后取出，术毕平卧休息 3～6h，注意对生命体征的监护。h. 根据麻醉方式及取卵过程决定患者留诊观察时间，完全清醒方可离院。

(3) 体外受精：将经处理的精子按一定密度加入培养的卵母细胞培养皿中受精并观察胚胎发育情况，由实验室专业人员进行操作。

(4) 新鲜胚胎移植：根据各实验室的胚胎体外培养系统决定胚胎移植时间，多在受精后第 2～3 天进行卵裂期胚胎移植，也可在受精后第 5 天进行囊胚移植，35 周岁以下第一周期移植的胚胎数不超过 2 个，目前大多数采用经腹 B 超引导下胚胎移植。

① 手术前准备：a. 物品准备，一次性移植包、一次性移植导管、一次性 1ml 无菌注射器、无菌手套、生理盐水。b. 环境准备，保持适宜温度 22～24℃、相对湿度维持在 50%～60%，注意保护患者隐私。c. 患者准备，临床中，一般采用腹部 B 超引导下移植，膀胱处于半充盈状态时，有利于超声观察子宫腔。患者在进入手术室 30min 前需喝水憋尿，取膀胱截石位，覆以无菌孔巾。d. 工作人员准备，着手术洗手衣、手术帽，进手术室前流动水下七步洗手法。

② 术前核对：核对移植患者身份，包括姓名、指纹、建档号、身份证件是否与系统建档时的信息一致，禁止代孕。

③ 手术操作：a. 用阴道窥器充分暴露宫颈，用无菌棉球拭净阴道、宫颈分泌物，再以小棉签拭净宫颈口、宫颈管内分泌物，动作轻柔以避免刺激宫颈、子宫等。b. 将移植导管的内芯接到一个高质量的 1ml 注射器上，交培养室装载胚胎。c. 根据实时 B 超监测下的宫腔、宫颈内口位置及其弯曲程度调整外套管的弯曲度，

轻轻向宫腔置入胚胎移植导管的外套管，越过宫颈内口时常有明确的轻微突破感。当外管置入困难时，可考虑使用宫颈钳或探宫条协助置入。d. 与患者、医生、实验室技师多方核对患者身份及胚胎信息无误后，将内芯导管通过外套管置入宫腔内，至内芯尖端略突出于外套管后，保持内管位置，小心退出外套管，再将胚胎与移植液注入宫腔内，应注意固定注射器的活塞，以免虹吸导致移植失败。e. 取出外套管及内芯，将导管送回培养室，实验室技师用培养液冲洗后，显微镜下仔细观察是否有胚胎残留，术毕。

④ 移植术后黄体支持：移植术后需进行黄体支持，具体见【知识拓展】。

⑤ 确定妊娠：在胚胎移植后的第 14 天，查 hCG 以判断是否妊娠，如 hCG 阳性，则继续黄体支持，2 周后行 B 超检查是否有孕囊、胎心，如有孕囊和胎心搏动，则确定临床妊娠。

所有 IVF-ET 术后妊娠者，孕产期应适当休息，加强产前检查，及时进行相应处理，临产时如合并其他产科指征，可适当放宽剖宫产指征。

【结局评价】

1. 取卵、移植手术顺利进行，患者无不适。

2. 患者通过体外受精-胚胎移植顺利妊娠，若未妊娠则继续下一个周期治疗。

【注意事项】

1. 取卵注意事项

(1) 取卵前严格核查夫妻双方身份信息。

(2) 取卵抽吸过程中注意收集的卵数与抽吸卵泡数是否一致，相差较大时要寻找原因（负压、漏液等）。

(3) 如在穿刺过程中吸出异常液体，更换或反复冲洗穿刺针及吸管，必要时送病理检查。

（4）手术过程中及术后注意观察阴道出血情况的发生，如有患者发生腹痛伴随里急后重感或者发生血尿，警惕腹腔内出血可能。

2. 移植注意事项

（1）移植前严格核对姓名。

（2）放置外套管及内芯时注意动作轻柔，避免损伤宫颈管及子宫内膜。

（3）胚胎移植后患者卧床休息 2～6h，嘱避免重体力活动。

【操作流程】见 **图 12**。

【知识拓展】

控制性促排卵中常使用降调节，使用长效的降调节药物后，在移植周期的黄体期，垂体分泌促性腺激素的功能未能恢复，而且在取卵时抽吸可能导致颗粒黄体细胞减少，导致黄体功能不足，所以在 IVF-ET 中常用黄体支持，包括以下三点。

1. 黄体酮　有针剂、口服制剂、阴道栓剂等剂型。常用的有黄体酮针，20～60mg/d 肌注，或黄体酮凝胶阴道用药，90～180mg/d，从取卵日开始持续 17 天。

2. hCG　若无高危因素，也可采用 hCG 进行黄体支持，于取卵当天、其后第 3 天、第 6 天、第 9 天分别注射 hCG 2000U。

3. 当促排卵出现反应不良时（发育卵泡≤ 3 个或获卵数≤ 3 个，注射 hCG 日血清雌二醇水平低于 1835pmol/L），则考虑联合使用 hCG 及黄体酮支持黄体。

在胚胎移植后的第 14 天确定妊娠后，根据具体情况继续黄体支持。

（二）体外受精 - 胚胎移植衍生技术

• 卵胞质内单精子注射技术

卵胞质内单精子注射（intracytop-lasmic sperm injection，ICSI）技术是将单个精子通过显微注射的方法注入卵母细胞胞质内，从而使精子和卵母细胞被动结合受精，形成受精卵并进行胚胎移植，达到妊娠目的，俗称第二代试管婴儿技术。目前已是治疗男性不育的重要手段，受精率可达 70% 以上。但是对于胚胎来说，ICSI 是一种有创性治疗，所以仅限于有必要者。

【目的】通过辅助生殖技术帮助辅助满足 ICSI 适应证的夫妻实现成功妊娠。

【适应证】

1. 严重的少、弱、畸精子症。

2. 不可逆的梗阻性无精子症。

3. 生精功能障碍（排除遗传缺陷疾病所致）。

4. 免疫性不育。

5. 体外受精失败。

6. 精子顶体异常。

7. 需行植入前胚胎遗传学检查者。

【禁忌证】

1. 有如下情况之一者，不得实施ICSI：①男女任何一方患有严重的精神疾病、泌尿生殖系统急性感染、性传播疾病；②患有《母婴保健法》规定的不宜生育的、目前无法进行胚胎植入前遗传学诊断的遗传性疾病；③任何一方具有吸毒等严重不良嗜好；④任何一方接触致畸量的射线、毒物、药品并处于作用期。

2. 女方子宫不具备妊娠功能或严重躯体疾病不能承受妊娠。

• 胚胎植入前遗传学检测技术

胚胎植入前遗传学检测技术（preimplantation genetic testing，PGT）技术是指在常规试管婴儿治疗过程中，对植入到子宫内的胚胎进行基因检测或染色体数目及结构异常的检测，选择正常的胚胎进行移植，防止单基因病和染色体异常患儿出生的技术。

【目的】通过辅助生殖技术辅助满足 PGT 适应证的夫妻实现成功妊娠。

【适应证】

1. 染色体数目或结构异常的患者。

2. 夫妻一方为性连锁遗传病的携带者（如血友病、假肥大性肌营养不良）。

3. 可进行基因诊断的单基因病患者或者携带者。

4. 复发性流产患者。

【禁忌证】

1. 患有《母婴保健法》规定的不宜生育的疾病。

2. 目前无法进行 PGD 的遗传性疾病（如多基因病和大多数单基因病）；复发率 < 10% 的遗传病。

3. 夫妇中一方为严重遗传性神经、精神疾病患者或有严重智力、心理和精神问题。

4. 有 IVF-ET 其他禁忌证的夫妇。

• **胚胎冷冻与复苏**

【目的】将胚胎置于液氮中冻存，以备在合适的时机进行胚胎移植，提高胚胎利用率。

【适应证】

1. 保存 IVF 周期中的多余优质胚胎。

2. 有重度 OHSS 倾向者，为避免其进一步加重，可将胚胎冻存，留待以后再移植。

3. PGD 后等待诊断结果。

4. IVF 周期中移植时患者有感染发热、严重腹泻等内科并发症。

5. 肿瘤患者在治疗病情控制后保存生育功能。

6. 保存患者年轻时胚胎，供年纪大时移植。

【禁忌证】有 IVF-ET 其他禁忌证的夫妇。

• **卵子冷冻**

【目的】生育力保存，提高卵子利用率。

【适应证】

1. 即将失去卵巢功能者，手术切除、化疗或放疗等。

2. 推迟女性生育年龄。

3. IVF 患者原发不孕原因不明者，避免无法预期的受精失败；采卵日取精失败。

【禁忌证】有 IVF-ET 其他禁忌证的夫妇。

• **囊胚培养**

囊胚培养是辅助生殖技术胚胎培养的重要发展之一。

【目的】通过胚胎自身的发育潜能达到优选胚胎，提高妊娠率。

【适应证】

1. 年龄小于 35 岁的不孕症患者，其对促排卵治疗反应良好，取卵数 ≥ 12～15 个，同时 6～8 细胞期优质胚胎 ≥ 5～8 个，预计可以培养成功获得囊胚，为优化胚胎选择，减少移植胚胎数，减少多胎妊娠，提高胚胎种植率，行囊胚培养。

2. 原因不明的多次 IVF 失败（超过 3 次以上），胚胎质量较好而种植失败，怀疑可能胚胎发育潜能受限，建议行囊胚培养，了解失败原因，提高治疗成功率。

3. 需作胚胎活检的患者，如 PGD 的患者，活检后为等待 PGD 结果进行囊胚培养。

4. 因各种因素需暂缓卵裂期胚胎移植但并不放弃新鲜胚胎移植的患者，可以将胚胎在体外培养至囊胚阶段后移植。

【禁忌证】有 IVF-ET 其他禁忌证的夫妇。

五、卵巢过度刺激综合征评估及指导技术

卵巢过度刺激综合征（ovarian hyperstimulation，OHSS）是一种人体对促排卵药物产生过度反应，以双侧卵巢多卵泡发育、卵巢增大、毛细血管通透性异常，急性体液和蛋白外渗进入第三间隙为特征而引起一系列临床症状的医源性并发症。

OHSS 的发病机制尚不清楚，可能认为超促排卵后的卵巢多卵泡发育，导致血管内皮生长因子（vascular endothelial growth factor，VEGF）等增多，使血管通透性增加，从而引起一系列临床综合症状。早发型 OHSS 出现在 hCG 注射后 3～7 天，而迟发型 OHSS 出现在 hCG 注射后 12～17 天，早发型与卵巢对激素刺激超强反应有关，而迟发型主要依存于妊娠的发生。如未妊娠，症状多在 10 天左右缓解，月经来潮后自行痊愈。如果妊娠，症状继续加重，将持续 4～6 周；多胎患者持续时间更长。

【目的】评估控制性超促排卵的患者发生 OHSS 的风险以及指导干预措施。

【适应证】

1. 具有发生 OHSS 的高危因素患者。

2. 轻度 OHSS 临床表现的患者。

3. 中、重度 OHSS 临床表现的患者。

【禁忌证】暂无。

【操作步骤及方法】

1. 评估　开始控制性超促排卵后、取卵后、新鲜移植后都是 OHSS 发生的时机，可根据临床表现、B 超结果以及生化检查结果综合判断，如轻度、中度、重度，具体见表 2-1。

2. 轻度 OHSS 预见性指导

（1）给予心理支持：患者的心理状况和疾病的发生、发展和愈后有着密切的关系，解决患者负性情绪，给予患者精神鼓励，使之产生良性的心理应对，健康积极的态度参与治疗护理。发生轻度 OHSS 时，告知患者这些症状是自限性的并告知可能会出现的症状、体征，目前的治疗方法和疾病的转归，以得到患者的理解和支持，消除患者的紧张和恐惧心理，积极配合医生治疗。

轻度的 OHSS 患者，不需要特殊处理，但如注射 hCG 作为黄体支持，则遵医嘱停用，改用其他药物。

（2）指导自我监护：教会患者每日测量并记录体重、腹围和尿量，当恶心、呕吐、腹胀、腹痛加重、尿少时，须回院就诊，以便及时采取措施，防止重度 OHSS 的发生。注意休息，避免剧烈运动或重体力劳动，防止发生卵巢扭转或破裂。饮示指导：清淡易消化饮食，避免生冷、辛辣等饮食，防止腹胀、腹泻。

OHSS 是一种自限性疾病，如没有妊娠，病程约持续 2 周。妊娠的患者，病程延长，病

表 2-1　OHSS 的临床分级

	轻　度	中　度	重　度
临床表现	下腹不适、沉重感或轻微的下腹痛、伴食欲缺乏、略有疲乏	轻度症状加重，恶心呕吐、腹泻、体重增加＞3kg，腹围增大	中度症状加重，大量腹水、胸腔积液或呼吸困难，体重可增加 4.5kg，腹部膨胀
B 超	卵巢直径可达 5cm	卵巢直径 5～10cm	卵巢直径＞10cm，B 超可见腹水、胸腔积液等
生化检查	$E_2 > 1500pg/ml$	$E_2 > 1500pg/ml$	血液浓缩高凝状态、电解质失衡、肝肾功能受损等

情加重，如发展至中、重度 OHSS，须入院治疗。

3. 中、重度 OHSS 患者的指导

(1) 症状表现评估：中、重度的 OHSS 患者，由于不适症状严重，恶心、呕吐、进食困难；腹胀、腹痛、不能平卧；咳嗽、气促、呼吸困难；极度疲倦，甚至濒死感，患者极度恐惧，担心生命受到威胁，怀疑疾病能否治愈。如果妊娠试验阳性，担心胎儿会否受到影响。

(2) 密切观察处理

① 每天测量体重、腹围及尿量，准确记录 24h 出入量。a. 每日清晨排空大小便，空腹测量。b. 测量腹围时平卧，暴露测量部位，双手放于体侧，量尺以脐部为起止点，切面与躯干长轴垂直，并在测量部位进行标记以减少误差。c. 注意观察尿量，并保持尿量大于 30ml/h。

② 气促、呼吸困难者需要给予吸氧，以提高血氧饱和度，改善缺氧状态。

③ 及时检查血常规、C 反应蛋白、电解质、肝功能、肌酐、尿素氮、凝血功能。必要时行妊娠试验和腹部 B 超检查，以了解患者的妊娠状况。

(3) 纠正血容量和电解质的失衡：维持体液外渗期的血容量，及早纠正低血容量是预防各种循环障碍并发症的关键。

① 白蛋白治疗：静脉滴注 20% 白蛋白 100~200ml，注意观察过敏反应。

② 利尿药：红细胞比容 < 38%，少尿时，在扩容的基础上给予利尿药，观察尿量变化。

③ 补充水、电解质，维持液体平衡：每日液体总摄入量应 < 1500ml，以免使血管内液体又漏入腹腔，加重腹水。

(4) 血栓预防和指导：OHSS 的病理过程可导致血液的高凝状态，过高的激素水平又可损伤血管内皮细胞，若不及时纠正液体外渗所致低血容量及血液浓缩，多种因素的综合作用可导致并发严重的血栓形成；下肢深静脉血栓形成者表现为下肢肿胀、皮温下降、疼痛。脑血管栓塞者表现为头痛、言语不清、肢体乏力、偏瘫，甚至出现肺等重要器官大面积栓塞而死亡。这是辅助生殖技术最严重的并发症，故应高度警惕，采取有效措施加以预防。

① 鼓励患者保持轻微活动，减少持续卧床时间，如翻身、四肢伸缩活动等，避免久坐或长期卧床。必要时可用弹力袜或定时进行足部及下肢热敷、按摩，促进下肢静脉回流，尤其肥胖患者更要预防深部静脉血栓形成。

② 血液持续浓缩的患者要注意观察有无头晕、头痛、头颈部肿胀；足背动脉搏动、皮温改变；下肢肿胀、疼痛、沉重感，站立时加重等急性血栓形成的征象和症状，以利于及早发现和治疗。

③ 疑似下肢血栓形成者抬高患肢，促进静脉回流，减轻疼痛和肿胀；不得按摩和剧烈活动，以免造成栓子脱落。

④ 扩容、抗凝治疗，如使用白蛋白、低分子右旋糖酐、阿司匹林、低分子肝素钠等。

(5) 预防卵巢扭转或破裂

① 日常生活中、变换体位时行动平稳、动作轻柔缓慢，避免动作幅度过大，过急，避免剧烈活动。

② 避免一切使腹压增高的因素：如保持大便通畅，防止便秘；勿憋尿，避免腹压增高压迫卵巢导致卵巢破裂或大量排尿后腹压骤降导致卵巢扭转。

③ 如发生腹痛，严密观察腹痛部位、性质，如患者腹痛突然加剧、出现腹膜刺激征，应高度怀疑卵巢蒂扭转或卵巢破裂；及时报告医生并做好急诊手术准备。

(6) 生活指导

① 休息及睡眠：患者腹胀明显不能平卧

时，取半卧位，使膈肌下降，减轻胸腹水对心肺的压迫，改善呼吸困难。

患者因呼吸困难，局部或全身水肿自觉身体沉重不适，或疼痛等因素导致入睡困难的，可采取半卧位、必要时给予间断吸氧等，以促进睡眠。

② 饮示指导：患者胃肠蠕动减慢，胃部不适、腹胀、腹痛明显，食欲较差；中、重度患者多在进食后加重，个别患者对进食产生恐惧心理。可少量多餐，进食高蛋白、高热量、高维生素、低脂肪、低糖易消化的温热流质或半流质饮食，多食牛奶、肉汤、果汁及蔬菜；避免生冷、辛辣刺激性食物，防止腹泻。告知营养的重要性，增强机体抵抗力。

③ 皮肤水肿的管理

a.注意观察皮肤颜色、湿度、弹性，以及有无破损、出血点等情况，减少局部摩擦，避免皮肤局部破损引起感染。

b.伴有外阴水肿的患者，给予 50% 硫酸镁湿热敷或红外线灯物理治疗，保持清洁干燥，穿棉质宽松内裤，避免局部摩擦、损伤；大量腹水时应尽量卧床休息，以利于下肢静脉回流，减轻外阴水肿症状。

c.水肿较重的患者改用口服或阴道用黄体酮进行黄体支持，避免肌内注射后针眼愈合困难，发生体液外渗或注射部位感染。

(7) B 超引导下经阴道穿刺腹水引流术的配合：中重度 OHSS 患者出现严重的腹水，腹部膨胀、张力大，导致严重不适或疼痛，持续少尿，可在阴道 B 超引导下行腹水引流术，从而改善患者不适症状。

① 手术前评估：a.了解心理状况，告知患者手术的基本操作过程，手术对妊娠结局并不会有很大影响，缓解患者内心的恐惧和担忧；b.了解患者既往辅助生殖技术助孕过程，如促排卵方案和取卵情况及获卵数，是否妊娠，胎

数等情况；c.患者血常规、血生化结果、E_2 水平、hCG 水平；d.患者体重、腹围和尿量变化情况。

② 手术前准备：a.物品准备，如取卵包、17G 取卵针、灭菌穿刺架、灭菌胶管、无菌外用盐水 1 瓶、灭菌无粉手套、灭菌探头套、负压吸引器（负压调至 120～150mmHg）、5% 聚维酮碘消毒液；b.环境准备，保持适宜温度 22～24℃、相对湿度维持在 50%～60%，注意保护患者隐私；c.患者准备，患者取膀胱截石位，床头摇高至患者舒适，术前生命体征平稳，用 5% 聚维酮碘消毒液冲洗外阴和阴道；d.工作人员准备：着手术洗手衣、手术帽，进手术室前流动水下七步洗手法。

③ 手术中配合：取卵针连接管连接无菌外用盐水瓶及负压吸引器。术中配合医生抽吸腹水，及时更换引流瓶，记录抽出腹水的总量、性质。每次引流腹水量不宜超过 3000ml，避免腹腔负压突然减低致虚脱或卵巢扭转。腹水引流过程中严密观察患者面色、心率、脉搏、血压等情况，注意有无咳嗽、呼吸困难、胸痛、腹痛，必要时给氧。

④ 术后护理：监测患者生命体征，补充血容量，观察阴道有无出血。无不适者送返病房休息观察。

【结果评价】患者未出现严重并发症，如血栓、卵巢扭转等，后续平稳妊娠。

【注意事项】

1.严防静脉血栓　鼓励患者床上肢体活动，不建议肢体按摩，可抬高下肢，以减轻静脉血液回流。

2.发生 OHSS 期间　妊娠患者需继续黄体支持，按时用药，尽量采取口服及阴道塞药的方式，减少黄体酮肌内注射。

【操作流程】见 **图 13**。

【知识拓展】

OHSS 的高危因素 / 预测指标

原发因素（患者本身因素）		继发因素（卵巢功能相关因素）	
高危因素	标　准	高危因素	标　准
高 AMH 水平（A 级证据）	＞ 3.36μg/L 可独立预测 OHSS	中 / 大卵泡数量多（存争议）	卵泡（≥11mm）≥ 13 个或卵泡（≥10mm）11 个
低龄（A 级证据）	＜ 33 岁可预测 OHSS	高的或增长迅速的 E_2 水平及大量卵泡（存争议）	E_2 ≥ 5000ng/L 和（或）≥ 18 个卵泡可预测重度 OHSS
既往 OHSS 病史（B 级证据）	既往有中、重度 OHSS 史，住院患者		
多囊样卵巢（A 级证据）	双侧卵巢窦卵泡计数＞ 24 枚	获卵数（存争议）	获卵数＞ 11 个
低体质量指数（存争议）	结论存在争议	hCG 触发排卵或黄体支持（A 级证据）	hCG 触发排卵或黄体支持与 OHSS 相关
过敏体质（存争议）	结论尚不确定	早期妊娠（hCG）（A 级证据）	早期妊娠致内源性 hCG 升高与晚发型 OHSS 相关
甲状腺功能低下（存争议）	促甲状腺激素使卵巢增大		

六、多胎妊娠的减胎技术

多胎妊娠是指一次妊娠子宫腔内同时有 2 个或 2 个以上的胎儿，是超促排卵和体外受精 - 胚胎移植（IVF-ET）等辅助生殖技术常见的医源性并发症之一。

多胎妊娠孕产妇妊娠期、分娩期并发症多，围生儿病残率及死亡率高，属于高危妊娠。辅助生殖技术中多胎妊娠的发生仍是目前难以避免的问题，因此发展多胎妊娠减胎术成为重要的补救方法。减胎的手术方法主要有经阴道减胎术和经腹部减胎术，本节主要介绍经阴道减胎术。

【目的】保障母婴安全，防止多胎妊娠带来的母婴伤害，如子宫破裂、早产等。

【适应证】

1. 经 B 超证实宫内妊娠≥ 2 个胚囊者，且均见胎心搏动，为改善母儿围产期预后，行选择性减胎术。

2. 多胎妊娠其中一个胚胎异常，需要减胎者。

3. 先兆流产者、单绒毛膜双胎妊娠应慎行减胎术。

【禁忌证】存在各个器官系统特别是泌尿生殖系统的急性感染。

【操作步骤及方法】

1. 术前评估

（1）多胎妊娠风险评估

① 告知患者多胎妊娠对母胎的风险，建议可行选择性减胎术。若患者有中晚期流产病史，宫颈功能不全，合并有内科疾病（心脏病、

肾病、甲亢等内分泌疾病）强烈建议病人行选择性减胎术。

② 3 胎或以上的多胎妊娠必须建议患者行选择性减胎术。合并单绒毛膜多羊膜囊多胎妊娠须将单绒毛膜多羊膜囊之多胎减灭；三绒毛膜三羊膜囊，与患者知情同意情况下，可减灭 1～2 个胚胎。

③ 以下情况应慎重减胎：a. 先兆流产患者或复发性流产患者。b. 除非必要时，否则慎行单绒毛膜双胎妊娠其中一个胚胎的减灭。c. 有产前诊断指征的患者，可考虑行产前诊断后再行经腹部多胎妊娠减胎术。d. 复发性流产患者、先兆流产患者及单绒毛膜双羊膜囊、单绒毛膜单羊膜囊的 3 胎患者，强烈要求保留 2 个胎儿的，建议孕 12 周后行产前诊断后再行经腹部多胎妊娠减胎术。

(2) 签署知情同意书：告知患者夫妇选择性减胎的必要性及可能承受的风险，如流产、胎儿停育、减胎失败等，并解释减胎手术过程及成功的概率，并不是一个复杂的手术，确定减灭和保留的胎数，减轻患者的担忧，夫妇双方均需签字同意方可进行减胎。

如果患者拒绝减胎，应在病程记录上注明已向患者交代各项多胎风险，并由患者签字确认，同时将患者情况上报有关部门。

(3) 术前检查评估：术前一天检查妇科彩超、血常规、尿常规、白带常规、凝血常规、降钙素原。检查结果无异常方可进行减胎手术，如果凝血有异常，容易导致出血，白带结果有异常，容易导致宫腔感染。同时，术前要再次确定妊娠的胎数，有无胎心。

(4) 手术时机评估：一般经阴道减胎的时机建议为：在妊娠 7～10 周，所有胚胎均可见胎心搏动后。

2. 手术前准备

(1) 物品准备：取卵包、16G/17G 取卵针、灭菌穿刺架、灭菌胶管、一次性 20ml 无菌注射器、减胎针、无菌外用盐水 1 瓶（温水保温 37℃）、灭菌无粉手套、灭菌探头套、5% 聚维酮消毒液。

(2) 环境准备：保持适宜温度 22～24℃、相对湿度维持在 50%～60%，注意保护患者隐私。

(3) 患者准备

① 阴道 B 超引导下进行减胎，为了更好地看到宫内孕囊及胎心搏动，患者需排空膀胱，术前流质饮食，不宜食用产气食物，如牛奶、豆浆、红薯等。

② 术前两天开始用 5% 聚维酮消毒液消毒阴道，每天一次，减少术后感染的发生。

③ 术前一天开始用抗生素，术前 30～60min 再次使用抗生素及肌注黄体酮 40mg，预防感染。

④ 工作人员准备：着手术洗手衣、手术帽，进手术室前流动水下七步洗手法。

3. 手术前核对　核对患者身份，与患者核对减灭和保留的胎数，核对同意书。

4. 手术操作配合

(1) 取膀胱截石位，用 5% 聚维酮碘消毒液消毒外阴、阴道，拭净阴道、宫颈分泌物，动作一定轻柔以避免刺激宫颈、子宫等，铺无菌巾。

(2) 阴道 B 超下再次确认宫内妊娠情况，包括胎儿数量，胎儿是否存活。如评估胎儿情况后拟施行的减胎手术与减胎手术同意书描写内容不一致时，应再次与患者夫妇沟通，详细告知原因，取得患者夫妇理解同意后再次签订新的减胎手术同意书。

(3) 将含有 5ml 37℃ 无菌生理盐水的 20ml 注射器连接到 16G/17G 穿刺针上，将生理盐水注满穿刺针排气。

(4) 在阴道 B 超指引下，选取穿刺距离最近、操作最方便、靠近宫颈、发育最小的胚胎作为减胎的目标；穿刺针经过阴道壁、子宫壁进入孕囊，直刺胎体胎心搏动处，上下轻微抽动穿刺针，看胚胎是否随着针尖移动，以确认针尖是否扎入胚胎。

(5) 用注射器抽吸胚胎组织，在胚胎组织吸出前，尽量保持孕囊羊水充盈，如果胚胎组织太大，不能被吸出或完全吸出，则可以向胚胎体内快速注射 2～3ml 生理盐水，以破坏胚胎，再抽吸残余胚胎组织及部分羊水。

(6) 检查吸出物有无胚胎及绒毛组织。

(7) 检查目标孕囊内是否残留胚胎组织及胎心搏动，如见胎心搏动需继续穿刺抽吸或向胚胎体内注射生理盐水破坏胚胎，直至胎心搏动消失。

(8) 如孕囊塌陷，影响 B 超观察可用备用 10ml 注射器向孕囊内注入 2～3ml 的生理盐水确认胎心搏动消失后吸尽囊内液体。

(9) 确认胚胎减灭后才将穿刺针退出孕囊，如果需要减灭的胚胎在 2 个或 2 个以上，则重复上述过程。

(10) 检查保留胚胎的胎心搏动情况良好后，取出阴道探头。

(11) 用无菌棉球抹干阴道内的血迹，确保穿刺孔无活动性出血后结束手术。

5. 手术后指导 术后严密观察患者有无宫缩和阴道出血（经腹减胎者穿刺点有无出血），无不适者可回家休息观察。术后 48h 回院行 B 超检查存活和被减灭的孕囊，遵医嘱使用抗菌药物，继续安胎治疗。注意休息，避免重体力劳动，进食高蛋白、易消化、富含维生素的饮食，禁止性生活至 12 周。

【结局评价】经阴道 B 超顺利减灭胎心，吸出胚胎组织，剩余胚胎存活，患者继续安全妊娠，无出血感染。

【注意事项】

1. 密切关注注射进入孕囊内的盐水量及抽吸液体量，及时报告医生。

2. 术中观察：手术开始，观察患者的血压、脉搏、血氧和呼吸，术前及术后测血压，并告知手术医生作记录。

3. 术前术后记录各孕囊及胚胎大小和位置关系并打印图片。

【操作流程】见 图14。

【知识拓展】

经腹穿刺减胎术

经腹减胎一般适用于孕 9～10 周以上者，术前排空膀胱，患者取仰卧位，常规下腹部手术术野消毒、铺巾。消毒 B 超腹部穿刺探头置于下腹部，探测子宫及各孕囊位置及其相互关系，选择穿刺的孕囊，待胎儿处于静息状态时，将取卵针在穿刺探头指引下快速刺入胎儿心脏或近心脏的胸腔部位，回抽无液体或少许血液，注入 10% KCl 1～2ml，以胎心停搏为穿刺成功。5～10min 未见胎心搏动恢复，手术结束。如需再次穿刺则在原位改变穿刺方向，切忌穿刺针经过要保留的孕囊。

（邹芳亮 李 静）

参考文献

[1] 张学红，何方方 . 辅助生殖护理技术 [M]. 北京：人民卫生出版社，2015：106–109，125–127，134–140，148–152.

[2] 刑兰凤，朱依敏 . 辅助生殖技术护理专科实践 [M]. 北京：人民卫生出版社，2018：45–52，92–104.

[3] 庄广伦 . 现代辅助生育技术 [M]. 北京：人民卫生出版社，2005：152–155.

[4] 黄荷凤，乔杰，刘嘉茵，等 . 胚胎植入前遗传学诊断 / 筛查技术专家共识 [J]. 中华医学遗传学杂志，2018，35（2）：151–155.

[5] 陈子江，田秦杰，乔杰，等 . 早发性卵巢功能不全的临床诊疗中国专家共识 [J]. 中华妇产科杂志，2017，52（9）：577–581.

[6] 陈蓓丽，曹云霞 . 卵巢早衰的诊断和处理 [J]. 中国实用妇科与产科杂志，2015，31（8）：703–706.

[7] 曹云霞 . 高龄女性生育力的变化与评估 [J]. 中国计划生育和妇产科，2014，6（8）：8–12+23.

[8] 石玉华，蒋琪 . 辅助生殖治疗中卵巢过度刺激综合征的防治 [J]. 山东大学学报（医学版），2019，57（10）：13–19.

[9] 杨启杭 . 中重度卵巢过度刺激综合征（OHSS）的预防 [D]. 湖南衡阳：南华大学，2018.

[10] 赵君利，袁莹莹 . 辅助生殖治疗中多胎妊娠的防治 [J]. 山东大学学报（医学版），2019，57(10)：20–26.

[11] 王谢桐 . 如何咨询多胎妊娠（三胎以上）减胎的母胎获益及风险 [J]. 中国产前诊断杂志 (电子版)，2020，12（3）：59.

[12] 徐芊芊，王彦林 . 多胎妊娠减胎术的临床研究 [J]. 中国计划生育学杂志，2020，28（4）：621–626.

第3章 产科心理技术

妊娠和分娩是一种正常的生理现象，但对孕产妇家庭而言却是一个重大的生活事件，会带来不同的应激反应。孕产期的情绪变化不仅影响孕妇的健康，也影响子代一生的健康。因此，医务人员要处理与平衡孕产妇的各种复杂的心理因素，针对孕产妇的特殊心理变化特点，因人施护，使孕产妇能适应并调整孕产期的心理、情绪变化，做好孕产妇各期的心理护理工作。

产科心理健康包括孕产妇心理健康、配偶心理健康、胎儿及新生儿心理健康。

孕产妇心理卫生：孕妇在经历妊娠、分娩等生理过程的同时，因角色的转换迎来各种问题，这些导致其在心理上发生一系列的应激反应，部分孕妇不能适应这些变化而发生情绪障碍，其中以焦虑、抑郁最为常见。我国妊娠期女性抑郁、妊娠期焦虑、产后抑郁的发生率为12.5%、20.6%、10%～20%。

配偶心理健康：男性在转变为父亲角色的过程中，会有喜悦、惊奇和期望。然而，新生婴儿的需求以及重新建立关系和角色的适应可能会使他们感到筋疲力尽、困惑和压力，从而导致他们变得抑郁和焦虑。男性产前焦虑症及产后焦虑症的比例分别为1∶6和1∶5，早孕期至产后1年间，父亲患有抑郁症的比例约10%。父亲的沮丧抑郁情绪可能会影响其对婴儿的养育方式，从而影响婴儿未来的幸福。

胎儿心理是胎儿心理发生、发展的规律的学科。胎儿心理功能形成主要表现在感觉（视觉、听觉、触压觉、嗅觉、味觉）、思维与记忆方面。影响胎儿生理和心理发展的主要因素

来自遗传、环境和母体、父源等方面。胎心率变化是胎儿对应激反应的主要指标，因此，胎心音听诊和胎心监护是评估胎儿心理状态的技术，胎儿期的心理卫生是通过胎教实现的，孕产妇心理变化主要受神经内分泌、激素水平、人格特点及社会因素影响。

神经内分泌的改变：妊娠期体内神经递质与激素水平的波动是通过下丘脑－垂体－肾上腺轴、下丘脑－垂体－甲状腺、下丘脑－垂体－卵巢这3个神经轴系统反馈性调节而变化的。与心理应激相关的神经递质有：去甲肾上腺素、多巴胺、5-羟色胺、谷氨酸、天冬氨酸、氨基丁酸等。

激素水平的变化：妊娠期机体内雌激素、孕激素、催产素、催乳素等激素水平变化很大，这些有精神活性的激素的最终产物——皮质醇的改变可能与心理状态的变化有关。

与人格特点的关系：妊娠使孕妇经历独特而重大的生理和心理变化。孕妇心理障碍容易发生在不成熟型人格特点的人群中。

社会因素的影响：孕期复杂的社会因素容易导致孕妇情绪的改变，例如：结婚前妊娠、家庭慢性疾病、夫妻间存在问题、缺乏配偶或家庭系统的支持、丈夫失业、家庭低收入、孕妇工作压力大或孕妇由于妊娠而放弃工作。

胎儿生长发育所需的营养成分，是由母亲血液循环通过胎盘提供，因此，母亲的情绪变化会影响营养的摄取、激素的分泌和血液的化学成分，对胎儿、婴儿及子代远期都有影响。

对胎儿的影响：妊娠早期可导致流产的可能性增加，中晚期则可导致早产的可能性增

加，胎儿可表现为出生体重低，头围小，生理方面的畸形等。

对婴儿的影响：表现为婴儿心理适应能力差，如易激惹、多动、注意力差、不容易抑制困难行为和侵略性行为。

对子代远期的影响：是子代注意力缺乏失调症、精神分裂症和抑郁症的潜在因素。

妊娠期最常见的心理反应有惊讶和震惊、矛盾、接受、自省、情绪波动等，可以分为妊娠早期、妊娠中期、妊娠晚期、产褥期。

妊娠早期（不可耐受期）：此阶段常表现为矛盾感和焦虑、情绪不稳定、角色顾虑。

妊娠中期（适应期）：此阶段常表现为接受现实、感兴趣及责任感。

妊娠晚期（过度负荷期）：此阶段常表现为焦虑与恐惧、内省。

产褥期：①依赖期（产后 1～3 天），产妇的许多需要通过他人来满足，同时喜欢用语言来关心新生儿，较多谈论自己妊娠和分娩的感受；②依赖 - 独立期（产后 4～14 天），表现出较为独立的行为，也比较容易产生压抑，可能与产妇分娩后的情感脆弱，母亲角色的不适应，新生儿诞生产生的爱被剥夺感，痛苦的分娩过程及机体内分泌变化等因素有关，可表现出冷漠不悦、委屈哭泣、易烦躁、情绪激动等表现；③独立期（产后 2 周至 1 个月），在这一时期，产妇及其家属往往会承受许多压力，出现角色的冲突和矛盾。

妊娠期常见的心理问题处理原则包括以下五点。

建立良好的护患关系：加强与孕妇的沟通，与待产妇温和亲切地交流，与她们建立信任关系。

耐心倾听：在给予关心安慰、满足生理安全需要的同时，善于倾听孕妇的想法和感受，耐心细致地听孕妇叙述自己的苦闷，表现出同情心，给予安慰和鼓励，并为其保守秘密。

重视健康教育：加强孕期的心理健康教育，掌握孕妇的心理学知识，对孕妇出现的问题及时进行指导，指导孕妇做好自我监测，减轻孕期妊娠的心理反应。

指导孕妇进行自我调节：教会他们一些简单的自我调节法，如倾诉法、宣泄法、注意力转移法、音乐放松法、积极的心理暗示以及运动疗法。

家庭支持：家庭成员及社会多关爱与理解孕妇，尽可能为其创造和谐环境，尽量避免负性事件的刺激。向孕妇及其丈夫讲解有关妊娠、分娩及产前定期检查的各种常识，鼓励家庭成员多给予关爱，充分理解孕妇，从而帮助孕妇顺利度过孕期。

【知识拓展】

罕见心理疾病识别方法、转介、治疗技术

孕产妇罕见心理疾病主要指严重精神疾病，包括既往已患病及新发的精神分裂症、双相情感障碍、产后精神病等。处理孕产妇相关精神心理疾病时，权衡治疗和不治疗对母亲和胎儿的风险很重要，应向患者及家属讲明治疗与不治疗的风险与获益。治疗应根据疾病的严重程度、复发的风险、尊重孕妇和家属的意愿来调整。

识别方法：医务人员应关注孕产妇的自杀和自伤问题，留意孕产妇的情绪变化，并警惕自杀风险。在孕产妇有抑郁情绪或者流露出自杀相关的信号时，要评估其是否有自伤和自杀意念、自杀计划、自杀计划实施的可能性、自杀工具的可得性等，综合评估自杀风险。

转介：如果评估孕产妇有明确的

自杀或者自伤想法时，建议其到精神卫生机构进行专业的评估或者邀请精神科医生进行联合会诊。做好预防自杀的心理健康教育，使孕产妇和其家人了解自杀的相关知识和可寻求帮助的资源，关注孕产妇的情绪变化和安全状况。尤其在孕产妇表达有强烈自杀想法的时候，要保证身边有人陪伴。

治疗技术：罕见精神疾病的治疗措施除了心理治疗之外，还需物理治疗和药物治疗。物理治疗：电休克治疗可以作为产后重度抑郁的治疗方法，尤其是存在高自杀风险或高度痛苦，已经持续接受抗抑郁药治疗足够长时间，且对一个或多个药物剂量治疗都没有反应时的情况。对于药物治疗无效或不适宜用药的重度、伴精神病性症状、高自杀风险的患者，可考虑使用改良电抽搐休克治疗。药物治疗：重度或有严重自杀倾向的妊娠期抑郁患者可以考虑抗抑郁药物治疗。当前孕妇使用最多的抗抑郁药为 5- 羟色胺再摄取抑制药类，应尽可能单一用药，用药应考虑既往治疗情况、产科病史（如流产或早产的其他风险因素）等。

一、孕产妇心理健康评估技术

心理评估（psychological assessment）是指评估者依据心理学的理论和方法，对个体的心理现象及其水平进行描述、分类、诊断与鉴别的过程。心理现象包括心理过程和个性心理特征等内容，如感知、记忆、思维、情绪状态、智力、气质、性格等。心理评估的目的是及时了解个体的心理状况，判断其是否有现存或潜在的心理健康问题。

常用的心理评估方法包括调查法、观察法、交谈法、心理测量法和医学检测法。调查法是对档案、文献、经验以及当前问题有关内容的历史与现状进行调查；观察法是通过直接观察个体的行为表现以及心理活动的外部表现来评估个体的心理状态；交谈法是基本且常用的一种心理评估方法，一般通过与专业人员面对面的谈话方式来进行；心理测量法是对个体的心理现象或行为进行量化测定，是心理评估常用的标准化手段之一，其结果较客观、科学。

本章对孕产妇的心理健康评估主要包括认知、情绪情感、压力与应对、自我概念、个性五个方面。

【目的】了解孕产妇的心理健康状态，及时发现不良心理问题，尽早干预。

【适应证】

1. 孕产期各阶段女性均适用。

2. 有正常语言表达能力及阅读理解能力的孕妇。

【禁忌证】

1. 沟通能力欠佳。

2. 有精神障碍性疾病、有神经系统疾病或病情危重难以配合者。

【操作步骤及方法】

1. 评估

(1) 孕产妇评估：评估其心理健康状况。

(2) 环境评估：环境是否私密、安静、舒适。

2. 准备

(1) 助产士准备：着装整齐，洗手，剪指甲。

(2) 物品准备：签字笔、记录本、根据实际情况准备量表。

(3) 孕产妇准备：取得知情同意。

3. 操作

(1) 一般资料收集：①人口学资料，年龄、民族、婚姻状况、文化程度、居住地、家庭月收入等；妊娠相关资料，包括孕次产次、孕周、孕期体重增长、是否初产、是否计划妊娠、不良孕产史、妊娠合并症／并发症等。②心理精神状况，心理问题或障碍的情况。③个人成长史。④家庭情况。

(2) 评估孕产妇的心理健康状态包括认知、情绪情感、压力与应对、自我概念和个性五个方面。

① 认知：认知是人们根据视觉、听觉等感知到的信息与刺激推测和判断客观事物的心理过程。评估孕产妇的认知主要是评估是否出现记忆力减退、注意力下降等现象。评估时可询问孕产妇"有无记忆力、注意力的改变或异常？有无疼痛及其部位、性质、程度和持续时间？"等问题；在此过程中注意观察孕妇对周围环境变化有无反应、观察孕妇执行某项任务时的专注程度。

② 情绪情感：情绪和情感是个体对客观事物的体验，是人的需求是否获得满足的反映。孕妇主要的情绪变化为焦虑和恐惧、接受、自省以及为人母的责任感。

评估时可询问孕产妇"近来心情如何？如何描述您此时和平时的情绪？有什么事情使您感到特别高兴、担心或沮丧？"等问题。并根据孕产妇的情绪情感选择合适的评量表对其进行评估，常用量表有患者健康问卷抑郁量表（PHQ-9，**表8**）、抑郁自评量表（SDS，**表4**）、分娩恐惧量表（CAQ，**表5**）、焦虑自评量表（SAS，**表3**）。

③ 压力与应对：压力是指个体对任何施加于个体的各种刺激的非特异性反应的过程。压力应对是指当人的内、外部需求难以满足或远远超过其所承受的范围时，个体采用持续性的行为、思想和态度改变来处理这一特定情形的过程。孕产妇生活中所面临的压力及其应对策略可影响其健康，尤其是妊娠会增加孕妇的压力和焦虑情绪。孕妇的个性特点不同，可以对应激刺激做出不同的认知评价，从而趋向于采用不同的应对方式，利用不同的社会支持，

从而导致不同的应激反应。通过评估发现孕产妇应对不良，助产士应制定措施帮助孕妇有效地应对压力，保持身心健康。评估时可询问孕产妇"是否经常感到紧张？用什么方法解决或克服？目前让您感到有压力或紧张的事情是什么？是否因怀孕而感到压力？用什么方式来缓解压力？当您遇到困难时，是否主动寻求家人、亲友或同事的帮助？当您遇到困难时，采用什么样的态度和行为？能否有效地应对怀孕带来的改变？"等问题，并可根据具体情况选用相应的评定量表进行测评。压力评估可采用妊娠压力量表，见附录。

④ 自我概念：自我概念是人们通过对自己的内外特征以及他人对自己的反应的感知与体验而形成对自我的认识和评价。妊娠期孕妇的体像会发生改变，对自我体像的认知可能影响其自我概念。通过询问了解孕妇是否具有积极的自我概念、自我感觉和自我认同，对尽早发现和解决孕妇的精神和心理问题，进而避免对胎儿及其家庭产生负面影响具有重要意义。评估时可询问孕产妇"询问孕妇对自己的外形是否满意？对孕期自我形象（体形、穿着等）是否满意？影响因素有哪些？"等问题，并注意观察孕妇的外形和穿着、孕妇体像改变的程度、有无自我概念紊乱的语言和非语言行为。

⑤ 个性：个性是指具有一定倾向性的各种心理特征的总和，个性的评估内容包括能力和性格。评估内容包括性格、习惯、学习能力、活动能力、记忆力、判断力、嗜好等，评估过程中可贯彻个体的言行态度的外在表现；与被评估者交谈了解其内在的思想感情；也可收集被评估者的书信、日记等分析其性格特征。

(3) 分析资料与总结，为孕产妇解读结果，并提供合理干预措施。

【结局评价】

1. 孕产妇对评估过程满意。

2. 评估孕产妇目前主要精神心理状态，是

否存在不良心理问题。

3. 异常情况得到及时处理并准确记录。

【注意事项】

1. 鼓励产妇表达自己的焦虑情绪来源，真实的填写各种量表，助产人员不能主观影响和干扰产妇的各种情绪。

2. 如发现孕产妇存在严重的心理疾病，应做好转介工作。

【操作流程】见 **图15**。

二、孕产妇配偶心理状态评估技术

男性在转变为父亲角色的过程中，会有喜悦、惊奇和期望。然而，新生婴儿的需求以及重新建立关系和角色的适应可能会使他们感到筋疲力尽、困惑和压力，从而导致他们变得抑郁和焦虑。男性产前焦虑症及产后焦虑症的比例分别为1∶6和1∶5，早孕期至产后1年间，父亲患有抑郁症的比例约10%。父亲的沮丧抑郁情绪可能会影响其对婴儿的养育方式，从而影响婴儿未来的幸福。

围产期男性心理健康状况主要受以下几个方面的影响。

个体因素：如既往有精神疾病史、身体健康状况较差者。

夫妻和家庭因素：包括夫妻关系不佳、伴侣患有心理健康问题或社会支持不足。

就业因素：包括工作弹性较差、育儿假有限、工作家庭冲突加剧、经济困难。

儿童因素：包括睡眠和自我调节困难、脾气较差等。

临床表现：在妊娠确诊阶段，男性可表现为兴奋和骄傲或震惊。在妊娠早中期，准父亲对妊娠和为人父的感受由最初的不强烈逐渐接受即将成为父亲的角色，对妊娠的进展感到骄傲，对妻子表现出关心、关怀，并担负起保护

孕妇和胎儿的责任。在妊娠晚期，准父亲会担心分娩时孕妇及胎儿的安全，期待母子平安顺利。至此，准父亲已经能够确定自己的父亲角色，甚至能够实际参与到孕妇的分娩过程中，夫妻共同迎接新的家庭成员的诞生。然而，在此过程中，男性也有可能遭遇焦虑、抑郁的症状，他们更容易表现出愤怒、过度活跃的行为，易怒、冲动等控制力较低的行为，也有可能出现回避、麻木，软弱等表现。

【目的】了解孕产妇配偶的心理健康状态，及时发现不良心理问题，尽早干预。

【适应证】有正常语言表达能力及阅读理解能力的孕产妇配偶。

【禁忌证】

1. 沟通能力欠佳。

2. 有精神障碍性疾病、有神经系统疾病或病情危重难以配合者。

【操作步骤及方法】

1. 一般资料评估　内容包括配偶的年龄、文化程度、个人生活方式、健康状况等。配偶的年龄和文化程度会影响其对妊娠的认知，吸烟、酗酒等不良生活方式会影响胎儿的健康状况，个人健康状况不佳，尤其是患有传染病或遗传性疾病时，可能会对孕妇及其胎儿产生不良影响。

2. 心理状态评估　配偶的心理状态评估可以通过问诊和心理测量工具进行。问诊的要点围绕"是否适应准爸爸的角色？对于承担全新的角色有压力吗？如何看待新生命带来的角色变化？是否具有即将为人父的责任感？除了工作收入以外，有其他何种方式的生活来源？社会交往和人际关系情况如何？与朋友关系是否密切？"等问题，目前用于评估男性围产期心理状况的量表除了普适性量表外，通常用爱丁堡产后抑郁量表评估男性围产期的抑郁状况。

3. 分析资料与总结　为孕产妇解读结果，并提供合理干预措施。

【结局评价】

1. 孕产妇配偶对评估过程满意。

2. 评估孕产妇目前主要精神心理状态，是否存在不良心理问题。

3. 异常情况得到及时处理并准确记录。

【注意事项】鼓励孕产妇配偶表达自己的负面情绪来源，真实填写各种量表。

【操作流程】见 **图16**。

【知识拓展】

国内外对于男性围产期心理状况的干预研究较少，研究者发现可以通过电话咨询服务、认知行为疗法、群组工作等方法缓解男性围产期焦虑、抑郁的心理症状，移动通信技术的应用也能为男性围产期心理症状的评估和支持提供新的途径。

三、心理疏导技术

心理疏导疗法是在诊疗过程中产生良性影响，对患者阻塞的病理心理进行疏通引导，使之畅通无阻，从而达到治疗和预防疾病，促进心身健康的目的。心理疏导可以遵循以下步骤：建立同盟关系 – 疏导负面情绪 – 引导积极行为，按照听 – 说 – 问 – 答四个步骤具体展开。其中，听、说两个步骤主要集中于情绪疏解，而问、答两个步骤则更偏重在行为引导。

【目的】帮助孕产期焦虑、抑郁、精神状态不佳者缓解负面情绪。

【适应证】

1. 有不良心理情绪的孕产妇。

2. 无认知障碍，有良好的语言表达能力。

【禁忌证】

1. 产妇当前身体状况不允许者。

2. 沟通能力欠佳者。

3. 存在严重精神障碍类疾病者。

【操作程序】

1. 评估

(1) 孕妇评估：询问病史，做好心理评估等，具体内容参考本章"二、孕产妇配偶心理状态评估技术"。

(2) 环境评估：环境是否私密、安静、光线充足、温度适宜。

2. 准备

(1) 助产士准备：着装整齐，洗手，剪指甲。

(2) 物品准备：备齐用物，将用物放在合适的位置。

(3) 孕妇准备：排空大小便，舒适体位，取得知情同意。

3. 操作

(1) 建立同盟关系：关系是一切影响力的基础，在心理疏导中，建立同盟关系这一过程就像打地基一样重要。根基是稳固的，后续的工作才不会事倍功半。我们要赢得信任，让当事人相信在这里可以得到包容、接纳与支持。这样，当事人才愿意敞开心扉，把真实的情绪和想法展露给我们。建立同盟关系的大忌是陷入"互相争论"的对立角色中。如果疏导员平时好为人师，在心理疏导中则要记得摆正自己的定位——我们是支持者、助人者，疏导的目的是解决当事人的问题，而不是为了凸显自己的智慧，强调自己的正确性。

(2) 疏解负面情绪：在提到心理疏导的原则时，我们强调过"情绪"的重要性。通常，在心理疏导的过程中，对情绪做工作的优先级，要高于行为和观念上的指导。在一些案例中，当事人没有被实质性的场景困扰，他们会这样描述自己的情况，如"我就是纠结、拧巴，过不去自己那道坎""似乎一切都很好，为什么心里总是不舒服呢？"其实，这就是没被处理的"坏情绪"在作怪。这种情况下，只要化解了当事人的负面情绪，心理疏导的工作就完成了。

(3) 倾听：真挚的倾听能帮助疏导员更好地理解当事人的问题内容、陈述逻辑、情绪、需求、目标。如果在倾听这一步有偏差或纰漏，有效的心理疏导就无从谈起。反馈是推动疏导过程的动力。诚恳的反馈能让当事人感受到疏导员在认真地倾听和理解自己，感受到被接纳而非被评判。如果在反馈时态度太轻慢或者措辞太随便，则容易伤害到当事人，让当事人感觉诉说烦恼只是在增加别人的谈资。

(4) 提问：提问可以促进心理疏导的进程，帮助疏导员更精准地聚焦。尤其是恰当的开放式提问还可以帮助当事人更好地觉察自身的想法和情绪，思考在问题发生、发展过程中自己扮演的角色。提问环节需要疏导员投入地思考，如果缺少提问，则容易被当事人的思路牵着走，难以窥见全貌，也难以为当事人提供新的视角。引导是心理疏导的核心。心理疏导要充分发挥助人的影响力，就要最终落到"引导"上。引导不是将自己的想法、观点、经验强加给当事人，恰恰相反，引导需要注意情绪的"抽离"，共情而不代入。即疏导员需要先谨慎地审视自身，是否过分地投入对方的事件中而失去了旁观的理性视角。

【结局评价】

1.孕妇对治疗过程满意。

2.孕产妇负面情绪有所缓解。

【注意事项】进行心理疏导时，按照先疏后导，有导则疏的原则。

【操作流程】见 **图17**。

四、认知行为训练技术

认知行为疗法（cognitive behavioral therapy，CBT）是一种通过改变思维和行为的方法来改变不良认知，达到消除负面情绪与行为的短程心理治疗方法，主要针对抑郁症、焦虑症等心理疾病和不合理认知导致的心理问题。认知行为疗法包含认知疗法与行为疗法，其理论依据是认知理论与学习理论。认知理论认为人对于事物的认知决定了其行为，纠正其偏差认知，能够治疗他的症状，认知与行为的这种关系可以用 ABC 理论来解释，A（activating events）指与情感有关系的事件；B（beliefs）指信念或想法，包括理性或非理性的信念；C（consequences）指与事件有关的情感反应结果和行为反应。人们通常认为，事件 A 直接引起反应 C。然而事实并非如此，A 与 C 之间还有 B 的中介因素。A 对于个体的意义或是否引起反应会受 B 的影响，即受人们的认知态度和信念决定。学习理论认为人的行为是通过学习而获得，理性行为可以通过学习来获得，人的偏差行为可以通过学习来纠正。

【目的】帮助孕产妇改变信念和行为，纠正不恰当认知，进而帮助焦虑、抑郁和精神状态不佳者缓解负面情绪。

【适应证】

1.有不良心理情绪的孕产妇。

2.无认知障碍，有良好的语言表达能力。

【禁忌证】

1.产妇当前身体状况不允许者。

2.沟通能力欠佳者。

3.存在严重精神障碍类疾病者。

【操作步骤及方法】

1.评估

(1) 孕妇评估：询问病史，做好心理评估等，具体内容参考本章"二、孕产妇配偶心理状态评估技术"。

(2) 环境评估：环境是否私密、安静、光线充足、温度适宜。

2.准备

(1)操作者准备：着装整齐，洗手，剪指甲。

(2)物品准备：签字笔、记录本，将用物放在合适的位置，必要时备屏风

(3)孕妇准备：排空大小便，舒适体位。

3. 操作步骤

(1) 认知疗法

① 建立咨询关系：与孕产妇建立良好的咨询关系是咨询能够顺利进行的重要基础，该疗法强调助产士需要扮演诊断者和教育者的双重角色。诊断者指的是对孕产妇的问题及其背后的认知过程在有全面认识的基础上，对孕产妇的问题进行诊断；而教育者则意味着不是简单、机械地向孕产妇灌输某种理论，而是引导其对自己的问题及其认知过程重新思考和认识，并安排特定的学习过程来帮助改变其不适应的认知方式。对孕产妇而言，并非只是被动的，除了需要她对自己的认知过程和不正确的观念体验反省外，同时更要充分发挥其在其他方面具有的正确认识事物的能力来解决当下的问题，实际上，这是引导孕产妇主动再学习的一个过程。

② 确定咨询目标：即发现并纠正孕产妇的错误观念及其赖以形成的认知过程，使之形成正确的认知方式。首先，咨询目标可以进一步分解为更具体的目标。其次，对于确定的各种目标，助产士和孕产妇之间需要努力保持一致。助产士需要让孕产妇明白她的问题是由于对某些事件的认识和看法造成的，如果要解决问题，就需要首先分析认知过程和观念。这样就可以使整个咨询都能围绕着孕产妇对事物的认知这个中心进行下去。

③ 确定问题：提问和自我审查的技术。助产士首先要把孕产妇引导到某个特定的问题范围内，要求孕产妇集中注意具体的问题和可以观察到的事实，通常这些问题和事实都是求助者所忽略的。助产士应尽快发现孕产妇行为问题背后不正确的认知观念，同时，引导孕产妇对此进行体验和反省。具体来说可以通过提问、自我审查，以及这两种技术的结合来实现。

a. 提问：指由助产士提出某些特定问题，把孕产妇的注意力导向与情绪和行为密切相关的方面，这些多为孕产妇以前经历过却忽略了的问题。对于当中某些较为重要的问题，助产士可以用多种方式提问，这样会使问题更加突出，让孕产妇发现自己思维过程中不合理的地方，并能主动加以改变。

b. 自我审查：指鼓励孕产妇说出她对自己的看法，同时进行细致的体验和反省。核心环节是让孕产妇注意到被她忽略的经验，而这些经验就是导致她产生不适应情绪和行为的认知基础，因此，只要对这些经验重新加以体验和评价，就能使孕产妇很快发现自己的认知过程中不合逻辑之处，当意识到这一点以后，就非常有可能摆脱这种不合理的认知框架。

④ 检验表层错误观念：建议、演示和模仿。表层错误观念或边缘性错误观念是指孕产妇对自己不适应行为的一种直接、具体的解释。比如，一个有反复检查强迫行为的孕产妇可能会把自己的行为解释成因为自己粗心，担心把事情做错才不断检查的。对于这些错误观念，可以使用以下 3 种技术。

a. 建议：建议孕产妇进行某一项活动，这个活动与她对自己问题的解释有关。通过这个活动，孕产妇就可以检验自己原来的解释是否正确。例如对于有反复检查强迫行为的孕产妇，助产士可以建议她有意减少检查行为的次数，并让她自己去检验这样做是否真的会让她把事情做错。

b. 演示：鼓励孕产妇进入一种现实的或想象的情境，从而让她对其错误观念的作用方式和过程进行观察。例如以心理剧的形式，由助产士设定某种剧情，与孕产妇分别扮演不同的角色。随着剧情的发展，孕产妇的行为及其背后的认知过程就会通过她所扮演的特定角色表现出来，从而使她能够直接观察和体验，能够更加客观地看待自己的问题。这样做的目的是让孕产妇把"我"的行为和观念投射到所扮演的"角色"身上，通过观察体验"角色"，使她能够更为客观地看待自己的问题。

c.模仿：让孕产妇先观察模特完成某种活动，然后让她通过想象或模仿来完成同样的活动。例如，对于有反复检查强迫行为的孕产妇，可让她先观察助产士或其他人做事情并进行检查的活动，然后要求孕产妇模仿或在想象中也来完成这一活动。从中，她可以对自己担心情绪的产生过程进行直接体验。

⑤ 纠正核心错误观念：语义分析技术。深层错误观念往往表现为一些抽象的与自我概念有关的命题，比如"我是一个失败者"等。它们并不对应具体的事件和行为，也难以通过具体的情境加以检验。这就需要使用一些逻辑水平更高、更抽象的技术进行纠正，如灾变祛除、重新归因、认知重建等技术。

灾变祛除是通过严密的逻辑分析使孕产妇认识到她对事物不良后果可能性的估计过高，过分夸大灾难性后果，从而祛除这种夸张性的认知。

重新归因是对孕产妇非现实的假设作严格的逻辑批判，使她看到自己思维的不现实性，从而做出对挫折和失败更为客观现实的归因。

认知重建是使孕产妇学会如何正确地使用思维工具来代替非逻辑的认知。

语义技术主要针对孕产妇错误的自我概念。这些常常表现为一种特殊的句式，也具有共同的逻辑形式，即一个"主—谓—表"的句式结构。例如说"我是一个失败者"或"我是个毫无价值的人"。

雷米理论中许多错误观念也是以这种形式表现出来的。这是一种逻辑判断式的句子结构，一旦孕产妇用这种结构来表达对自我的态度，她就有可能用这个判断来概括她的一切行为。例如说"我是个毫无价值的人"，实际上就是暗示她在一切方面都是毫无价值的。对这样的句子进行语义分析，就不难发现作为主语

的"我"应包括与"我"有关的各种客体（如我的头发、我的身体等）或与"我有关的各种行为（如我说话、我走路等等）。而动词"是"后面的表语则描述的是主语的整体性质。

从语义学的理论来看，说"我是个毫无价值的人"应是指与"我"有关的各种客体和行为都是无价值的，而这样的句子显然没有什么逻辑意义。要使一个包含"我"的句子有意义，必须做到以下两点。

首先，要把主语位置上的"我"换成与"我"有关的更为具体的事件和行为。

其次，谓语后面的词必须能够根据一定的标准进行评价。通过这种语义分析和转换，助产士就可以引导孕产妇把代表她深层错误观念的无意义的句子转变成具体的、有特定意义的句子，使她学会把"我"分解为一些特定的事件和行为，并在一定的社会参照下来评价它们。如"我是个毫无价值的人"改成"我上次做的那件事情是毫无价值的。"

⑥ 进一步改变认知：行为矫正技术。认知理论认为，认知过程决定着行为的产生，同时行为的改变也可以引起认知的改变。认知和行为的这种相互作用关系在孕产妇身上常常表现为一种恶性循环，即错误的认知观念导致不适应的情绪和行为，而这些情绪和行为也反过来影响认知过程，给原有的认知观念提供证据，使之更为巩固和隐蔽，使孕产妇的问题一步步严重起来。

助产士可以通过行为矫正技术来改变孕产妇不合理的认知观念，这种技术不是仅仅针对行为本身，而是时刻把它同孕产妇的认知过程联系起来，并努力在两者之间建立起一种良性循环的过程。这也是认知治疗同行为治疗不同的地方。

行为技术对孕产妇认知结构的改变可以具体表现在以下两个方面。

一方面，助产士可以通过设计特殊的行为

模式或情境，帮助孕产妇产生一些通常被她所忽视的情绪体验，这种体验对孕产妇认知观念的改变具有重要作用。另一方面，在行为矫正的特定情境中，孕产妇不仅体验到什么是积极的情绪，什么是成功的行为，而且也学会了如何获得这些体验的方法。

⑦ 巩固新观念：认知复习。认知复习，是以布置家庭作业或让孕产妇阅读有关认知疗法材料的方式给孕产妇提出某些相应的任务，实际上是咨询过程在实际生活情境中的进一步延伸。

因此这一工作不一定只在咨询的后期才开始进行。在每一次咨询之后，助产士都可以根据具体情况给孕产妇布置一定的家庭作业。家庭作业是为每个需要咨询的孕产妇的具体问题而专门设计的，并来自于合作性的治疗关系。作业的目的是让需要咨询的孕产妇能够在日常生活中检验他们的信念，充分调动她们的内在潜能进行自我调节，最后达到咨询目的，即前来咨询的孕产妇在日常生活中完全依靠自己能够比较好地调节自己的认知、情绪和行为。

(2) 行为疗法：行为疗法主要包括系统脱敏法、自律训练法、暗示疗法。

① 系统脱敏法：系统脱敏法由三个步骤组成包括放松训练、建立恐惧或焦虑的等级层次和脱敏训练。放松训练主要有渐进松弛法、自由联想法、音乐疗法、自律放松法等。

a. 建立恐惧或焦虑的等级层次是系统脱敏法的关键。先找出让孕产妇感到焦虑或恐惧的刺激事件，并让其报告对每一事件感到焦虑或恐惧的主观程度。

b. 进行脱敏训练时要先进行放松训练，然后利用想象进行脱敏，即从等级层次中不适程度最低的一个事件开始，由助产士作口头描述，让孕产妇进行想象，想象时间为30s左右；然后让孕产妇停止想象，并报告此时感到的主观恐惧和焦虑的等级分数，并由助产士作记

录；最后再进行放松训练。

重复上述 3 个步骤，直到孕产妇对此事件不再感到恐惧和焦虑。以后再对下一个等级事件进行同样的脱敏训练，但应注意根据孕产妇的体质确定训练时间的长短。

② 自律训练法：自律训练法的原理是当人们处在心理放松的自律状态时，交感神经系统中的一些过度活动就会被抑制，从而促进血液循环。在心理咨询与治疗中使用自律训练法，可取得身心康复的效果。

自律训练法可分为以下七个阶段，每一阶段都有暗示语，要求练习者放松心情。

a. 安静练习。

b. 四肢沉重感练习。先是手腕，然后是脚踝，先右后左，惯用左手者则反之。练习时用缓慢有力的声音进行自我暗示："我的两个手腕沉重、沉重、越来越沉重……我的两个脚踝沉重、沉重、越来越沉重……"。

c. 四肢温暖感练习。先是两手，然后是两脚，也是通过暗示来进行。

d. 心跳调整练习。即进行自我暗示，使心跳沉稳和有规律地跳动。

e. 呼吸调整练习。即进行自我暗示，使呼吸悠长、轻松。

f. 腹部温暖感练习。先将温暖干燥的手置于腹部，然后进行自我暗示。练习时注意保暖（此方法可治疗食欲不振、恶心、腹痛或焦虑等症状）。

g. 前额清凉感练习。练习时自我暗示"前额有清凉的感觉"。这也是七式中难度最大的一项，可提高注意力水平，增强记忆力。

自律训练每天至少练习一次，不可中断；练习时全身放松，可仰卧在床上或沙发上，也可坐在椅子上，如果是坐着，则要使背部舒适，可采取闭目养神的姿势，调整呼吸，排除杂念，清心寡欲，并用下述语句进行自我暗示，如"放松、放松、全身放松……""安定、

安定、心情安定……"等。开始时每练习一次用时 3～5min，以后逐步增加，心理障碍患者每天可练习 2～3 次，一个疗程为 2～3 个月。

(3) 暗示疗法：暗示疗法是指在心理咨询与治疗中，通过语言和非语言的交流手段，使孕产妇的认知、情感和行为发生潜移默化的改变。这种方法可用于消除心理焦虑和不良习惯，使心理症状得到缓解，也可使健康的人的心理技能得到一定的提升。

根据不同标准，可以将暗示分为相对的五大类。

① 语言和非语言暗示：语言暗示是指利用权威方法，用语言进行诱导，使治疗对象进入催眠状态；非语言暗示则是通过姿势动作、象征性物品（小摆件或灯光等）和影视手段诱导治疗对象进入催眠状态。

② 直接暗示和间接暗示：直接暗示明确地表达治疗意图，间接暗示将治疗的意图隐去以减少治疗对象的心理阻抗。

③ 他人暗示和自我暗示：由治疗师做出的暗示称为他人暗示，由治疗对象做出的暗示成为自我暗示。

④ 人格暗示和非人格暗示：通过心理助产士或治疗师的情感、认知、思想和人格魅力进行的暗示成为人格暗示；通过物品、录音、录像和影视等进行的暗示称为非人格暗示。

⑤ 单独暗示和集体暗示：一对一进行的暗示为单独暗示，若接受暗示的对象为团体，则称为集体暗示。

【结局评价】

1. 孕产妇对治疗过程满意。

2. 孕产妇负面情绪有所缓解。

3. 孕产妇能掌握训练方法。

【注意事项】

1. 进行认知行为疗法后，要及时评估与反馈。

2. 应注意根据孕产妇的体质和心境确定治疗的方法和强度。

3. 进行自律训练法时要注意练习的顺序，循序渐进，训练时间与术式逐渐增加，直到完全掌握。

4. 在使用暗示疗法时应注意，孕产妇与助产士之间一定要建立相互信赖的关系。

5. 治疗过程中，孕产妇如出现异常情况应及时停止。

【操作流程】见 **图18**。

五、放松技术

放松技术是指通过躯体放松使练习者能够有意识地控制身心活动，从而降低机体唤醒水平，改善功能紊乱的一种心理干预方法。放松技术对缓解不良情绪有明显效果。本章介绍的放松技术包括音乐放松疗法、呼吸放松疗法、沙盘游戏疗法、正念疗法、催眠疗法。

（一）音乐疗法

音乐疗法（music therapy）是运用音乐手段进行的心理、生理、社会性活动的治疗方法，通过影响人的情感、行为来达到治疗目的。音乐对人的情绪以及人体各系统的生理功能有调节作用，能改善注意力和记忆力，改善情绪和精神状态，解除焦虑不安、忧郁等不良情绪，使人恢复健康愉悦的心境。此外，音乐还有镇静、镇痛、催眠等作用。

音乐治疗的过程一般包括四个主要步骤。①确定求助者目前存在的问题；②制订治疗目标；③根据治疗目标及患者的生理、智力、音乐能力选择合适的音乐进行治疗；④实施并评价患者的反应。

【目的】帮助孕产妇缓解生理不适，促进心理调节、纠正行为。

【适应证】

1. 有负面情绪的孕产妇。

2. 无认知障碍，有良好的语言表达能力。

【禁忌证】

1. 孕产妇当前身体状况不允许者。

2. 沟通能力欠佳者。

3. 存在严重精神障碍类疾病者。

4. 听力及认知障碍者。

【操作步骤及方法】

1. 评估

(1) 孕妇评估：询问病史，做好心理评估等，确认病人的问题所在。

(2) 环境评估：环境是否私密、安静、光线充足、温度适宜。

2. 准备

(1) 环境准备：安静舒适，光线柔和。

(2) 孕产妇准备：采用舒适体位，全身放松。

(3) 物品准备：签字笔、记录本、表、音乐播放器，将用物放在合适的位置。

3. 操作步骤

(1) 制定治疗目标。

(2) 根据治疗目标、孕产妇的生理、智力、音乐能力及自身喜好选择合适的音乐。

(3) 实施音乐疗法：①深吸一口气，保持15s，慢慢把气呼出来；②把身上的肌肉群紧张起来，再放松；③用力弯曲前臂，同时体验肌肉紧张的感受10s，然后完全放松，体验紧张、放松这两种感受上的差异；④先放松双手，接着双脚、下肢、头部，最后是躯干，使身体在音乐当中完全放松。每次治疗时间为60min，音量控制在40~60dB。

(4) 评价治疗过程及患者的反应。

【注意事项】

1. 歌曲的音量控制在40~60dB，尽量避免短信、电话等干扰。

2. 可根据患者的喜好切换播放不同曲目，避免长时间播放单一曲目。

3. 音乐疗法的疗程一般为1~2个月，每周5~6次，每次1~2h。

【结局评价】

1. 孕产妇对治疗过程满意。

2. 孕产妇负面情绪有所缓解。

【操作流程】见 **图19**。

（二）呼吸放松训练技术

呼吸放松训练技术是有意识地通过调节呼吸系统对呼吸进行控制，改变呼吸的频率和深度，使肌肉得到放松的心理治疗方法。它通过调节自主神经功能使身体放松，从而达到心理上的松弛，进而使内心保持平静和舒畅。呼吸放松训练技术是一种常见的行为疗法，近年来受到心理学、医学、护理学等多学科的广泛关注与运用，在临床上已经得到广泛认可，它对焦虑、抑郁和失眠等症状具有一定疗效。

【目的与意义】帮助孕产妇缓解生理不适，促进心理调节、纠正行为。

【适应证】

1. 有负面情绪的孕产妇。

2. 无认知障碍，有良好的语言表达能力。

【禁忌证】

1. 孕产妇当前身体状况不允许者。

2. 沟通能力欠佳者。

3. 存在严重精神障碍类疾病者。

【操作步骤及方法】

1. 评估

(1) 孕产妇：询问病史，做好生理、心理评估等。

(2) 环境：环境是否私密、安静、光线充足、温度适宜。

2. 准备

(1) 环境准备：环境安静舒适、温湿度适宜，私密性良好。

(2) 用物准备：治疗床、沙发或躺椅。

(3) 孕产妇准备：取得孕产妇知情同意。

3. 操作步骤

(1) 取舒适的体位，将注意精神集中于鼻腔，感觉到吸气和呼气都变得缓慢而绵长。

(2) 缓慢地通过鼻腔深吸一口长气，在心中慢慢地从 1 数到 5。

(3) 屏住呼吸保持 5s，在心中慢慢地从 1 数到 5。

(4) 5s 后，缓慢地用鼻腔呼气，并在心中慢慢地从 1 数到 5。

(5) 重复以上过程 10 组。

(6) 评价治疗过程及患者的反应。

【注意事项】

1. 衣着宽松。

2. 一开始可能需要较长时间才能进入状态。随着练习次数的增加，会越来越容易进入放松状态。

【结局评价】

1. 孕产妇对治疗过程满意。

2. 孕产妇负面情绪有所缓解。

【操作流程】见 **图20**。

（三）沙盘游戏疗法

沙盘游戏疗法（Sandplay therapy）是指一种借助于手以在沙盘中进行实践性和创作性工作为主的心理治疗方法，在国际上颇为流行并且影响深远，广泛应用于心理教育和心理治疗。沙盘游戏疗法的特点是在医患关系和沙盘的"自由与保护的空间"中，把沙子、水和沙具运用于意象创建。其实施共分为六个阶段：①创造沙盘世界；②体验和重建沙盘世界；③治疗；④记录沙盘世界；⑤连接沙盘游戏体验和现实世界；⑥拆除沙盘世界。

【目的】深入展示个人内心世界，帮助患者了解深层次需要，提高自信心、完善自我性格、宣泄负面情绪、释放压力。

【适应证】

1. 有负面情绪的孕产妇。

2. 无认知障碍，有良好的语言表达能力。

【禁忌证】

1. 孕产妇当前身体状况不允许者。

2. 沟通能力欠佳者。

3. 存在严重精神障碍类疾病者。

4. 听力及认知障碍者。

【操作步骤及方法】

1. 评估

(1) 孕产妇：询问病史，做好生理、心理评估等。

(2) 环境：环境是否私密、安静、光线充足、温度适宜。

2. 准备

(1) 环境准备：环境安静舒适、温湿度适宜，私密性良好。

(2) 用物准备：沙盘、沙子、沙具和照相机。

(3) 孕产妇准备：取得孕产妇知情同意。

3. 操作步骤

(1) 向孕产妇介绍沙盘游戏中各种材料的使用，介绍沙具的类别和摆放位置，让其感到安全自由，明白可以选择任何沙具，来做任何形式的创造。

(2) 指导孕产妇以一种游戏的心态来创造沙盘世界，自由地表达内在的感受。

(3) 孕产妇开始摆放沙盘，咨询师尽可能保持一种守护和陪伴的角色，坐在一个离沙盘较近的地方静静地观看，以便发现在摆放过程中所泄露出的内心想法。

(4) 每次沙盘制作时间为 30～40min，咨询师可以提前让孕产妇有结束的心理准备。沙盘摆放结束后，咨询师陪同孕产妇对沙盘作品进行深入的体验，在适当的地方表达同感，给出必要的隐喻性或提问性的解释。

(5) 对沙盘作品进行记录和拍照。

【注意事项】患者在进行摆放沙盘时，咨询师应保持安静，让孕产妇自己和沙盘交流。

【结局评价】

1. 孕产妇对治疗过程满意。

2. 孕产妇负面情绪有所缓解。

【操作流程】见 **图 21**。

（四）正念减压疗法

正念减压疗法（mindfulness-based stress reduction，MBSR）是指不加评判地、有意识地对当下内外在体验的一种全然觉察和关注的心理治疗方法，主要通过正念冥想、身体觉察、瑜伽等来唤醒内在专注力，提高自我调节能力，减轻与身体、心理和精神失常有关的痛苦。正念减压疗法是目前有效的药物替代疗法之一，能够有效减轻孕产妇负面的认知，改善孕产妇对生理、心理、社会及家庭变化的承受能力，改善孕产妇的身心状况。

【目的】帮助孕产妇宣泄负面情绪、释放压力，改善睡眠，促进身心健康。

【适应证】

1. 有不良心理情绪的孕产妇。

2. 无认知障碍，有良好的语言表达能力。

【禁忌证】

1. 孕产妇当前身体状况不允许者。

2. 沟通能力欠佳者。

3. 存在严重精神障碍类疾病者。

4. 听力及认知障碍者。

【操作步骤及方法】

1. 评估

（1）孕产妇：询问病史，做好生理、心理评估等。

（2）环境：环境是否私密、安静、光线充足、温度适宜。

2. 准备

（1）环境准备：环境安静舒适、温湿度适宜，私密性良好。

（2）用物准备：瑜伽垫和表。

（3）孕产妇准备：取得孕产妇知情同意。

3. 操作步骤

（1）身体扫描：指导孕产妇坐着或者躺在铺有软垫的地板上，手臂自然放在舒适的位置，清醒地专注于当下，引导其可以从头或者从脚趾开始，按照顺序感知身体各个部位的变化，感受呼吸、心跳，接受来自身体的任意的知觉，慢慢地接受现在的自己。

（2）正念呼吸：选择安静的环境，可以站着、坐着或者躺着，感受空气进入鼻腔、胸腔、肺部，把握和调整呼吸的节律，轻轻地呼吸，静静地感受一吸一呼的变化，感受清新的空气充满整个身体。

（3）正念冥想：无论在何时何地，深切地感知自己的思维变化、想法、焦虑等情绪以及周围的环境，感受思绪的浮现、加深，思想的游离，主动有意识地回到当前，主动接受正在发生的事情，做出合理的反应。

（4）正念行走：保持环境安静选择合适的姿势，配合正念呼吸，感受到脚掌与地面接触，脚调换着一起一落，感知周围空气、阳光变化，感受自己的想法。

（5）正念瑜伽：动作不必过于执着选择难的，要合适自己练习的。关注呼吸一起一伏，不批判自己，感受自己身体及心理的变化，专注于每一个姿势的转换，达到身心合一。

（6）练习时间与练习进度：见表 3-1。

【注意事项】进行正念减压法时应循序渐进，量力而行。

【结局评价】

1. 孕产妇对治疗过程满意。

2. 孕产妇负面情绪有所缓解。

3. 孕产妇能掌握正念减压法练习方法。

【操作流程】见 **图 22**。

（五）催眠疗法

催眠疗法（hypnotherapy）是指应用一定的催眠技术使人进入催眠状态，并用积极的暗示调整被催眠者的心身状态和行为的一种心理治疗方法。催眠包括催眠引导和暗示体验的改

表 3-1　正念减压疗法练习时间与练习进度

时　间	内　容	频　率
第1周、第2周	身体扫描 45min+ 正念呼吸 10min 每周找一样例行的活动进行练习，如刷牙、穿衣、进食等	每天
第3周、第4周	身体扫描和躺式正念瑜伽交互练习 45min+ 正念呼吸 15～20min 每天觉察一件令你愉悦的事情，并记录经验、身体及心理感受	每天
第5周	静坐冥想和立式正念瑜伽交互练习 45min 觉察想法、情绪以及对压力的惯性反应	每天
第6周	静坐冥想和立式正念瑜伽交互练习 45min 将觉察带入你对饮食的选择	每天
第7周	自选项目练习 45min 将觉察带入早晨起床时刻	每天
第8周	静坐冥想 / 瑜伽 / 身体扫描 / 正念行走（混合使用，至少 2 次身体扫描） 在日常生活中培育正念	每天

变。催眠疗法运用于缓解躯体疼痛、尼古丁成瘾、慢性失眠、考试焦虑、惊恐障碍以及广泛性焦虑障碍。

【目的】帮助孕产妇放松，缓解负面情绪。

【适应证】

1. 有负面情绪的孕产妇。

2. 无认知障碍，有良好的语言表达能力。

【禁忌证】

1. 孕产妇当前身体状况不允许者。

2. 意识障碍者。

3. 存在严重精神障碍类疾病者。

4. 对催眠治疗有怀疑者。

【操作步骤及方法】

1. 评估

(1) 孕产妇：询问病史，做好生理、心理评估，初步了解孕产妇的问题，评估是否可以使用催眠疗法。

(2) 环境：环境是否私密、安静、光线充足、温度适宜、无不适气味。

2. 准备

(1) 环境准备：环境安静舒适、温湿度适宜，私密性良好。

(2) 用物准备：躺椅、催眠球、记录纸和签字笔。

(3) 孕产妇准备：取得孕产妇知情同意。

3. 操作

(1) 让孕产妇取卧位或坐位。

(2) 催眠诱导：通过运用暗示性语言对孕产妇进行催眠，使之进入催眠状态的过程，可用方法包括凝视法、放松法、触摸法。

① 凝视法：让孕产妇双目凝视天花板或者墙面上高处的某一物体，高度应超过孕产妇的视平线。同时使用语言暗示，诱使孕产妇逐渐感到自己的眼睛开始疲劳，眼皮越来越重，最终眼睛闭上并难以睁开，从而进入催眠状态。

② 放松法：可以选择音乐放松法、深呼吸放松法、想象性放松法、渐进性肌肉放松法。

③ 触摸法：孕产妇闭目静坐，全身进入放松状态后，催眠师用手触摸孕产妇身体的某一部分，并加以言语暗示，来诱导其逐步进入催眠状态。

(3) 治疗：根据孕产妇的具体情况，选择合适的治疗方法，催眠疗法可与其他方法结合起来，比如系统脱敏法、幻想法、直接暗示法等。

（4）解除催眠：包括直接唤醒法、数数唤醒法。

① 直接唤醒法："等一下当我请你睁开眼睛时……你会感觉到很棒……并且睁开眼睛……感觉很有精神……好，现在请你睁开眼睛"。

② 数数唤醒法："现在……当我从 1 数到 10 的时候……你会睁开你的眼睛……1……感觉你很清楚地听到我的声音……2……你可以听到周围发出地任何声音……3……你感觉到你的精神越来越好……4……10……动动你的身体吧"。

（5）指导孕产妇自我放松。

（6）解释治疗结果。

【注意事项】

1. 催眠过程中，医务人员应与被催眠者心态变化过程一致，不可进展过快。

2. 催眠过程中，医务人员的交谈和指令要合乎情理，切合实际。

【结局评价】

1. 孕产妇对治疗过程满意。

2. 孕产妇负面情绪有所缓解。

【操作流程】见 **图 23**。

六、哀伤辅导技术

哀伤辅导是指协助哀伤者在合理时间内，引发正常的哀伤，健康地完成悲伤任务，亦被称为"悲伤辅导"。哀伤辅导在西方国家较为普遍，主要是对死亡者家属的辅导，包括失去配偶的成人、失去孩子的父母以及失去父母的儿童及青少年等。英国国家临床高标准研究所依据照顾者和家属需求提出了三级哀伤支持模型，根据丧亲者不同级别的需求，分别由亲友、非专业者（志愿者和社区干预）、专业者（精神服务和心理治疗）进行哀伤支持。我国对哀伤支持主要采取的形式是：第一步是评估，对相关丧亲者进行哀伤风险及心理方面的评估；第二步是干预，主要是依据评估的结果对丧亲者实行不同形式的干预；第三步是再评估，对丧亲者经过周期性的干预后再次评价丧亲者的哀伤反应。

在围产期，任何经历过胎儿丢失的产妇及家属都需要哀伤辅导。胎儿丢失指胎儿先天畸形、死胎、妊娠少于 28 周流产或出生的有生机儿死亡。经历胎儿丢失者主要表现为震惊与逃避、面对与瓦解、接纳与重建。对于失去预期的孩子，产妇及其家属往往经历着长期的悲痛，发生焦虑、抑郁症以及创伤后应激障碍的风险也随之增加。因此，为他们提供有效的哀伤辅导至关重要。

【目的】

1. 帮助经历胎儿丢失的产妇及家属度过悲伤时期，满足其生理及心理需要。

2. 引导丧亲者表达负面情绪，预防创伤后的多种应激障碍的发生。

3. 引导丧亲者接受丧失的现实，帮助其树立新的生活目标。

【适应证】

1. 经历胎儿丢失的产妇及其家属。

2. 无认知障碍，有良好的语言表达能力。

【禁忌证】

1. 产妇当前身体状况不允许者。

2. 沟通能力欠佳者。

3. 存在严重精神障碍类疾病者。

【操作步骤及方法】

1. 评估

（1）孕产妇：①询问病史，做好生理、心理评估；②了解丧亲事件情况、性质、程度、刺激强度、丧失的情景、目前困扰的问题、希望得到的帮助等；③采用围产期悲伤量表进行测评。

(2) 环境：环境是否私密、安静、光线充足、温度适宜。

2. 准备

(1) 环境准备：环境安静舒适、温湿度适宜，私密性良好。

(2) 用物准备：签字笔、记录本、围产期悲伤量表和纸巾。

(3) 孕产妇准备：取得孕产妇知情同意。

3. 操作步骤

(1) 建立信任关系，初步接触以满足其生理需要入手，先通过语言或者动作行为来表达理解与共情。其次要着重遵循保密原则，减少不必要的人员，避免二次创伤的发生，以提高丧亲者的安全感。

(2) 引导丧亲者接受丧亲事实，在胎儿及新生儿离世的一段时间，孕妇及家属往往是否认事件的发生，可采取开放式的交流方式，围绕胎儿丢失的事件来沟通。

(3) 完善社会支持系统，根据丧亲者的需求给予其社区、社会志愿者等群体的社会支持。

(4) 提供积极的应对方式，帮助丧亲者增加新的生活方式，比如正常的作息时间、科学的营养支持、必要的社会支持关系、有效的身体锻炼，并指导相关的身心放松形式，包括日记记录、正念冥想、心理放松术等。

(5) 进行健康知识教育，指导产褥期护理、下次妊娠等。

【注意事项】

1. 哀伤的表现不一定按顺序出现，每个哀伤者经历的阶段不一定相同。

2. 辅导过程中，注意观察丧亲者的情绪，根据不同对象随机应变，避免套话。

【结局评价】

1. 患者对评估及辅导过程满意。

2. 及时发现异常情况，妥善处理并准确记录。

【操作流程】见 **图 24**。

附：相关量表简介

（一）妊娠压力量表（Pregnancy Pressure Scale，PPS）**表 2**

【适应证】此量表适用于测量孕妇及其配偶的压力。

【测评方法】PPS 总共包含 30 项有关妊娠压力的条目，分为 3 个因子，量表的第 1 至第 15 项内容为因子 1 "为认同父母角色而引发的压力感"，共 15 个条目；量表的第 16 至第 23 项内容为因子 2 "为确保母子健康和安全而引发的压力感"，共 8 个条目；量表的第 24 至第 27 项内容为因子 3 "因身体外形和身体活动的改变而引发的压力感"，共 4 个条目；该量表最后 3 项未归类到任何因子，定义为 "其他因素"。量表中压力采用 4 个等级记分，0 表示没有压力，1 为轻度压力，2 为中度压力，3 为重度压力。量表得分 = 总得分 / 项目数，其中 0 分表示完全没有压力；0.001～1.000 表示有轻度压力；1.001～2.000 表示有中度压力；2.001～3.000 表示有重度压力。

（二）焦虑自评量表（Self-Rating Anxiety Scale，SAS）**表 3**

【适应证】用于评定焦虑者过去一周的主观感受，评定内容为症状出现的频度。孕产期各阶段女性均适用。

【测评方法】量表共 20 个条目，内容包括 15 个正向条目，5 个反向条目（*5、*9、*13、*17、*19），其中每个条目采用 4 级评分，"没有或很少时间" 至 "绝大部分或全部时间" 分别计 1～4 分，反向条目反向计分，20 个条目评分相加为总粗分，将总粗分乘以 1.25 后取整数部分为标准分，标准分 < 50 分表示无焦虑，50～59 分为轻度焦虑，60～69 分为中度焦虑，≥ 70 分为重度焦虑。

（三）抑郁自评量表（Self-Rating Depression Scale，SDS）表4

【适应证】孕产期各阶段女性均适用。

【测评方法】抑郁自评量表共 20 个条目，每个条目按 1～4 级评分。1 分，没有 / 很少有；2 分，有时有；3 分，大部分时间有；4 分，绝大部分时间有 / 全部时间有。20 个条目中各项分数累加，即得到粗分。

【评分标准】以 SDS 评分指数（评分指数 = 各项累计得分 / 最高得分 80 分）≥ 50%（即粗分为 ≥ 40 分）为伴发精神抑郁的标准进行统计，50% 以下为无抑郁，50%～59%（粗分为 40～47 分）为轻度抑郁，60%～69%（粗分为 48～55 分）为中度抑郁，70%（≥ 56 分）以上为重度抑郁。

（四）分娩恐惧量表（Childbirth Attitudes Questionnaire，CAQ）表5

【适应证】适用于孕晚期及临产期孕妇。

【测评方法】CAQ 包括 4 个维度 16 个条目，按 1～4 级评分（1 分，从来没有；2 分，轻度；3 分，中度；4 分，高度），量表总分为 16～64 分，得分越高表明分娩恐惧的程度越严重，得分 16～27 分、28～39 分、40～51 分、52～64 分分别代表无、轻度、中度、高度分娩恐惧。

（五）爱丁堡产后抑郁量表（Edinburgh Postnatal Depression Scale，EPDS）表6

【适应证】主要用于产后抑郁的筛查、辅助诊断和评估。

【测评方法】EPDS 量表为 0～3 分的 4 级评定，症状出现频度越高，得分越高。量表总分 ≥ 13 分时为存在产后抑郁症状群。

（六）围产期悲伤量表（Perinatal Grief Scale，PGS）表7

【适应证】经历胎儿丢失的孕产妇及其家属。

【评估方法】用于评价流产、死产、新生儿死亡及领养失败等意外对孕妇及家人情绪的影响。量表包括 3 个维度 33 个条目，采用 Likert5 级评分法，按非常同意、基本同意、一般、基本不同意、非常不同意评为 1～5 分，每个维度得分范围为 11～55 分，总分为 33～165 分，得分越高表明悲伤反应程度越重。

（七）患者健康问卷抑郁量表（Patient Health Questionnaire，PHQ-9）表8

【适应证】各阶段孕产妇均适用。

【评估方法】该量表共 9 个条目组成，0（完全不会）～3（几乎每天）分的 4 级评分，评估患者近 2 周受到情绪低落、兴趣减退等困扰的频率以及是否存在有自杀、自伤等负性想法，是抑郁障碍初筛和自杀风险评估的有效工具。PHQ-9 > 10，提示存在中重度抑郁。

（陈晓敏　宋凯丽）

参考文献

[1] 蔡文智 . 助产学 [M]. 西安：西安交通大学出版社，2015：95-99.

[2] 徐光兴 . 心理咨询与治疗 [M]. 上海：上海教育出版社，2020.

[3] 中华预防医学会心身健康学组，中国妇幼保健协会女性心理保健技术学组 . 孕产妇心理健康管理专家共识（2019 年）[J]. 中国妇幼健康研究，2019，30（7）：781-786.

[4] Brockington I，Butterworth R，Glangeaud-Freudenthal N，An international position paper on mother-infant（perinatal）mental health，with guidelines for clinical practice.Arch Womens Ment Health 2017 02：20（1）.

[5] 危娟，刘洁英，张莉芳，等 . 分娩恐惧量表的汉化及信效度检测 [J]. 护理学杂志，2016，31（2）：81-83.

[6] 陈俊 . 胎儿心理研究进展 [J]. 心理学动态，1999（02）：70-73, 69.

[7] Judith S Beck. 认知疗法：基础与应用（第二版）[M]. 张怡，孙凌，王辰怡等译 . 北京：中国轻工业出版社，2015.

[8] 中国就业培训技术指导中心，中国心理卫生协会组织编写 . 心理咨询师：国家职业资格二级 [M]. 北京：中国劳动社会保障出版社，2020.

第 4 章　营养评估与体质量管理技术

营养（nutrition）是指人体摄取、消化、吸收、利用食物中的营养物质，满足机体生理需求，排除废弃物的生物学过程。

膳食营养素参考摄入量（dietary reference intake，DRI）是指保证人体营养素平衡，在推荐膳食营养素供给量（recommended nutrient intake，RNI）基础上发展起来的每日膳食营养素摄入量的参考值。

RNI：指通过膳食满足某一特定性别、年龄及生理状况群体中绝大多数（97%～98%）个体需要的能量和各种营养素的推荐量。由于经济、文化、地理、宗教等以及消化吸收因素的影响，RNI 可作为个体每日能量和营养素的目标值。

适宜摄入量（adequate intake，AI）：指通过临床观察或实验获得的健康群体某种营养素的摄入量。AI 也可作为目标人群中个体营养素摄入量的目标值，但准确性不如 RNI。

营养不良（malnutrition）：指因能量、蛋白质及其他营养素缺乏或过度，导致机体生理功能乃至临床结局发生不良影响，包括营养不足和肥胖（超重）。

妊娠期是生命早期 1000 天机遇窗口期的起始阶段，营养作为最重要的环境因素，对母子双方的近期和远期健康都将产生至关重要的影响。孕期女性的营养，不仅要满足自身的营养需求，而且要满足胎儿生长发育和产后乳汁分泌的需要，达到预防自身、胎儿及新生儿营养缺乏的目的。因此，妊娠各期女性的膳食应在非妊娠期女性的基础上，根据胎儿生长速率及母体生理和代谢的动态变化进行适当的调整。孕早期胎儿生长发育速度相对缓慢，所需营养与孕前无太大差别。孕中期开始，胎儿生长发育逐渐加速，母体生殖器官的发育也相应加快，对营养的需要量增加，应合理的增加食物的摄入量。孕期女性的膳食应是由多样化食物所组成的营养均衡膳食，除保证孕期的营养需要外，还潜移默化地影响较大婴儿对辅食的接受程度和后续多样化膳食结构的建立。

2007 年美国一项回顾性研究显示，94 696 例孕妇中，仅 39.4% 的女性孕期增重在 IOM 推荐的适宜范围内，17.8% 的女性增重不足，42.8% 增重过多。与孕期增重量适宜的孕妇相比，孕期增重过多使子痫前期发生率增加 88%、头盆不称发生率增加 58%、妊娠期糖尿病发生率增加 47%、大于胎龄儿发生率增加 143%；孕期增重不足时子痫前期、头盆不称发生率和剖宫产率虽有所降低，但小于胎龄儿发生率增加 114%。因此，孕期增重不足或过多都不利于母婴健康。已有大量的研究证实，孕期蛋白质 – 能量营养不良会直接影响胎儿的体格和神经系统发育，导致早产和胎儿生长受限、低出生体质量儿等。而早产儿、低出生体重儿成年后发生向心性肥胖、胰岛素抵抗、代谢综合征、2 型糖尿病等代谢性疾病的风险显著增加。

因此，为保证胎儿正常生长发育、避免不良妊娠结局，应使孕期体重增长保持在适宜的范围。

营养风险评价是临床营养治疗的基本问题，理想的营养评价方法应能够准确判定机体营养状况，预测营养不良、机体并发症的发病率和死亡率是否增加，能够预测营养相关性并发症的发生。

营养评价（nutrition assessment）是通过膳食调查、人体测量、临床检查、实验室检查及多项综合营养评价方法等手段，判定人体营养状况，确定营养不良的类型及程度，估计营养不良的危险性，并监测营养治疗的疗效。

营养咨询是通过营养信息的交流，帮助个体或群体获得食物与营养知识，培养健康生活方式的活动与过程。咨询者可以通过这个过程获得改善健康的信息，进而达到改善健康的目的。营养咨询的范畴包括营养不良、营养过剩、各种与营养相关的疾病，以及疾病的营养治疗、营养支持，健康者的营养保健等。营养咨询是营养师的基本技能，针对不同目的，可选用不同的方法，进行营养筛查，发现高危人群，进行针对性的营养保健。

一、营养风险筛查技术

营养不良（malnutrition）是指因能量、蛋白质及其他营养素缺乏或过度，导致机体功能乃至临床结局发生不良改变，包括营养不足和肥胖（超重）。营养风险（nutritional risk）是指因营养因素，对患者结局造成负面影响的风险。育龄期女性常因妊娠呕吐、食欲缺乏、代谢异常、消化功能异常等原因而发生营养不良，其中尤以蛋白质－能量营养不良为甚，将影响母体的健康和胎儿的发育。因此，及时对患者进行营养风险筛查和营养评价，可有效地纠正营养不良，对促进母体健康和胎儿的生长发育是非常重要的。

【目的】评估其是否存在营养风险，并根据筛查结果，结合临床，采取相应营养干预措施。

【适应证】

1. 推荐对备孕期和妊娠早期的妇产进行营养风险筛查。

2. 推荐每次对入院患者在入院 24h 内进行营养风险筛查。

【营养风险筛查】

营养筛查是一个简单、快速的过程，因此选用的筛查工具不仅应该简单快速，能有效地被医务人员使用，而且能够满足一定的条件，如预测准确性，调查内容的有效性和可靠性，有助于采取合适、准确的处理手段。在过去的几十年里，已经发展了各种不同的营养筛查工具，临床常用的有营养风险筛查 2002（nutrition risk screening 2002，NRS 2002）、微型营养评价简表（mini nutritional assessment short form，MNA-SF）和营养不良通用筛查工具（malnutrition universal screening tool，MUST）。

1. 营养风险筛查 2002（NRS 2002） NRS 2002 是欧洲肠外肠内学会（The European Society for Parenteral and Enteral nutrition，ESPEN）工作小组根据近 20 年发表的 128 个随机对照研究（randomized controlled trial，RCT）开发的营养风险筛查工具，也是我国中华医学会肠外肠内营养学分会推荐的营养风险筛查工具，是国际上第一个采用循证医学方法开发的、为住院患者进行营养风险筛查的工具，其信度和效度均已得到验证。其内容包括三个方面（表 4-1），即营养状况受损评分、疾病的严重程度评分、年龄评分。

(1) 评估说明

① 对营养状态受损的评分：以上 3 项问题任一个符合即取其分值，几项都有取其最高分。

② 对疾病严重程度的评分及定义：1 分，慢性疾病患者因出现并发症而住院治疗，患者虚弱但不需卧床，蛋白质需要量略有增加，但可以通过口服补充营养来弥补。2 分，患者需

表 4-1 住院患者营养风险筛查 NRS 2002 评估表

患者资料	
姓名 性别 年龄 身高（m） 体质量指数（BMI） 临床诊断	住院号 病区 床号 体重（kg） 白蛋白（g/L）

风险初筛表（以下任一项答"是"，则进入最终筛查；答"否"，应每周重复调查 1 次）
① BMI 是否＜ 20.5 ② 患者在过去 1～3 个月有体重下降吗 ③ 患者在过去的 1 周内有摄食减少吗 ④ 患者有严重疾病吗（如 ICU 治疗）

营养风险最终筛查表（疾病状况评分 + 营养状况评分 + 年龄评分）总分

A. 疾病状态

疾病状态	分数	若"是"请打√
① 正常营养需要量	0	
② 需要量轻度增加：骨盆骨折或者慢性病患者合并有以下疾病，如肝硬化、慢性阻塞性肺病、长期血液透析、糖尿病、肿瘤等	1	
③ 需要量中度增加：腹部重大手术、中风、重症肺炎、血液系统肿瘤等	2	
④ 需要量明显增加：重度颅脑损伤、骨髓抑制、危重病患者 [急性生理与慢性健康评分（acute physiology and chronic health evaluation，APACHE）＞ 10 分] 等	3	

B. 营养状态

营养状况指标（单选 1 项即可）	分数	若"是"请打√
① 正常营养状态	0	
② 3 个月内体重减轻＞ 5% 或最近 1 周进食量（与需要量相比）减少 20%～50%	1	
③ 2 个月内体重减轻＞ 5% 或 BMI 18.5～20.5 或最近 1 周进食量（与需要量相比）减少 50%～75%	2	
④ 1 个月内体重减轻＞ 5%（或 3 个月内体重减轻＞ 15%）或 BMI ＜ 18.5（或人血白蛋白＜ 35g/L）或最近 1 周进食量（与需要量相比）减少 70%～100%	3	

C. 年龄

年龄	分数	若"是"请打√
＜ 70 岁	0	
≥ 70 岁	1	

处　理
□总分≥ 3 分：患者有营养不良的风险，需营养治疗 □总分＜ 3 分：无营养风险，可每周重新评估其营养状况

筛查时间：　　记录者：

要卧床，如腹部大手术后，蛋白质需要量相应增加，但大多数人仍可以通过肠外或肠内营养治疗得到恢复。3 分，患者在加强病房中靠机械通气支持，蛋白质需要量增加而且不能被肠外或肠内营养治疗所弥补，但是通过肠外或肠内营养治疗可使蛋白质分解和氮丢失明显减少。

(2) 评分结果及判定

① NRS 2002 总评分计算方法：将疾病严重程度评分、营养状态受损评分和年龄评分三项相加所得分值即为 NRS 2002 总评分。即：NRS 2002 总评分＝疾病严重程度评分＋营养状态受损评分＋年龄评分。

② 结果判定：NRS 2002 总评分≥3 分或有胸水、腹水、水肿且人血白蛋白＜30g/L 时，表明患者有营养不良或有营养风险，应进行营养治疗。NRS 2002 总评分＜3 分，每周重复一次营养风险筛查。

2. 营养不良通用筛查工具　营养不良通用筛查工具（malnutrition universal screening tool，MUST）由英国肠外肠内营养协会多学科营养不良咨询组开发并于 2004 年正式发表。该工具得到英国营养师协会、英国皇家护理学院、注册护士协会、肠外肠内营养协会的支持。MUST 主要用于蛋白质热量营养不良

及其发生风险的筛查，主要有三方面的内容（表 4-2）包括 BMI、体质量下降程度和疾病所致的进食量减少。根据最终总得分，分为低风险、中等风险和高风险。

MUST 评分结果及处理措施如下。

① 0 分为低营养风险状态：临床常规处理，无须营养干预，但需定期进行重复筛查。

② 1 分为中等营养风险状态：要进行观察，要连续 3 天记录饮食及液体摄入量，必要时给予饮示指导。

③ ≥ 2 分为高营养风险状态：需由专业营养医生制订营养治疗方案，营养师或营养治疗小组（nutrition support team，NST）会诊，先用普通食品，后强化食品或补充性营养治疗，监测、评估治疗计划。

【营养风险评价】

营养风险评价是临床营养治疗的基本问题，理想的营养评价方法应当能够准确判定机体营养状况，预测营养不良、机体并发症的发病率和死亡率是否增加，能够预测营养相关性并发症的发生，从而提示预后。

高质量的营养评价是非常耗时的，需要具有专业技能的专业人士来完成。常用的营养评估工具有主观整体评估（subjective global assessment，SGA）、患者主观整体评估

表 4-2　MUST 评分表

评分项目	评分标准	得　分
BMI	＞ 20	0 分
	18.5～20	1 分
	＜ 18.5	2 分
体质量下降程度	过去 3～6 个月体质量下降＜ 5%	0 分
	过去 3～6 个月体质量下降 5%～10%	1 分
	过去 3～6 个月体质量下降＞ 10%	2 分
疾病原因导致近期禁食时间	≥ 5 天	2 分

（patient-generated subjective globe assessment，PG-SGA）、微型营养评价（mini-nutritional assessment，MNA）等。

1. 主观整体评估 主观整体评估（subjective global assessment，SGA）SGA 是目前临床上使用最为广泛的一种通用临床营养状况评价工具。大量的临床研究证明了 SGA 对于住院时间、死亡率和并发症的发生率有着较好的预测效度，因而在 SGA 出现后迅速得到了美国、加拿大，乃至世界其他国家和地区的广泛应用，并得到了美国肠内肠外营养学会专家的高度认可与专门推荐，广泛适用于门诊及住院、不同疾病及不同年龄患者的营养状况评估。

SGA 以病史和临床检查为基础，省略实验室检查，其内容主要包括病史和体检 8 个项目的评分（表 4-3）。最后评分者根据主观印象进行营养等级评定，A 级为营养良好，B 级为轻度到中度营养不良，C 级为重度营养不良。

（1）评价说明：上诉 8 项中，至少 5 项属于 C 或 B 级者，可分别定为重度或中度营养不良。

（2）SGA 分级建议：患者营养状况根据病史和体检结果分为良好（A 级）、中等或疑为营养不良（B 级）、严重营养不良（C 级）。这是根据主观评价而设计的分级，评价过程中应注意解释体质量变化时要考虑水肿和腹水与治疗有关的液体变化。

A 级：目前患者无须干预，可定期评估和常规治疗。

B 级：目前患者存在中度营养不良或疑为营养不良，需要营养师、护士或其他医生分析症状和实验室数据后对病人及家属进行相应教育。

C 级：目前患者存在重度营养不良，迫切需要营养师干预以及医生和护士的协助营养治疗。

2. 其他综合营养评价工具 目前评价患者营养状况的综合性评价方法，除了 SGA、PG-SGA、MNA 外，还包预后营养指标（prognostic nutritional index，PNI）、营养危险指数（nutritional risk index，NRI）及住院患者预后指数（hospital prognostic index，HPI）等。

表 4-3 主观全面评估表

指标	分级		
	A 级	B 级	C 级
近期（2 周）体质量改变	无 / 升高	减少＜ 5%	减少＞ 5%
饮食改变	无	摄食量减少或呈流质饮食	摄食严重减少或呈饥饿状态
胃肠道症状（持续 2 周）	无消化道症状	轻微恶心、呕吐	严重恶心、呕吐
活动能力改变	无限制	正常活动受限，但能下床	活动明显受限，仅能卧床或坐椅子
应激反应	无发热	近 3 天体温波动在 37～39℃	体温≥ 39℃持续 3 天以上
肌肉萎缩	无	轻度	重度
三头肌皮褶厚度	正常	轻度减少	重度减少
踝部水肿	无	轻度	重度

二、营养评价技术

营养评价（nutrition assessment）是通过膳食调查、人体测量、临床检查、实验室检查及多项综合营养评价方法等手段，判定人体营养状况，确定营养不良的类型及程度，估计营养不良的危险性，并监测营养治疗的疗效。美国肠外肠内营养学会（American Society for Parenteral and Enteral Nutrition，ASPEN）将营养评价定义为使用病史、营养史、体检、人体测量学方法、实验室数据等组合方法全面诊断营养问题。营养评价内容包括膳食调查、人体测量、临床检查、实验室检查及多项综合营养评价方法等。目前尚没有一项指标能够准确、全面评价营养状况，因此多数学者主张采用综合性营养评价方法，以提高营养评价的灵敏性和特异性。

【目的】识别营养不良，为实施营养咨询和营养支持提供依据。

【适应证】

1. 推荐对备孕期和妊娠早、中、晚期的妇产进行营养评价。

2. 推荐每次对入院患者在入院 24h 内进行营养评价。

【营养评价内容及方法】

1. 膳食调查

(1) 调查内容：主要了解被调查对象在调查期间（或日常生活中）每天所吃各类食物的品种和数量；常用的烹调方法以及饮食制度和餐次分配是否合理；既往的饮食情况、饮食习惯；日常生活中的饮食卫生等情况。

(2) 调查方法：有询问法、称重法、查账法、食物频数法、化学分析法等。每种方法都有其特点和不足，实际调查时常采用多种方法的组合，以使结果更为准确。

① 询问法：询问法简便易行，费用低，但因存在回顾性偏倚，准确性较差。此方法适用于单独就餐的个体或在家庭就餐的门诊和住院患者。在采用询问法进行膳食调查时，应计入加餐、零食和饮料所摄入的食物。

② 查账法：此法可应用于在建有详细伙食账目的集体食堂进行。通过查询各种食物出入账目，了解该单位每天食物消耗的品种和数量以及就餐人数。其优点是适合于集体就餐的人群，但此法难以对不同个体实际摄入各种营养素量做出较准确的估算。

③ 称重法：该方法是对某一食堂、家庭或个人所消耗的全部食物在烹调前和烹调后进行称重，计算生熟比值，再根据实际就餐人数和生熟比值折算出每人实际摄入的食物重量。此法调查结果较准确、细致。

④ 化学分析法：将被调查对象全天所摄入的食物进行备份，并在实验室进行化学分析，测定其能量和各种营养素的含量。

2. 膳食调查结果的整理及评价

(1) 资料整理

① 平均每人每日摄取的各种主、副食品的名称及数量。

② 根据食物成分表分别计算出摄入每种食物所供的能量和各种营养素的含量，并汇总计算平均每人每日各种营养素及能量的实际摄入量。

③ 计算所摄入三大营养素［蛋白质、脂肪、碳水化合物（糖类）］能量百分比；并分类计算蛋白质来源（粮食类、豆类、动物类食品等）百分比和脂肪来源（动物性脂肪、植物性脂肪）百分比。

④ 计算三餐或多餐的能量摄入百分比。

⑤ 有针对性地计算需要了解的某种营养素来源的百分比，如来源于动物性食物的视黄醇和来源于植物性食物的胡萝卜素。

(2) 结果评价：将调查结果与中国营养学会推荐的膳食营养素参考摄入量进行比较，并做出恰当的评价。评价的主要项目如下。

① 所摄入食物是否种类多样，主副食品搭配、荤素搭配是否合理；能量及各种营养素是否数量充足、比例恰当，能否满足被调查者的营养需要。

② 所摄入的能量及各种营养素占同类人群营养素参考摄入量的百分比、三大营养素所供能的比例、各餐能量比、蛋白质的来源分布、脂肪的来源分布等是否合理。

③ 在进行膳食调查时，不仅要对调查全过程进行质量控制，以保证数据、资料的准确性，同时还要善于发现问题，如食物的选购和搭配、食物的贮存、加工、烹调方法以及饮食制度和饮食习惯、就餐环境、卫生条件等是否符合卫生学要求。

3. 人体营养状况测量　人体营养状况测量是评价人体营养状况的主要手段之一，通过测量相关指标可了解被测对象的一般营养状况。人体营养状况测量基本指标包括身长、体质量、皮下脂肪厚度、上臂围、腰围、臀围等，处于生长发育期的儿童可加测头围、胸围及坐高。

(1) 测量指标

① 身长与体质量

a. 身长（body height，BH）：身长是评定生长发育和营养状况的基本指标之一，尤其对儿童有重要的意义。由于身长在一天之内会有波动，因此测量时间应在清晨进行。测量方法有直接测量法和间接测量法两种。

b. 体质量（body weight，BW）：体质量是评定一般营养状况最简单、最直接而又极为重要的指标。从患者的体质量变化可初步了解其营养状况。测量体质量时要注意条件的一致性，并应排除水肿、腹水、胸膜渗出、巨大肿瘤或器官肥大、使用利尿药以及短时间内出现的能量及钠摄入量的显著改变等影响体质量的因素。

② 脂肪存储量的测定：测定体脂的方法

很多，临床上常通过对皮下脂肪厚度的测量来推算体脂总量，可间接反映机体能量的变化。皮下脂肪的储量常用皮褶厚度计进行测量。此方法简单易行，但选择的部位和准确性以及测量压力的大小对结果的影响较大。因此，需选准测量部位，采用恰当的测量压力（10g/cm²），在卡尺固定皮肤 3s 后读数，并要求在同一部位连续测量 3 次，取其平均值。

a. 肱三头肌皮褶厚度（triceps skinfold thickness，TSF）：被测者上臂自然下垂，取左上臂背侧、左肩峰至尺骨鹰咀的中点上方 1～2cm 处（即肱三头肌部）作为测量部位。

b. 肩胛下皮褶厚度：被测者上臂自然下垂，在左肩胛下角下方约 2cm 处作为测量部位。

c. 腹部皮褶厚度：距脐左方 1cm 处为测量部位。

d. 髂骨上皮褶厚度：左侧腋中线与髂嵴交叉点处为测量部位。

e. 腰围：自然站立、两脚分开 25～30cm，用一根没有弹性、最小刻度为 1mm 的皮尺，放在被测者髂前上棘与第 12 肋骨下缘连线的中点（通常是腰部自然最窄部位），沿水平方向围绕腹部一周。测量时将尺紧贴软组织，但不能压迫，在正常呼气末尾测量腰围的长度，测量值精确到 0.1cm，女性腰围＜ 80cm。

f. 臀围：经臀部最隆起部位测得身体水平周径。

(2) 评价指标及评价标准

① 体质量：理想体质量（kg）= 身高（cm）-105。

评价标准实测体质量占标准体质量百分数 ±10% 为营养正常；＞ 10%～20%，为过重；＞ 20%，为肥胖；＜ 10%～20%，为瘦弱；＜ 20% 为严重瘦弱。

② 体质量比：体质量比有实测体质量与理想体质量比。

a.实测体质量与理想体质量比：实测体质量与理想体质量比（%）=（实测体质量 – 理想体质量）/ 理想体质量 ×100。

评价标准：实测体质量处于理想体质量 ±10% 范围为营养正常；±（10%～20%）为超重或消瘦；±20% 以上为肥胖或严重消瘦。

b.体质量丢失率：体质量测量还应考虑其动态变化，其中体质量变化的幅度与速度是两个关键因素。评价标准见表4-4。

体质量丢失率（%）=（平时体质量 – 实测体质量）/ 平时体质量 ×100。

表 4-4　体质量丢失率评定

时　间	中度体质量丧失	重度体质量丧失
1 周	1%～2%	＞ 2%
1 月	5%	＞ 5%
3 月	7.5%	＞ 7.5%
6 月	10%	＞ 10%

若短期内体质量减少超过 10%，同时血浆白蛋白 ≤ 30g/L，排除其他原因后，应考虑为重度蛋白质 – 能量营养不良。

c.体质指数（body mass index，BMI）：体质指数是评价肥胖和消瘦的常用指标。

BMI= 体质量（kg）÷ 身高 ^{2}（m^2）

我国成人 BMI 的评价标准：18.5～23.9 为正常，＞ 24 为超重，＞ 28 为肥胖；＜ 18.5 为消瘦，17.0～18.4 为轻度蛋白质 – 能量营养不良，16.0～16.9 为中度蛋白质 – 能量营养不良，＜ 16.0 为重度蛋白质 – 能量营养不良。

③ 皮褶厚度

a.肱三头肌皮褶厚度：正常参考值男性为 8.3mm，女性为 15.3mm。

评价标准：实测值相当于参考值的 90%～110% 为正常，80%～90% 为轻度体脂亏损，60%～80% 为中度体脂亏损，小于 60%

为重度体脂亏损；若皮褶厚度小于 5mm，表示无皮下脂肪；超过参考值 120% 则为肥胖。

b.肩胛下皮褶厚度：临床上常以肩胛下皮褶厚度与三头肌皮褶厚度之和来判断营养状况。

评价标准：两者皮褶厚度之和，男性 ＞ 40mm、女性 ＞ 50mm 为肥胖；男性在 10～40mm，女性在 20～50mm 为正常；男性 ＜ 10mm，女性 ＜ 20mm 为消瘦。

c.腰围、腰臀比：对肥胖者，不仅要评价体脂量，还应考虑肥胖类型，即是否伴有体脂分布异常。而腰围及腰臀比是两个能较好反映脂肪分布的简便指标。评价标准：中国女性腰围 ≥ 80cm、腰臀比 ＞ 0.8 都可视为腹部脂肪蓄积。

4.营养缺乏病的临床检查　某些营养素长期摄入不足或缺乏最终会导致机体出现病理改变，并表现出相应的临床症状与体征。因此，通过临床检查，可以发现某种营养缺乏的线索。但在临床检查中发现营养素缺乏的许多症状、体征特异性不强；出现某一种营养素缺乏的表现时，常会伴有其他营养素的缺乏。即某种症状和体征的出现可能是由于一种或几种营养素缺乏所致，或者是某种营养素缺乏可表现出多种症状和体征。常见的营养素缺乏与相应的临床症状与体征如表4-5。

5.临床生化检验　营养不良多是一个逐渐发展的过程，根据其发生发展的规律，在临床或亚临床症状未出现之前，人体血和尿等生物材料中某种营养素及其代谢衍生物的含量和相应的功能成分即可能发生变化。因此，实验室检查可早期发现营养缺乏的种类和缺乏程度，为营养评价提供客观的依据。其内容包括①血液、头发、指甲中某种营养素含量的测定；②血液及尿液中营养素代谢产物含量的测定；③与营养素吸收和代谢有关的酶活性的测定等。

(1) 蛋白质营养状况评价

表 4–5　患者的营养状况与临床表现

营养状况	临床表现	诊断依据
蛋白质与能量营养不良	①体质量低于正常的 15% 以上；②身高略低；③腹部皮脂厚度减少	参考食物摄入情况综合考虑
维生素 A 缺乏	①暗适应时间延长（> 50s）；②夜盲；③结膜干燥、结膜有皱褶；④角膜干燥、角膜软化、角膜穿孔；⑤比托斑；⑥皮肤干燥、鳞屑、毛囊角化	有①⑥或④⑤两项以上者
维生素 B₁ 缺乏	①食欲减退、倦怠无力；②多发性神经炎；③腓肠肌压痛；④心悸、气短；⑤心脏扩大；⑥浮肿	有⑤⑥阳性（排除其他疾病）；②或③一项阳性
维生素 B₂ 缺乏	①视物模糊、畏光；②睑缘炎；③角膜周围充血或血管形成；④口角炎；⑤舌炎；⑥唇炎；⑦阴囊、会阴皮炎；⑧脂溢性皮炎	有③④⑤⑥⑧两项以上者；有⑤或⑧一项阳性
烟酸（尼克酸、维生素 PP）缺乏	①暴露部位对称性皮炎；②舌炎（猩红色舌炎）；③腹泻；④精神神经异常	有①或②项者
维生素 C 缺乏	①齿龈炎；②皮下出血；③毛囊角化（维生素 A 治疗无效）；④四肢长骨端肿胀	有①或②项者
维生素 D 与钙缺乏	①兴奋不安、好哭、多汗；②肌肉松软、蛙状腹；③前囟大、方颅；④肋骨串珠、赫氏沟、鸡胸；⑤"手镯征"、X 型或 O 型腿；⑥脊柱弯曲；⑦牙齿发育障碍	有一项以上者
铁缺乏	①疲乏无力、头晕眼花；②心慌、气短；③面色苍白、口唇和眼结膜苍白；④匙状指；⑤异食癖	有④及其他一项以上者
锌缺乏	①生长发育迟缓、性成熟迟缓；②食欲减退；③味觉异常、异食癖；④伤口不易愈合	有两项以上者

①血浆蛋白质：血浆蛋白质含量是评价患者蛋白质营养状况的常用指标，包括血清总蛋白、白蛋白、前白蛋白、转铁蛋白、甲状腺素结合蛋白和视黄醇结合蛋白等。患病机体由于疾病应激、肝脏合成蛋白质减少、氨基酸供应不足以及体内蛋白质的过多消耗等原因，血浆蛋白水平会出现下降。在评价蛋白质营养状况时，还须考虑排除一些干扰因素如水肿、传染病、手术创伤、恶性肿瘤等各种应激状态反应、患者的肝脏功能是否正常以及胃肠道或肾脏有无大量蛋白质丢失等情况。

a. 血清白蛋白（albumin，ALB）：血浆白蛋白含量更能反映机体较长时间内的蛋白质营养状况。持续的低白蛋白血症被认为是判断营养不良的可靠指标。正常值：35～51g/L。

b. 血清前白蛋白（prealbumin，PA）：其半衰期较短（1.9 天），是一个较敏感的反映近期蛋白质营养状况的指标。因此，在评价轻、中度营养不良时，选择前白蛋白作为蛋白质营养状况的评价指标较为合适。正常值为208～360mg/L。

然而，血清前白蛋白含量易受多种疾病的影响，患者处于各种应激状态反应后 1～2 天内，血清前白蛋白浓度即可迅速下降。故前白蛋白不宜作为高度应激状态下营养评价的指标。

② 血浆氨基酸比值：当机体处于正常营养状态时，血浆中必需氨基酸和非必需氨基酸比值＞2.2，如果比值＜1.8，则提示存在中度以上的营养不良。

③ 尿中蛋白质代谢产物：肌酐 - 身高指数（creatinine height index，CHI）：肌酐 - 身高指数是衡量机体蛋白质水平的灵敏指标。在蛋白质营养不良、消耗性疾病和肌肉消瘦时，肌酐生成量减少，尿中排出量亦随之降低。

评价标准：CHI 大于 90% 为正常；80%～90% 表示瘦体组织轻度消耗；60%～80% 表示中度消耗；小于 60% 表示重度消耗。

④ 氮平衡（nitrogen balance，NB）：氮平衡是评价机体蛋白质营养状况最可靠与最常用的指标之一。正常值：摄入氮＞排出氮，在临床上，人体摄入氮量较排出氮量多约 5%，才可认为确实处于平衡状态。

氮平衡的公式为：氮平衡＝摄入氮（g）-[24h 尿中尿素氮（g）+3.5]。

(2) 无机盐与微量元素：机体无机盐和微量元素的营养状况评价包括血、尿、头发等生物材料中各元素含量的测定及一些特异性指标的测定，如了解铁营养状况可测定血清铁含量、血红蛋白、血清铁蛋白、红细胞游离原卟啉、转铁蛋白饱和度等；测定血清铜蓝蛋白可反映体内铜的营养水平；碘的营养水平可通过测定甲状腺素 T_3、T_4 来反映；硒的营养状况鉴定可测谷胱甘肽过氧化物酶活性等。

(3) 维生素：维生素的营养状况评价指标包括血清或血浆中某种维生素的含量、水溶性维生素的尿负荷实验以及某些相关酶活性的测定，还可通过生理功能检查来评价某种维生素的营养状况，如检查眼的暗适应能力可帮助判断维生素 A 的营养状况等。

(4) 其他指标：如血清三酰甘油、胆固醇、脂蛋白、血糖、血尿酸等指标的测定可反映人体内是否存在代谢紊乱的现象，为预防和治疗代谢综合征及其并发症提供依据。

6. 综合评价

对患者进行营养评价时，由于各种营养评价指标的灵敏度和（或）特异性有限，如果用单一指标来衡量人体的营养状况、评价疾病的预后，其局限性显而易见。因此，应将以上所述四个方面的资料进行综合性分析。需要注意的是，如果几方面的资料不具有一致性，则应进行综合分析及判断，找出原因所在，去伪存真，才能做出比较准确、科学的评价，并可对疾病的转归从营养学上做出正确的判断。

【操作流程】见 **图25**。

三、食谱编制技术

食谱编制是将机体所需要的营养素，具体落实到用餐者的每日膳食中，使其按照自身的营养需要摄入合理的热能和各种营养素，以达到平衡膳食、合理营养，促进健康的目的。因此，食谱编制是营养工作的重要内容，是实施合理营养的重要工具。制定食谱是有计划调配膳食，保证膳食多样化和合理膳食制度的重要手段。主要常用的方法有计算法和食物交换份法。

计算法编制食谱最准确，能充分满足就餐者热量和营养素需求。食物交换份法编制食谱简单易行，易被非专业人员掌握，但因为营养素的计算比较粗略，准确度较差。

【目的】

1. 编制食谱的饮食应满足人体需要的能量和各类营养素。

2. 各营养素之间的比例要适宜。

3. 食物的搭配要合理。

4. 膳食制度要合理。

【操作流程】

1. 首先必须全面了解其基本状况　如年龄、性别、民族，生活方式，饮食习惯、经济状况及机体营养健康状况，对罹患疾病者要明确诊断和治疗情况。

2. 确定就餐对象全日能量供给量　成年人的能量消耗主要用于维持基础代谢、体力活动和食物生热效应三个方面。对一些特殊人群则有额外的热量消耗，如孕妇还包括子宫、乳房、胎盘、胎儿的生长及体脂储备；乳母则需要合成乳汁。疾病状况下有代谢异常的影响，易发生营养不良，手术创伤患者康复期间能量需要增加。因此在确定能量的供给量时，应综合考虑各种状况。

(1) 根据对患者体形的判断，结合不同劳动强度及其临床的具体情况，确定不同热量系数进行每日总能量的计算，详见表 4-6。

表 4-6　不同体力劳动强度的能量需要量

劳动强度	所需能量 kcal/（kg·d）		
	消　瘦	正　常	超　重
卧床	20~25	15~20	15
轻	35	30	20~25
中	40	35	30
重	45~50	40	35

(2) 理想体质量（kg）= 身高（cm）-105。

(3) 每日总能量供给（kcal）= 理想体质量（kg）× 热量系数（kcal/kg）。

(4) 根据女性的妊娠阶段、营养相关性疾病确定其每日附加能量。

按照《孕期女性膳示指南》妊娠中期女性在孕前每日总能量供给量的基础上增加 300kcal，妊娠晚期每日增加 450kcal。如为妊娠期糖尿病女性则妊娠中期和妊娠晚期均在孕前每日总能量供给量的基础上增加 200kcal。在母乳喂养婴儿的女性中，哺乳需要的能量比妊娠期多 500kcal/d，因为哺乳期的前 6 个月需要每天产生 780ml 的乳汁。这些需求部分需要怀孕期间额外脂肪的储存。

3. 确定三大营养素的需要量　为维持机体健康，三大营养素占总能量比例应当适宜，一般蛋白质占 10%~15%，脂肪占 20%~30%，碳水化合物占 55%~65%。也可根据就餐者的基本情况、劳动强度、生活水平、有无疾病等各种具体情况，调整上述三大营养素占总能量的比例，由此可求得三种能量营养素的一日能量供给量。

如某成年女性，从事轻体力劳动，体形为正常，每日能量需要量为 1800kcal。若三种能量营养素占总能量的比例分别为蛋白质占 15%、脂肪占 25%、碳水化合物占 60%，则三种能量营养素各应提供的能量如下。

蛋白质（kcal）=1800kcal × 15%=270kcal

脂肪（kcal）=1800kcal × 25%=450kcal

碳水化合物（kcal）= 1800kcal × 60%= 1080kcal

若将热量转化为营养素的数量，根据三大营养素的产热系数，蛋白质和碳水化合物为 4kcal/g，脂肪为 9kcal/g，进行计算如下。

蛋白质（g）=270（kcal）/4（kcal/g）=67.5g

脂肪（g）=450（kcal）/9（kcal/g）=50g

碳水化合物（g）=1080（kcal）/4（kcal/g）= 270g

4. 根据三餐的能量分配比例计算出三大能量营养素的每餐需要量　一般正常人的三餐能量的适宜分配比例为：早餐占 30%，午餐占 40%，晚餐占 30%。

(1) 早餐：蛋白质 67.5g × 30%=27g；脂肪 50g × 30%=15g；碳水化合物 270g × 30%=81g。

(2) 中餐：蛋白质 67.5g × 40%=27g；脂肪 50g × 40%=20g；碳水化合物 270g × 40%=108g。

(3) 晚餐：蛋白质 67.5g × 30%=27g；脂肪 50g × 30%=15g；碳水化合物 270g × 30% = 81g。

5. 确定微量营养素的供给量　微量营养素主要是维生素和矿物质的供给量。一般来说，对于健康成人，可以根据《中国居民膳食营养素参考摄入量（DRI）》中的微量营养素作为依据。直接查阅其中各类维生素和矿物质的RNI或AI值，作为摄入量。详见表4-7。

6. 确定的主副食品种和数量 在确定了营养素的供给量之后，利用食物成分表，把营养素的量推算转化为食物的数量，采用合适的烹饪方法，编制成菜谱。

(1) 主食品种、数量的确定：传统的主食是粮谷类食物，它是碳水化合物的主要来源，因此主食的品种、数量主要根据粮谷类主食中碳水化合物的含量确定。

(2) 副食品种、数量的确定：副食是机体蛋白质的主要食物来源。蛋白质广泛存在于动植物性食物中，除了粮谷类食物能提供部分的蛋白质，各类动物性食物和豆类食物及其制品是优质蛋白质的主要来源。因此，在计算副食所提供蛋白质数量时，应以蛋白质总摄入量减去主食已经提供的蛋白质数量。

(3) 蔬菜水果需要量的确定：蔬菜水果主要提供碳水化合物、维生素和矿物质。

(4) 纯能量食物量的确定：纯能量食物主

表 4-7　不同孕期各营养素推荐摄入量（RNI）或适宜摄入量（AI）

	营养素	孕早期	孕中期	孕晚期	哺乳期
能量	能量（kcal/d）	1800	2100	2250	2300
	碳水化合物（g/d）	130（EAR）	130（EAR）	130（EAR）	—
	蛋白质（g/d）	55	70	85	80
宏量营养素	脂肪	脂肪供能比为 20%～30%，其中饱和脂肪酸、单不饱和脂肪酸和多不饱和脂肪酸分别为＜ 10%、10% 和 10%；n-6 系和 n-3 系多不饱和脂肪酸的比值为（4～6）:1			—
矿物质	钙（mg/d）	800	1000	1000	1000
	铁（mg/d）	20	24	29	24
	锌（mg/d）	9.5	9.5	9.5	12
	碘（µg/d）	230	230	230	240
维生素	维生素 A（µgRAE/d）	700	770	770	1300
	维生素 D（µg/d）	10	10	10	10
	维生素 E（mgα-TE/d）	14	14	14	17（AI）
	维生素 K（µg/d）	80	80	80	85（AI）
	维生素 B_1（mg/d）	1.2	1.4	1.5	1.5
	维生素 B_2（mg/d）	1.2	1.4	1.5	1.5
	维生素 B_6（mg/d）	2.2	2.2	2.2	1.7
	叶酸（µgDFE/d）	600	600	600	550

要是指油脂类、糖类等食物。脂肪主要由植物油提供，在主、副食中的食物含有部分脂肪，在计算植物油提供脂肪量时，应以脂肪总摄入量减去主副食物共提供的脂肪量。

食谱举例：女性，28 岁，身高 160cm，孕前体质量 55kg，现妊娠 28 周，现体质量 60kg，从事轻体力劳动。请编制一日三餐的食谱。

第一步：调查了解基本情况：女性，28 岁，身高 160cm，理想体质量 55kg，从事轻体力活动，妊娠 28 周，OGTT 试验血糖值正常。

第二步：BMI=55（kg）/(1.60m²) =21.48kg/m²，在正常范围（18.5～23.9kg/m²）。

第三步：参照中国居民膳食营养素参考摄入量（dietary reference intakes，DRI）中对正常 BMI、轻体力活动强度的女性膳食能量需要量（energy requirement，EER）的建议，结合该女性为妊娠晚期，按照《孕期女性膳示指南》每日增加 450kcal，该孕妇每天能量需要量为 2100kcal。

标准体质量（kg）=160–105=55kg

每 日 能 量 需 要 量 =55kg×30kcal/(kg・d)+450kcal=2100kcal/d

第四步：三大产能营养素供给量，以蛋白质、脂肪、碳水化合物分别占总能量的 15%、25% 和 60% 计，分别为：

$$蛋白质（g）= \frac{2100×15\%}{4} — 78.75 g/d$$

$$蛋白质（g）= \frac{2100×15\%}{4} — 78.75 g/d$$

$$碳水化合物（g）= \frac{2100×60\%}{4} = 315 g/d$$

第五步：矿物质、维生素的供给量。

根据《中国居民膳食营养素参考摄入量》的建议，及生育期女性各阶段的膳示指南的推荐摄入量，详见本章"一、营养风险筛查技术"。

第六步：膳食设计。

早餐占 30%：2100×30%=630kcal。

午餐占 40%：2100×40%=840kcal。

晚餐占 30%：2100×30%=630kcal。

第七步：编制参考食谱。

早餐（7:30—8:00）：鸡蛋 1 个（50g）、青菜瘦肉饺 3 个、红豆粥（稻米 25g，红豆 15g）、水煮包菜（包菜 100g）。

早餐加餐（10:00—10:30）：牛奶 160ml、橙子 150g。

午餐（12:00—12:30）：米饭（生米 75g）、木耳炒里脊片（干木耳 5g，瘦猪肉 50g）、清蒸鲈鱼 80g、炒菠菜（菠菜 200g）、青椒炒胡萝卜（青椒 25g，胡萝卜 50g）、油（10g）。

午餐加餐（15:00）：坚果 15g、苹果 150g。

晚餐（17:30—18:00）：米饭（生米 50g）、香菇蒸鸡（鸡肉 60g，香菇 10g）、水煮菜心（绿叶菜心 200g）、芹菜炒香干（芹菜 50g，香干 50g）、油（10g）。

睡前加餐（20:30—21:00）牛奶 160ml、无糖麦片 25g。

7. 同类食物交换　通常将常用的食物按所含营养成分特点分成六类，对每类食物各作等值交换，每一交换份中所含的热量及营养成分基本相同。

(1) 谷、薯类食物交换表：见表 4-8。

(2) 蔬菜类食物交换表：见表 4-9。

(3) 水果类食物交换表：见表 4-10。

(4) 肉蛋类食物交换表：见表 4-11。

(5) 豆类食物交换表：见表 4-12。

(6) 乳类食物交换表：见表 4-13。

(7) 纯能量食物交换表：见表 4-14。

8. 特殊情况下的食物选择

(1) 妊娠期糖尿病的食物：妊娠期糖尿病孕妇在日常饮食中应在控制每日总能量的前提下，参考 GI/GL 数据选择低 GI、GL 值食物制订个人饮食计划，避免餐后血糖升高，有利于血糖控制。GI 值为血糖指数，反映了食物与

表 4-8 谷、薯类食物交换表

食物名称	重量（g）
面粉	25
大米	25
玉米面	25
小米	25
高粱类	25
挂面	25
面包、窝窝头	35
烧饼、烙饼、馒头	35
土豆	100
湿粉皮	150

注：每份谷、薯类食物大约可提供能量378kJ（90kcal）、蛋白质2g、碳水化合物20g

表 4-9 蔬菜类食物交换表

食物（可食部分）	重量（g）
芹菜、莴笋、雪里蕻（鲜）、空心菜	500
西葫芦、西红柿、茄子、苦瓜、冬瓜、南瓜	500
韭菜、绿豆芽、茭白、蘑菇（鲜）	500
大白菜、油菜、圆白菜、韭菜、菠菜	500
柿子椒、倭瓜、萝卜、菜花、水浸海带	350
鲜豇豆、洋葱	250
胡萝卜、蒜苗	200
鲜豌豆	100

注：每份蔬菜、水果大约可提供能量378kJ（90kcal）、蛋白质5g、碳水化合物17g

表 4-10 水果类食物交换表

食物（可食部分）	重量（g）
西瓜	500
草莓、杨桃	300
鸭梨、杏、柠檬	250
柚子、枇杷	225
橙、橘子、苹果、猕猴桃、菠萝、李子、桃子、樱桃	200
柿子、鲜荔枝、香蕉	150
鲜枣	100

注：每份水果大约可提供能量378kJ（90kcal）、碳水化合物21g、蛋白质1g

表 4-11 肉蛋类食物

食物（可食部分）	重量（g）
肥瘦猪、牛、羊肉	25
瘦猪牛头肉	50
鸭肉、鸡肉	50
鸡蛋（500g约8个）	1个
排骨	70
带鱼、草鱼、鲫鱼	80
对虾、青虾、鲜贝	80

注：每份食物大约可提供能量378kJ（90kcal）、蛋白质10g、脂肪5g、碳水化合物2g

表 4-12　豆类食物交换表

食　　物	重量（g）
豆浆	400
豆腐（南）	150
豆腐（北）	100
豆腐干、豆腐丝	50
熏干	50
油豆腐	40
千张	30
腐竹	20
豆腐皮	20

表 4-13　乳类食物交换表

食　　物	重量（g）
牛奶	160
羊奶	160
酸奶	160
乳酪	25
奶粉	20

注：每份乳类大约可提供能量 378kJ（90kcal）、蛋白质 5g、脂肪 5g、碳水化合物 6g

表 4-14　油脂类食物交换表

食　　物	重量（g）
菜籽油	10
豆油、花生油、棉籽油、芝麻油	10
牛油、羊油、猪油（未炼）	10
核桃、花生米、杏仁	15
葵花子（带壳）	25

葡萄糖相比升高血糖的速度和能力，通常把葡萄糖的血糖指数定为 100。一般，GI ＞ 70 为高 GI 食物；GI 55～70 为中 GI 食物；GI ＜ 55 为低 GI 食物。GL 值为血糖负荷值，表示单位食物中可利用碳水化合物的数量与 GI 的乘积，将摄入碳水化合物的数量与质量相结合。GL ＞ 20 为高，GL 10～20 为中，GL ＜ 10 为低。常用食物的 GI（中低值）和 GL（中低值）表，见表 4-15 和表 4-16。

（2）血脂异常的营养治疗：血脂异常主要表现为总胆固醇、低密度脂蛋白（LDL）升高，根据胆固醇和 LDL 的水平，把血脂异常分为轻度、中度和严重升高。

① 轻度高胆固醇血症的营养治疗：对没有冠心病而表现为轻度胆固醇升高（200～239mg/dl）的，主要通过膳食治疗。膳食治疗的策略是指合理控制热能和糖，减少升高胆固醇脂肪酸的摄入，主要是指饱和脂肪酸的摄入不超过总能量的 10%，总脂肪酸的摄入不超过 30% 能量摄入。饱和脂肪酸常来源于动物性食物，包括肉类和奶类脂肪。相对而言，奶类脂肪比肉类更易于升高血浆胆固醇。减少牛排、汉堡和肉类的消费是降低饱和脂肪酸摄入的主要途径，此外，减少奶制品的摄入如减少牛奶、奶酪、冰激凌及用低脂肪或无脂肪的乳制品来替代也是减少饱和脂肪酸摄入的有效途径。

② 中度高胆固醇血症的营养治疗：中度高胆固醇血症（240～299mg/dl）的治疗方案取决于冠心病的危险状况。患者可分为中度和高度危险状况。冠心病的危险因素有吸烟、高血压、糖尿病、低 HDL（＜ 35mg/dl）、年龄（男 ＞ 40 岁，女 ＞ 55 岁）。在中度胆固醇升高不伴或伴有上述危险因素中的一项被认为是中度危险患者，而伴有 2 项危险因素及以上者被认为是高度危险患者。

中度危险的患者其血浆 LDL 在 160～

表 4–15 食物 GI 值表

谷类食物			
食品名称	**GI（%）**	**食品名称**	**GI（%）**
大麦		饼干	
大麦粒（煮）	25	达能牛奶香脆	39.1
整粒黑麦（煮）	34	达能闲趣饼干	39.1
荞麦方便面	53.2	燕麦粗粉饼干	47.1
荞麦（煮）	54	米饭	
意大利式细面条（通心面粉，实心，1.5~2.8mm 粗）		黑米	42.3
强化蛋白质的意大利式细面条	27	即食大米（煮 1min）	46
意大利式全麦粉细面条	37	玉米	
意大利式硬质小麦细面条（煮 12~20min）	55	甜玉米	55
线面条（通心面粉，实心，约 1.5mm）	35	硬质小麦扁面条	
通心面（管状、空心、约 6.35mm 粗）（煮 5min）	45	粗的硬质小麦扁面条	46
熟食早餐		加鸡蛋的硬质小麦扁面条	49
稻麸	19	细的硬质小麦扁面条	55
全麦维（家乐氏）	42	面包	
燕麦麸	55	75%~80% 大麦粒面包	34
淀粉及制品		50% 大麦粒面包	46
藕粉	32.6	混合谷物面包	45
蒸芋头	47.9	含有水果干的小麦面包	47
山药	51	50%~80% 碎小麦粒面包	52
蔬菜类食物			
食品名称	**GI（%）**	**食品名称**	**GI（%）**
叶菜类		菠菜	15
韭菜	26	根茎瓜豆类	
圆白菜	26	牛蒡	45
菜花	26	莲藕	38
绿菜花	25	茄子	25
油菜	23	苦瓜	24
生菜	23	黄瓜	23
白菜	23	绿豆芽	22

（续表）

蔬菜类食物			
食品名称	GI（%）	食品名称	GI（%）
黄豆芽	22	藻类	
西红柿	30	海带	16
洋芹	29	紫菜	23
松茸	29	蘑菇类	
青椒	26	香菇	38
萝卜	26	金针菇	29
豆角	26	银耳	27
芦笋	25	木耳	26
甜玉米	55		
水果类食物			
食品名称	GI（%）	食品名称	GI（%）
柚子	25	樱桃	22
葡萄柚	25	木瓜	25
李子	24	草莓	29
火龙果	25	番石榴	31
苹果	36	柳橙	31
奇异果	35	蓝莓	34
大豆类食物			
食品名称	GI（%）	食品名称	GI（%）
大豆	18	扁豆	27
红小扁豆	26	绿小扁豆	30
四季豆	27	绿豆	30
豌豆	38	毛豆	30
黑豆	25	豆浆	23
鹰嘴豆	33	青刀豆	39
冻豆腐	22.3	豆腐干	23.7
花生	30	腰果	29

（续表）

奶类食物			
食品名称	GI（%）	食品名称	GI（%）
脱脂牛奶	32	鲜牛奶	27.6
降糖奶粉	26	低脂酸乳酪	14
低脂奶粉	11.9		

表 4-16　食物 GL 值表

粮谷类食物					
食品名称	交换份重（g）	GL	食品名称	交换份重（g）	GL
强化蛋白通心粉	35	2.7	通心粉（白）	35	3.0
米线	25	3.2	粗麦粉（煮）	25	3.9
大麦（整粒，煮）	25	4.0	面条（全麦粉，细）	25	6.4
黑米粥	25	7.6	大米（即食，煮）	25	8.3
通心面（管状，粗）	25	8.5	荞麦（黄）	25	9.0
饼干面包类食物					
食品名称	交换份重（g）	GL	食品名称	交换份重（g）	GL
花生酱饼干	25	1.5	面包（黑麦粒）	35	8.8
达能牛奶香脆	25	5.8	达能闲趣饼干	25	6.9
高钙达能饼干	25	8.8	面包（混合谷物）	35	7.9
面包（80% 燕麦粒）	35	11.4	面包（高纤维）	35	11.9
薯类食物					
食品名称	交换份重（g）	GL	食品名称	交换份重（g）	GL
藕粉	25	6.9	甘薯（山芋）	100	14.3
干豆及坚果类食物					
食品名称	交换份重（g）	GL	食品名称	交换份重（g）	GL
花生	15	0.4	腰果	15	0.4
黄豆（罐头）	25	0.7	豆腐（冻）	150	0.8
黄豆（浸泡，煮）	25	0.8	腰果	15	0.9
豆腐干	50	1.3	干豌豆	25	3.0
四季豆	25	3.3	扁豆（红，小）	25	3.6
绿豆	25	3.8	扁豆（绿，小）	25	4.2

（续表）

干豆及坚果类食物					
食品名称	交换份重（g）	GL	食品名称	交换份重（g）	GL
利马豆	25	4.4	鹰嘴豆	25	4.7
莲子	26	5.0	黑豆汤	25	5.4
鲜豆及蔬菜类食物					
食品名称	交换份重（g）	GL	食品名称	交换份重（g）	GL
洋葱	115	1.2	青刀豆	125	2.5
扁豆	125	2.9	芋头（蒸）	50	4.0
百合	28	4.2	山药	75	4.4
莲藕	65	4.8	胡萝卜	100	5.5
南瓜	175	5.9	鲜豌豆	125	12.3
四季豆	125	1.4	玉米（甜，煮）	200	25.1
水果类食物					
食品名称	交换份重（g）	GL	食品名称	交换份重（g）	GL
李子	100	1.9	樱桃	100	2.2
柚	100	2.3	桃	100	3.1
梨	100	3.7	草莓	150	4.3
橙子	100	4.4	苹果	100	4.4
奶类食物					
食品名称	交换份重（g）	GL	食品名称	交换份重（g）	GL
鲜牛奶	160	1.5	酸奶（原味）	130	2.3
脱脂牛奶	160	2.6	降糖奶粉	25	3.4

180mg/dl 之间，可通过非药物的膳食或生活方式（表 4-17）可使 LDL 水平控制在 < 160mg/dl。而 LDL 在 190～219mg/dl 的中度危险患者及高度危险患者，需在膳食的基础上应用降脂药物治疗。

③ 常用降低血脂的食物的选择：大量的研究观察了食物对血脂的影响，发现了不少食物可以防治高胆固醇血症或改善血脂紊乱。常用降低血脂的食物有豆类、大蒜、洋葱、苹果、山楂、鱼类、海带、菌类食物、牛奶和燕麦，并建议选用植物油烹饪食物，有利于降低血中的胆固醇。

（3）高血压的食物治疗：合理膳食，重点是限制钠盐摄入、限制总热量和饮食均衡。

① 限制钠盐摄入：高血压的膳食疗法最主要的关键点是减盐，严格限盐可有效降低血压。中国营养学会推荐健康成人每日食盐摄入量不超过 6g，高血压患者不超过 3g。

表 4-17　非药物途径治疗

戒烟
减少升高胆固醇的脂肪酸摄入
减少膳食胆固醇
维持理想体质量
规律运动
降低盐的摄入
增加水果和深色蔬菜的摄入
增加抗氧化物和维生素的摄入

② 限制总热量：对于体质量超重或肥胖的高血压患者，总热量在标准体质量的基础上，按 20～25kcal/(kg·d)。为增加饱腹感，可适量增加粗杂粮和蔬菜供给量。减重膳食也应该是平衡膳食，三大营养素要保持适当比例。

③ 营养均衡：适量补充蛋白质，成人蛋白质摄入量按 1.0g/(kg·d)。孕中期增加蛋白质 15g，在孕前平衡膳食的基础上，增加鱼、禽、蛋、瘦肉共计 50g 左右，奶的总摄入量达 500g/d。孕晚期增加 30g，在孕前平衡膳食的基础上再增加鱼、禽、蛋、瘦肉共计 125g 左右，奶的总摄入量达到 500g/d。

适量增加新鲜蔬菜和水果：增加水溶性维生素，特别是维生素 C 的摄入。

增加膳食纤维，特别是可溶性膳食纤维的摄入。高血压患者每天可摄入新鲜蔬菜 400～500g，水果 300～400g。

增加钙的摄入：低钙膳食易导致血压升高，推荐钙的摄入量 1000mg/d。

摄入丰富的膳食纤维，科学控制孕期体质量增长，避免超重和肥胖。

④ 其他：戒烟限酒，适量运动，保持心理平衡。

(4) 缺铁性贫血的食物治疗：由于铁缺乏对儿童大脑的发育，特别是学习和行为能力的影响已经得到公认，而且这种影响不能通过以后补充铁来逆转，所以铁缺乏的预防非常重要。所有孕产妇应在首次产前检查时检查外周血血常规，每 8～12 周重复检查血常规，并给予饮示指导，以最大限度地提高铁摄入和吸收。储存铁一旦耗尽，仅仅通过食物难以补充足够的铁，因此应尽早筛查和补充含铁丰富的食物，当血清铁蛋白＜ 30ug/L 时孕妇应口服补铁。

① 缺铁性贫血的营养治疗的关键技术为去除病因和补充铁剂。a. 去除病因：查明缺铁原因，对饮食不当者应纠正不合理的饮食习惯和食物组成，有偏食习惯者应予以纠正，如有慢性失血性疾病，如前置胎盘出血、消化道隐性出血性疾病等应予以及时治疗；b. 饮食治疗：增加膳食含铁量并注意合理配合，补充含血红素丰富的红色肉类、动物肝脏和血液等。选择黄豆比其他植物类食物的含铁量高（11mg/100g），吸收率为 7%。选择铁强化食品，如 1L 奶中含铁 12mg，1kg 面粉中含铁 13～15mg，是较理想的防治铁缺乏的食品。选择含铁丰富的食物与维生素 C 同服，可促进铁的吸引，但应避免与牛奶、茶、咖啡及抗酸药等同服，以防影响铁的吸引。

② 2016 年"WHO 婴幼儿、育龄期女性及少女补铁指南"推荐育龄期女性每日补充 30～60mg 铁剂。备孕期、孕早期应加强营养，摄入含铁丰富的食物。从妊娠期第 3 个月开始按元素铁 60mg/d 口服补铁，必要时可延续至产后，同时补充小剂量叶酸（400μg/d）及其他维生素和矿物质。建议进食前 1h 服用铁剂，与维生素 C 共同服用增加吸引率，避免与其他药物同时服用。

【操作流程】见 **图26**。

四、营养咨询技术

营养咨询是通过营养信息的交流和传播，

帮助个体或群体获得食物与营养知识，培养健康生活方式的活动与过程，是营养师对咨询者进行营养分析、评价和指导的一个过程。咨询者可以通过这个过程获得改善健康的信息，进而达到促进健康的目的。营养咨询是营养师的基本技能，针对不同目的，可选用不同的方法，进行营养筛查，发现高危人群，进行针对性的营养保健。营养咨询的范畴包括营养不良、营养过剩、各种与营养相关的疾病，以及疾病的营养治疗、营养支持，健康者的营养保健等。

【目的】营养咨询的目的是提高各类人群对营养与健康的认知水平，改善营养状况，预防营养不良和营养相关性疾病的发生，使营养咨询对象在营养知识、态度、行为及营养状况的改善等方面受益，解决其在生理、心理等方面的营养问题，从而提高全面的营养保健知识和能力。

【适应证】

1. 育龄期女性有营养不良或营养过剩等异常情况。

2. 妊娠各阶段的营养咨询与体质量管理。

3. 妊娠期并发症或合并症的营养治疗或营养支持。

4. 各种与营养相关的疾病。

【咨询技巧】

1. 开场与结束技巧　人际传播形式无论是访谈、咨询、演讲、授课或讨论等，在交流开始与结束时，都要有开场白与结束语。开场应该简洁明了，传播者应保持主动热情、细致周到，能够引起咨询者的兴趣。同时注意与咨询者建立良好的关系。

2. 说话技巧　讲话速度适中，吐字清晰，谈话的内容明确，重点突出。寻求共同点，言在当言处，观在细微中。谈话内容及概念要简单明确。注意观察，及时取得反馈，适当停顿，给对方提问和思考的机会。

3. 听话技巧　双方注视对方，在听的过程中不断给以积极的反馈。集中精力，不要轻易打断对方的讲话，必要时适当地引导。要不断分析对方讲话的要点，做出客观总结，准确理解信息。同时应注意观察讲话人不自觉地以非语言形式表达的情感及其内在的含义。

4. 提问技巧　咨询开始时少提问，多鼓励求询者说；但当求询者带有疑问时适时进行提问，不使用较严肃的反问句提问，可适当进行复述和解释。

5. 反馈技巧　反馈及时是人际传播的一个重要特点。以使营养教育者得以了解教育对象的知、信、行的状况，及对营养教育的教学计划、内容、形式、方法的意见和建议等，以便对教学进行有针对性的调整。

6. 非语言传播　非语言传播技巧是人类社会交往中不可缺少的重要手段。手势、面部表情、眼神与注视方向等动态体语，仪态服饰、体态、姿势、人际距离等静态语言，以及声调、音量和节奏等类语言，均可实现信息的传播与分享。非语言传播可以加强和扩大，或者也可否定语言符号传递的信息。

7. 观察技巧　要用心、用眼，细心品味，全面观察，收集和捕捉交流中的各种信息，体察言外之意，以及不便明说的含义或掩盖的事物、现象，以利于对情况或问题做出正确判断和评估。

【实施步骤】

1. 营养咨询的步骤

(1) 建立良好的咨询关系：良好的咨询关系能帮助达到咨询的目的。营养工作人员热情良好的咨询环境能使咨询者放松并乐于配合。

(2) 收集病史：要注意影响社区居民营养状况的因素，可包括某些营养素缺乏的有关心理和社会因素，如饮酒、吸烟、经济状况、患急性和慢性病对营养影响，与营养可能有关的药品，与营养有关的其他病史；了解药物作用、诊断过程、在医院的手术和治疗情况，如化学治疗和放射治疗，出院后的情况等。咨询中尤其应注意易被忽略的细节，尽量做到全面、细致地了解。

(3) 收集饮食史：了解患者饮食习惯和嗜好、日常所食食物种类及数量、餐次和分配比例、有无偏食及烹饪加工方法等。计算分析患者能量和营养素的摄入量与参考摄入量的差距，以评价其饮食是否合理，提出改进意见。

饮食史收集方法有如下几种。

① 询问法：又称 24h 膳食回顾法，即根据咨询者回顾前一日所食，大体掌握其数量。该方法简便易行，但是所得资料比较粗糙，不准确。询问法包括 24h 膳食回顾法、食物频率问卷调查和膳食史法。通过询问膳食的主要组成成分，每日进餐的次数、时间、食物种类和数量，来计算每日食物消耗。

② 记账法：适用于集体单位，对食堂总体的采购和消耗、就餐人次进行调查，不用具体进行称量。该方法简便迅速，节省人力，但不够准确。

③ 称重法：即对咨询对象所消耗的食物进行称重，适用于个人。该方法细致准确，但比较麻烦且工作量大，耗费人力物力。

(4) 临床检查：通过临床检查寻求与营养状况改变有关的症状与体征，包括体格检查如身体测量、营养缺乏病体征检查；实验室检测：白细胞、淋巴细胞分类等。

(5) 综合评价：通过膳食调查、人体测量、临床检查、生化分析等多方面资料对患者的营养状况进行综合评价以便于给予患者正确的膳示指导。目前常用主观综合评价等评价方法，详见本章"一、营养风险筛查技术"。

(6) 膳示指导：营养咨询的目的是从膳食结构、膳食质量及相关行为等方面给患者提出指导性意见，改善其饮食行为模式，起到防病、治病、提高生活质量的作用。膳示指导的原则如下。

① 切实可行：必须结合患者实际经济条件和饮食习惯等情况制订指导方案，以实现营养咨询的目标。

② 具体实施：指导意见应是针对患者实际情况制订指导方案，以实现营养咨询的目标。

③ 重点明确：在营养咨询过程中，有时会遇到复杂多样的问题，这时应分清轻重缓急，强调首要解决的目标，不忽视次要问题。

(7) 追踪反馈：对于某些患者（如糖尿病、肾病）而言，应对其进行定期随访，以了解指导意见的执行情况、患者状况的变化，根据反馈信息调整指导方案，以促进患者的康复，提高生活质量。

【结局评价】女性饮食结构、餐次均衡，摄入食物种类丰富、营养素适量，母体和胎儿体质量在适宜范围增长。

【操作流程】见 **图 27**。

五、SOAP 营养咨询方法

SOAP 是国外较为流行的营养咨询方法，此方法方便、简单、易行，包括了咨询的主要内容。SOAP 包括主观询问（subjective）、客观检查（objective）、评价（assessment）和营养支持计划（plan）4 部分。

1. 询问饮食营养状况　饮食史、饮食习惯和嗜好、饮食调查、餐次和分配比例、有无偏食史，以及烹调加工的方法等。

2. 体格营养状况检查　测量身高、体质量、肱三头肌皮褶厚度、上臂围，以及营养缺乏症体格检查；血液常规检查，包括白细胞总数、淋巴细胞分类，血清总蛋白、清蛋白及分类等。

3. 营养评价　按照不同孕期各营养素推荐摄入量（RNI）或适宜摄入量（AI）进行饮食调查结果的评价，了解食物结构是否合理，各种营养素是否满足机体需要；根据体格营养状况检查的结果评价当前营养状况。不同孕期各营养素推荐摄入量（RNI）或适宜摄入量（AI），见表 4-7。

4. 饮食营养计划　结合经济条件和饮食习惯，在饮食营养原则方面给予指导，包括饮食宜忌、食物等值互换、参考食谱及宜忌注意事项。

六、母胎体质量控制技术

体质量即人体的重量，体质量增长是反映女性个体营养状况的最实用的直观指标，与胎儿出生体质量和妊娠并发症等妊娠结局密切相关。孕期胎儿的生长发育、母体乳腺和子宫等生殖器官的发育以及为分娩后乳汁分泌进行必要的营养储备，都需要额外的营养。因此，妊娠各期女性的膳食应在非孕期女性的基础上，根据胎儿生长速率及母体生理和代谢的动态变化进行适当的调整。大量研究显示，母体孕前及孕期的肥胖均与孕期合并症及不良妊娠结局密切相关，包括妊娠期糖尿病、妊娠期高血压、子痫、早产、死胎、巨大儿、过期产儿、剖宫产和先天畸形等；远期不良影响包括产后母体及子代肥胖，增加母婴罹患 2 型糖尿病、高血压及其他代谢综合征的风险。因此，为保证胎儿正常生长发育、避免不良妊娠结局，应使女性孕期体重增长保持在适宜的范围。平衡膳食和适度的身体活动是维持孕期女性体重适宜增长的基础。

【目的】为保证胎儿正常生长发育、避免不良妊娠结局，从母体和胎儿的体质量变化初步了解其营养状况，通过科学的控制使其孕期体质量增长保持在适宜的范围。

【适应证】

1. 育龄期女性有营养过剩等异常情况。

2. 妊娠期并发症或合并症的饮食控制或体育锻炼治疗。

3. 各种与营养相关的疾病的支持治疗。

【操作步骤及方法】

1. 体质量的评估

(1) 体质量测量方法：影响体质量的因素较多，如季节、疾病、进食，1 天之内体质量也会随进食，大、小便和出汗等有变化。测定时应保持时间、衣着、姿势等的一致，住院患者应选择晨起空腹、排空大小便、穿固定衣裤测量，每周至少测量 1 次体质量。体质量计的敏感性应小于 0.5kg，测定前需先校正准确，读数以 kg 为单位。

(2) 计算孕前 BMI：根据孕前体质量和身高确定孕前身体质量指数。

孕前 BMI（体质指数）= 孕前体质量（kg）/ 身高的平方（m²）

(3) 根据孕前体质量指数、妊娠阶段、营养相关性疾病确定孕期各阶段体质量增长范围：IOM 2009 年首次提到了怀孕女性体质量增加的建议，该指南相关研究结果显示，那些体质量在 IOM 推荐范围以内的女性比高于或低于推荐的体质量增加范围者有更好的妊娠结局。怀孕期间适当的体质量增加可提高孕产妇和胎儿的健康水平，同时避免过度产后体质量保留，对产妇及孩子的长期健康产生影响。体质量增加的时间和速度也会影响结果。在妊娠前三个月，需要相对少量的体质量增加。非糖尿病的女性，妊娠前半期体质量增加是胎儿线性生长的决定因素。正常体质量和低体质量的非糖尿病女性，在妊娠中期和晚期体质量增加不足可能与早产或小于胎龄儿有关。超重和肥胖的糖尿病女性，过度的体质量增加与巨大胎儿、出生创伤和增加剖宫产率有关。糖尿病女性患者，过度的体质量增加可以促进胎儿过度生长，并与剖宫产手术增加有关，建议女性糖尿病患者的目标体质量增加总量在 IOM 推荐范围的较低值。建议肥胖及孕前糖尿病女性（回顾详细的食物记录证明）可能不需要达到最小的体质量增加，但仍需要更多对孕前糖尿病孕妇的研究以确定孕前 BMI、妊娠期体质量增加，以及体质量保留对围产期妊娠结局的影响，见表 4-18 和表 4-19。

(4) 评估女性的体质量增长是否在合适范围：综合分析女性的孕前 BMI、所处妊娠阶段，以及是否有妊娠期糖尿病、高脂血症、肥胖或超重等营养相关性疾病，参照上表要求评估其体质量增长是否合适。同时通过 24h 膳食回顾调查的方法评价其总能量和各种营养素摄入是否均衡。女性不同妊娠阶段的每日能量和营养素摄入的计算方法详见"三、食谱编制技术"。

(5) 评估胎儿各径线增长是否在合适范围

① 准确核实孕周，评估胎龄：根据孕妇月经史、辅助生殖技术的相关信息，以及早、中孕期的超声检查结果，综合判断是否存在纠正

预产期的指征。准确核实孕周对于诊断小于胎龄儿（small for gestational age，SGA）或胎儿生长受限（fetal growth restriction，FGR）至关重要。

② 超声评估胎儿生长：超声是产前诊断 SGA 或 FGR 的重要工具。早孕期采用超声测量胎儿头臀长可准确评估胎龄。中孕期可以通过超声评估胎儿的各项生长指标，如双顶径、头围、腹围及股骨长度等；基于不同孕周的生长状况，还可以估测胎儿体质量，并通过动态的监测，了解胎儿的生长趋势。如产前超声发现估测胎儿体质量（estimated fetal weight，EFW）或腹围小于相应胎龄的第 10 百分位，要考虑 SGA。不同妊娠孕周的胎儿各径线参考值详见表 4-20，不同孕周的胎儿出生体质量详见表 4-21。

③ 寻找引起 SGA 的病理因素：鉴于以

表 4-18　不同孕前 BMI 女性孕期体质量增长的适宜范围

孕前 BMI	孕期适宜总增重（kg）	理想总增重（kg）	28～40 周体质量增长速度[平均增重范围（千克/周）]
＜ 18.5（消瘦）	12.5～18	14～15	0.51（0.44～0.58）
18.5～24.9（正常）	11.5～16	12	0.42（0.35～0.50）
25～29.9（超重）	7～11.5	7～8	0.28（0.23～0.33）
≥ 30 肥胖	5～9	5～7	0.22（0.17～0.27）

注：双胎孕妇孕期总增重推荐值：孕前体质量正常者孕期总增重为 16.7～24.3kg，孕前超重者孕期总增重为 13.9～22.5kg，孕前肥胖者孕期总增重为 11.3～18.9kg

表 4-19　不同妊娠阶段女性体质量增长的适宜范围

项　目	孕早期	孕中期	孕晚期	哺乳期
胎儿体质量增长	10 克/周	85 克/周	200 克/周	新生儿生后第二周体质量增加 175～210 克/周
胎重增长期	缓慢期	16～24 周加速期	25～36 周最大加速期	加速期
母体质量增长	1～1.5 千克/孕早期	0.25～0.35 千克/周	0.5 千克/周	逐渐恢复到孕前水平

表 4-20　不同妊娠孕周的胎儿各径线

孕　周	双顶径（mm）	股骨长（mm）	头围（mm）	腹围（mm）	孕　周	双顶径（mm）	股骨长（mm）	头围（mm）	腹围（mm）
12 周	15	7	56	51	27 周	67	50	249	226
13 周	19	10	72	63	28 周	70	53	258	237
14 周	24	14	89	75	29 周	72	55	266	248
15 周	28	17	105	87	30 周	75	57	275	258
16 周	32	20	120	100	31 周	77	60	283	269
17 周	36	23	135	112	32 周	80	62	290	279
18 周	39	26	149	124	33 周	82	64	298	290
19 周	43	29	162	135	34 周	85	66	305	300
20 周	46	32	175	147	35 周	87	68	312	311
21 周	50	35	187	159	36 周	89	70	319	321
22 周	53	37	198	170	37 周	91	72	326	331
23 周	56	40	209	182	38 周	93	74	333	341
24 周	59	43	220	193	39 周	96	76	339	351
25 周	62	45	230	204	40 周	98	78	345	361
26 周	64	48	239	215	41 周	100	80	351	371

表 4-21　不同孕周的胎儿出生体质量

孕　周	第 50 百分位（g）	第 10 百分位（g）	第 90 百分位（g）	孕　周	第 50 百分位（g）	第 10 百分位（g）	第 90 百分位（g）
21 周	513	320	746	32 周	1920	1284	2673
22 周	513	320	746	33 周	2155	1499	2910
23 周	589	365	861	34 周	2394	1728	3132
24 周	675	417	989	35 周	2628	1974	3333
25 周	773	477	1132	36 周	2849	2224	3521
26 周	882	546	1289	37 周	3052	2455	3706
27 周	1005	627	1463	38 周	3227	2642	3867
28 周	1143	720	1653	39 周	3364	2790	3994
29 周	1298	829	1809	40 周	3462	2891	4080
30 周	1484	955	2136	41 周	3589	3011	4185
31 周	1695	1100	2402				

往研究，胎儿的 EFW 或腹围测量值，均受胎儿性别、母体产次及父母种族、身高、体质量、年龄等多种因素影响。因此基于上述定义的 SGA 除病理性的 FGR 以外，还包括了健康小样儿，即虽然体格小但生长发育达到了其遗传潜能，无不良围产结局及远期并发症。如产前超声提示 SGA，应详细询问病史，检查母体合并症或并发症，筛查胎儿遗传因素或结构异常，以及感染与胎盘病理因素等。如有相关的病理因素，则可以考虑临床诊断 FGR，见表 4-20 和表 4-21。

(6) 评估母胎体质量增长趋势是否正常，并分析是否与母体营养摄入不足等情况相关，给予针对性的医学营养干预和营养教育指导。

2. 体重控制 认知行为治疗是体重控制的心理社会方面的众多方法中最具实证研究特点的一种治疗方法。

(1) 评估影响体质量控制的危险因素：首次咨询时评估其身高、体质量、BMI、腰围、体成分、空腹血糖、胰岛素、血脂、血压、肝功能、肾功能、吸烟史、个人和家族史、用药情况、疾病史、膳食习惯、运动情况、心理状况、控制体质量意愿和预期等。根据孕前身体质量指数、妊娠阶段、营养相关性疾病确定孕期各阶段体质量增长范围，详见上文"（一）体质量的评估"。

(2) 评估女性体质量管理和营养摄入的知识与信念：在孕期保健服务过程中，仍然发现部分女性对围产保健还存在一些认识误区，如认为孕期摄入营养越多、越好，胎儿应更健康，而孕期活动越少就越安全。我国女性孕期能量摄入过多、日常工作量和活动明显减少的现象越来越普遍。

(3) 运用认知技术纠正错误的营养与体质量管理信念

① 认知行为疗法进行体质量管理的关键技术是认知重建，鼓励女性表达自己对孕期体质量管理的想法，引导其识别自己功能不良的想法，对负性情绪的相关事件运用理性情绪疗法的 ABCDE 模型（先行事件 A →信念 B →结果 C →思维辩论 D →有效思维 E）去理解先行事件、信念和感受与行为间的关系，与不合理的信念进行辩论，然后通过认知重建来建立合理有效的思维模式。

② 告知女性及照顾者其体质量控制不达标对母胎的近远期影响，说明孕期增重不足或过多均不利于母婴健康。孕期体质量增长过多是孕妇发生妊娠并发症如妊娠期高血压疾病、妊娠糖尿病等的危险因素，也是女性产后体质量滞留的重要原因，并增加女性远期发生肥胖和 2 型糖尿病的风险，还与绝经后发生乳腺癌的危险度呈中度相关。孕期体质量增长不足和过多，均会影响母体产后乳汁的分泌。

(4) 通过刺激控制和家庭参与建立健康的生活方式：刺激控制和家庭参与是认知行为治疗对患者所处环境进行管理的一个关键方法，家庭参与对于治疗的成功不可或缺。治疗师告诉家属成员体质量管理与营养、运动的关系，以及体质量控制合理与否对母婴的影响，对女性和家庭成员一起进行饮食、活动和其他行为技术的指导。引导家属成员帮助女性建立健康的生活方式，如配合女性选择合理的食物及数量，采用健康的烹调方式，选择合适的运动方式与剂量，规范进行体质量监测等，营造一种积极的体质量控制的家庭氛围。

(5) 建立健康营养行为，摄入合适及均衡的营养素：孕期膳示指南推荐孕中晚期每天能量摄入比孕前分别增加 300kcal 和 450kcal，是基于维持身体活动水平不变的前提，如果孕期体力活动水平比孕前有明显下降，则应根据身体活动水平重新调整每日能量摄入总量。每日能量摄入量计算、各类营养素配比、餐次配比和食物交换的具体计算方法详见"三、食谱编制技术"。

(6) 建立科学的运动行为，坚持规律运动

① 评估有无运动的禁忌证，是否适合孕期运动。孕期锻炼的绝对禁忌证包括胎膜破裂、早产、持续性阴道流血、前置胎盘、子痫前期、宫颈功能不全、FGR、高危多胎妊娠，以及未控制的 1 型糖尿病、高血压病、甲状腺疾病和其他严重的心血管、呼吸系统或全身性疾病。相对禁忌证有复发性流产史、妊娠期高血压、自发性早产史、轻度与中度心血管或呼吸系统疾病、症状性贫血、28 周后的双胎妊娠等。指南指出，有绝对禁忌证的女性可继续日常生活中的常规活动，但不应参与较剧烈的活动及锻炼。有相对禁忌证的女性应与产科医师、护理人员及专科运动指导人员共同评估体力锻炼的利弊后，再决定是否进行相应的锻炼。

② 通过认知重建帮助女性认识运动，以及根据个人身体状态、运动习惯和母胎情况选择合适运动方式的安全性和重要性，以纠正对孕妇运动危险的错误认知。近年来，大量研究表明，增加孕期锻炼可有效控制体质量增长，并减少妊娠期相关并发症的风险。没有禁忌证的女性应在整个孕期内持续进行身体锻炼。

③ 与女性一起设定每周的运动目标，通过行为激活引导女性每天选择感兴趣的中等强度的运动。对特定人群的建议：①孕前体育锻炼不活跃的女性孕期应坚持规律锻炼；②妊娠期糖尿病孕妇应持续进行孕期锻炼；③超重或肥胖女性应持续进行孕期锻炼。2019 年加拿大孕期锻炼临床实践指南对孕期锻炼方式及强度的选择提出 5 点建议：a. 每周应累计进行至少 150min 的中等强度体力活动（如快走、水中有氧运动、固定式脚踏车运动、阻力训练）。b. 孕期锻炼至少 3 天 / 周，鼓励每天都进行锻炼。c. 应积极参与各种有氧运动和阻力训练，同时增加瑜伽和（或）柔和的伸展运动也是非常有益的。d. 每天进行盆底肌肉训练（pelvic floor muscle training，PEMT，又称 Kegel 运动）

可降低尿失禁的风险。e. 如在平躺运动时出现轻度头晕、恶心或感觉不适，应改变其运动姿势以避免仰卧位。

④ 指导女性选择合适的运动剂量。孕期适宜的中等强度运动包括：快走、游泳、打球、跳舞、孕妇瑜伽等。应根据孕妇的身体状况和孕前的运动习惯，结合主观感觉选择适宜的活动类型，并循序渐进。孕早期女性体质量增长不明显，应注意避免孕早期体质量增长过快。孕中晚期每天应进行 30min 中等强度的身体活动以维持体质量的适宜增长。中等强度的身体活动指可明显加快心率，一般为运动后心率达到最大心率的 50%～70%，主观感觉稍疲劳，但 10min 左右可恢复正常。最大心率可用 220 减去年龄计算得到，如年龄 30 岁，最大心率（次 / 分）为 220–30=190 次 / 分，活动后的心率以（95～133）次 / 分为宜。

(7) 建立规范的体质量监测和自我管理行为：自我管理包括食物摄取（如时间、总量、热量和相关的心情）、身体活动（运动种类、时间、步骤、心率和自我感觉）和体质量增长等的记录，是建立标准化行为的最重要的技术，该项技术能够精准地测量热量的摄取量及消耗量，从而帮助女性达到体重管理的目标。

应从孕前开始对体质量进行监测和管理。孕早期可每月测量体质量，孕中晚期应每周测量体质量，并根据体质量增长速率调整能量摄入水平。体质量增长不足者，可适当增加富含碳水化合物和优质蛋白质类食物的摄入；体质量增长过多过快者，应在保证营养素供应的同时注意控制每日总能量的摄入，并适当增加身体活动。准确测量体质量，使用校正准确的体质量秤，并注意每次称重前均应排空大、小便，脱鞋帽和外套，仅留内衣裤，以保证测量数据的准确性和监测的有效性。测量体质量时应注意排除水肿、腹水、使用利尿药以及短时间内出现的能量及钠摄入量的显著改变等影响

体质量的因素。

由于我国目前尚缺乏足够的样本和数据建立适合我国女性孕期适宜增重的推荐值，指南仍建议以美国医学研究院（institute of medicine，IOM）2009年推荐的女性孕期体质量增长适宜范围和速率作为监测和控制孕期体质量适宜增长的参考。不同孕前体质量指数（BMI）女性孕期体质量总增重的适宜范围及孕中晚期每周的增重速率参考值见表4-18和表4-19。

国内外研究均证实，对孕妇进行以膳示指导和体力活动为基础的干预，并辅以体质量监测，可有效减少其孕期体质量增长过快的现象，以实现孕期体质量的适宜增长。对于肥胖或超重的孕妇，孕期应指导其记录饮食日记表、运动日记表，每周测量和记录体质量情况，并定期门诊随访。

(8)综合干预提升合理控制体质的依从行为：主要包括目标设定、教育、自我管理、解决问题的策略，控制应激、减轻压力，心理评估、咨询和治疗，认知调整、动机访谈及动员其家庭成员支持等。

【结局评价】女性饮食结构和餐次均衡，摄入食物种类丰富、营养素适量，·母体和胎儿体质量在适宜范围增长。

【注意事项】肥胖或超重女性合并高血压、血脂异常、糖尿病前期、糖尿病及其他肥胖相关疾病的风险大大增加，临床工作者在关注科学控制体质量的同时，应对上述伴发疾病进行有效评估、转介和治疗。

【操作流程】见 图28 。

【知识拓展】

孕期适宜增重推荐值的探索

由于我国目前尚缺乏足够的数据资料建立孕期适宜增重推荐值，建议以美国医学研究院（institute of medicine，IOM）2009年推荐的女性孕期体质量增长适宜范围和速率作为监测和控制孕期体质量适宜增长的参考。

【知识拓展】

基于物联网的智能干预与随访管理

通过可穿戴设备和医疗物联网平台可远程监测和管理孕产妇的饮食、运动、血糖、胎心和体重等情况。该技术综合应用基于医疗物联网技术的母胎营养和血糖远程管理服务平台进行线上个人基本信息采集与身份认证，疾病史、分娩史、本次妊娠情况和相关高危因素的采集，以及膳食、运动和血糖的记录和远程监护管理等。女性应用基于医疗物联网的手机App实现每日膳食种类和数量的录入，运动、指尖微量血糖、体重等监护数据的自动采集或录入等功能。营养医生可借助医疗物联网平台的医生端实时分析其营养、运动和体质量指标等的变化趋势以及时调整饮食、运动方案，孕妇也可以通过系统的综合分析，及时了解自己膳食的是否均衡，是否有效运动，以达到自主管理体重和血糖的目的。该技术尤其适合糖尿病合并妊娠、妊娠期糖尿病、肥胖等女性的自我管理。

【思考题】

1.如何提高女性合理控制体质量的依从性?

2.科学控制体质量的指导流程。

（周立平　翟巾帼）

【参考文献】

[1] 曾果 . 公共营养学 [M]. 北京：科学出版社，2020.

[2] 陈伟，周春凌，周芸 .[M]. 临床营养诊疗技术 . 北京：人民卫生出版社，2017.

[3] Rasmassen KM，Catacano PM，Kathleen M，et al. New guideline for weight gain during pregnancy：what obstetrician/gynecologist should know. Current Opinion in Obstetrics and Gynecology，2009，21：521-526.

[4] ACOG Practice bulletin no. 204：fetal growth restriction（J）. Obstet Gynecol，2019，133（2）：e97-97e109.

[5] Royal College of Obstetricians and Gynaeco-logists. The investigation and management of the small for gestational age fetus, Green-top Guideline No.31，2013.

[6] 中国营养学会 . 孕期女性膳示指南 [J]. 中华围产医学杂志，2016，19（9）：641-648.

[7] National Research Council：Weight Gain During Pregnancy：Reexamining the Guidelines. Washington，DC，The National Academies Press，2009.

[8] National Institute for Health and Care Excellence. Diabetes in pregnancy：management from preconception to the postnatal period. 2020.

第5章 分娩疼痛控制技术

一、概述

（一）疼痛的概念

国际疼痛研究学会将疼痛描述为："与实际或潜在组织损伤相关的不愉快感觉和情感体验，或从这种损伤的角度进行描述"，子宫收缩和会阴受压均会导致临产时疼痛。分娩疼痛除了会造成情绪压力和痛苦，还会引起生理变化。由疼痛引起的变化可能造成过度通气、引起神经体液反应，进一步影响产妇身体的多个系统，还可能造成产后心理创伤等，同时也对胎儿产生影响。

（二）分娩疼痛的临床机制

分娩过程中，疼痛产生的途径随着临产过程和分娩进展来源于不同部位。第一产程中，疼痛发生于宫缩期间，是内脏痛或痉挛样痛，来源于子宫和宫颈。疼痛的原因是子宫和宫颈机械性刺激感受器扩张，子宫和宫颈组织缺血。疼痛信号在穿过 T_{10}、T_{11}、T_{12} 和 L_1 白交通支后进入脊髓。除子宫外，临产疼痛还牵涉到腹壁、腰骶部、髂嵴、臀部和股部。过渡阶段是指从第一产程晚期（宫颈扩张 7～10cm）到第二产程。过渡阶段因为产妇开始感觉到阴道扩张引起的躯体痛，所以伴有更强的伤害性感受输入。阴道、会阴、盆底扩张和骨盆韧带牵拉引起的躯体痛是第二产程的标志。疼痛信号通过由3组骶神经（S_2、S_3 和 S_4）组成的阴部神经传导到脊髓。第二产程的疼痛感比第一产程更为严重，因为此时的疼痛不仅仅是子宫收缩和宫颈牵拉引起的内脏疼痛，还有阴道和会阴组织扩张引起的躯体疼痛。此外，胎先露部下降到骨盆出口时，产妇感到直肠受压，以及迫切想要"向下用力"和娩出胎儿。

（三）分娩疼痛的特点

临产疼痛是一种急性的、生理性的、阵发性的、钝性的、逐渐增强的内脏疼痛。从产妇的角度来看，临产痛分为3种不同类型：腹部收缩痛、间歇性腰痛和持续性腰痛。如果间歇性腹部收缩痛和持续性腰痛同时存在，则疼痛程度最严重。疼痛程度受到个人情绪、动机、认知、社会和文化环境等因素的影响。临产和分娩的疼痛因人而异，产妇对分娩疼痛的耐受能力不同，而且同一名女性每次临产的疼痛程度也可存在很大差异。虽然有人认为分娩疼痛的强度与截断一根手指的疼痛相当，但是分娩疼痛是内脏痛，手指疼痛属于躯体疼痛，两者的性质不同，可比性较差。在未来的产科医疗服务领域，应鼓励纳入专业的生育培训，指导学习和接受非药物镇痛技术，让孕妇正确认识和接纳分娩疼痛。因为人类繁衍发展的历史足以证明，绝大多数产妇应该能够耐受这种阵发性、渐进增强的、急性生理性内脏疼痛，而不需要药物的治疗。

（四）分娩疼痛控制技术应用情况

目前疼痛控制技术主要包括活动、分娩球、自由体位、抚触和按摩、穴位按压、热敷或冷敷、呼吸放松技巧、淋浴、音乐和听觉镇痛、芳香疗法、针刺、瑜伽、无菌水注射、催眠、生物反馈、经皮电神经刺激、水疗、硬膜外、脊麻－硬膜外联合阻滞、吸入性镇痛等。

镇痛方法的分类根据所需资源的级别，我们将镇痛方法分为三类：低资源干预、中资源干预和高资源干预。

低资源干预是简单、易获得、便宜和低风险方法，包括分散注意力、自我帮助和安慰策略或工具。低资源干预包括运动、抚摸或按摩、热敷或冷敷、呼吸技巧、淋浴和听觉镇痛。其优势包括能使用多种方法（先后或同时使用）、容易使用和低成本。虽然支持性数据不一致或很少，但这些干预措施风险通常较低。

中等资源干预需要患者推动、专业培训、专业协助、特定设备、经济支持或其任意组合。中等资源干预包括针灸、淋浴、水中浸泡、无菌水注射、经皮电神经刺激和瑜伽等，芳香疗法、催眠和生物反馈治疗的证据很少或不支持其效果。虽然其对产妇和胎儿的风险可能很低，但仍存在高温（过热）和中毒（芳香疗法）风险。

高资源干预需要专业的培训和监测，对产妇、胎儿或分娩产生不良影响的风险更大，需要更复杂的设备及医护人员和（或）患者培训，并且成本高，但这种干预在临产镇痛方面非常有效，包括椎管内镇痛 / 麻醉和吸入麻醉。高资源干预包括所有的药物治疗，如注射、静脉给药、吸入或硬膜外给药。虽然这些干预需要专业培训、材料和资金，但证据表明，硬膜外镇痛、脊麻 – 硬膜外联合阻滞和吸入性镇痛能有效缓解临产痛，但有显著不良反应并需要密切关注以保证安全。

其中非药物性镇痛方法不仅可降低躯体的疼痛感，还可通过强化对心理 – 情绪和精神方面的治疗尝试减少心理痛苦。这种方法将疼痛认作是多数正常临产的一种伴随现象，镇痛的目标是将疼痛感保持在可控范围内，而不是消除疼痛，因此，重点是使产妇有效地应对疼痛。告知产妇可选择的镇痛方法（最好是在产前检查中进行），然后权衡每种方法的利弊及其替代法。产妇思虑自己可能会害怕疼痛、劳累、乏力或有创性操作，或者担心镇痛方法的不良反应。产妇在产前了解药物性和非药物性镇痛方法的利弊，以及练习和掌握非药物性镇痛方法，目的是缩小产妇期望应对的临产痛与其实际承受的疼痛具有差距，并增加临产过程中的控制感。基于这些信息，产妇可计划一种最适合她需求的方法。值得注意的是，虽然此计划可能是在临产前制定，但产妇在分娩时的意向极其重要，并且应当尊重产妇在实际分娩中对镇痛方法的任何改变。当然，准父母应该知晓，分娩过程是无法预测的，可能需要使用一些不符合意愿的干预措施，以确保母婴安全。

二、疼痛的评估技术

疼痛评估是第一重要的环节。在临床工作中，应用简单易行的评价工具和记录表，对疼痛进行准确的评价和记录，才能真正提高患者的生活质量。只有积极主动、客观、持续地对疼痛进行评估，才能采取正确、适当的控制措施，达到控制疼痛的目的。

进行有效疼痛控制的前提是要对疼痛进行评估，而疼痛与四大生命体征不同，因为疼痛不具备客观的评估依据，而且影响疼痛的因素较多，个体差异性很大。在临床实践中，应常规、全面、动态地评估疼痛，掌握疼痛评估的内容、方法和记录。目前还没有专门的方法来评估分娩疼痛，常用的疼痛评估方法存在一定的缺陷。此外，产妇对疼痛感知存在很大的差异性，建议结合临床实际情况，要考虑产妇的情绪、心理及行为因素，如面部表情、语言及姿势改变等，综合评估其疼痛情况。虽然传统上是评估疼痛量表或药物使用情况，但非药物性方法的疗效可能与产妇重要结局更相关，如对治疗的满意程度或希望在未来分娩中使用相关治疗，自我效能、掌控感等。

常用的疼痛评估方法有交谈法、观察与临床检查、使用评估工具。

临床实践中常使用疼痛量表来评估疼痛干预的影响，其结局可能具有误导性，因为产妇可以将其疼痛评为严重，却可以很好应对而不会遭受心理痛苦或感到不知所措。此外，还可以采用百分比量表法（图5-3）和4级法评估镇痛效果。

交谈法：询问分娩疼痛的感受和分娩史，积极听取产妇的主诉、询问疼痛的部位和持续时间、是否使用了减轻疼痛的措施及疼痛缓解效果；在沟通交谈中，观察产妇的非语言表达。

观察与临床检查：观察疼痛时，产妇的生理、行为和情绪改变。通过其面部表情、自觉舒适体位、躯体的紧张度、生命体征等综合评估疼痛的程度。产妇可能表现为静止，漫无目的地乱动，摆出保护性动作、规律动作或按摩动作，或发出各种声音：呻吟、喘息、哭泣、尖叫、呜咽等。

常用的评估工具：有视觉模拟评分法（VAS）（图5-1）、数字分级法（NRS）（图5-2）、文字描述评定法（VDS）、面部表情疼痛评定法及WHO的疼痛分级标准等。

视觉模拟评分法：在我国临床应用广泛，基本方法是使用一把长约10cm的游动标尺，一面标有10个刻度，两端分别为"0"分和"10"分。要先向病人解释清楚，0分表示不存在疼痛，10分代表难以忍受的、最剧烈的疼痛，中间部分数值则代表不同程度的疼痛。

在临床使用中，将有刻度的一面背向产妇，让产妇在直尺上标出可以表达疼痛程度的相应位置，然后根据所标示的位置评出分数。评定以"0～2"分为"优"，"3～5"分为"良"，"6～8"分为"可"，＞"8"分为"差"。在治疗前后分别使用同样的方法，客观地做出评分，并对疼痛治疗的效果进行较为客观的评价。此方法简单易行，相对比较客观，而且敏感。

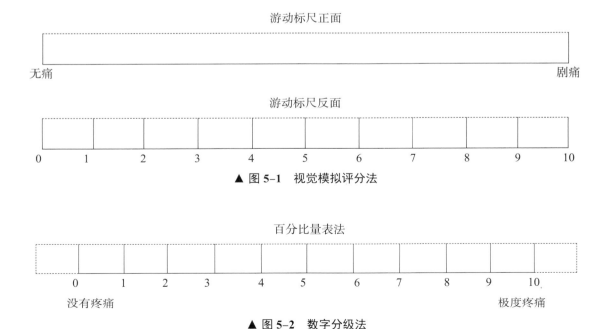

▲ 图5-1　视觉模拟评分法

▲ 图5-2　数字分级法

数字分级法：此方法在国际上较为通用。数字分级法用 0～10 代表不同程度的疼痛。用 0～10 的数字代表不同程度的疼痛。0 为无痛，10 为最剧烈疼痛，让产妇圈出一个最能代表其疼痛程度的数字。0：无痛；1～3：轻度疼痛；4～6：中度疼痛；7～10：重度疼痛。

文字描述评定法：用"无痛、轻度痛、中度痛、重度痛、极度痛"等一系列词语来代表不同强度的疼痛，产妇在这些词语中选出最能代表其疼痛强度的词。

WHO 的疼痛分级标准：根据主诉疼痛的程度分级法，让产妇根据自身感受说出，即语言描述评分法。这种评估方法的优点是容易理解，缺点是不够精确。0 级：无疼痛。Ⅰ级（轻度）：有疼痛，可忍受，生活正常，睡眠不受干扰。Ⅱ级（中度）：疼痛明显，不能忍受，要求服用镇痛药物，睡眠受干扰。Ⅲ级（重度）：疼痛剧烈，不能忍受，需用使用镇痛药物，睡眠受到严重干扰，可伴有自主神经紊乱、被动体位。

4 级法：完全缓解：疼痛完全消失；部分缓解：疼痛明显减轻，睡眠基本不受到干扰，能够正常生活；轻度缓解：疼痛有相对减轻，但仍能感到明显的疼痛，睡眠及生活受到干扰；无效：疼痛没有减轻。

三、呼吸放松技巧

呼吸放松技巧是使用各种有节奏的呼吸模式，通过练习各种形式的放松训练，减轻分娩过程中的疼痛。产妇学习的全面程度和用于练习这些技巧所需的时间差异很大，可快速学成，也可反复练习并形成个人偏好。

【目的】指导孕妇通过呼吸技能训练，旨在促进放松或分散对临产疼痛的注意，并能根据子宫收缩情况主动调整呼吸频率和节律，从而缓解分娩疼痛和精神紧张，增强产妇的控制感，提高产妇的自信心，促进自然分娩的成功。

【适应证】除禁忌证外的其他产妇。

【禁忌证】

1. 有呼吸道疾病。

2. 有严重合并症或并发症。

3. 无法进行阴道分娩的产妇。

【操作步骤及方法】

1. 评估

(1) 产妇的分娩知识，疼痛承受能力，产妇是否做好生理和心理准备，分娩的计划、个人期望及家庭支持状况等。

(2) 产妇孕期及目前的生命体征、有无合并症或者并发症、辅助的实验室检查结果等。

(3) 评估宫口扩张程度、产程时长、胎头位置、胎先露下降程度、头盆是否相称、胎膜是否破裂、羊水状况、骨盆状况、子宫收缩的持续时间、频率和强度等。

(4) 对产妇临产痛进行疼痛评分。

(5) 综合评估胎儿，包括孕周、胎心率、胎儿体重、有无异常检查结果等。

2. 根据上述评估情况，确定实施呼吸放松技巧的时机。

3. 向产妇及家属说明实施呼吸放松技巧的

百分比量表法

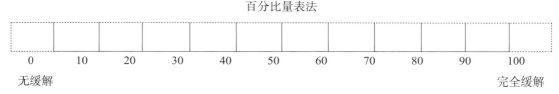

▲ 图 5-3　百分比量表法

目的、过程及实施过程中的配合要点，以获得产妇的配合。

4. 做好准备

(1) 安静无打扰的舒适环境。

(2) 供产妇休息的座椅、沙发或床等。

5. 根据产妇选择，指导自然呼吸放松法或拉玛泽呼吸法。

(1) 自然呼吸法（打开声门）

① 告知产妇可以按照自己舒适的方式呼吸，尽可能深而慢地吸气和吐气，避免过度呼吸，肌肉保持放松。

② 如果产妇感到疼痛难忍，鼓励产妇"喊出来"，打开声门，发出"啊哈"的声音，从喉咙深处发出声音，触摸颈部应该能够感觉到声带的振动，子宫收缩的疼痛开始响起，尽量坚持到宫缩结束。

③ 利用意念想象，深而慢地呼吸，感觉自己像在玫瑰花一样在慢慢地绽放，宫口在慢慢开大。

(2) 拉玛泽呼吸法：进行拉玛泽呼吸前后，完成一次廓清式呼吸：姿势不受限制，身体完全放松，眼睛注视一个焦点，鼻子慢慢吸气到腹腔，然后像吹蜡烛一样，从嘴巴慢慢吐气。在初步阶段（宫颈内口开大 2～3cm），一次子宫收缩，进行 4～6 次胸式呼吸，持续时间为 32～48s。

① 身体完全放松；② 眼睛注视一个定点；③ 由鼻孔吸气，嘴巴吐气，腹部保持放松；④ 胸式呼吸：每分钟完成 4～6 次吸气及吐气，8～10s 完成一次吸气吐气，呼吸速度平稳，尽可能吸入量和呼出量保持均匀。训练步骤及口令：子宫收缩开始，进行廓清式呼吸；吸，2、3、4；吐，2、3、4；吸，2、3、4；吐，2、3、4；……廓清式呼吸；宫缩结束。

加速阶段（宫口开大 4～8cm）：宫缩期进行浅而慢的加速呼吸，持续时间约 42s。

① 身体完全放松；② 眼睛注视一个定点；③ 由鼻孔吸气，嘴巴吐气，腹部保持放松；④ 胸式呼吸：先深慢，接着浅快，然后深慢，随子宫收缩强度增加，加速呼吸，随子宫收缩强度减缓，减慢呼吸。仍采用胸式呼吸，宫缩加强时，呼吸时间缩短 2～4s；宫缩峰位时，则需快速吸吐；宫缩减慢时，呼吸时间增加 2～4s；⑤ 训练步骤及口令：子宫收缩开始，进行廓清式呼吸；然后吸，2、3、4；吐，2、3、4；吸，2、3；吐，2、3；吸，2；吐，2；吸、吐、吸、吐……吸，2；吐，2；吸，2、3；吐，2、3；吸，2、3、4；吐，2、3、4；进行廓清式呼吸；宫缩结束。

转变阶段（临近分娩，宫口扩张 8～10cm）：子宫收缩时进行浅呼吸，总持续时间约 32s。

① 身体完全放松；② 眼睛注视一个定点；③ 微微张嘴，快速吸气吐气，以保持胸部气道的高位气流在喉咙周围旋转，从而发出"嘻嘻"的声音，也称为"嘻嘻清浅式呼吸"。完全用嘴呼吸，保持吸气量和呼吸量相等，避免过度通气；④ 连续 4～6 个快速吸气，然后大力吐气，重复至子宫收缩结束（亦可按照自身的节奏，完成快速吸气吐气）；⑤ 训练步骤及口令：子宫收缩开始，先进行廓清式呼吸，然后吸吸吸吸吐……，吸吸吸吸吐……，吸吸吸吸吐……，再进行廓清式呼吸，收缩结束。

胎儿娩出阶段：产妇有自发的用力感，胎儿正在娩出。

① 身体完全放松；② 眼睛注视一个定点；③ 遵循自身的感觉，等待自发性下坠感的到来；④ 当自发性用力欲望时才可用力，为了避免胎儿过快娩出，常采用张口缓慢深长的哈气，宫缩间歇期，根据助产士的引导用力至胎儿娩出；⑤ 训练步骤及口令：子宫收缩开始，先进行一次廓清式呼吸，顺应胎儿分娩，用力 5～7s；子宫收缩时按照口令：吸气、屏气、用力；胎儿娩出时，按照口令：不用力、呼气、哈气（嘴巴张开，缓慢深长地发出柔和的

"哈哈哈"声）。廓清式呼吸，宫缩结束。

6. 在实施过程中，要动态观察母体及胎儿情况。多与产妇及家属进行沟通交流，并给予相应的指导和支持。

7. 做好观察和记录。

【结局评价】

1. 产妇及家属对呼吸放松技巧操作满意。

2. 临产疼痛得到缓解，感觉舒适。

【注意事项】

1. 促进有效呼吸的技巧：感觉安全、受到鼓励并能自由地移动，能集中精力而不受干扰时，最容易找到自己的呼吸方式。

2. 宫缩来临时，陪产者慢慢梳理产妇的头发，产妇感到安全和备受关爱。

3. 丈夫说出产妇的呼吸次数，超过一定数量时提醒，表示子宫收缩已经过去了一半。

4. 产妇呼吸的节奏与丈夫上下摆动的手势保持一致，产妇的注意力应完全集中在丈夫手上某一点。产妇找到某种适合的节奏和方式，立即采用。

【操作流程】见 **图 29**。

四、音乐疗法

音乐疗法是通过音乐、白噪音或环境声音等听觉刺激，来获得愉悦的注意力分散或有节奏的指导，以减少疼痛感知。建议产妇可在分娩前选好备用，可以选择对自己有积极影响的音乐或环境声音，也可咨询音乐治疗师的建议。产妇可利用这些声音练习放松或自我催眠，并在临产期间将自己带入一种放松或催眠状态。临产过程中，产妇可选择特定声音帮助自己放松和提升情绪，使分娩这个事件个性化，并可能为其带来更大控制感。一些产妇更喜欢使用耳机听音乐，因为这样更能强迫分散注意力，而且产妇可持续控制音量。听觉镇痛没有已知的不良反应，对产妇而言，这似乎是一种简单且流行的选择。

【目的】应用指导性音乐想象为基础的方法上，结合呼吸、催眠、抚触等技巧，缓解产妇紧张、焦虑、恐惧心理，促进内啡肽的分泌，令产妇放松身心，达到降低分娩疼痛之目的。

【适应证】

1. 产妇紧张、焦虑、恐惧或情绪激动。

2. 潜伏期时间比较长、体力消耗较大。

【禁忌证】

1. 有阴道分娩禁忌证，妊娠合并严重并发症。

2. 听力严重受损者、失聪者。

【操作步骤及方法】

1. 评估

(1) 产妇生命体征，对疼痛的耐受能力，精神情绪状态、睡眠情况、对听觉镇痛的认知程度，妊娠期受教育程度，排除禁忌证。

(2) 询问进食情况，避免饥饿或过饱的状态。

(3) 询问排便情况，排空膀胱。

2. 根据上述评估情况，决定音乐疗法的时机。

3. 向产妇及家属讲述大致过程和配合要点，以获得产妇的配合。

4. 做好准备

(1) 环境舒适，温湿度适宜；单独的待产室或分娩室为最佳选择。

(2) 专业的分娩临产类音乐及音乐播放设备，根据需要配置比如分娩球、靠椅、枕头、分娩球等。

(3) 告知音乐疗法的原理、目的、方法和相关注意事项，取得知情同意，协助产妇取舒适体位或活动，根据产妇情况选用音乐。

5. 播放产妇喜爱的音乐，开始实施音乐疗法。

(1) 音乐催眠：适用于潜伏期时间较长、体力消耗较大，需要休息来恢复或保存体力的产妇。

① 让产妇选择自己喜欢的催眠音乐；②产妇取侧卧位或侧俯卧位，保持放松的姿势；③让产妇闭上眼睛，进行深呼吸，保持呼吸平稳规律，全身放松；④打开催眠类音乐，跟随音乐的节奏，对产妇实施从头到足的肌肉渐进式放松法，数字催眠法，或其他的催眠方法，引导产妇彻底放松；⑤待产妇放松后，引导者跟随音乐的节奏对产妇植入一些催眠加深的引导词，如睡吧，睡吧，越睡越深了；所有你能听到的声音都会让你越来越放松，越来越放松，你可以带着放松的感觉好好地休息一会儿，好好地休息一会儿……；⑥待产妇充分休息放松后，结束催眠音乐。

(2) 音乐冥想：适用于在宫缩间歇期，身体不能进行有效放松的产妇。

① 让产妇选择自己喜欢的冥想音乐；②产妇取侧卧位或产妇自觉舒适的姿势，保持放松；③让产妇闭上眼睛，进行深呼吸，保持呼吸平稳规律，全身放松；④打开冥想类音乐，跟随着音乐的节律，对产妇进行大自然类冥想，与身体联结类的冥想，或者与胎儿联结式的冥想，转移产妇的注意力，达到放松的效果；⑤待产妇充分放松，结束音乐冥想。

(3) 音乐呼吸：适用于第一产程，宫缩时情绪激动、不能配合宫缩进行有节律呼吸、烦躁不安甚至大喊大叫的产妇。

① 让产妇选择自己喜欢的音乐；②产妇自觉舒服安全的姿势，保持放松的状态；③引导产妇闭上眼睛或眼睛注视一个点，并指导慢而深的吸气，然后嘴唇缓慢吐气，如此反复；④待产妇情绪稳定，打开音乐，随着音乐的节奏，引导产妇平稳地呼吸，并把注意力集中在音乐和自己的呼吸上；⑤引导产妇一边呼吸，一边跟随音乐进行自我暗示：每次宫缩都是对宝宝最好的爱，每次宫缩宝宝都会缓缓下降，每一次的呼吸都会让身体越来越放松，我

可以做到的！我是最棒的妈妈！我是最伟大的妈妈！或者能让产妇感受到正能量的语句；⑥宫缩结束时，让产妇跟随音乐自然呼吸，保持放松。

(4) 音乐漫舞：宫缩间歇时，仍有腰骶部疼痛；需要利用直立位加强宫缩、扩张产道；或者纠正胎方位异常的产妇。

① 让产妇选择自己喜欢的音乐；②向产妇及陪伴者示范慢舞要领和方法；③引导产妇取前倾位，身体支撑在陪伴者肩部或胸部，并放松身体；④引导产妇跟着音乐，进行骨盆的前后、左右、顺时针、逆时针或画"8"字的摇摆运动，放松骨盆。

6. 在实施过程中，要动态观察母体及胎儿情况。鼓励产妇及家属及时反馈，沟通交流，并给予相应的指导和支持。

7. 做好观察和记录。

【结局评价】

1. 产妇及家属对音乐疗法操作满意。

2. 临产疼痛得到缓解，感觉舒适。

【注意事项】

1. 确保环境安全，做好防滑、防跌倒措施。

2. 音乐配合体位应根据产妇自身情况制定。

3. 如产妇出现阴道流血、头晕、头痛、呼吸困难、体力不支、胎心率异常等情况应立即停止。

【操作流程】见 **图30**。

五、热敷及冷敷技术

热敷和冷敷技术是利用高于或低于人体温度的物质作用于人体表面，通过神经传导引起皮肤和内脏器官的舒张和收缩，从而改变机体各系统的体液循环和新陈代谢，以达到治疗的目的。热敷或冷敷方法容易使用、廉价、无须提前练习，并且恰当使用时极少有不良反应。热敷或冷敷除用于缓解疼痛外，热敷还可用于

缓解寒战或发抖、减少关节僵硬、减轻肌肉痉挛及增加结缔组织延展性；冷敷还具有缓解肌肉痉挛、减轻炎症、减轻水肿等附加作用。

【目的】让产妇正确认知热敷和冷敷技术，通过安全有效使用冷热敷，减轻疼痛，提高待产过程中的整体舒适度。

【热敷的适应证】

1. 产妇自诉身体某处疼痛。

2. 产妇自诉焦虑、肌肉紧张。

3. 产妇自觉寒冷。

4. 会阴部热敷促进盆底肌肉松弛，减轻疼痛。

【热敷的禁忌证】

1. 产妇发热。

2. 疼痛部位存在皮肤不完整。

3. 产妇不接受使用热敷。

4. 对热的敏感性差，例如感觉迟钝、感觉障碍。

5. 对热不耐受。

【冷敷的适应证】

1. 产妇自诉腰骶部疼痛。

2. 产妇自觉过热、出汗、发热。

3. 产后会阴部肿胀、疼痛明显。

4. 痔疮导致明显疼痛。

【冷敷的禁忌证】

1. 产妇因个人或传统文化影响拒绝冷敷。

2. 疼痛部位存在皮肤不完整。

3. 血液循环障碍。

4. 对冷过敏。

5. 冷敷的禁忌部位及禁忌人群：枕后区、耳郭、心前区、腹部和足底；水肿部位禁用冷敷；昏迷、感觉异常、体弱者禁用。

【操作步骤及方法】

1. 评估

(1) 产妇生命体征，对疼痛的耐受能力，精神情绪状态、排除热敷或冷敷的禁忌证，对热敷或冷敷的了解程度。

(2) 评估母体和胎儿状况包括孕产史、产程进展、宫缩、胎方位、胎心率、羊水性状、有无妊娠合并症或并发症等。

(3) 询问排便情况，排空膀胱。

(4) 确认热敷或冷敷的部位皮肤完整、感知正常。

2. 根据上述评估情况，决定热敷或冷敷的时机。

3. 向产妇及家属解释实施热敷或冷敷的目的、过程及配合要点，取得产妇的配合。

4. 做好准备

(1) 环境舒适，温度和湿度合适，私密性好，提供可行走和休息的地方。

(2) 准备好热敷物品或冷敷物品。

(3) 告知热敷或冷敷的原理、目的、方法和相关注意事项，取得知情同意。

(4) 排空膀胱，嘱产妇穿舒适的衣物，确认产妇具备完整的感觉能力。

5. 协助产妇取舒适体位或活动，根据产妇情况及个人意愿选择热敷或冷敷，并实施热敷或冷敷。通常在产妇的背部、腹股沟、会阴部进行热敷；在腰骶部、面部、背部、会阴部进行冷敷。

6. 在实施过程中，要动态观察母体及胎儿情况。鼓励产妇及家属及时反馈，沟通交流，并给予相应的指导和支持。

7. 做好观察和记录。

【结局评价】

1. 产妇及家属对热敷或冷敷操作满意。

2. 临产疼痛得到缓解，感觉舒适。

【注意事项】

1. 用物做到“专人专用”。

2. 定期检查热敷或冷敷用物的完整性，热力是否均匀，是否潮湿变质等。

3. 使用微波炉时，严格控制加热时间及热力，做好消防安全措施，避免发生烧焦或其他危险情况。

4. 禁止将热敷或冷敷用物直接接触皮肤，

定时观察，随时询问产妇，防止烫伤或冻伤。

5.实施硬膜外分娩镇痛后，不再使用冷热敷，尤其是在阻滞区域范围内。

【操作流程】见 **图 31**。

【知识拓展】

许多文化中都有妊娠期间禁止暴露在寒冷中的文化禁令，应予以尊重；在这种情况下，治疗首选热敷。热敷部位通常是产妇的背部、下腹部、腹股沟和（或）会阴，可改善盆底的血液回流循环、缓解疼痛，消除寒战、减少关节僵硬、缓解肌肉痉挛、增加结缔组织的延展性。可能的热源包括暖水瓶、用热米饭填充的袜子、热敷布（将毛巾浸入热水中再拧干）、电热垫、暖毛毯。目前尚无热疗的最佳温度和持续时间，因此使用时应小心避免烫伤。

冷敷的部位通常是产妇的胸部、面部、背部，可减轻局部出血、缓解肌肉痉挛、缓解组织肿胀和疼痛、控制炎症的扩散、降低温度等作用。有限的证据支持局部冷却疗法有效，即冰袋、凝胶冰袋、冷水浴或冰浴，尽管数据很少，但冷敷仍经常用来减轻产后会阴疼痛和肿胀，并且可在分娩后数日间歇使用，冷敷方式与上述在临产中使用的相同。对于已经感觉冷的产妇，通常需在感到温暖后才可舒适地耐受冷敷。

六、按摩技术

按摩是出于治疗目的对人体软组织进行有目的、系统性的手法操作，常用于缓解肌肉紧张，使个人得到安抚和放松。临产中进行治疗性按摩没有已知害处，但应由接受过特定指导的专业人员或非专业人员进行操作。目前常用的按摩包括英式按摩、瑞典式按摩，最佳按摩技术尚不清楚，但按摩仍是一种简单、低成本和安全的选择，可以为产妇缓解疼痛。此外按摩过程中可伴随触摸，包括牵手、轻拍和抚摸。一些较早的描述性研究报道，当产妇的助产士、护士或伴侣触摸时，疼痛会减轻。有时认为触摸很恼人或引起疼痛，特别是评估腹部或骨盆区域而触碰时，这阐明了评估触摸影响不确定，应视具体情形进行。

【目的】不同程度减轻产妇临产时的疼痛程度。

【适应证】

1.产妇接受。

2.产妇焦虑、紧张。

3.产妇因疼痛影响活动与休息。

4.无阴道分娩的禁忌证。

【禁忌证】

1.产妇体表部位有皮肤破损、慢性炎症或深部化脓性病灶等。

2.产前检查提示明显的高危因素。

3.有严重的妊娠合并症，如活动性肝炎、血液性疾病、严重的心脑肺疾病等。

【操作步骤及方法】

1.评估

(1)产妇生命体征，对疼痛的耐受能力，精神情绪状态、排除按摩的禁忌证，对按摩的了解程度，是否对按摩油过敏。

(2)评估母体和胎儿状况，包括孕产史、产程进展、宫缩、胎方位、胎心率、羊水性状、有无妊娠合并症或并发症等。

(3)询问排便情况，排空膀胱。

(4)确认按摩部位皮肤完整、无感知异常等。

2.根据上述评估情况，决定实施按摩的时机。

3. 向产妇及家属说明按摩的目的、按摩过程及需要配合的要点，取得产妇的配合。

4. 做好准备

(1) 环境舒适，温度和湿度合适，私密性好。

(2) 准备好按摩物品；告知按摩相关注意事项，并取得配合。排空膀胱，指导产妇穿着舒适的衣物，确认产妇具备完整的感觉能力。

5. 协助产妇取舒适体位或活动，并实施按摩。

(1) 自我按摩

腹部按摩：将双手放在腹部（靠近耻骨处），手指彼此面对；吸气时双手贴近子宫向上移至子宫底部；呼气时双手在子宫底部缓慢向两侧分开，转向子宫两侧；配合呼气，双手指向下，各自贴紧子宫边缘向下移回起点。

大腿按摩：在孕期、潜伏期宫缩时适用，按摩时需配合呼吸。协助产妇取半卧位或半坐位，首先将双手放在膝关节内侧，手指双向打开，然后沿着大腿内侧向上按摩；在吸气时，双手从大腿内侧往上移动，围绕髋部；在呼气时，将双手移至大腿外侧，回到起点。

(2) 他人按摩

头部按摩：①双手轻轻抱住产妇头部及两侧面部，双手拇指向上。把拇指重叠在头的顶部中点，持续按压 9s。②两个拇指重叠在头顶的中点，向面部前移 1 横指，持续按压 3s。再分别到中点处、中点向下移动一横指处，持续按压 3s。在头顶中线左边重复一次，最后在头顶中线右边重复一次，总共 9 个点，每个点按压 3s。③双拇指相向，放在鼻子及眉眼之上的前额，面部两侧安放于手掌内。轻柔按压前额中间，将拇指缓缓移至太阳穴。双拇指在太阳穴位置逆时针打圈 3 次。太阳穴是敏感部位，按压时要轻、慢，以产妇觉得舒适为宜。接着往发际线方向向上移一横指，重做一次，最后往发际线方向向上移一横指，按着上述步骤重做一遍。④回到头顶，双手手指腹在头皮进

行缓慢而坚定的按摩，然后重复第①步及第②步；然后把其中一只手贴于额头，另一只手重叠于额头，轻轻按压，维持 3s。

手臂按摩：产妇取舒适体位，按摩者在产妇侧边，用手承托产妇的手腕。吸气时，另一只手沿着手臂的内侧向上移至肩膀；呼气时按摩的手围绕肩膀按摩，并沿着手臂内侧下移至起点。

肩部 T 式按摩：产妇取站立位、坐位或跪式前倾位体位。按摩的双手放置于孕妇胸椎两侧，双手指尖朝上。配合呼吸，当吸气时按摩的双手推至肩位；呼气前双手手指向内，手肘向外；呼气时按摩双手平滑地于肩膀上方移动，并向下移至双臂，最后回到起点。

背部按摩：产妇取站立位、坐位或跪式前倾位体位。按摩者双手平放在产妇下背部，手指向上，沿着脊椎两侧缓慢向上移动至肩膀、围绕着肩膀转向背部两侧，然后下移至起点。

腰骶部按摩包括 B 式按摩、T 式按摩、侧骶按摩、骶骨压力按摩和"8"字按摩。

B 式按摩：产妇取站立位、坐位、侧卧位或跪式前倾位体位。以靠近按摩者的髋部为起点，单手来按摩，另一只手轻放在产妇肩膀。宫缩开始时，产妇开始吸气，按摩者右手放于产妇髋部上方，横跨腰部移动至另一边。呼气时，按摩者右手五指张开，围绕髋部及臀部周围移动，用手掌底部轻微向上移动至骶尾部，沿着臀部周边回到髋部的起点。

T 式按摩：产妇取站立位、坐位或跪式前倾位。按摩者双手放在骶尾部脊椎两侧，指尖朝向上方。产妇吸气时，按摩的双手向上移动至腰部；呼气前，双手手指指向内，手肘向外；呼气时，双手围绕髋部向下回到起点。宫缩间歇时，双手回到起点，左手维持放产妇的左髋部，右手回到起点推至骶骨位。

侧骶按摩：以左侧卧位为例，按摩者的右

手轻轻放在产妇的髋部。吸气时，左手沿着骶椎或腰椎右侧向上按摩；呼气时，左手继续以环形向下按摩至骶椎或腰椎左侧，回到起点。

骶骨压力按摩：产妇取站立位、坐位或跪式前倾位体位。按摩者左手放在产妇的左髋部，在宫缩开始时，右手手掌放在产妇骶骨突出处，五指张开；当产妇吸气时，双手向上移动至左髋、再打圈移向产妇的右髋；产妇呼气时，右手继续向下移，回到起点。按摩带动着产妇的髋骨向顺时针方向转动，这种转动不是产妇扭动产生的，而是由按摩带动的。

"8"字按摩：以右手按摩为例，按摩者站在产妇左边。按摩者把左手放在产妇左肩膀上，右手放在最靠近侧臀部中段位置。当产妇吸气时，按摩者右手由最近的臀部对角移向髋关节；呼气时，按摩的手指张开，手绕过髋关节，沿着臀部稍微向下移，然后向上按摩到远侧的臀部，移向近侧的髋关节，回到起点。

6. 在实施过程中，要动态观察母体及胎儿情况。鼓励产妇及家属及时反馈，沟通交流，并给予相应的指导和支持。

7. 做好观察和记录。

【结局评价】

1. 产妇及家属对按摩操作满意。

2. 疼痛得到缓解，感觉舒适。

【注意事项】

1. 避免空腹或饱腹时进行按摩，按摩动作需配合产妇的呼吸节律，按摩力度不可过重，根据产妇的感觉调整手法和力度，以产妇感觉舒适为宜。

2. 按摩时环境应安静，灯光柔和，不适宜播放音乐，每次按摩时间 20～30min。

3. 按摩者姿态和位置要求：面对着产妇，重量平均分配，按摩时尽可能伸直背部；利用节力原理，用身体带动双手按摩。

【操作流程】见 **图32**。

七、芳香疗法

芳香疗法是由训练有素的专业人员使用的一种补充医学方法。这种方法是使用从植物中提取的浓缩精油或精华，其目的是从其治疗特性中获益。可采用多种方法制备植物：吸入剂、按摩入皮肤中、以茶或酊的形式吞咽或制成锭剂。

【目的】引导孕妇了解芳香疗法，通过专业人员实施芳香疗法，缓解疼痛，提高舒适度。

【适应证】除禁忌证外的其他产妇。

【禁忌证】

1. 感染或传染性疾病。

2. 发热，存在感染、开放性伤口、烫伤等肌肤问题。

3. 静脉曲张、血栓静脉炎、静脉栓塞、瘢痕等。

4. 有严重的基础疾病，如癫痫、心脏疾病、血液性疾病等。

【操作步骤及方法】

1. 评估

(1) 产妇生命体征，疼痛情况，排除芳香疗法的禁忌证，对芳香疗法的了解程度，是否对精油过敏。

(2) 评估母体和胎儿状况包括孕产史、产程进展、宫缩、胎方位、胎心率、羊水性状、有无妊娠合并症或并发症等。

(3) 询问排便情况，排空膀胱。

2. 根据上述评估，确定实施芳香疗法的时机。

3. 向产妇及家属说明实施芳香疗法的目的、大致过程及需要配合要点，获得产妇的配合。

4. 做好准备

(1) 环境舒适，温度和湿度合适，私密性好，可提供散步和休息的地方。

(2) 准备好芳香疗法物品；告知芳香疗法相关注意事项，获得产妇配合；排空膀胱，嘱产妇穿着舒适的衣物，确认具备完整的感知能力。

5. 协助产妇取舒适体位，实施芳香疗法。

6. 在实施过程中，要动态观察母体及胎儿情况。鼓励产妇及家属及时反馈，沟通交流，并给予相应的指导和支持。

7. 做好观察和记录。

【结局评价】

1. 产妇及家属对芳香疗法感到满意。

2. 疼痛得到缓解，感觉舒适。

【注意事项】

1. 在调配精油时，需要戴上手套，购买优质的精油，不使用化学合成的精油。产妇可以向诚信的经销商购买预先混合的按摩油或乳液，只要注意所有预防措施，并告知医护人员其使用情况，就可预防对某些精油敏感的产妇出现过敏反应。

2. 设置专门的区域，应用芳香疗法，专业的芳香治疗师或受过专业训练的助产士负责监督该治疗过程。

3. 精油有易燃的特征，尤其是在蒸散精油时，要检查所用的电子式香薰器功能完好。装精油的碗的表面必须没有气孔，才能将碗彻底擦拭干净，用完的精油及容器应丢弃在金属容器内。

【操作流程】见 **图33**。

八、水疗技术

水疗技术包括淋浴和水中浸泡。淋浴是产妇可在一段非特定时间内洗温水澡，临产时淋浴似乎能增加产妇的疼痛应对能力和放松，并能减少疼痛评分，增加其满意度。水中浸泡是指产妇泡在可淹没腹部的热水中可帮助放松并减轻临产痛。为避免升高产妇核心温度及潜在增加胎儿风险，水温应等于或略高于体温。第一产程中，产妇可以在浴盆里浸泡几分钟到几

小时，产程中最佳的水中浸泡时间尚不清楚。

【目的】指导孕妇配合淋浴或水中浸泡，从而缓解疼痛，提高舒适度。

【适应证】

1. 单胎妊娠、头位、孕 37～41^{+6} 周、低风险产妇。

2. 估计胎儿 1h 内不能分娩。

3. 淋浴适用于第一产程及第二产程早期。

4. 水中浸泡适合宫口扩张大于 3cm，胎膜没有破裂，无阴道出血、母胎情况稳定。

【禁忌证】

1. 淋浴禁忌证

(1) 使用镇静剂药物 4h 内。

(2) 分娩镇痛者。

(3) 平衡力差或不能站立者。

(4) 有下床禁忌证者。

(5) 任何需要持续电子胎儿监护的情况。

2. 水中浸泡禁忌证

(1) 使用镇静剂药物 4h 内。

(2) 分娩镇痛者。

(3) 平衡力差或不能站立者。

(4) 有下床禁忌证者。

(5) 发热或疑似感染、胎心监护提示胎监异常、产程停滞、阴道出血。

(6) 任何需要持续电子胎儿监护的情况。

(7) 宫口扩张小于 3cm，胎膜已破。

【操作步骤及方法】

1. 评估

(1) 产妇生命体征，疼痛程度，排除水疗的禁忌证，对水疗的了解和接受程度，胎膜是否完整。

(2) 评估母体和胎儿状况包括孕产史、产程进展、宫缩、胎方位、胎心率、羊水性状、有无妊娠合并症或并发症等。

(3) 询问排便情况，排空膀胱。

2. 根据上述评估情况，决定实施水疗的时机。

3. 向产妇及家属说明实施水疗的目的、大致过程及需要配合的要点，并取得产妇的配合。

4. 做好准备

(1) 环境舒适，温湿度适宜，私密性好。

(2) 准备好水疗物品。

(3) 告知水疗的相关注意事项，并取得产妇配合。

(4) 排空膀胱，指导产妇穿着舒适的衣物，确认产妇具备完整的感知能力。

5. 协助产妇取舒适体位或活动，并实施水疗。

6. 在实施过程中，要动态观察母体及胎儿情况。鼓励产妇及家属及时反馈，沟通交流，并给予相应的指导和支持。

7. 做好观察和记录。

【结局评价】

1. 产妇及家属对水疗操作满意。

2. 疼痛得到缓解，感觉舒适。

【注意事项】

1. 根据每个产妇的个体情况和产程进展情况，选择淋浴或水中浸泡。

2. 结束水疗的指征：产妇疼痛难忍，淋浴无法站立、坐立，无法忍受继续水疗；产妇出现较强的便意感，不自主用力；出现异常阴道出血；出现面色苍白、头晕、乏力等；感觉胎动持续不间断等。

3. 注意定期监测母亲的体温、胎心、宫缩情况，是否出现破膜情况。

4. 注意时间控制，淋浴时间控制在 30min 内，水中浸泡时间控制在 60min 内。

5. 水中浸泡时，胸前区露出水面，以减轻静水压力对心脏功能的影响。

6. 水疗过程注意安全，预防跌倒、烫伤、着凉等情况。

7. 水疗过程中注意补充水分与饮食。

【操作流程】见 图34 。

九、导乐术

导乐（doula）是指经过训练的同伴在整个临产和分娩中给予指导、安慰、抚慰式接触、协助姿势和动作的形式等，向产妇提供持续的非医疗性护理。导乐是一种持续性临产支持，产妇的支持者可以包括其伴侣、家属或朋友、专业支持提供者（如导乐）和医疗团队。若照顾者是受过训练的导乐人员，则导乐的效果更有保障。

【目的】在整个待产及分娩期间，陪伴人员的持续性支持，使产妇在生理、心理、情感、信息等方面得到整体、全面的照护和支持，增强产妇对自然分娩的信心。

【适应证】产妇与家庭认同导乐，有导乐的需求。

【禁忌证】

1. 产妇及家属拒绝导乐。

2. 母胎情况不佳，需紧急处理或处于抢救状态。

【操作步骤及方法】

1. 评估

(1) 产妇生命体征，疼痛程度，排除导乐的禁忌证，评估产妇对导乐的了解和接受程度。

(2) 评估母体和胎儿状况包括孕产史、产程进展、宫缩、胎方位、胎心率、羊水性状、有无妊娠合并症或并发症等。

(3) 询问排便情况，排空膀胱。

2. 根据上述评估情况，决定实施导乐的时机。

3. 向产妇及家属说明导乐的目的、大致过程及需要配合的要点，并取得产妇的配合。

4. 做好准备

(1) 环境舒适，温湿度适合，私密性好。

(2) 准备导乐物品。

(3) 告知可选择的导乐方法和相关注意事项，取得产妇的支持和配合。

(4) 排空膀胱，协助产妇穿着舒适的衣物，产妇具备完整的感觉能力。

5. 协助产妇取舒适体位或活动，并实施导乐。

6. 在导乐过程中，监测产妇生命体征、关注产妇主诉、评估胎儿情况。鼓励产妇及家属及时反馈，沟通交流，并给予相应的指导和支持，及时调整导乐方案。

7. 做好观察和记录。

【结局评价】

1. 产妇及家属对导乐操作满意。

2. 疼痛得到缓解，感觉舒适。

【注意事项】

1. 导乐涵盖的内容丰富，主要包括四个主要领域：情感支持、交流沟通、生理支持和信息提供。因此要求导乐需要将爱心、技术、艺术有机地融合起来，为产妇提供富有温度、高质量的服务。

2. 导乐使产妇感到舒适，给予情感和身体上的支持，能提供分娩期间的信息支持。但并不能替代医护人员，不能执行临床或医学任务，也不能干预临床医疗，但可以促进医患沟通，帮助产妇了解产程、医疗操作、疼痛和不确定性的处理方法，以及可能发生的临产或分娩并发症。

3. 导乐师在导乐过程中不能随意离开，如需要离开时，应告知离开的原因和预估返回时间。

4. 遵守职业道德，保护产妇、新生儿及其家庭隐私，不泄露医院各类信息，不与产妇及其家庭发生商业关系等。

【操作流程】见 **图 35**。

十、经皮电神经刺激技术

经皮电神经刺激（transcutaneous electrical nerve stimulation，TENS）是指从便携电池发电仪器经表面电极向皮肤传输低压电脉冲。通常都是小型设备，由电池供电，利用放置在皮肤上的电极达到目标治疗的目的。

【目的】通过应用经皮电神经刺激技术，缓解疼痛，提高产妇的舒适度。

【适应证】可用于单胎妊娠、头位、经评估后无禁忌证。

【禁忌证】

1. 产妇拒绝。

2. 妊娠未满 12 周；与水疗同时使用。

3. 带有心脏起搏器或除颤器者。

4. 体质极度过敏或对电流刺激过敏者。

5. 癫痫、活动性恶性肿瘤、对感觉迟钝、深静脉血栓形成、皮肤脆弱或受损者。

【操作步骤及方法】

1. 评估

(1) 产妇目前的生命体征，疼痛情况，排除经皮电神经刺激的禁忌证，产妇对经皮神经电刺激的了解和接受程度。

(2) 评估母体和胎儿状况包括孕产史、产程进展、宫缩、胎方位、胎心率、羊水性状、有无妊娠合并症或并发症等。

(3) 询问排便情况，排空膀胱。

2. 根据上述评估，确定实施经皮神经电刺激的时机。

3. 向产妇及家属说明经皮电神经刺激的目的、大致过程及需要配合的要点，以获得产妇的配合。

4. 做好准备

(1) 环境舒适，温湿度适宜。

(2) 准备经皮电神经刺激需要的物品。

(3) 告知经皮电神经刺激的原理、目的、方法及相关注意事项，并征得知情同意。

(4) 排空膀胱，嘱穿着舒适的衣物，确认产妇具备完整的感知能力。

5. 产妇取舒适的姿势或体位，并实施经电皮神经刺激操作。

6. 在实施过程中，监测产妇生命体征、关注产妇主诉、评估胎儿情况。鼓励产妇及家属及时反馈，沟通交流，并给予相应的指导和支持，及时调整经皮电神经刺激的强度。

7. 做好观察和记录。

【注意事项】

1. 禁止在眼睛、颈部动脉、咽喉部等部位放置电极片。

2. 临产早期应用更加有效，效果良好时可应用于整个产程，自觉刺激无效者不可继续采用。

3. 可自由活动，可于其他镇痛方法同时使用；注意产妇主诉，调节电流大小时速度要慢；随着子宫收缩强度增加，电流的强度可以相应地增加，并且调整后的电流大小，以产妇可接受的程度为宜。

4. 维护经皮电神经刺激仪器：强调每次使用完毕，用消毒湿巾擦拭机身、线路，电极贴片要做到一人一用。

【操作流程】见 **图36**。

十一、阴部神经阻滞术

双侧阴部神经阻滞可减轻第二产程时阴道和会阴扩张所产生的疼痛。当评估骶神经麻醉不够充分时，可作为硬膜外镇痛的补充。阴部神经阻滞可用于低位产钳助产时的镇痛，可用于会阴切开术、会阴裂伤修补术、阴道手术助产前。

【目的】缓解分娩疼痛，提高产妇分娩时的舒适度。

【适应证】

1. 会阴体过长、组织弹性差、水肿或脆性增加、瘢痕等。

2. 产钳或胎头吸引器助产者。

3. 分娩时或会阴缝合时主诉会阴疼痛者。

【禁忌证】

1. 产妇拒绝。

2. 死胎分娩或不能经阴道分娩者。

【操作步骤及方法】

1. 评估

(1) 产妇生命体征，疼痛程度，对阴部神经阻滞术的接受程度。

(2) 评估母婴状况包括孕产史、产程进展情况（胎头位置及先露下降程度、子宫收缩的情况、产妇用力时胎先露下降程度）、胎心音情况、羊水的性质、是否有严重的妊娠合并症或并发症、实验室检查结果等。

(3) 评估膀胱充盈情况。

2. 根据上述评估结果，告知阴部神经阻滞术的实施时机。

3. 向产妇及家属说明阴部神经阻滞术的目的、大致过程及需要配合的要点，并获得产妇的配合。

4. 相关准备

(1) 环境舒适，温湿度适宜，环境私密。

(2) 准备阴部神经阻滞术物品。

(3) 知情同意，告知相关注意事项，并取得产妇配合。

(4) 排空膀胱。

5. 协助产妇取卧位，并实施阴部神经阻滞术。

6. 在实施过程中，要动态观察母体及胎儿情况。鼓励产妇及家属及时反馈，沟通交流，并给予相应的指导和支持。

7. 做好观察和记录。

【注意事项】

1. 全面评估母婴情况，充分告知，取得知情同意后，方可执行。

2. 防止针刺伤，正确处理使用后锐器。

【操作流程】见 **图37**。

十二、药物镇痛技术

治疗分娩疼痛的药物方法可分为全身性或区域性。全身性用药途径包括：静脉给药、肌内注射和吸入（详见知识拓展）；区域麻醉措施（椎管内）包括硬膜外镇痛、脊麻和脊麻－硬膜外联合阻滞，是最有效且最常用的镇痛方式。在大多数中，椎管内分娩镇痛技术可提供非常好的镇痛效果，对母体和胎儿的风险极小。椎管内分娩镇痛可用于缓解临产疼痛，并在需转为手术分娩时，提供手术麻醉所需的原位硬膜外导管。

【目的】配合椎管内镇痛操作以及术后管理，应用椎管内镇痛技术，从而缓解疼痛，提高产妇的舒适度。

【适应证】

1. 对分娩疼痛无法应对的产妇。

2. 若产妇合并子痫前期，首选椎管内麻醉。

【禁忌证】

1. 预计难以插管、有恶性高热病史。

2. 相对禁忌证包括凝血功能障碍、腰部感染、颅内压升高。

3. 产妇患有某些心血管和呼吸系统疾病。

【操作步骤及方法】

1. 评估

(1) 产妇目前的生命体征，疼痛程度，排除椎管内分娩镇痛的禁忌证，产妇对椎管内镇痛的接受程度。

(2) 评估母体及胎儿情况包括孕产史、产程进展、胎儿宫内情况、胎方位及先露下降程度、羊水的性状、宫缩的情况、有无妊娠合并症或并发症、实验室检查结果。

(3) 进行有重点的麻醉前评估包括辅助检查结果、麻醉史、既往病史、用药史；进行针对性的体格检查包括生命体征、气道、心脏、肺和背部。

2. 根据上述评估，确定实施椎管内镇痛的时机。

3. 向产妇及家属说明椎管内镇痛的目的、大致过程及需要配合的要点，以获得产妇的配合。签署麻醉药物使用知情同意书。

4. 做好准备

(1) 环境舒适，温湿度适宜，环境消毒水平达到要求，私密性好。

(2) 准备椎管内镇痛物品。

(3) 确认产妇配合，嘱其排空膀胱。

5. 指导产妇摆体位，协助麻醉医生实施椎管内分娩镇痛。

6. 监测产妇生命体征、关注产妇主诉、评估胎儿情况。鼓励产妇及家属及时反馈，沟通交流，并给予相应的指导和支持。

7. 做好观察和记录。

【注意事项】

1. 接受椎管内分娩镇痛前，应建立静脉通路。

2. 在特定的临床环境下，我们推荐采用侧卧位，如在晚期宫口扩张的情况下、存在血管迷走性晕厥的患者或脐带脱垂风险增加的患者。在侧卧位时进行椎管内阻滞可能有助于胎儿胎心监测、降低硬膜外导管误入血管内的风险、提高操作中患者的舒适度、减少熟练支持人员的帮助。对于体形较大难以触及体表骨性标志的产妇，坐位可能有用。

3. 选择椎管内药物的目标：使运动阻滞的程度最低，保留分娩用力的能力，并维持母体满意度；避免母体低血压；使通过胎盘转运至胎儿体内的药物量最少；降低因未发现导管置入血管而导致全身毒性的风险，以及降低因未发现导管置入蛛网膜下腔而导致高位脊髓麻醉或全脊髓麻醉的风险。

4. 可能需手术分娩、已临产的高危产妇，可以更早进行椎管内分娩镇痛。在这些情况下，早期硬膜外置管的目的是减少计划外但可能需要的剖宫产全身麻醉，或减少处理产后出血的需求。

【操作流程】见 图38 。

【知识拓展】

若产妇倾向于使用有创性较小的措施，或对区域性措施有禁忌证、无法施行区域性措施，全身性镇痛药有用，但效果有限，而且还有镇静和呼吸抑制等不良反应。最常用的全身性药物是阿片类或阿片受体激动－拮抗药，非阿片类药物和吸入氧化亚氮用作阿片类镇痛药的辅助或应用于特定临床情况下。

全身性阿片类药物通常通过皮下注射、肌内注射或静脉途径给药。皮下注射和肌内注射相对安全且易于使用，但可引起注射部位疼痛、起效较慢和吸收度有差异，因此不可预测血药浓度。静脉注射起效更快且峰浓度差异更小，因此能够逐步调整剂量以达到起效。在由于缺乏有技术的人员、设备或出于费用考虑而无法进行更有效的椎管内镇痛或阿片类药物患者自控镇痛的很多场所，也有使用间歇性快速给药方法。

阿片类镇痛药 其优势在于使用方便、应用普遍、价格低廉和创伤性比椎管内镇痛更小，但是通常无法显著缓解临产疼痛。一些证据显示，对临产女性应用全身性阿片类药物（如哌替啶和吗啡）可通过诱导嗜睡发挥缓解疼痛的作用，但几乎不会改变疼痛评分。阿片类药物的部分剂量还能通过胎盘，可能在宫内表现为减少胎心率变异性，在新生儿中表现为呼吸抑制和神经行为改变。

哌替啶 对产妇和新生儿均可能有不良反应，尽管它是全球最常用于临产镇痛的阿片类药物，应当避免使用。哌替啶对新生儿的影响主要与其极长效代谢物去甲哌替啶的蓄积有关。哌替啶在胎儿体内的达峰时间是在母亲用药后2~3h，因此经典教学中，给予哌替啶应该在娩出新生儿前1h内或4h以前。但无论产妇何时用药，去甲哌替啶都可影响新生儿的行为并阻碍母乳喂养。此外，不同于哌替啶，去甲哌替啶无法经纳洛酮逆转。潜在的不良反应（如，5-羟色胺危象、癫痫发作和去甲哌替啶神经毒性）及多种药物相互作用（如，单胺氧化酶抑制药），也是避免应用哌替啶的原因。有越来越多的证据表明，其他阿片类药物的镇痛效果可能优于哌替啶。

吗啡 可用于临产镇痛；但是，该药在非镇静剂量的情况下缺乏有效性，并且对母亲和新生儿有不良反应，因此其在很多有条件进行更好镇痛方法（例如，区域性镇痛）分娩机构中的应用减少。

非阿片类镇痛药 不如阿片类有效，但在第一产程早期应用时可缓解一定程度的疼痛。关于非阿片类镇痛药（即对乙酰氨基酚和非甾体类抗炎药）有效性的文献有限。镇静药和镇痛辅助药都用于尽量减少阿片类药物的不良反应，或提供镇静、减轻焦虑或镇痛。最常用的非阿片类药物是异丙嗪（吩噻嗪类）和羟嗪（抗组胺药）。这些药物常与阿片类药物联用，以增强镇痛效果并减少不良反应（如恶心和呕吐）。尽管它们似乎有一定缓解疼痛的作用，但单用时不如阿片类有效。

氧化亚氮吸入镇痛　通常是 50% 氧化亚氮与 50% 氧气的混合物，数十年来，在英国、斯堪的纳维亚半岛、澳大利亚、新西兰、加拿大及其他国家常用于临产镇痛，氧化亚氮对临产镇痛的有效性——尚不明确氧化亚氮对临产的镇痛有效性。系统评价已发现，它对大部分患者能明显缓解临产疼痛，但是对很多患者不能提供完全的镇痛，部分女性甚至完全无效。但是，质量尚可或较高的研究很少，并且也未提供明确、量化、客观的证据表明它缓解临产疼痛的镇痛有效性。尽管如此，对于选择避免或延迟应用椎管内镇痛的女性，有椎管内镇痛禁忌证的女性，或无法获得椎管内镇痛的女性，氧化亚氮可作为替代方法缓解一定程度疼痛。

【思考题】

孕妇李某，26 岁，孕 1 产 0，单活胎，孕期规律产检，产检结果均无异常，孕期已学习分娩相关知识。于 2021 年 6 月 10 日，2:00 临产，10:00 宫口开大 3cm，羊膜完整，S-2，宫缩 25s/（3～4）min，目前的胎监Ⅰ类，产妇感觉疲乏、出汗。请思考。

1. 此时可以指导产妇采取哪些方法来减轻疼痛？请您挑选其中两种减痛技术，进行详细说明。

2. 当采取的方法无效时，该如何处理？

（何建珍　李　静）

参考文献

[1] International Association for the Study of Pain：Taxonomy. http：//www.iasppain.org/Taxonomy#Pain（Accessed on February 27，2017）.

[2] Obstetrical analgesia and anesthesia. In：Williams Obstetrics，24th ed，Cunningham FG，Leveno KJ，Bloom SL，Spong CY，Dashe JS，Hoffman BL，Casey BM，Sheffield JS（Eds），McGraw– Hill Education，New York 2014. p.506.

[3] Mårtensson L，Wallin G. Labour pain treated with cutaneous injections of sterile water：a randomised controlled trial. Br J Obstet Gynaecol 1999；106：633.

[4] Melzack R，Schaffelberg D. Low–back pain during labor. Am J Obstet Gynecol 1987；156：901.

[5] Stark MA，Remynse M. Comparison between showering and usual care during labor. Clin Nurs Res 2013；22：359.

[6] Lee SL，Liu CY，Lu YY，Gau ML. Efficacy of warm showers on labor pain and birth experiences during the first labor stage. J Obstet Gynecol Neonatal Nurs 2013；42：19.

[7] Clark D. Aromatherapy and Herbal Remedies for Pregnancy，Birth and Breastfeeding，Healthy Living Publications，Summertown，TN 2015.

[8] Simkin PP，O'hara M. Nonpharmacologic relief of pain during labor：systematic reviews of five methods. Am J Obstet Gynecol 2002；186：S131.

[9] American College of Obstetricians and Gynecologists' Committee on Obstetric Practice. Committee Opinion No. 679：Immersion in Water During Labor and Delivery. Obstet Gynecol 2016；128：e231.

[10] Karzel RP，Freedman MJ. Orthopedic injuries in pregnancy. In：Exercise in Pregnancy，2nd ed，Artal R，Wiswell RA，Drinkwater BL（Eds），Lippencott，Williams & Wilkins，Baltimore 1991.

[11] Jones L，Othman M，Dowswell T，et al. Pain management for women in labour：an overview of systematic reviews. Cochrane Database Syst Rev 2012；CD009234.

[12] Traynor AJ，Aragon M，Ghosh D，et al. Obstetric

Anesthesia Workforce Survey：A 30-Year Update. Anesth Analg 2016；122：1939.

[13] Goetzl LM，ACOG Committee on Practice Bulletins-Obstetrics. ACOG Practice Bulletin. Clinical Management Guidelines for Obstetrician Gynecologists Number 36，July 2002. Obstetric analgesia and anesthesia. Obstet Gynecol 2002；100：177.

[14] Jones L，Othman M，Dowswell T，et al. Pain management for women in labour：an overview of systematic reviews. Cochrane Database Syst Rev 2012；CD009234.

[15] Practice Guidelines for Obstetric Anesthesia：An Updated Report by the American Society of Anesthesiologists Task Force on Obstetric Anesthesia and the Society for Obstetric Anesthesia and Perinatology. Anesthesiology 2016；124：270.

[16] 李小寒、尚少梅. 基础护理学 [M]. 第 6 版 . 北京：人民卫生出版社，2017.

[17] 徐鑫芬、熊永芳、余桂珍. 助产临床指南荟萃 [M]. 北京：科学出版社，2021.1.

[18] 谢幸、孔北华、段涛 . 妇产科学 [M]. 第 9 版 . 北京：人民卫生出版社，2018.

[19] Aaron B Caughey，处理临产痛的非药物方法 . Up To Date 临床顾问 . https：//www.uptodate.cn/contents/zh-Hans/nonpharmacologic-approaches-to-management-of-labor-pain（Accessed on Apr 20，2021）.

[20] Roulhac d，Arby Toledano，Lisa Leffert，临产与分娩的椎管内镇痛（含器械助产）.Up To Date 临床顾问 . https：//www.uptodate.cn/contents/zh-Hans/neuraxial-analgesia-for-labor-and-delivery-including-instrumented-delivery（Accessed on Dec 17，2020）.

[21] Gilbert J Grant，临产和分娩过程中疼痛的药物治疗 .Up To Date 临床顾问 . https：//www.uptodate.cn/contents/zh-Hans/pharmacologic-management-of-pain-during-labor-and-delivery（Accessed on Oct 14，2020）.

[22] Bonnie L Bermas，母体妊娠期适应性骨骼肌肉变化与疼痛 .Up To Date 临床顾问 . https：//www.uptodate.cn/contents/zh-Hans/maternal-adaptations-to-pregnancy-musculoskeletal-changes-and-pain（Accessed on Feb 11，2021）.

[23] Alison Stuebe，Robert L Barbieri，持续导乐分娩支持 .Up To Date 临床顾问 . https：//www.uptodate.cn/contents/zh-Hans/continuous-labor-support-by-a-doula（Accessed on Dec 16，2020）.

第 6 章　体位管理技术

体位，是指休息和适应医疗需要所采取的一种姿势。适当的体位管理对缓解症状、促进舒适、治疗检查、预防并发症都能起到积极的作用。产科的体位管理，即于妊娠期和分娩期，综合评估孕产妇的疾病情况、潜在并发症、舒适程度、体力活动情况、周围环境、人力支持情况等，给予其个体化体位指导，促进骨盆与胎先露的相互适应性，改善母婴妊娠结局，提升正向分娩体验，提高母婴健康水平。

现有研究认为女性骨盆在松弛素等妊娠期分泌的多种激素作用下，关节之间的韧带变得松弛，具有延展性，关节间隙在一定程度上增宽，允许骶髂关节和耻骨弓有一定的活动。而不同的分娩体位也会导致女性骨盆空间的变化。多位学者利用磁共振（MRI）比较不同体位非孕女性骨盆径线大小，表明直立位女性（胸膝卧位、蹲位）等骨盆容积比仰卧位更大，可以增加中骨盆平面和出口平面的横径和前后径。灵活的骶骨位置（如跪姿、站立、下蹲和坐姿）允许较高的尾骨活动度和较低的耻骨联合宽度扩张。体位管理可以充分地利用骨盆在妊娠期和分娩期的微妙变化，在一定范围内促进骨盆与胎先露的相互适应性，有助于胎位的旋转和下降，从而实现阴道分娩。

自由体位技术是指孕产妇在产程中可采用卧、坐、立、跪、趴、蹲等各种姿势，而不是静卧在床或固定某种体位。1996 年 WHO 在《正常分娩监护实用手册》中提出自由体位分娩促进正常分娩，是转变分娩模式的六条重要措施之一。2006 年 WHO 的分娩指导原则明确提倡产妇采取自由体位分娩。2018 年中国妇幼保健协会助产士分会制定了《中国正常分娩临床实践指南》，亦提倡分娩时采取自由体位的方式。产妇采用自由体位可以有利于胎头下降、纠正胎方位异常、预防胎儿缺氧、缓解分娩疼痛、降低难产率和剖宫产率，提高产妇对分娩过程的满意度。

已有研究显示我国目前自由体位分娩开展现状不太理想，其中第一产程自由体位待产正在逐步开展，第二产程仍以平卧位为主，自由体位接产还较少，第三产程自由体位分娩胎盘尚缺乏相关报道。限制技术开展的原因主要有人员不足、助产士未经过培训、存在安全隐患、产房布局和设施不适合、医生不同意及产妇不愿意等。医院应从提高产科人员数量、加强对产科人员培训力度、加强对产妇和家属的健康宣教、优化产科的空间结构等方面来促进自由体位分娩技术的开展。

一、胎位评估技术

妊娠 28 周前，由于胎儿小、羊水相对较多，因此胎儿在子宫内活动范围较大，胎儿位置不固定。妊娠 32 周后，胎儿生长迅速，羊水相对较少，胎儿与子宫壁贴近，胎儿的姿势和位置相对恒定，但也有少数胎儿的姿势和位置在妊娠晚期，甚至分娩期仍可以改变。胎位在分娩过程中是一项非常重要的观察指标，胎位异常是造成剖宫产手术的重要原因之一，会导致孕妇难产、滞产等不利情况。准确判断胎方位是评估分娩方式、产程进展、安全器械助产的关键。

胎位可从以下几个方面进行描述。

胎姿势：胎儿在子宫内的姿势称为胎姿势。正常姿势常为胎头俯屈，颏部贴近胸壁，脊柱略前弯，四肢屈曲交叉于胸腹前，其体积和体表面积均明显缩小，整个胎体成为头端小、臀部端稍大的椭圆形。

胎产式：胎体纵轴与母体纵轴的关系称为胎产式。胎体纵轴与母体纵轴平行者，称为纵产式，占足月妊娠分娩总数的 99.75%；胎体纵轴与母体纵轴垂直者，称为横产式；胎体纵轴与母体纵轴交叉者，称为斜产式，属暂时的。

胎先露：最先进入母体骨盆入口的胎儿部分称为胎先露。纵产式有头先露、臀先露，横产式为肩先露。根据胎头俯屈程度，头先露分为枕先露、前囟先露、额先露及面先露。臀先露分为混合臀先露、单臀先露、单足先露、双足先露等。横产式时最先进入骨盆的是胎儿肩部，为肩先露。偶尔胎儿头先露与胎手同时入盆或臀先露与胎足同时入盆，称为复合先露。

胎方位：胎儿先露部的指示点与母体骨盆的关系称胎方位。枕先露以枕骨、面先露以颏骨、臀先露以骶骨、肩先露以肩胛骨为指示点。每个指示点与母体骨盆入口前、后、左、右、横的关系而有不同的胎方位。头先露、臀先露各有 6 种胎方位，肩先露有 4 种胎方位（表 6-1）。如枕先露时，胎头枕骨位于母体骨盆的左前方，称为枕左前，余类推。

最适合阴道分娩的胎位为纵产式、头先露、枕前位。胎位异常包括异常头先露、臀先露、肩先露及复合先露。异常头先露包括持续性枕后位、持续性枕横位、胎头高直位、前不均倾位、额先露、面先露等。

【目的】评估胎位，为针对性预防和调整异常胎位，同时为临床决策提供依据。

【适应证】孕晚期产检；入院后初次接触产妇，了解基础情况；评估产程进展。

【禁忌证】血管前置时禁止采用阴道检查的方式评估。

【操作步骤及方法】

1. 评估　了解产妇一般情况、既往病史、个人史、生育史等；了解产妇产检情况，有无合并症或并发症、辅助检查结果等；若已临产需了解产程进展情况。

2. 物品准备　多普勒听诊器、B 超仪器、耦合剂、无菌手套、消毒液、妇科大棉签。

3. 操作方法

(1) 了解临床表现及主诉：临产后密切观

表 6-1　胎产式、胎先露及胎方位的种类及关系

纵产式 （99.75%）	头先露 （95.75%～97.75%）	枕先露 （95.55%～97.55%）	枕左前（LOA）	枕左横（LOT）	枕左后（LOP）
			枕右前（ROA）	枕右横（ROT）	枕右后（ROP）
		面先露 （0.2%）	颏左前（LMA）	颏左横（LMT）	颏左后（LMP）
			颏右前（RMA）	颏右横（RMT）	颏右后（RMP）
	臀先露 （2%～4%）		骶左前（LSA）	骶左横（LST）	骶左后（LSP）
			骶右前（RSA）	骶右横（RST）	骶右后（RSP）
横产式 （0.25%）	肩先露（0.25%）		肩左前（LScA） 肩右前（RScA）	肩左后（LScP） 肩右后（RScP）	

察宫缩情况、宫口扩张及胎先露下降等产程的进展情况。胎位异常常见的临床表现为胎膜早破、原发性或继发性宫缩乏力、产程延长、胎头不衔接或延迟衔接、宫颈扩张缓慢或停滞、胎头下降推迟或停滞，如持续性枕横位、高直位、不均倾位、额先露等。

枕后位及枕横位是常见的胎位异常，影响胎头俯屈及下降，宫颈不能有效扩张，影响内源性催产素的释放，往往出现低张性宫缩乏力。胎儿枕部压迫产道，产妇感觉肛门坠胀及排便感，宫口尚未开全便过早屏气用力。产程延长，产妇多为疲劳状态。在阴道口见到胎发，多次宫缩时屏气胎头不继续下降，应考虑持续性枕后位可能。

前不均倾的产妇，胎头后顶骨不能入盆，若膀胱颈受压于前顶骨与耻骨联合之间，产妇过早出现排尿困难及尿潴留，且不易插入导尿管。

臀先露的孕妇妊娠晚期胎动时孕妇常有季肋部胀痛感，临产后胎足及臀不能充分扩张宫颈及刺激宫旁、盆底神经丛，容易导致宫缩乏力及产程延长。

(2) 腹部视诊及触诊：通过视诊我们往往可以看到一侧较为平坦，大概率为胎背，而另一侧不规则的大概率为胎儿肢体。四步触诊法可检查子宫大小、子宫形状、胎产式、胎先露、胎方位及胎先露是否衔接（图 6-1）。

① 第一步：检查者两手置于子宫底。然后以两手指腹相对交替轻推，判断子宫底部的胎儿部分，若为胎头，则硬而圆且有浮球感，如为胎臀，则软而宽且形态不规则。

② 第二步：检查者两手分别置于腹部左右侧，一手固定，另一手轻轻深部按压进行检查，两手交替，触到平坦饱满部分为胎背，并确定胎背向前、向侧方或向后。触到可变形的高低不平部分为胎儿肢体，有时能感觉到胎儿肢体在活动。

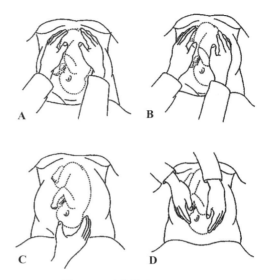

▲ 图 6-1　胎位检查的四步触诊法

若胎头高直前位时，腹前壁被胎背占据，触不到胎儿肢体。高直后位时，腹前壁被胎儿肢体占据，有时可能在耻骨联合上方触及胎儿下颏。肩先露时，子宫呈横椭圆形，宫底高度低于妊娠周数，宫底触不到胎头或胎臀，耻骨联合上方空虚；宫体横径增宽，一侧触到胎头，另一侧触到胎臀。肩前位时，胎背朝向母体腹壁，触之平坦；肩后位时，胎儿肢体朝向母体腹壁，可触及不规则的肢体。

③ 第三步：检查者右手拇指与其余 4 指分开，置于耻骨联合上方，握住胎先露部，进一步查清是胎头或胎臀，左右晃动以确定是否衔接。若胎先露部仍可以左右移动，表示尚未衔接入盆。若胎先露部不能被推动，则已衔接。

若臀位未衔接，在耻骨联合上方可触及不规则、宽而软的胎臀；若胎儿粗隆间径已入盆则胎臀相对固定不动。不均倾位在临产早期时，于耻骨联合上方可扪及胎头顶部。随前顶骨入盆胎头折迭于胎肩之后，在耻骨联合上方不易触及胎头，有胎头已衔接入盆的假象。额先露时可在耻骨联合上方触及胎儿下颏或胎儿枕骨隆突。额后位面先露时，在胎背侧触及极度仰伸的枕骨隆突与胎背间有明显凹陷。

④ 第四步：检查者左右手分别置于胎先露部的两侧，沿骨盆入口方向往下深压，进一步核查胎先露部的诊断是否正确，并确定胎先露部入盆程度。先露为胎头时，一手能顺利进入骨盆入口，另一手则被胎头隆起部阻挡，该隆起部称胎头隆突。枕先露时，胎头隆突为额骨，与胎儿肢体同侧；面先露时，胎头隆突为枕骨，与胎背同侧。

(3) 听诊：听诊前一般需进行简单的腹部视诊及触诊，胎心音在靠近胎背上方的孕妇腹壁上听得最清楚，听诊部位取决于先露类型及其下降程度。枕先露时，胎心音在脐右下方或左下方；臀先露时，胎心音在脐右上方或左上方；肩先露时，胎心在靠近脐部下方听得最清楚（图6-2）。

(4) 阴道检查：探查先露部类型及胎先露位置。

根据颅缝和囟门的位置确诊头先露胎方位的重要方法。由于胎头还未发育完整，胎儿头部前后还未骨化之前颅骨之间的缝隙形成了凹陷膜样组织，胎头前方菱形的膜样组织成为前囟，位于后方的三角形区域成为后囟。胎头枕前位时俯屈良好者，在骨盆斜径上摸到的是后囟，因为后囟低，前囟高，而触不到前囟。若宫口开全，因胎头产瘤触不清颅缝及囟门时，

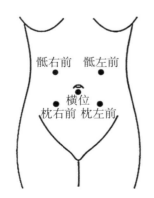

▲ 图6-2　不同胎位胎心音听诊

可借助胎儿耳郭及耳屏位置判定胎方位。枕后位时，胎头俯屈不良，前囟往往能够触及。持续性枕横位时矢状缝与骨盆横径一致，前后囟分别位于骨盆两侧后方，因胎头俯屈差，前囟常低于后囟。前不均倾位时，胎头矢状缝在骨盆入口横径上，矢状缝向后移靠近骶岬侧，盆腔后半部空虚，前顶骨紧嵌于耻骨联合后方，宫颈前唇受压出现水肿。高直位时，胎头矢状缝在骨盆入口的前后径上，其偏斜度不应超过15°。高直前位时后囟在前、前囟在后，高直后位反之。因胎头嵌顿于骨盆入口，宫口很难开全，常停滞在3~5cm。额先露可触及额缝，额缝一端为前囟，另一端为鼻根以及鼻根内侧的眼眶。面先露时，触不到圆而硬的颅骨，在宫口开大后仅能触及胎儿高低不平的颜面，如眼、鼻及口等。面先露低垂部，如口唇等出现水肿时不易与肛门鉴别，有可能误诊为臀先露。

臀先露时，宫颈扩张2cm以上且胎膜已破时，可触及胎臀的结构，如肛门、坐骨结节及骶骨等。与面先露的主要鉴别点为：面先露时口与两颧骨突出点呈三角形排列，而臀先露时肛门与两个坐骨结节呈直线排列。另外，手指入肛门后可有括约感，并可带出胎粪，而口腔无上述特点。通过触诊胎儿口腔及下颏的位置可确诊胎方位。在完全臀先露时可触及胎足，通过蹬趾的方向可帮助判断左、右足，需与胎手鉴别。

肩先露时，宫口扩张胎膜已破的情况下行阴道检查方能确诊。当触及胎儿肩胛骨、肋骨及腋窝等，腋窝尖端指向胎儿头端，据此可决定胎头在母体左或右侧。

(5) B型超声检查：超声是妇产科最常规、普遍的检查诊断手段。腹部超声能根据胎儿小脑、眼眶方位、脊柱位置、孕妇骨盆位置与大脑中线的位置关系对胎方位做出综合判断，能避免误诊或漏诊异常胎方位。指导孕妇排空膀胱，取平卧位，在凸阵探头上涂抹一层耦合

剂，之后将其置于孕妇耻骨联合上，平行上下移动探头。若显示胎儿脑中线处于骨盆入口面的横径，移动探头显示鼻骨、眼眶于一侧可判定为枕横位。若胎儿脑中线在骨盆入口斜径，且脊柱和小脑位于后方者为枕后位，反之为枕前位。高直前位或枕前位时胎儿脊柱、小脑显示清晰，枕后位或高直后位时胎儿鼻骨、眼眶显示清晰。高直前位及高直后位胎头双顶径均与骨盆入口横径一致。

4.观察与记录　记录胎产式、先露部类型、胎先露位置和胎方位等，并持续跟进，观察是否出现异常或异常经处理后是否纠正。

【结局评价】能准确判断胎方位。

【注意事项】

1.阴道指检需完全凭借助产士或产科医生的工作经验，因受胎先露位置过高、胎头变形、产瘤及个人主观因素等影响，不同医护人员在同一时间对同一孕妇的检查结果可能存在明显差异。阴道指检具有高度不准确性，而超声检查能大幅度提高测量的准确性，但均依赖操作人员的临床经验。

2.在临产前避免不必要的阴道检查，一般只需判断胎产式、先露类型即可。一般于进入活跃期后或产程进展异常时需判断胎方位。

3.评估时可结合多种方式，但不是每一种方法都必须使用。

【操作流程】见 **图39**。

【思考题】

孕妇庄某，30 岁，孕 2 产 0，宫内妊娠 39 周，孕期规律产检。今晨 9:00 宫口开大 3cm，S-3，羊水清。

请思考：拟评估该产妇胎方位，有哪些方法？

二、孕期最佳胎位促进技术

最适合阴道分娩的胎位为纵产式、头先露、枕前位。Sutton 和 Scott 最先提出了"最佳胎方位"概念，即枕前位。枕前位胎头入盆径线小，有利于胎头的衔接、俯屈，胎头可以最小径线（枕下前囟径）通过最小的骨盆平面（中骨盆）及出口平面，增加阴道分娩率。孕晚期的体位对最佳胎方位的形成具有重要影响。孕晚期激素的变化使韧带和骨盆关节软组织松弛，允许骨盆形状和径线发生微妙的变化，这就为促进孕晚期"最佳胎方位"创造了有利的条件。

（一）最佳入盆胎位促进技术

枕前位为最佳的胎方位，当胎头位置为枕后位时，由于胎儿的脊椎对着母体脊椎，影响胎头的俯屈，胎头只能以枕额径或枕颏径衔接于骨盆入口。由于胎头对前羊水囊的压力不均匀，容易导致胎膜早破，胎头受到不均匀压迫、过度塑形，形成"先锋头"，亦将影响胎头旋转与下降，也会造成产程的延长；产程延长严重消耗产妇体力与能量，反过来影响子宫收缩，子宫收缩乏力，亦会使产程延长，导致手术分娩的可能性高。

【目的】避免胎儿以枕后位衔接；矫正胎位，使胎方位由枕后位转为枕前位，缩短产程，降低剖宫产率。

【适应证】胎儿无异常，处于或不处于枕前位皆可。

【禁忌证】

1.胎儿窘迫。

2.产前出血。

3.多胎妊娠、胎儿畸形等。

4.孕妇有严重妊娠合并症及并发症。

5.孕妇有子宫畸形，如纵隔子宫、双角子宫等。

【操作步骤及方法】

1.评估

(1)孕妇的孕产史及本次妊娠情况包括孕

周、妊娠合并症和并发症、胎儿情况等。

(2) 判断胎位，通过视诊、听诊、触诊和 B 超检查等判断胎方位。

(3) 一般情况：上一次进食时间和种类，避免饥饿或过饱；排便情况；活动情况：双下肢是否存在疼痛或手术史，是否存在双下肢酸软无力。

2. 物品准备　多普勒听诊器、耦合剂、分娩球、椅子（含靠背，可反向跨坐）和软垫。

3. 操作方法　孕晚期产妇要避免长时间仰卧位和半卧位，因为这些体位易使胎儿形成枕后位。胎儿的重心在背部，母亲取前倾位时，胎儿重力和羊水的浮力，在地球吸引力的作用下胎儿绕着自己的体轴产生旋转运动，这种旋转运动的方向指向母体最低位置，即母体腹部，胎儿背部朝着母体腹部方向移动，同时胎头枕部向着母体腹部方向移动，这样为胎儿保持枕前位创造了条件。

(1) 坐式前倾位训练：孕妇在椅子反坐，头及上身前倾靠在椅子靠背上，膝盖低于臀部。可以在日常生活中看电视、使用手机时多采用这种姿势。

(2) 跪式前倾位体位训练：选择合适的分娩球，并将分娩球放于防滑垫上。孕妇双膝跪在软枕或细沙垫上，头部、肩部及大部分胸部伏在分娩球上，孕妇肩部及臀部基本保持同一水平，然后利用分娩球进行身体左右、前后摇摆或旋转运动。每日早晚各一次，每组 30s，休息 1min 后进行下次动作，每次约 30min。

4. 观察与记录　观察孕妇是否有出现宫缩频繁、胎动异常、阴道流血流液、肌肉疼痛等身体不适。记录胎产式、先露部类型、胎方位等，并持续跟进，观察是否出现异常胎方位或异常经处理后是否纠正。

【结局评价】产妇以枕前位入盆，未出现异常胎方位或异常胎方位得到纠正。

【注意事项】注意告知孕妇在训练时，若

遇宫缩频繁、胎动异常、阴道流血流液、肌肉疼痛等身体不适时及时停止训练。

【操作流程】见 **图 40**。

【知识拓展】

最佳胎位

分娩教育家宝琳·斯科特（Pauline Scott）创造了"最佳胎位"一词来描述助产士让·萨顿（Jean Sutton）的工作。这两位女性于 1996 年发表了《了解和指导最佳胎儿体位》一书，让我们意识到母亲在怀孕、分娩时姿势的重要性，以及婴儿在大约 38 周时进入骨盆的重要性。

让婴儿穿过骨盆就像把钥匙穿过匙孔。如果钥匙孔没有对齐，可能会出现插入不顺畅、钥匙卡住并难以转动的问题。孕妇往往可以做很多事情来避免这个问题——也就是为胎儿在"钥匙孔内"创造空间。为婴儿在分娩和分娩期间穿过骨盆创造一条较为顺利的路径。

现代人的生活方式更倾向于常久坐不动，每天的体力劳动少，易形成枕后位，因此，推荐孕妇（尤其孕晚期）在日常生活中多采用以下姿势。

1. 经常使用直立和前倾姿势。

2. 当你坐在椅子上时，确保你的膝盖低于骨盆，你的躯干应该稍微向前倾斜，肘部可以放在桌子上，膝盖分开，略微向前倾（坐在马桶上时使用的类似姿势）。

3. 可面向椅背坐，将双臂放在椅背上。（可能并不适合所有女性，例如，那些有骨盆带疼痛的女性）。

4. 可跪在地板上，靠（趴）在一

个分娩球或上椅子上（带软垫）看电视。

5. 休息 / 睡觉时，侧卧，最好是左侧，双腿和背部之间垫一个枕头。

6. 四肢着地进行左右摆动臀部，可像猫一样拱起背部，然后放松。

（二）横位、臀位的体位纠正

臀位是临床最为常见的异常胎位，其发生率与孕周有关，妊娠 29～32 周时其发生率约 14%，至妊娠足月，其发生率降至 3%～4%。因臀位阴道分娩围产儿病死率高，临床多予行剖宫产术，使臀位剖宫产率高达 80%～90%。随着剖宫产手术后期严重的远期并发症的日渐显现，提高臀位妊娠阴道分娩率成了医务人员努力的方向。

臀位自然回转可在分娩前任何时候发生，但自然回转成功率随孕周增加而逐渐下降。目前仍缺乏便捷、有效的臀位矫正方法，临床上常用的矫正方法有激光照射、艾灸至阴穴、外转胎位术及体位纠正等。体位纠正法是通过改变孕妇体位来矫正胎位，包括胸膝卧位法、转圈散步法、甩臀运动法、抬臀侧卧法、抬臀仰卧法、分娩球法、弯腰俯胸联合深呼吸等，以胸膝卧位法最为常用。据国内报道，以上各方法对臀位纠正的成功率均较高，但成功纠正臀位的孕妇其孕周多小于 34 周，且多发生在经产妇身上，还需要进行更大样本量、更规范的随机对照研究。

【目的】矫正胎位，使胎位由臀位转为头位，降低剖宫产率。

【适应证】胎儿无异常，单胎臀位或者横位。

【禁忌证】

1. 产妇有严重妊娠合并症及并发症。

2. 产妇有子宫畸形，如纵隔子宫、双角子宫等。

3. 产妇有明显骨盆狭窄及其他不宜经阴道分娩者。

4. 胎儿窘迫、先兆早产、胎膜早破。

5. 产前出血。

6. 羊水过少、脐带缠绕、胎头仰伸、多胎妊娠、胎儿畸形等。

7. 瘢痕子宫。

【操作步骤及方法】

1. 评估

(1) 评估孕妇的孕产史、本次妊娠情况，包括孕周、妊娠合并症和并发症、胎心监护情况等。

(2) 判断胎位：通过视诊、听诊、触诊以及 B 超检查等判断胎方位。

(3) 一般情况：上一次进食时间和种类，避免饥饿或过饱，排便情况。活动情况：双下肢是否存在疼痛或手术史，是否使用药物缓解疼痛，是否存在双下肢酸软无力。

2. 物品准备　多普勒听诊器、耦合剂、分娩球和软垫。

3. 操作方法

(1) 胸卧位法：孕妇排空膀胱，于床上采跪姿，两小腿平放于床上，稍微分开，两大腿保持与床面垂直，胸腔贴于或尽量贴于床面上，维持腹部悬空状态，臀部抬起，头偏向一侧，两臂屈肘，放在头部两侧，15～20min/ 次，2 次 / 天，1 周后复查 B 超。

① 联合分娩球法：操作时，孕妇俯卧于富有弹性的瑜伽球上，球体支撑孕妇上身重量，可减少其压迫感。

② 联合呼吸调节：缓慢深呼吸可以减少化学感受器响应强烈导致的缺氧，并有效缓解孕妇紧张、焦虑等不良情绪，还可降低孕妇的交感神经兴奋性，使心率减慢，促进平滑肌舒张，改善胎儿宫内氧供。

(2) 抬臀法：取平卧于硬板床上，两腿自然下垂，臀部垫高 20cm，腰臀与床平面形成 30°～40°，外展大腿，双手自然放在胸前。15～20min/次，2次/天，1周后复查 B 超。

(3) 偏向转圈法：依据左骶前（LSA）和右骶前（RSA）的不同，指导孕妇朝一个方向转圈散步。因为朝一个方向转圈时产生的向心力、离心力、惯性改变了胎儿重力，有助于矫正胎位。当胎位为 LSA 时，此时应逆时针方向转圈散步；胎位是 RSA 时，则要顺时针方向转圈散步，随着孕妇上体的旋转摆动，胎头会朝着空虚的对侧腹部移动，加上胎头和肩部的重力作用以达到转胎目的，不宜朝相反方向转圈。

4. 观察与记录　观察孕妇是否有出现宫缩频繁、胎动异常、阴道流血流液、肌肉疼痛等身体不适。记录胎产式、先露部类型、胎方位等，并持续跟进，观察是否出现异常胎方位或异常经处理后是否纠正。

【结局评价】由臀先露转为头先露，母胎情况良好。

【注意事项】

1. 注意告知孕妇在训练时，若遇宫缩频繁、胎动异常、阴道流血流液、肌肉疼痛等身体不适时及时停止训练。

2. 胸膝卧位法促使孕妇腹部各肌群尽量放松，致使子宫张力随之放松，利用孕妇头低臀高位，胎儿因重心改变，胎臀退出骨盆而达到矫正胎位的方法。但是，妊娠晚期孕妇的膈肌升高，心脏、肺脏也随之上移等，各种因素常使孕妇出现呼吸急促、心跳加快、血压升高等表现，部分孕妇行胸膝卧位姿势易导致头晕头痛、眼睛发胀、心悸气促等各种不适而难以坚持。抬臀法容易掌握，同时也避免和减少了孕妇因膝胸卧位头部充血增加产生头晕等不适反应。

3. 有限临床研究表明，采用胸膝卧位矫正臀位成功率为 42%～90%，成功转为头位的最短时间为一周半至六周。抬臀法报道成功率为

65.79%～81.58%，时间为 1.5～4 周。

【操作流程】见 **图 41**。

【知识拓展】

外倒转术

外倒转术是纠正臀位的方法之一，以往多主张在妊娠 32～34 周施术，但为防止术后再次回转，需要较长时间固定胎位，因此，目前多主张在近足月或足月时进行。此时，由外倒转引起的胎儿异常可以马上手术终止妊娠。此术同样适用于横位。

操作方法：①使用宫缩抑制药，术前彩超检查了解胎心率，脐带是否绕颈，胎儿是否存在慢性缺氧，胎盘的位置等，无禁忌证者，术前皮下注射特布他林或使用盐酸利托君抑制宫缩。②按产科四步触诊手法及超声指导判别臀位类型，先露部衔接程度，胎头在子宫底部的位置以及胎方位。骶后位者，嘱孕妇向胎儿背部方向侧卧位 15～30min，使其尽可能自然转成骶前位后再操作。③倒转胎儿，先露部在入口平面或以上者，操作者手指展开，掌面向内，分别置于胎臀两侧，向深部及耻骨联合方向移动靠拢，当胎儿臀部全部置于两掌面之间时，用双手关节力量托起胎臀离开入口平面，并向胎背侧母体髂骨翼方向推移，使其坐落其上。用后滚翻法或前滚翻法倒转胎儿。④固定胎儿，操作者用另一手指关节的力量迫使胎头俯屈移动，下行到脐平面侧方附近同时固定位置。

注意事项：①外倒转常见并发症有胎盘早剥、早产、胎膜早破等并发症。②子宫壁松弛的情况下外倒转。

腹壁厚、子宫敏感、施术时感疼痛者，切勿勉强进行操作。③操作过程中应动作轻柔，在宫缩间期进行，边倒转边固定胎位。④倒转过程中有胎心异常情况则立即停止实施外倒转术并行胎心监护，必要时行急诊剖宫产术。

三、自由体位待产技术

传统分娩观念认为孕妇应该取仰卧位待产，方便产程的监控以及各种危急情况的处理。世界卫生组织（WHO）在 1996 年出版的《正常分娩实用守则》中，已将自由体位作为有效措施推荐使用。自由体位，即身体姿势随意，不受限制。自由体位主要可分为平卧位、侧卧位、立位、坐位、跪位、蹲位，但不限于以上几种，并可结合前倾、摇摆、不对称等因素以及不同的支撑辅具，从而衍生出不同的体位变化。

【目的】

1. 骨盆在松弛素等作用下具有一定活动度，自由体位有利于骨盆角度、径线的微调，促进胎头旋转下降，纠正异常胎位，促使胎儿与骨盆的相互适应。

2. 部分体位可有效利用重力作用，使胎先露压迫宫颈，加强宫缩。

3. 一定程度缓解分娩疼痛以及由单一体位或胎位异常等造成的不适感。

4. 提高产妇自控感，以更加平稳的心理状态应对宫缩，发挥产妇主观能动性。

5. 部分体位可降低会阴损伤。

6. 体位改变可改善胎儿氧供。

【适应证】

1. 产妇希望改变体位。

2. 宫缩疼痛、腰背部疼痛、肛门坠胀感强烈且宫口未开全。

3. 胎位异常。

4. 宫缩乏力，产程延长或停滞。

【禁忌证】

1. 产妇因病情、体力或肌力问题无法配合部分体位，如重度子痫前期、胎膜早破且胎头高浮、药物性分娩镇痛且肌力不足等无法选择直立位。

2. 胎儿窘迫且体位无法缓解，需严密监测且立即处理时。

3. 产妇不舒适或不愿意。

【操作步骤及方法】

1. 评估

(1) 询问并查阅产前记录，了解产妇个人资料，包括年龄、身高、体重、营养状况、既往史等。询问产妇本次妊娠经过，包括预产期、产前检查、实验室检查结果、特殊检查项目及其结果，有无腹痛、阴道流血或液体流出等情况。

(2) 产妇身心情况：产妇的体力、肌力情况，疼痛部位、性质、评分等，产妇心理状态以及对分娩的认知。

(3) 产程进展情况：产妇的宫缩、胎心、胎方位、宫颈管消退、宫口开大、胎头下降程度、有无宫颈水肿、产程时长等。

(4) 支持系统：是否有家属或导乐陪产，家属对分娩照护的认知和态度；助产士人力资源情况；支撑自由体位的设备等。

2. 物品准备　可调整的待产床，不同型号的分娩球、花生球、苹果球等，分娩凳、矮凳（也可利用马桶）等，悬吊绳、软垫等。

3. 操作方法

(1) 仰卧位

① 适用情况及优势：产妇疲劳、使用药物性分娩镇痛时；需密切观察胎心、宫缩反应时，如使用缩宫素引产初期；方便进行会阴切开和阴道助产等接生操作。

② 注意事项：压迫下腔静脉及腹主动脉，血供减少，从而引起胎盘循环障碍，易致胎儿

缺氧；回心血量减少，引起产妇低血压；胎轴与产轴不一致，减少了胎儿重力对宫颈的直接压迫，胎头下降缓慢，易使产程延长；该体位限制了骨盆的活动性及可塑性，骶尾关节难以打开，致使胎头下降受阻，从而影响产程进展。

a. 常规平卧位（图 6-3）：产妇仰面平躺于床上，双腿可伸直或屈曲。常用于第一产程药物性分娩镇痛初期以及催引产初期。

b. 仰卧膀胱截石位（图 6-4）：产妇仰面平躺于床上，双腿外展，踩在脚踏上。适用于产科操作时，分娩时有利于助产士更好地保护会阴。

c. 夸张截石位（McRoberts 体位，图 6-5）：产妇仰面平躺于床上，双腿外展，将双膝尽力拉向腹部的方向。尤其适用于怀疑肩难产时。相对于普通的膀胱截石位，该体位使腰椎向背侧弯曲，以腰骶关节为支点骨盆向前上方移动，使腰椎骶骨之间的夹角变小，从而减小骨盆倾斜度，利于胎头下降、旋转及娩出。同时，耻骨高度的增加，增大骨盆出口径线，提供宽大的分娩空间。通过对直肠的压迫，反射性产生刺激作用，增加产力。但该体位会在一定程度上增加产妇对于下腔静脉及腹主动脉的压迫，减少胎盘的血供。产妇容易疲劳，体力不支时还需助产士及家属辅助维持。通常只用于第二产程发生难产时。

(2) 侧卧位

① 使用情况及优势：产妇疲劳、使用药物性分娩镇痛时；降低子宫对下腔静脉和腹主动脉的压迫，预防仰卧位低血压；胎心出现减速时，可减少压迫，改善氧供；避免对骶骨的压力，有利于骶骨向骨盆后方移位，增加胎儿的活动空间；持续枕后位或枕横位时，可利用重力促使胎头转向枕前位；产道平面与胎儿重力方向垂直，胎头对宫颈和会阴的压迫作用减弱，减少撕裂，适用于产程过快时。

② 注意事项：侧卧位维持过久产妇易感

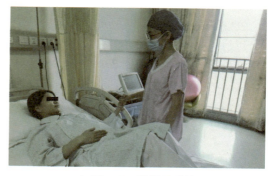

▲ 图 6-3　常规平卧位

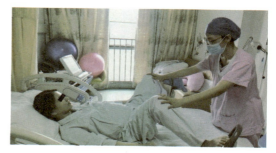

▲ 图 6-4　仰卧膀胱截石位

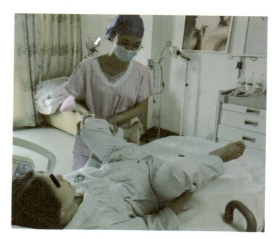

▲ 图 6-5　夸张截石位

疲劳，尤其是侧俯卧位；因无法利用重力压迫宫颈，长时间侧卧可能引起产程延长。

a. 常规侧卧位（图 6-6）：产妇侧卧于床上，双臀和膝盖放松，可于腹部下方、两腿间或两脚踝间放一个枕头、软垫或花生球以改变骨盆径线以及增进舒适度。

b. 侧卧位弓箭步（图 6-7）：产妇在侧卧位的基础上，下方的腿尽量可能伸直。上方的腿弯曲，放于支架支撑上或陪伴者的胯部，或由陪伴者协助其上方的腿屈曲抬高。若于第一产程初期时，产妇上面屈曲的腿膝盖尽量不超过髋部。若于宫口近全或第二产程用力时，可使产妇胯部和膝盖保持在更弯曲的位置，膝盖可超过髋部。

c. 侧俯卧立位（图 6-8）：在产妇侧卧位的基础上，贴床的肩部和髋部进一步往身后方向挪动，使身体接近俯趴状态，腹部下方以及膝盖下方可放一个枕头或软垫，下方的下肢自然伸直，上方的下肢屈曲。

(3) 站立位

① 适用情况及优势：产妇骶尾部疼痛，希望陪伴者按摩腰背部或热敷腰背部时；宫缩间隔时间长、宫缩较弱或产程进展缓慢时，可利用重力作用，使胎头压迫宫颈；胎方位异常时；需要进行骨盆摇摆时；避免对骶骨的压力，有利于骶骨向骨盆后方移位，增加胎儿的活动空间。

② 注意事项：产妇容易疲劳；有急产倾向及进程较快的产妇不宜采用。

a. 常规站立位（图 6-9）：产妇可以站立，身边需有可扶靠的墙、支撑物或陪伴者。

b. 不对称站立位或弓箭步站立位（图 6-10）：产妇站着，一只脚抬高踩于凳上或床上，与另一只脚不在同一水平面上，可以膝关节为支点，前后左右摇摆骨盆。若为枕后位，一般将胎儿枕部一方的腿抬高，产妇常常自己也能感觉到抬高哪条腿更好。

c. 前倾站立位（图 6-11）：产妇站着，身体前倾，可以趴在陪伴者身上、墙上、床上、桌上的分娩球，此时如果结合慢舞或骨盆摇摆动作，纠正异常胎方位的概率增加。

(4) 坐位

① 适用情况及优势：产妇骶尾部疼痛，希

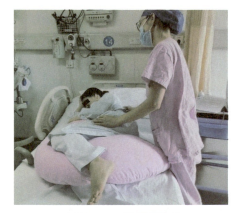

▲ 图 6-6　常规侧卧位

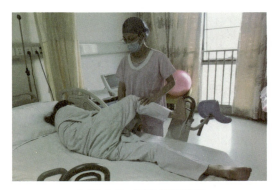

▲ 图 6-7　侧卧位弓箭步

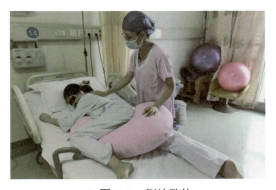

▲ 图 6-8　侧俯卧位

望陪伴者按摩腰背部或热敷腰背部时；宫缩间隔时间长、宫缩较弱或产程进展缓慢时，可利用重力作用，使胎头压迫宫颈；胎方位异常；需要进行骨盆摇摆时；避免对骶骨的压力，有利于骶骨向骨盆后方移位，增加胎儿的活动空间。

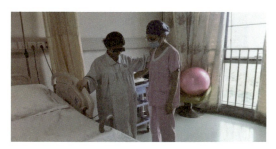

▲ 图 6-9　常规站立位

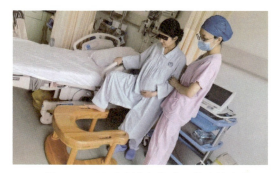

▲ 图 6-10　不对称站立位或弓箭步站立位

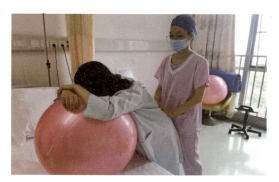

▲ 图 6-11　前倾站立位

② 注意事项：有急产倾向及进程较快的产妇不宜采取；长时间坐位容易导致宫颈和外阴水肿，易使会阴发生较为严重的撕裂伤。

a. 坐位（图 6-12）：产妇上身直立坐于床、分娩球、椅子或分娩凳上，膝盖略低于臀部，双脚有支撑。若坐于分娩球可进行骨盆前后、左右、绕圈摇摆。

b. 半坐卧位（图 6-13）：产妇坐于床上摇高床头或坐于椅子上背靠椅背，床头或椅背与

平面的角度大于 45°，陪伴者可在产妇背后提供拥抱和依靠。特别适用于产妇疲劳以及药物镇痛时，对产妇体力要求不高。取半坐卧位时，由于力学的关系，耻骨弓上移，骶骨位置不变，形成整个骨盆以骶骨为定点逆时针上移，降低骨盆倾斜度，有利于胎头入盆及下降。

c. 不对称坐位（图 6-14）：产妇坐于床上摇高床头或坐于椅子上，一只脚抬高踩于矮凳上或床上。若为枕后位，一般将胎儿枕部一方的腿抬高，产妇常常自己也能感觉到抬高哪条腿更好。

d. 前倾坐位（图 6-15）：产妇双脚稳固平放，坐于凳上并身体向前倾，双臂可支撑在大

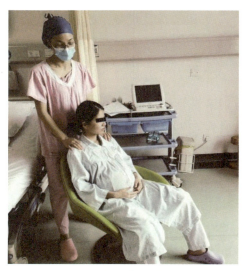

▲ 图 6-12　坐位

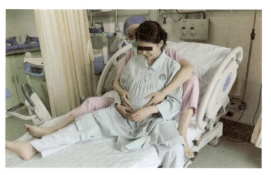

▲ 图 6-13　半坐卧位

腿上或趴在椅背（分开腿后骑坐在椅子上）、陪伴者身体或其他支撑物上。

（5）蹲位

① 适用情况及优势：适用于宫口近全或第二产程时，需增加骨盆出口宽度；胎头下降缓慢或停滞，产妇未能找到用力感觉；胎位异常时；避免对骶骨的压力，有利于骶骨向骨盆后方移位，增加胎儿的活动空间。

② 注意事项：有急产倾向及进程较快的产妇不宜采取；蹲位加重了分娩时会阴的负担，故可能会增加会阴撕裂伤发生率及会阴水肿；产妇容易疲劳，无法长时间坚持。

a. 完全蹲位或低蹲位（图 6-16）：产妇双手抓住床尾或其他支撑物 / 悬吊绳等，或由陪伴者双腿或双手支撑于产妇腋下，屈膝屈髋，臀部低于膝部。另外，也可以陪伴者坐在椅子上，产妇面向陪伴者跨坐在其大腿上相互拥抱。宫缩时，陪伴者分开大腿使产妇屁股下沉

腿间。宫缩间歇期，陪伴者将腿合在一起，使产妇坐在上面稍作休息。

b. 半蹲位（图 6-17）：产妇双手紧握支撑物或分娩绳，降低身体，微微屈膝，髋部向后，即为半蹲位。适用于需要骨盆摇摆的情况，使关节有更多的活动空间。

（6）跪位

① 适用情况及优势：产妇骶尾部疼痛，希望陪伴者按摩腰背部或热敷腰背部时；宫口未开全但产妇便意感强时；胎位异常时，尤其是枕横位及枕后位；宫颈水肿或前唇消失缓慢；脐带受压或脱垂（臀部高于胸部）；避免对骶骨的压力，有利于骶骨向骨盆后方移位，增加胎儿的活动空间；仰卧和侧卧时胎心减速均无法改变时；第一产程末，有助于宫颈前唇退缩。

② 注意事项：产妇容易疲劳，无法长时

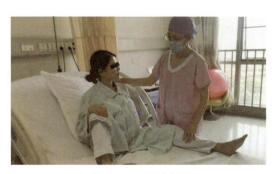

▲ 图 6-14 不对称坐位

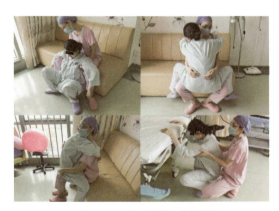

▲ 图 6-16 完全蹲位或低蹲位

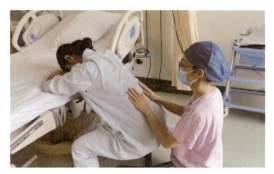

▲ 图 6-15 前倾坐位

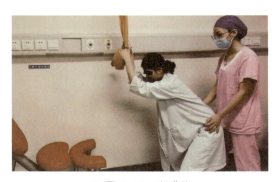

▲ 图 6-17 半蹲位

间坚持；不方便进行胎心监测。

a. 前倾跪位：产妇双膝跪在地板或床上，前倾趴在分娩球、椅座或其他支撑物上，可进行骨盆摇摆。

b. 手膝位：产妇双膝着地（戴上护膝或膝盖下放垫子），身体向前倾，双手掌、双拳或双肘着地支撑。研究应用 MR 技术测量骨盆，发现手膝支持俯卧位时骨盆出口径线和坐骨棘径线长于仰卧位。

i. 开放式膝胸卧位（图 6-18）：产妇双膝和前臂在着地，跪在软垫上，胸部紧贴地板，前臂支撑身体重量，臀部自然抬高，双大腿向后使之与躯干形成的夹角即臀角大于 90°，产妇可任意活动，如晃动、摇摆、爬行等，也便于骶骨按压或双髋挤压。这种膝胸卧位使骨盆出口高于入口，有利于重力作用使尚未衔接的 OP 位胎头退出骨盆转成 OA 位后重新入盆。

ii. 闭合式膝胸卧位（图 6-19）：产妇双膝和前臂着地，前臂支撑起身体重量，胸部尽量放低，臀部放松，双膝在腹部下方外展打开，双大腿与躯干形成的夹角即臀角小于 90°。此种膝胸卧位骨盆入口高于出口，不利于胎头退出骨盆。

4. 观察与记录

观察产妇是否疼痛缓解、有无宫缩胎心异常。记录胎产式、先露部类型、胎方位等，并持续跟进，观察是否出现异常胎方位或异常经处理后是否纠正。

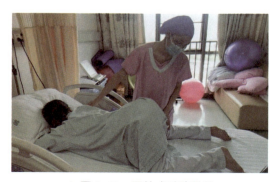

▲ 图 6-18　开放式膝胸卧位

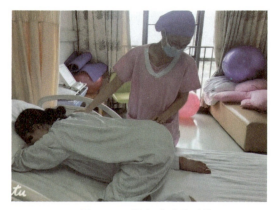

▲ 图 6-19　闭合式膝胸卧位

【知识拓展】

迈尔斯巡回

迈尔斯巡回（Miles circuit）是一系列姿势，可帮助产妇将胎儿移至有利位置，并减轻因胎儿起初处于不利位置而引起的背部疼痛。产妇需要执行三个姿势，每个姿势应该维持 30min，并集中精力即使宫缩也不要改变这些姿势，帮助产妇打开骨盆，为产妇的胎儿提供旋转和（或）向下移动的空间，以便胎儿的头部可以与子宫颈接合，并使收缩有效而规则。

1. 开放式膝胸卧位　这个姿势可以使胎儿的胎头从骨盆中退出来，促进胎头旋转入盆。在腹部下方小心地放置一条 rebozo（图 6-20），支持者应维持轻柔的拉力。

2. 侧俯卧位姿势　尽可能使用很多枕头地向前俯卧，使产妇的上腿尽可能高，下腿伸直。

3. 弓步并移动　产妇站着，一只脚抬高踩于凳上或床上，与另一只脚不在同一水平面上，可以膝关节为支点，前后左右摇摆骨盆。

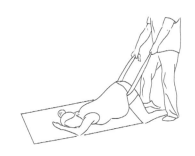

▲ 图 6-20　围巾辅助的开放式膝胸卧位

【注意事项】

1. 母婴安全是产科服务的核心：自由体位选择的主体是产妇，产妇掌握体位选择的主动权，助产服务应尊重产妇的意愿。注意产妇的安全和舒适度，提供必要的、安全的分娩支持。

2. 前倾体位：在采用立位、坐位、跪位时，均可以融合前倾姿势，有利于胎背因重力作用向母体前方转动，纠正枕横位及枕后位、高直后位。前倾位产妇胎儿纵轴与产妇骨盆产轴相一致，重力作用下，重心（胎背）带动胎头旋转；子宫与脊柱之间形成一个夹角，利于胎儿的俯屈，旋转和下降，同时缓解产妇背痛。

3. 不对称体位：在采用卧位、立位、坐位、跪位时，均可以融合不对称体位，有助于局部细微改变骨盆径线，促使胎头旋转，与骨盆相适应。适用于枕后位或枕横位、不均倾位或其他胎位异常。不对称体位增大抬腿侧骨盆空间，改变内部形状，重力和臀部外展的拉伸力，有利胎儿旋转下降。

4. 骨盆摆动：产程中产妇身体有节律地运动常常是良好的应对宫缩的行为。在摇椅上摆动、分娩球上摆动、慢舞等骨盆摇摆动作都是有节律的身体运动，有助于促使胎位与骨盆相适应，适用于胎方位异常、产程进展缓慢的情况。研究结果提示，处于直立分娩位置的孕妇会增宽出口平面，并且动态活动可能会比类似的静态姿势产生更大的骨盆活动性。

5. 普通物理力学理论不足以解释复杂的生物力学现象，并没有最优的体位可用于任何情况，需综合考虑产妇意愿、母胎情况、产程进展以及产科人力设备情况等，选取合适的体位。并且，长时间保持一个体位未必能达到效果，频繁变换体位（每个体位 15~30min），配合强而有力的宫缩，可使胎头与母体骨盆的适应性达到最优。

6. 除了根据骨盆动态变化原理进行姿势选择之外，也要充分考虑产妇的状态以及舒适度，充分利用软垫、软枕等工具，同时注意产妇的能量补充。

7. 有下列情况之一不适合自由活动体位：①胎膜已破且胎头高浮者（如破水后为初产头浮或臀位应卧床，警惕脐带脱垂）；②并发重度妊娠期高血压疾病者；③有异常出血者；④妊娠合并心脏病者；⑤臀位、横位已出现分娩先兆者。

8. 已往临床对于宫颈尚未成熟且无阴道分娩禁忌证的足月胎膜早破孕妇，待产期间需采取绝对卧床、抬高臀卧位处理，以预防羊水大量流出及脐带脱垂。但该方案无充分依据支持，且无论是平卧位还是抬高臀卧位，重力作用下可能使胎儿背部朝向孕妇背部，易形成枕后位或枕横位；胎先露下降欠佳，易引起宫缩乏力，影响产程进展，且长时间卧床将增加产妇尿潴留、感染和精神疲劳等情况。现主张针对头位且胎头衔接良好、无活动禁忌证的产妇无须限制平卧位，可根据自身舒适度自由选择体位，如坐、站、蹲、行走、跪趴等，发挥重力作用，更有助于胎头下降，贴合宫颈，减少羊水流出，诱发频繁有效的宫缩，促进产程进展，且脐带脱垂发生率并未增高。对于未足月胎膜早破、臀先露或头先露高浮者，嘱孕妇卧床休息，多取侧卧位。

【结局评价】

1. 未发生胎位异常或者胎位异常得到纠正。

2.疼痛以及其他不适（如坠胀感、腰背部疼痛等）得到缓解。

3.产妇的分娩体验得到改善。

【操作流程】见 **图 42**。

【知识拓展】

分娩球常见使用方法

分娩球有很多种类，包括圆形分娩球、会阴按摩分娩球、苹果形分娩球、花生形分娩球、圆柱形分娩球，最常用的是圆形分娩球。

1.坐 孕产妇坐在分娩球上，双脚平放在地面上，与球构成稳定状态，两腿分开，保持身体平衡。分娩球带动身体，上下震动、左右摇摆、顺时针或者逆时针旋转。是产程中应用的主要姿势。

2.跪或站 孕产妇取跪或站式前倾位，将分娩球置于软垫、床、沙发或者台面上，孕产妇上身趴在分娩球上，利用分娩球作支撑，带动身体前后移动、旋转或者摆动骨盆，陪伴者施以按摩。

3.侧卧 孕产妇取侧卧位，将分娩球放在双腿之间（常用花生球），利用分娩球作支撑，使产妇骨盆打开。主要用于产程中，特别是实施硬膜外麻醉镇痛及其他不适合下床活动的产妇。

4.半卧 将分娩球置于背后，支撑头、肩部、后背及腰，起支撑作用。

四、持续性枕横位及枕后位的体位纠正技术

正常分娩时，胎头双顶径抵达中骨盆平面时完成内旋转动作，胎头以最小径线通过骨盆最窄平面经阴道分娩。临产后凡胎头以枕后位或枕横位衔接，经充分试产，胎头枕部仍位于母体骨盆后方或侧方（图6-21），不能转向前方致使分娩发生困难者，称为持续性枕后位或持续性枕横位，发病率约5%。常见原因有骨盆异常、子宫收缩乏力、前置胎盘、胎儿过大或过小、胎儿发育异常等，均可影响胎头俯屈及内旋转，发生持续性枕后位或枕横位。持续性枕后（横）位容易导致胎头下降推迟及停滞，容易继发性宫缩乏力及第二产程延长，易导致阴道助产、产道裂伤、产后出血、产褥感染、新生儿窒息及产伤等不良母婴结局概率增加。

【目的】促进枕横位或枕后位转为枕前位，胎头下降，实现阴道分娩。

【适应证】胎方位为持续性枕横位或枕后位，母婴基本情况良好。

【禁忌证】有明显头盆不称、产道梗阻、横位、初产妇臀位等情况估计经阴道分娩有困难者；脐带先露；血管前置；胎儿窘迫。

【操作步骤及方法】

1.评估

(1)临床表现：临产后胎头枕后位衔接影响胎头俯屈及下降，宫颈不能有效扩张，影响内源性缩宫素释放，往往出现低张性宫缩乏力。胎儿枕部压迫产道，产妇感觉肛门坠胀及排便感，宫口尚未开全便过早屏气用力。胎头下降推迟或停滞，产程延长，产妇多为疲劳状态。在阴道口见到胎发，多次宫缩时屏气胎头不继续下降，应考虑持续性枕后位可能。

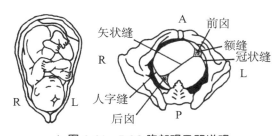

▲ 图6-21 ROP腹部观及阴道观

(2) 腹部检查：胎背偏向母体后方或侧方，前腹壁触及胎儿肢体，且在胎儿肢体侧容易听及胎心。

(3) 阴道检查：持续性枕后位可触及前囟位于产妇骨盆前方，后囟位于产妇骨盆后方。持续性枕横位时矢状缝与骨盆横径一致，前后囟分别位于骨盆两侧后方，因胎头俯屈差，前囟常低于后囟。若宫口开全，因胎头产瘤触不清颅缝及囟门时，可借助胎儿耳郭及耳屏位置判定胎方位。

(4) B 型超声检查：B 型超声探测胎头枕部及眼眶方位即可明确诊断。

2. 物品准备　多普勒胎心仪，分娩球，分娩凳，悬吊绳，垫枕。

3. 操作步骤

(1) 卧位：①侧卧位，限制卧床或者疲劳的产妇可以采用侧卧位，如果产妇为枕后位（枕横位），应采用胎儿枕骨同侧侧卧位，对侧侧俯卧位。如左枕后位，产妇可以采用左侧卧位或者右侧侧俯卧位（图 6-22 和图 6-23）。如果胎方位不确定时，可以选择左右两边交替卧位。②夸张式膀胱截石位，不宜下床的产妇，第二产程时也可以指导产妇配合宫缩、屈髋加腹压用力，以此方式减小骨盆倾斜度、增加胎轴压，使胎先露部充分借助肛提肌收缩力转至枕前位。无头盆不称时，多数枕后位及枕横位在强有力的宫缩作用下，可使胎头枕部向前旋转 90°～135° 成为枕前位。

(2) 前倾直立体位：产妇可以采用前倾状态下的跪位、坐位或者站位，这些体位可以利用重力作用使胎儿的背部由产妇后方转向前方。前倾体位可借由伴侣（或导乐）、分娩球、悬吊绳或者床栏等实现。其中手膝跪位可以增大骨盆出口径线，进一步增大骨盆腔空间，有利于胎头旋转。

在跪位、站位的体位基础上，加上不对称体位的元素，胎儿更容易旋转。如确认胎方位

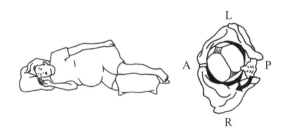

▲ 图 6-22 ROP 侧卧位

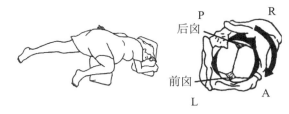

▲ 图 6-23 ROP 侧俯卧位

为枕后位，应抬起胎儿枕骨一侧的腿，增宽这一侧的骨盆空间。如果胎位方向不确定，可以交替抬腿（数次宫缩交换一次）。此外，在前倾直立体位的基础上，加上骨盆的摇摆，可以促进胎头的旋转。如前倾趴跪姿时前后、左右摇摆，不对称站立位时前后摇摆等。

4. 观察与记录　观察产妇是否有出现宫缩异常或胎心异常，疼痛是否缓解。记录胎产式、先露部类型、胎方位等，并持续跟进，观察胎位异常经处理后是否纠正。

【注意事项】

1. 体位改变时要及时听诊胎心，有的体位不方便行胎心监测，应注意间断听诊。

2. 除了根据骨盆动态变化原理进行姿势选择之外，也要充分考虑产妇的状态以及舒适度，充分利用软垫、软枕等工具，同时注意产妇的能量补充。

3. 枕后位以及枕横位的产妇往往有骶尾部疼痛，应注意结合按摩、穴位注射、热敷等方法缓解产妇腰骶部不适。

4. 体位管理应配合强有力的宫缩才能达到效果。宫缩乏力时，可静脉滴注缩宫素；若经

过上述处理效果不佳或试产过程中出现胎儿窘迫，应行剖宫产术。

【结局评价】

1. 枕横位及枕后位得到纠正，产程进展顺利。

2. 产妇疼痛得到缓解。

【操作流程】见 **图 43**。

【思考题】

孕妇庄某，34 岁，孕 1 产 0，孕期规律产检，无异常。于今晨 2:00 临产，10:00 行阴道检查，宫口开大 6cm，羊水清，S-1，胎方位为 LOP，宫缩 30s/(3～4)min，强度 ++，产妇主诉骶尾部疼痛。

请思考：此时采用什么体位可以帮助胎位转为枕前位？

五、自由体位接产技术

对正常分娩的产妇而言，在原始状态下采用站立位、坐位、蹲位等自由体位进行分娩，是符合产妇本能、最自然和舒适的分娩姿势。近 100 年来，受社会、宗教、人文因素等人为因素影响，分娩由一个自然事件转变为医疗事件，分娩的体位也逐渐由自由体位变为平卧位。平卧位分娩为医护人员观察产妇会阴、会阴侧切、阴道助产等医疗措施的实施提供了便利，却限制了骨盆的可塑性，产妇易产生不适感，增加剖宫产率和阴道助产率。

【目的】【适应证】【禁忌证】同本章"三、自由体位待产技术"。

【操作步骤及方法】

1. 评估

(1) 再次询问并查阅产妇一般数据及本次妊娠情况包括年龄、身高、体重、营养状况、既往史等。询问产妇本次妊娠经过包括产前检查、实验室检查结果、特殊检查项目及其结果等。

(2) 产妇身心情况：产妇的体力、肌力情况，疼痛部位、性质、评分等，产妇心理状态以及对分娩的认知。

(3) 产程进展情况：产妇的宫缩、胎心、宫口开大、胎方位、胎头下降程度、产程时长等。

(4) 支持系统：是否有家属陪产，家属对分娩照护的认知和态度；助产士人力资源情况；支撑自由体位的设备等。

2. 接产前准备 ①环境：调节并保持产房温度在 25～28℃；②物品：可调整的待产床、不同型号的分娩球、分娩凳、矮凳（也可利用马桶）、悬吊绳、软垫等；接产器械、辅料包、带有秒针的时钟；新生儿辐射台提前预热（32～34℃）；检查复苏气囊、面罩、吸引及吸氧装置，均处于功能状态；③人员：包括助产人员、家属，需保证产妇适用体位的安全性，必要时产科医生、新生儿医生需到场。

3. 操作步骤 产妇分娩时的体位在不同国家或地区各有不同，每种体位各有优缺点。在母婴情况良好时，鼓励产妇采取自由体位分娩，如侧卧位、坐位、站立位等，但要考虑到有利于胎头下降、产妇的舒适度和方便助产人员观察，可提供如分娩凳、分娩球等相关支持工具，或调整产床，能够支持产妇在不同的体位分娩（如图 6-24）。

(1) 体位选择

① 半卧屈膝位：产妇臀部及膝盖屈曲，仰卧在产床上，可床头略升起（上身抬起角度 < 45°），产妇用双手抱大腿腘窝、膝盖或抓住手杆，宫缩时配合用力。该体位仍是目前接生最常用的体位。优点是有利于观察产程进展，监测宫缩与胎心，可充分暴露会阴，有利于保护会阴及产妇使用腹压，方便经阴道助产手术的操作，且新生儿处理较为便利。但可能会压迫盆腔血管，影响胎盘血供，屈膝半卧位时与生理性使用腹压姿势相悖，失去了胎儿的

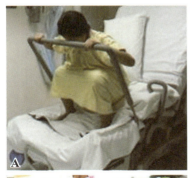
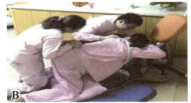

▲ 图 6-24　自由体位分娩支持工具

A.产床上坐位；B.分娩凳上手膝俯卧位

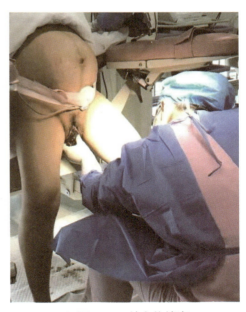

▲ 图 6-25　站立位接产

重力加速产程的作用；骨盆可塑性受限，骨盆径线缩小等缺点。

② 侧卧位：产妇侧卧，双手握住产床扶手，屈曲双腿，上方的脚着力于脚架处，指导产妇屏气用力。此体位适用于产程进展过快、有急产倾向、子宫收缩较强和胎儿较小的产妇，为避免产程进展过快所致的产道损伤。还有使用椎管内麻醉镇痛，第二产程痔疮痛，胎心减速，髋部外展有困难的产妇，或产妇感觉舒服自愿选择。研究指出，侧卧位分娩能够降低会阴侧切率、会阴Ⅱ度裂伤和宫颈裂伤的发生率。侧卧位分娩体位降低了子宫对下腔静脉和腹主动脉的压迫，降低了胎儿宫内窘迫和新生儿窒息的发生概率，但助产人员在接生时操作较为不便。

③ 站立位：产妇面对分娩床站立在地面上，双脚分开，双手握住把手，宫缩时双膝微屈使用腹压，间歇期坐在椅子上休息（图 6-25）。此体位适用于产程进展缓慢，宫缩乏力，产妇骶部疼痛等情况，更充分地利用重力作用，促进胎头下降，从而缩短第二产程。

④ 蹲位：产妇可取地面或产床上实施。双脚平放于平面上，双手拉住床栏等支撑物，助手在一边协助，宫缩时指导产妇下蹲使用腹压，间歇期坐在椅子上，或坐在地面会阴垫上休息。蹲位分娩时，一两次宫缩后必须让产妇站立或伸直双腿休息一会儿，避免发生神经性麻木。该体位适用于产程进展缓慢，胎头下降无进展，胎头较大，头盆倾式不均，枕后位或枕横位，骨盆关节需要更多可变性时。

⑤ 坐位：产妇坐于分娩床或分娩凳上，双手握床把或分娩凳把手，双脚着力于产床脚架处或地面。该体位适用于采取其他体位使用腹压而产程无进展，产妇疲惫时。有研究报道，坐位分娩的产妇第二产程时间明显短于采用平卧位分娩产妇，胎先露下降更快。

⑥ 跪位：产妇双膝跪在床上或有软垫的地面，也可以身体前倾趴在陪伴人员膝上或其他支撑物上，两腿分开，向下用力（图 6-26）。此体位适宜胎头位置较高、侧卧位或仰卧位发生胎儿窘迫、枕后位、产妇骶部疼痛等。此体位分娩时产妇膝盖受压，不能长久支撑，产妇

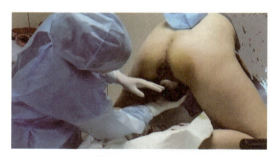

▲ 图 6-26　跪位接产

易感疲惫，可在手膝处给予软垫支撑。

(2) 接产时机：初产妇胎头拨露约 5cm×6cm，经产妇见胎发。侧卧位时可略晚，直立位分娩建议提前准备。

(3) 消毒铺巾：产妇取舒适体位后消毒铺巾，在助产士双手可触及的地方予方巾覆盖，密切关注胎头下降情况，指导产妇均匀用力。

(4) 接产：协助产妇采用合适的分娩体位，用手掌轻轻地扶持胎头，手掌着力均匀面积大，特别是直立位对新生儿更安全。单手控制胎头娩出速度，无协助胎头俯屈的动作，不干预胎头娩出的方向和角度，尽可能地顺其自然。胎头双顶径娩出时，不刻意协助胎头仰伸，指导产妇均匀用力，宫缩间歇期缓缓按顺序娩出额、鼻、口、颏，避免小阴唇内侧及前庭裂伤。胎头完全娩出后，不常规清理口鼻黏液，不急于娩肩，下一次宫缩间歇缓缓娩出双肩，胎体顺势娩出，初步评估新生儿后行晚断脐、置于产妇胸前行早接触、早吸吮、早开奶。

(5) 协助产妇转回平卧位，重新消毒会阴，更换无菌手套，协助胎盘娩出，检查会阴软产道裂伤情况，必要时止血缝合。

4. 观察与记录　观察产妇是否可以耐受自由体位、是否出现胎心异常；产后产妇的会阴裂伤、产后出血情况及新生儿 Apgar 评分。记录分娩体位、分娩结局等。

【结局评价】

1. 母婴安全。

2. 充分发挥产妇主观能动性，正向分娩体验得到提高。

【注意事项】

1. 以安全为中心，综合评估，不盲目开展自由体位接产。

2. 助产士与产妇及陪伴人员做充分的沟通，提供信息支持。告知孕妇第二产程可自由体位以及不同体位的作用及风险。指导孕妇第二产程中如何呼吸、用力等。

3. 注意个体化指导。目前研究并未发现哪种体位最佳，应当根据孕妇的当时情况及喜好选择。

4. 直立体位可以更好地利用重力作用，增强用力的感觉，同时增大骨盆出口径线，有利于胎头下降，缩短产程。缺点是分娩时间过长可能引起会阴部水肿，若胎头娩出过快，易造成新生儿颅内出血及产妇严重的会阴裂伤；同时也为助产士保护会阴处理新生儿增加了难度。

【操作流程】见 图 44 。

（黄舒蓉　周立平）

参考文献

[1] 谢幸，孔北华，段涛．妇产科学 [M]．第 9 版．北京：人民卫生出版社，2018.

[2] 余艳红，陈叙．助产学 [M]．北京：人民卫生出版社，2017.

[3] Simkin，P.，Hanson，L.，Ancheta，R. 著．助产手册．第 4 版．钟梅，雷慧中，涂新，译 [M]．广东：广东科技出版社，2018.

[4] 刘兴会，贺晶，漆洪波．助产 [M]．北京：人民卫

生出版社，2018.

[5] Walker KF，Kibuka M，Thornton JG，et al. Maternal position in the second stage of labour for women with epidural anaesthesia[J]. Cochrane Database Syst Rev，2018，11：CD008070. DOI：10.1002/14651858.CD008070.pub4.

[6] 杨雯茜，罗碧如，徐鑫芬，等 .1213 所医疗机构助产技术应用现状的调查研究 [J]. 中华护理杂志，2020，55（12）：1802-1807.

[7] 卢常平，罗碧如，姜梅，等 . 我国医疗机构开展自由体位分娩现状调查 [J]. 护理学杂志，2020，35（12）：8-11.

[8] 正常分娩指南 [J]. 中华围产医学杂志，2020，23（6）：361-370.

[9] 段然，漆洪波 . "WHO- 产时管理改进分娩体验（2018）" 第一产程相关推荐的解读 [J]. 中国实用妇科与产科杂志，2019，35（4）：431-434.

[10] 王月祉 . 利用磁共振三维重建技术分析妊娠和分娩对初产妇骨盆的影响 [D]. 南方医科大学，2017.

[11] 袁英，刘铭，段涛 . 臀位矫正技术的应用及研究进展 [J]. 中国实用妇科与产科杂志，2016，32（7）：701-704.

[12] 张敏 . LaborPro 数字分娩监护仪在骨盆测量及产程监测中的应用研究 [D]. 南方医科大学，2015.

[13] http：//www.northerntrust.hscni.net/services/maternity-services/labour-and-birth/perineal-care/optimal-fetal-positioning/.

第 7 章　分娩助产技术

分娩是正常的生理过程，大多数产妇都能从阴道自然娩出胎儿，也有一部分产妇需要得到帮助才能安全、顺利地完成分娩过程。分娩助产技术是指在分娩过程中为降低剖宫产率，保证母儿健康采用的安全、有效的助产方法和手段。这些技术是产科医生／助产士必备技能。

一、母体评估技术

母体评估技术是指分娩过程中评估产力、产道、精神心理等影响产妇分娩因素的技术。包括宫缩评估技术、软产道（宫颈）评估技术、骨产道（骨盆）评估技术，以及产妇的体能（出入量）和精神心理评估技术。

（一）宫缩评估技术

宫缩评估技术是评估子宫收缩的频率、持续时间、间歇时间和强度的方法。

【目的】准确评估宫缩，促进产程进展和自然分娩。

【适应证】无阴道分娩禁忌证的产妇。

【操作步骤及方法】

1. 分娩不同阶段宫缩的情况会有不同　产程中需密切观察并记录子宫收缩的频率、持续时间、间歇时间及强度。每次至少观察 3～5 次宫缩，每隔 1～2h 观察一次，并做记录。常用观察子宫收缩的方法包括触诊法及仪器监测。

2. 触诊法　该方法简单、传统。助产人员将掌心放于产妇的腹壁上，宫缩时可感到宫体部隆起变硬、间歇期松弛变软。触诊法测得的宫缩强度多以（＋）、（＋＋）表示，但判断带有明显的主观性，无法量化。

3. 仪器监测　用电子胎心监护仪描记宫缩曲线，可测出宫缩的频率、强度及每次宫缩时的持续时间，可以作为反映宫缩的客观指标。电子胎心监护仪有两种类型。

（1）宫外监护（external electronic monitoring）：最常用。将测量宫缩强度的压力探头置于宫体接近宫底部，用腹带固定于产妇腹壁上，连续描记 40min，可显示子宫收缩的开始、高峰、结束时间及相对强度。必要时延长观察时间或重复监测，是目前使用较普遍的方法。缺点是测得的压力与探头放置的位置、产妇腹壁厚度、产妇的体位以及绑带的松紧度等因素有关，无法测得真正的宫腔内压力。

（2）宫内监护（internal electronic monitoring）：适用于胎膜已破，宫口扩张至少 1cm 者。将充水塑料导管通过宫颈口置入胎儿先露部上方的羊膜腔内，外端连接压力感受器，即可测定和记录宫腔静止压力及宫缩时压力变化。所得结果较准确，但有引起宫内感染的可能，且价格较贵，临床很少使用。

【结局评价】

1. 准确判断宫缩情况，能区分规则与不规则宫缩。

2. 对宫缩乏力和宫缩过强可及时处理。

【注意事项】

1. 宫外监护时腹带固定不宜过松过紧，松紧以容纳一手掌或宫压未置零前 30～40mmHg 为宜。

2. 宫内监测时应严格执行无菌操作，避免引起宫内感染。

【操作流程】见 **图45**。

（二）宫颈成熟度评分技术

宫颈成熟度评分技术是指运用 Bishop 宫颈评分法评估宫颈成熟度的方法（见表 7-1）。

【目的】根据宫颈成熟度评分，估计引产的成功率。

【适应证】所有无阴道分娩禁忌证，有阴道试产意愿的产妇。

【操作步骤及方法】

1. 消毒产妇外阴。

2. 术者洗手、戴手套，行阴道检查。

3. 评估宫颈软硬、长度、位置、宫口扩张情况及先露部的位置。

【结局评价】助产人员能正确评估宫颈成熟度，并根据评分结果判断引产成功率。

【注意事项】

1. 操作时动作轻柔，阴道检查应严格执行无菌技术。

2. 需连续观察，判断在宫缩情况下是否有宫颈形态学变化。

【操作流程】见 **图 46**。

（三）产妇产时出入量评估技术

分娩过程中，产妇处于高强度的应激状态下，身体各部分对大脑中枢及神经内分泌系统调控积极响应以维持或平衡分娩过程中的能量需求。血糖是分娩过程中维持子宫收缩的主要能源物质，主要来源于碳水化合物的摄入和体内储备糖原的分解，当体内糖原储备不足或碳水化合物摄入不足时，易发生低血糖，进而影响子宫收缩，造成产程延长。分娩过程中产妇的热负荷急剧增加，通过增加水分散发释放过多热量，从而维持人体内环境的平衡，但过度的水分损失易造成体内的水不足和体液电解质失衡，导致体能下降，而饮水过量又可引起低钠血症，影响子宫收缩，造成产程延长，因此评估产程中产妇的出入量很重要。产时的出入量包括摄入量和排出量，摄入量指进入产妇身体的所有液体量，包括临产后产妇的饮水量、食物含水量、输入的液体量和输血量等，排出量是指产程中从产妇体内排出的所有液体包括显性失水和非显性失水。

【目的】在产程中指导产妇合理摄入食物和水，保持身体内环境的稳定和合理的能量供给，以促进母儿有良好的结局。

【适应证】所有阴道试产并已临产的产妇。

【禁忌证】

1. 生命体征不稳定、酸碱平衡失调者。

2. 重症抢救患者。

【操作步骤及方法】

1. 了解产妇的体重、体温以及是否有妊娠合并症。

表 7-1　Bishop 宫颈成熟度评分法

指　标	分　数			
	0	1	2	3
宫口开大（cm）	0	1～2	3～4	≥ 5
宫颈管消退（%）（未消退为 2～3cm）	0～30	40～50	60～70	≥ 80
先露位置（坐骨棘水平 =0）	−3	−2	−1～0	+1～+2
宫颈硬度	硬	中	软	
宫口位置	朝后	居中	朝前	

注：满分为 13 分，＞ 9 分试产均成功，7～9 分的成功率为 80%，4～6 分的成功率为 50%，≤ 3 分试产均失败

2. 评估产妇的饮食类型和食物的量，产妇在待产过程中摄入和排出液体的量。

3. 告知出入量评估的目的和意义，摄入充足的能量可使产妇在产程中保持良好的精力和体力；出入量管理有助于母胎的内环境稳定，为母儿的代谢提供物质和能量基础，减少因脱水引致的宫缩乏力，有助于促进产程进展和改善母儿的结局。

4. 鼓励产妇根据自己的意愿在产程中进食，建议进食非酸性的、容易消化富含碳水化合物的食物，也可选用果汁、肉汤、蜂蜜等。水分首选含电解质的运动饮料或白开水。能正常进食者无须常规静脉输液。但也需要注意避免口服液体过量导致的产程延长（每小时超过 300ml）。

5. 记录产妇在产程中的出入量，摄入的量包括：进食、进水、补液；排出量包括尿量、呕吐量、汗液和大便量。

6. 计算能量消耗和出入量是否平衡，产妇孕晚期的基础代谢情况为 1293.3kcal/d，分娩过程中需要 50～100kcal/h 的能量以维持良好的肌肉收缩功能，相当于每小时需要摄入 12.5～25g 葡萄糖所获取的能量；正常成人液体生理需要量为 2000ml/d，成人不显蒸发丢失的水量 850ml/d。

7. 对于能量缺口/出入量缺口，通过鼓励进食、更换食物种类和改变进餐频次等方式补充。如严重呕吐、脱水者予以静脉补充液体，首选电解质平衡液如林格液或者 5% 葡萄糖生理盐水以 250ml/h 的速度输入。

8. 随时观察产妇的精神状态和皮肤、口唇的湿润度，必要时监测尿酮体。鼓励产妇在产程中每隔 2h 左右排尿一次，如尿色澄清表示摄入充足，而尿液颜色深黄、浓缩、尿量少提示液体摄入不足。

【结局评价】

1. 产妇在产程中出入量平衡，未出现脱水或代谢紊乱等情况。

2. 产妇及新生儿未出现水中毒、低钠血症等情况。

【注意事项】

1. 注意观察产程中出入量情况，避免出现供需不平衡或代谢性紊乱等情况。

2. 根据个体差异进行个体化指导。

【操作流程】见 **图 47**。

（四）产妇精神心理评估技术

产妇精神心理评估技术是指通过表情、动作、语言、量表等收集产妇的心理资料，对产妇的认知、情绪、行为做出客观的评价，有针对性地进行心理疏导，是了解产妇精神心理状态，有针对性地实施心理护理的基础。

【目的】通过精神心理评估及时掌握产妇的心理变化情况，对于疼痛敏感、精神紧张、焦虑、抑郁的产妇有重点、有针对性地进行心理疏导，减轻产妇精神压力，实施科学的管理措施，帮助产妇保持愉快心情，增加自然分娩信心。

【适应证】所有阴道试产并已临产的产妇。

【禁忌证】

1. 有精神疾病病史，处于疾病发作/进展期。

2. 认知功能障碍的产妇。

【操作步骤及方法】

1. 收集产妇一般资料，评估产妇精神心理情况，询问是否曾患精神心理疾病，掌握产妇家庭社会背景、文化背景，并评估目前产程进展情况。

2. 通过观察表情、动作、语言初步掌握产妇情绪，初步评估精神心理状态，运用修订版面部表情疼痛量表（faces pain scale-Revised, FPS-R）（图 7-1）评估疼痛情况。

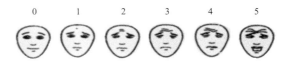

| 0 | 1 | 2 | 3 | 4 | 5 |

▲ 图 7-1　修订版面部表情疼痛量表

分为 5 级。FS0：完全无疼痛感；FS1：偶尔感到疼痛，不影响日常生活；FS2：有疼痛感，但能轻微活动，如散步；FS3：有疼痛感，不能长时间活动；FS4：有疼痛感，除上厕所外不能活动；FS5：疼痛剧烈无法自由活动。

3. 向产妇自我介绍并建立良好信任关系，取得知情同意后指导其填写分娩恐惧量表（childbirth attitudes questionnaires，CAQ）（**表 5**）及焦虑自评量表（self-rating anxiety scale，SAS）（**表 3**）。

4. 对量表评估结果进行总结，评估是否存在不良心理状态，有针对性地通过闭合式及开放式提问，倾听产妇主诉，深入了解产妇的心理问题并评估首要压力源。

5. 与家属进行交流，从侧面了解产妇心理状态及原因，进行针对性的教育与指导。

【结局评估】

1. 评估产妇目前主要精神心理状态，是否存在不良心理问题。

2. 评估产妇疼痛情况，分析主要压力源。

3. 收集分娩恐惧量表及焦虑自评量表得分情况，了解产妇分娩恐惧及焦虑程度。

【注意事项】

1. 鼓励产妇表达自己的焦虑情绪来源，真实地填写各种量表。

2. 助产人员不能主观影响和干扰产妇的各种情绪。

【操作流程】见 **图 48**。

二、胎儿评估技术

胎儿评估技术包括评估胎儿大小、胎方位和胎先露与骨盆的关系。

（一）胎儿体重评估技术

胎儿体重评估技术是指在分娩前根据孕妇宫高、腹围及胎儿超声指标等，综合预测胎儿体重，其结果对巨大儿、胎儿生长受限的诊断、妊娠管理以及分娩方式和分娩时机的选择具有重要意义。

【目的】妊娠期评估胎儿体重有助于合理指导孕妇饮食，控制胎儿体重。另一方面，也有利于尽早发现胎儿宫内发育异常而予以及时治疗。分娩期预测胎儿体重为确定分娩方式、处理产程提供依据，准确估测胎儿体重能够减少产伤及分娩并发症，避免不良分娩结局。

【适应证】单胎妊娠孕妇。

【禁忌证】无。

【操作步骤及方法】

1. 询问孕妇是否存在胎儿体重异常的高危因素

(1) 孕妇一般状况：孕前体重指数及孕期增重、巨大儿或低体重儿生育史、体重增长过多或增长不足、不良生活习惯等。

(2) 妊娠合并症与并发症：如糖尿病、系统性红斑狼疮、抗磷脂综合症、妊娠期高血压疾病、妊娠期肝内胆汁淤积症等。

(3) 胎儿先天发育畸形。

(4) 异常胎盘和脐带。

2. 测量宫高和腹围　孕妇排尿后，取屈膝仰卧位，露出腹部，用软尺测量经脐绕腹一周的径线，即为腹围。双手触及子宫底部，嘱孕妇伸直下肢，软尺零点置于耻骨联合上缘中点，测量到宫底水平的腹部弧形距离，即为宫高。若孕妇为尖腹或悬垂腹，则测量宫高时，应在宫底水平将软尺下移 2～3 指，使其呈浅弧形。

3. 超声检查结果　胎儿双顶径（double apex diameter，BPD）、腹围（abdominal girth，AC）、股骨长（length of femur，FL）等生理指标。

(1) 应用宫高及腹围预测胎儿体重，见表 7-2。

表 7-2　宫高、腹围预测胎儿体重表

适应条件	公式（体重单位 g）
正常体重	宫高（cm）×100
巨大儿	宫高（cm）×腹围（cm）×0.3+2900g
胎头衔接者	宫高（cm）×腹围（cm）+200g
胎头浮动或臀位者	宫高（cm）×腹围（cm）

由于受到孕妇腹壁厚度或羊水量的影响，估测结果往往不够准确，仅作为初步预测方法。

(2) 超声检查计算方法

胎儿体重（g）$= BPD^3 \times 1.07 + AC^2 \times 0.3 \times FL$

胎儿体重（g）$= BPD \times 172.61 + AC \times 133.6 + FL \times 211.93 - 4588.39$

由于有时超声测量切面不够标准，胎儿位置的影响、超声探头所能探及的范围等因素影响，超声估计胎儿体重会有一定的误差。所以，还应结合临床资料来综合评估。

【结局评估】

1. 胎儿体重增长与评估结果相符。

2. 助产人员能正确运用胎儿体重评估技术来估算胎儿体重。

【注意事项】

1. 发现胎儿宫内发育异常应予以及时治疗。

2. 预测胎儿体重过重者（如巨大儿），应充分告知产妇分娩并发症，避免不良分娩结局。

【操作流程】见 **图49**。

（二）头盆评估技术

头盆评分是指妊娠晚期对孕妇骨盆和胎儿大小进行评分，用于评估头盆关系，判断能否阴道试产。

【目的】通过骨盆外测量及胎儿体重的估计做出骨盆与胎儿的评分，根据头盆评分估计阴道分娩的可能性，确保母婴安全。

【适应证】所有拟行阴道试产的产妇。

【禁忌证】早产需要安胎者。

【操作步骤及方法】

1. 调节室温（24～26℃），保护隐私。

2. 评估孕妇的沟通、理解和合作能力，向孕妇解释操作目的，取得合作。

3. 评估者戴手套，协助孕妇取平卧位，臀部放置一次性垫巾。

4. 测量宫高和腹围，评估胎儿体重（详见胎儿体重评估技术）。

5. 测量骨盆外径线，间接判断骨盆大小及其形状。

6. 根据结果进行评分，见表 7-3。

7. 在操作过程中注意孕妇保暖。检查完毕协助孕妇取舒适体位。

8. 记录评估结果。

临床应用时把临界头盆不称与轻度头盆不称（头盆评分 6～7 分）归为轻微不称，中度头盆不称与重度头盆不称（头盆评分 4～5 分）归为严重不称，头盆评分 ≤ 4 分为绝对不称。头盆评分越高，阴道分娩率越高，两者呈正相关。

【结局评估】

1. 能正确运用量表进行头盆评估，且评估结果准确。

2. 孕妇对操作过程满意，无不适，对评估结果知情。

【注意事项】

1. 骨盆外测量和胎儿体重评估都具有一些误差，解释结果时应慎重。

2. 临产后在良好的宫缩下，胎头会塑性缩小头周径，应动态评估和观察。

【操作流程】见 **图50**。

（三）胎方位评估技术

胎方位评估技术是指评估胎儿先露部的指示点与母亲骨盆关系的技术。

【目的】准确判断胎方位，促进自然分娩

表 7-3　头盆评分标准

头盆关系	骨盆大小	评　分	胎儿体重（g）	评　分	头盆评分
头盆相称	>正常	6	3500±250	2	8
	正常	5	3000±250	3	8
	临界狭窄	4	2500±250	4	8
临界不称	正常	5	3500±250	2	7
	临界狭窄	4	3000±250	3	7
	轻度狭窄	3	2500±250	4	7
轻度不称	正常	5	4000±250	1	6
	临界狭窄	4	3500±250	2	6
	轻度狭窄	3	3000±250	3	6
中度不称	临界狭窄	4	4000±250	1	5
	轻度狭窄	3	3500±250	2	5
	中度狭窄	2	3000±250	3	5
重度不称	轻度狭窄	3	4000±250	1	4
	中度狭窄	2	3500±250	2	4
	重度狭窄	1	3000±250	3	4

及母婴安全。

【适应证】无阴道分娩禁忌证的所有产妇。

【禁忌证】无。

【操作步骤及方法】

1. 评估产妇的孕产史，本次妊娠情况包括孕周、妊娠合并症和并发症、相关检查结果（B 超等）、胎儿大小等情况。

2. 产妇对胎方位评估的认知、接受程度和心理反应。

3. 调节适宜的温度，保护产妇隐私。

4. 产妇排空膀胱，取截石位，消毒外阴。

5. 行阴道检查，判断胎儿先露部的指示点与母体骨盆的关系。枕先露以枕骨、面先露以颏骨、臀先露以骶骨、肩先露以肩胛骨为指示点。

6. 每个指示点与母体骨盆入口前、后、左、右、横的关系而有不同的胎方位。

7. 头先露、臀先露各有 6 种胎方位，肩先露有 4 种胎方位（表 7-4）。

【结局评估】能准确评估胎方位，并根据结果做出正确的产程处理及观察。

【操作流程】见 图51 。

三、产程进展评估技术

产妇临产进入产程后，常通过评估宫缩的质量、宫口开大速度 / 程度和胎头下降速度 / 程度，以及胎儿情况，产妇的精神、心理状态等综合评判产程进展是否正常。宫缩评估技术见本章"一、母体评估技术"，此处主要介绍阴道检查技术。

（一）阴道检查技术

阴道检查是检查者直接经阴道评估宫颈、

表 7-4　胎产式、胎先露和胎方位的种类及关系

纵产式				横产式
头先露		臀先露	肩先露	
枕先露	面先露			
枕左前（LOA）	颏左前（LMA）	骶左前（LSA）	肩左前（LScA）	
枕左横（LOT）	颏左横（LMT）	骶左横（LST）	肩左后（LScP）	
枕左后（LOP）	颏左后（LMP）	骶左后（LSP）	肩右前（RScA）	
枕右前（ROA）	颏右前（RMA）	骶右前（RSA）	肩右后（RScP）	
枕右横（ROT）	颏右横（RMT）	骶右横（RST）		
枕右后（ROP）	颏右后（RMP）	骶右后（RSP）		

胎先露以及盆腔内具体情况的操作技术。可用于孕期，常用于分娩期。

【目的】查明前羊膜囊是否已破或行人工破膜、有无脐带脱垂；了解阴道情况及骨盆情况；了解宫颈位置、软硬度、宫颈管消退情况及宫口扩张情况；明确胎先露，评估胎先露下降位置，胎头俯屈程度、胎先露塑形、产瘤大小；持续评估产程的进展情况。

【适应证】

1. 阴道助产前的常规检查。

2. 疑软产道异常，如阴道横隔、纵隔或宫颈病变及骨产道异常等。

3. 某些胎方位异常转正后。

4. 阴道助产前。

5. 产程进展不顺利，为进一步查找原因。

【禁忌证】

1. 前置胎盘和胎盘前置血管。

2. 阴道肿物或畸形。

【操作步骤及方法】

1. 评估

(1) 孕妇的孕产史，本次妊娠情况包括孕周、妊娠合并症和并发症、相关检查结果（B超等）、腹痛和阴道流血的情况和产程进展情况。

(2) 孕妇对阴道检查的认知、接受程度和心理反应。

2. 准备

(1) 环境准备：环境舒适，温度适宜，隐私性好。

(2) 产妇准备：排空膀胱，取膀胱截石位，外阴消毒。

(3) 术者准备：着装整齐，洗手，戴口罩，戴无菌手套。

3. 操作步骤

(1) 探查宫颈情况：右手示指和中指蘸取少量石蜡油后伸入阴道，示指先触到胎儿的先露部，然后由中心向外摸清楚宫颈的边缘，再沿边缘画圈并分别触诊宫颈口 3、6、9、12 点钟方位以估计宫颈开大的程度（以 cm 为单位），如已摸不到宫颈边缘表明宫口已开全。触诊了解宫颈位置、软硬度、宫颈管消退情况。临床常用 Bishop 宫颈成熟度评分法来评估宫颈的情况。

(2) 探查先露部及胎头下降程度：触诊时摸清胎先露类型，根据颅缝和囟门的位置确定头先露部的方位，再以先露部骨质最低点与坐骨棘平面的关系来确定先露下降程度，在坐骨棘平面定位为 0，在坐骨棘平面以上为（−），在坐骨棘平面以下为（＋），以 cm 为单位。

(3) 探查产道情况：对于产程异常或疑有骨盆异常者需行骨盆内测量。

骨盆内测量包括测量以下径线。

① 对角径（diagonal conjugate，DC）：耻骨联合下缘至骶岬前缘中点的距离，正常值为12.5～13cm，减去 1.5～2.0cm 为骨盆入口前后径长度，又称真结合径。检查者将一手示、中指伸入阴道，用中指尖触到骶岬上缘中点，示指上缘紧贴耻骨联合下缘，另一手示指标记此接触点，抽出阴道内的手指，测量其中指尖至此接触点的距离即为对角径。

② 坐骨棘间径（interspinous diameter，ID）：两坐骨棘间的距离，为中骨盆最短径线，正常值约为 10cm。检查者将一手的示、中指伸入阴道内，分别触及两侧坐骨棘，估计其间的距离。也可用中骨盆测量器，所得数值较准确。此径线是中骨盆最短的径线，过小会影响胎先露下降。

③ 坐骨切迹宽度（sciatic notch width，SNW）：代表中骨盆后矢状径，其宽度为坐骨棘与骶骨下部间的距离，即骶棘韧带宽度。检查者将伸入阴道内的示指置于韧带上移动，如能容纳 3 横指（5.5～6cm）为正常，否则为中骨盆狭窄。

（4）记录：记录检查时间及检查结果（包括宫颈情况、先露部、胎头下降程度和产道情况）。

【结局评价】

1. 助产人员是否能正确评估阴道情况及骨盆情况。

2. 评估宫颈位置、软硬度、宫颈管消退情况及宫口扩张情况；明确胎先露，评估胎先露下降位置。

【注意事项】

1. 检查前必须触诊确认有无脐带脱垂。

2. 胎膜已破者应注意观察羊水的性状。

3. 严格消毒，注意无菌操作，预防感染。

4. 操作应轻柔，尽量减少阴道检查次数，对孕妇产程持续并细致的观察可以避免不必要的阴道检查。

【操作流程】见 **图 52**。

四、催引产技术

引产是指在自然临产前通过药物、机械等手段刺激子宫收缩，使产程发动，达到分娩的目的。宫颈成熟程度是决定引产能否成功的重要因素，因此引产前一般需要先促宫颈成熟。常用促进宫颈成熟的方法是使用药物（前列腺素类制剂、缩宫素）和机械性扩张（宫颈球囊、低位水囊、Foley 尿管、昆布条、海藻棒等）的方法。催产是指临产后因宫缩乏力产程进展缓慢，以人工的方法促进宫缩，加速产程进展，常用的方法是人工破膜和小剂量缩宫素静脉滴注。

1. 引产的主要适应证

（1）延期妊娠：妊娠已达 41 周或过期妊娠的孕妇应予引产，以降低围产儿死亡率和导致剖宫产率增高的胎粪吸入综合征的发生率。

（2）妊娠期高血压疾病：妊娠期高血压、轻度子痫前期患者妊娠满 37 周，重度子痫前期妊娠满 34 周或经保守治疗效果不明显或病情恶化，子痫控制后无产兆，并具备阴道分娩条件者。

（3）母体合并严重疾病需要提前终止妊娠：如糖尿病、慢性高血压、肾病等内科疾病患者并能够耐受阴道分娩者。

（4）胎膜早破：足月妊娠胎膜早破 2h 以上未临产者。

（5）胎儿及其附属物因素：包括胎儿自身因素 [如严重胎儿生长受限（fetal growth restriction，FGR）、死胎和胎儿严重畸形]、附属物因素如羊水过少、生化或生物物理监测指标提示胎盘功能不良且胎儿尚能耐受宫缩者。

2. 引产的禁忌证

（1）绝对禁忌证

① 孕妇有严重合并症或并发症，不能耐受阴道分娩或不能阴道分娩者（如心功能衰竭、重型肝肾疾病、重度子痫前期并发器官功能损

害者等）。

② 子宫手术史，主要是指古典式剖宫产术、未知子宫切口的剖宫产术、穿透子宫内膜的肌瘤剔除术、子宫破裂史等。

③ 完全性及部分性前置胎盘和前置血管。脐带先露或脐带隐性脱垂。

④ 明显头盆不称，不能经阴道分娩者。

⑤ 胎位异常，如横位、初产臀位估计经阴道分娩困难者。

⑥ 子宫颈癌。

⑦ 某些生殖道感染性疾病，如未经治疗的单纯疱疹病毒感染活动期等。未经治疗的HIV感染者。

⑧ 对引产药物过敏者。

⑨ 生殖道畸形或有手术史，软产道异常，产道阻塞，估计经阴道分娩困难者。

⑩ 严重胎盘功能不良，胎儿不能耐受阴道分娩。

(2) 相对禁忌证

① 臀位（符合阴道分娩条件者）。

② 羊水过多。

③ 双胎或多胎妊娠。

④ 经产妇分娩次数 ≥ 5 次者。

五、促宫颈成熟

目前公认的评估宫颈成熟度常用的方法是Bishop 评分法，对宫颈长度、扩张程度、硬度、位置及胎先露位置进行评价，共 13 分，宫颈评分 ≥ 6 分提示宫颈成熟，评分越高，引产成功率越高。评分 < 6 分提示宫颈不成熟，需要促宫颈成熟。目前临床比较常用的有药物性方法和机械性扩张。

（一）前列腺素类制剂促宫颈成熟

控释地诺前列酮阴道栓：商品名普贝生，是一种可控制释放的前列腺素 E_2 栓剂，含有10mg 地诺前列酮，以 0.3mg/h 速度缓慢释放，使用前需冷藏保存。其优点为单次用药，无须严格无菌，可以控制药物释放，在出现宫缩过频或过强时能方便取出。

【目的】促进宫颈变软、变薄并扩张来降低引产失败率、减少从引产到分娩的时间，提高引产成功率。

【适应证】具备引产适应证而宫颈 Bishop 评分 < 6 分者。

【禁忌证】孕妇有哮喘、青光眼、严重肝肾功能不全等；有急产史或有 3 次以上足月产史的经产妇；瘢痕子宫妊娠（Ⅱ-2D）；有子宫颈手术史或子宫颈裂伤史；已临产；Bishop 评分 ≥ 6 分；急性盆腔炎；前置胎盘或不明原因阴道流血；胎先露异常；可疑胎儿窘迫；正在使用缩宫素；对地诺前列酮或任何赋形剂成分过敏者。

【操作步骤及方法】

1. 评估

(1) 核对引产指征和预产期。

(2) B 超检查，了解胎儿大小、胎位、羊水量等指标，并判断胎肺成熟。如胎肺未成熟，在许可情况下，尽可能先促胎肺成熟后再引产。

(3) 白带常规检查，排除阴道急慢性炎症。必要时可行阴道分泌物细菌培养。

(4) 胎心监护：在引产前应行胎心监护了解胎儿宫内状况。

(5) 阴道检查评估宫颈成熟度，评估骨盆情况、胎儿大小、胎位、头盆关系等，排除阴道分娩禁忌证。

(6) 评估并发症情况：妊娠合并内科疾病及产科并发症者，在引产前，充分估计疾病严重程度。

2. 准备

(1) 环境准备：环境舒适，温度适宜，保护隐私。

(2) 孕妇准备：排空膀胱，取膀胱截石位，外阴消毒。了解操作的目的和风险，签署知情同意书。测量体温、血压、脉搏。

(3) 术者准备：着装整齐，洗手，戴口罩，戴一次性无菌手套。

3. 操作步骤

(1) 检视阴道湿润度。如果阴道干涩，可用生理盐水将欣普贝生浸湿一下放置；如阴道分泌物过多则适当擦拭，以免分泌物包裹栓剂，影响药物释放。

(2) 给药：将地诺前列酮栓置于阴道后穹隆深处后旋转 90°，使栓剂横置于阴道后穹隆处。放置欣普贝生时，终止带不要拉得过直，要留有余量，以免手撤出时栓剂外移。栓剂放置完毕，可用剪刀将终止带剪短，阴道外留有 2～3cm 便于随时取出；或者将终止带规律卷起，塞入阴道口内，以免产妇下地活动后，两腿摩擦终止带使栓剂外移。向孕妇交代注意事项，出现宫缩后及时通知医务人员。

(3) 嘱孕妇平卧 20～30min 使栓剂吸水膨胀。2h 后复查，药物仍在原位后可活动。

(4) 记录：记录给药的类型、时间、胎心、产妇的宫缩情况等。

(5) 术后监测：给药后前 4h 每 1～2h 监测 1 次宫缩、胎心及孕妇有无不良反应（恶心、呕吐、发热等）。给药后 4h 未出现规律宫缩，则每隔 4h 行胎心监护监测 1 次胎心和宫缩。一旦发现宫缩过强、过频，胎心异常，或出现不能用其他原因解释的母体不良反应（如恶心、呕吐、腹泻、发热、低血压、心动过速和阴道流血增多），应立即通知医生，取出药物。

(6) 出现规律宫缩后行阴道检查，进行宫颈 Bishop 评分了解宫颈成熟程度及宫口扩张情况，并做好记录。

【结局评价】

1. 阴道后穹隆给药保持原位。

2. 产妇未出现过强和过频宫缩、过敏反应或胎心率异常情况。

【注意事项】

掌握取药指征：出现以下情况时应及时取出：临产，出现规律宫缩（每 3min 一次的宫缩）并同时伴随有宫颈成熟度的改善，宫颈 Bishop 评分 ≥ 6 分；自然破膜或行人工破膜术；子宫收缩过频（每 10min5 次以上的宫缩）或子宫过度刺激或子宫强直性收缩的迹象；放置 12h 后；胎儿宫内不良状况证据：胎动减少或消失、胎动过频、电子胎心监护结果分级为 Ⅱ 类或 Ⅲ 类；出现不能用其他原因解释的母体不良反应，如恶心、呕吐、腹泻、发热、低血压、母体心动过速和阴道流血增多。取出后宫缩过强、过频仍不缓解，可使用宫缩抑制药。取出至少 30min 后方可静脉滴注缩宫素。

【操作流程】见 **图 53**。

（二）机械性扩张促宫颈成熟

机械性扩张方法在阴道无感染及胎膜完整时才可使用。包括宫颈球囊、低位水囊、Foley 尿管、昆布条、海藻棒等，主要是通过机械刺激宫颈管，促进宫颈局部内源性前列腺素合成与释放而促进宫颈软化成熟。其缺点是潜在感染、胎膜早破、宫颈出血、损伤的可能。此处以 Cook 宫颈球囊为例介绍机械性扩张促宫颈成熟流程。

【目的】引产前进行宫颈管机械性扩张，促进宫颈成熟，提高引产成功率。

【适应证】

1. 具备引产适应证而宫颈 Bishop 评分 < 6 分。

2. 不能使用前列腺素类制剂者（如对药物过敏、哮喘、青光眼和严重肝肾功能不全）。

【禁忌证】

1. 具有引产禁忌证者。

2. 药物促宫颈成熟使用中。

3. 胎膜破裂。

4. 先露部位于盆腔入口之上。

【操作步骤及方法】

1. 评估　同前列腺素类制剂促宫颈成熟。

2. 准备

(1) 环境准备：环境舒适，温度适宜，保护隐私。

(2) 孕妇准备：排空膀胱，取膀胱截石位，外阴消毒。了解操作的目的和风险，签署知情同意书。测量体温、血压、脉搏。

(3) 术者准备：着装整齐，洗手，戴口罩，戴一次性无菌手套。

3. 操作步骤

(1) 置窥器：碘伏纱球消毒阴道，暴露并固定宫颈，再次消毒宫颈。

(2) 放置球囊：插入两个球囊使之均通过宫颈管；核查球囊导管所对应的球囊颜色和类型；往第一个球囊（子宫球囊，红色"U"）注入 40ml 生理盐水，充盈后将球囊往后拉至子宫球囊贴住宫颈内口；再往宫颈外口处的第二个球囊（阴道球囊，绿色"V"）注入 20ml 生理盐水；确定两球囊分别位于宫颈内外口后，依次交替增加两球囊内的生理盐水量，每个球囊内液体量不超过 80ml。

(3) 向孕妇交代注意事项，有异常及时通知医务人员。

(4) 监测记录：球囊放置后应至少每小时巡视 1 次，每 4 h 监测孕妇血压、胎心率、宫缩情况，询问孕妇主诉，及时做好评估记录。

【结局评价】

1. 球囊放置位置正确，并固定完好。

2. 孕妇操作过程中能配合，操作结束无不适症状。

【注意事项】

1. 孕妇可下床适当活动。

2. 至少每小时巡视 1 次，询问孕妇有无腹痛、腹胀、腰酸、见红、胎膜破裂、排尿困难、球囊脱出等情况，并做好记录；有异常及时通知医生，并记录在孕妇病程记录或产程记录单上。每 4h 听 1 次胎心，同时记录宫缩情况。

3. 球囊应尽量夜间放置，并尽量不影响孕妇休息，球囊放置后禁止沐浴，于放置 12h 后取出。

【操作流程】见 **图 54**。

（三）缩宫素静脉滴注

缩宫素的重要作用在于选择性兴奋子宫平滑肌，增强子宫收缩力及收缩频率，小剂量静脉滴注缩宫素可随时调整用药剂量，保持生理水平的有效宫缩，一旦发生异常可随时停药，为常用的引产方法。但在宫颈不成熟时引产效果差。

【目的】自然临产前通过人工方法诱发子宫收缩，促进自然分娩。

【适应证】见引产适应证。

【禁忌证】见引产禁忌证。

【操作步骤及方法】

1. 评估　同前列腺素类制剂促宫颈成熟。

2. 准备

(1) 环境准备：环境舒适，温度适宜。

(2) 产妇准备：了解操作的目的和风险。

(3) 术者准备：着装整齐，洗手，戴口罩。

3. 操作步骤

(1) 监测胎心音及宫缩情况，测量孕妇生命体征。

(2) 建立静脉通路：留置针建立静脉通路，用精密输液器接输注生理盐水注射液 / 乳酸钠林格注射液 500ml，连接输液泵，设置起始滴速，一般为 8 滴 / 分，对于宫缩不规律或者多胎经产妇进行催引产起始滴速可调整为 4 滴 / 分开始。在生理盐水注射液 / 乳酸钠林格注射液 500ml 中加入缩宫素 2.5U，将药液摇匀，再次确认滴速无误后，在输液袋上贴醒目标记贴纸。

(3) 调节滴速：缩宫素个体敏感度差异极大，应从小剂量开始循序增量。根据宫缩、胎心情况，从 8 滴 / 分开始，每次增加 4 滴，直至出现有效宫缩。最大滴速不得超过 40 滴 / 分，即 13.2mU/min。如仍无宫缩，可根据医嘱适当增加浓度，酌情加缩宫素至 5U/500ml，滴速减半后再循序增加，直至宫缩发动，且持续有效。

(4) 宣教：做好缩宫素静脉滴注的健康宣教。

(5) 记录：在缩宫素静脉滴注观察记录单上记录日期、时间；注明静脉滴注缩宫素的剂量、滴速以及目的（引产或加速产程）。

【结局评价】

1. 能正确执行缩宫素静脉滴注引产的操作步骤。

2. 能说出缩宫素静脉滴注观察要点及注意事项。

3. 未出现缩宫素静脉滴注引产并发症。

【注意事项】

1. 应由经过训练的专人观察宫缩强度、频率、持续时间和胎心率的变化并及时记录，调好宫缩后行胎心监护。破膜后要观察羊水量及有无胎粪污染及其程度，并即刻听胎心。

2. 警惕过敏反应。

3. 禁止肌内注射、皮下、穴位注射及鼻黏膜用药。

4. 用量不宜过大，宫缩过强及时停用缩宫素，必要时使用宫缩抑制药。停药超过 30min 再次使用时从初始滴速开始。

5. 引产失败　缩宫素引产成功率与宫颈成熟度、孕周、胎先露高低有关。如连续使用 2～3 天，仍无明显进展，应改用其他方法引产。

【操作流程】见 **图 55**。

六、分娩接产技术

分娩接产技术包括单胎接产技术及多胎接产技术，正常分娩接产技术及难产接产技术。

（一）正常分娩接产技术

正常分娩接产技术是指医护人员利用专业技术在无菌或清洁的条件下协助产妇娩出胎儿及胎儿附属物的技术。

【目的】促进胎儿顺利娩出，母婴结局良好。

【适应证】可经阴道分娩的产妇。

【禁忌证】

1. 有明显头盆不称、产道梗阻、胎位不正估计经阴道分娩有困难者。

2. 产妇有高危因素需要抢救、剖宫产手术或阴道助产术。

3. 胎儿窘迫。

4. 经评估无法耐受阴道分娩者。

【操作步骤及方法】

1. 评估　产妇精神状态、宫缩、胎心情况、胎头下降情况、会阴及阴道情况、产妇饮食与能量供给情况和能否应对产痛。

2. 准备

(1) 物品准备：产包、手套、注射器、妇科棉签、新生儿复苏用物等。

(2) 环境准备：环境舒适，隐蔽性好。

(3) 产妇准备：向产妇解释操作目的，取得其合作。

(4) 术者准备：戴口罩帽子，外科洗手，穿无菌手术衣，戴无菌手套。

3. 操作步骤

(1) 加强支持性护理：注意产妇的饮食能量供应，每 1～2 次宫缩间隔提供液体食物，以补充水分和电解质。提供精神和心理支持，告知产程进展，增强分娩信心。

(2) 密切观察产程和监测胎心：注意胎头下降程度。注意宫缩的强度、频率，警惕强直性子宫收缩和病理性缩复环的出现。进入第二产程后每 10min 听 1 次胎心，也可行持续胎心监护。

(3) 选择合适的分娩体位：目前临床上大

多采用仰卧截石位（后续步骤仍以仰卧截石位为准），尤其是产妇体弱、有高血压等高危因素的情况下，利于助产人员的观察和操作，但要注意观察是否存在仰卧位低血压综合征和胎儿窘迫。在母婴情况良好时，鼓励产妇采取自己舒服的体位分娩，如侧卧位、手膝俯卧位、坐位、站立位等。也可根据产妇和胎儿的情况由助产人员选择自由体位，如巨大儿评估可能发生肩难产时，可以取俯卧位预防/减少肩难产的发生。自由体位时应提供给产妇相关支持工具如分娩凳、分娩球等，或调整产床的角度或高度，能够支持产妇在不同的体位分娩。

(4) 指导产妇用力：产妇正确用力非常重要，若用力不当不仅消耗体力，而且会因疲劳导致宫缩乏力，影响产程进展。需要注意的是部分产妇在宫口尚未开全但胎头位置低时会不自主向下用力。此时屏气用力可造成宫颈水肿或宫颈裂伤，助产士因通过体位、呼吸等方法指导产妇减少过早的屏气用力。产妇用力的方式有自发性用力和引导下用力。

自发性用力：自发性用力是按照产妇的意愿自主用力，无须进行训练。强烈的用力欲望常迫使产妇在宫缩期间向下用力。宫缩开始时，产妇会以自我满意的任何方式呼吸，有反射性用力欲望时产妇会向下用力，直至用力欲望逐渐消退，每次用力会持续 5～7min，宫缩时产妇可以屏气、呻吟或喊叫，也可在两次用力间歇快速呼吸数秒，这种呼吸有助于确保胎儿足够的血氧供应。

引导下用力：有时由于分娩镇痛药物的影响，或产妇因害怕、疼痛等自发性用力效果不佳，用力方向不能集中、用力无效。助产士可在宫口开全后指导产妇正确运用腹压。方法是：产妇取仰卧位或半坐卧位，双膝屈曲外展，双足蹬在产床上，双手握住产床上的把手。每次宫缩时，产妇先深吸气后屏气，然后紧闭双唇和声门如排大便样向下用力，时间尽

可能长久，也可中间短暂换气后再次屏气，根据宫缩的持续时间每次宫缩屏气 2～4 次。宫缩间歇期，产妇自由呼吸并全身肌肉放松，安静休息。下次宫缩时再作屏气动作，以加速产程进展。

(5) 消毒铺巾：接生人员在初产妇胎头拨露 3～4cm、经产妇宫口近开全、会阴体膨隆紧张时，应准备接产。可在普通产床，也可在分娩支持工具上接产。按常规消毒会阴部，不必常规剃除阴毛。让产妇仰卧于产床上，两腿屈曲分开，露出外阴部，臀下放一便盆或防水垫，消毒液消毒外阴 2～3 次，顺序是大小阴唇、阴阜、大腿内上 1/3、会阴及肛门周围。如外阴清洁状况较差，可以先用消毒纱球蘸肥皂水擦洗外阴部 2～3 次，接着用温开水冲洗，然后再用消毒液消毒外阴。随后铺无菌巾于臀下。外科洗手，穿手术衣，戴无菌手套，开产包，铺台，点数并合理摆放器械，注意无菌操作，保证有清洁的表面能够放置新生儿。

(6) 保护会阴，协助胎头娩出：传统会阴保护法方法是在会阴部盖上一块消毒巾，助产士的右肘支在产床上，右手拇指与其余四指分开，利用手掌大鱼际肌扶住会阴部。如果宫缩时会阴后联合紧张，可以给予向内上方轻轻支持的力量，同时左手可以轻轻下压胎头枕部，协助胎头俯屈。宫缩间歇期保护会阴的右手要放松，以免压迫过久引起会阴水肿。

临床目前较多使用是适度保护会阴法（图 7-2），即接产者用一只手的掌心接触胎头，在宫缩时适当控制胎头娩出速度，让会阴慢慢扩张，胎儿自然娩出。当胎头枕部在耻骨弓下露出时。此时，宫缩期间嘱产妇张口哈气以解除腹压，让产妇在宫缩间歇期稍向下屏气用力，左手协助胎头仰伸使胎头缓慢娩出。胎头娩出后，在等待娩肩的过程中，若口鼻有较多黏液流出，右手可协助轻轻挤压鼻咽部的分泌物。

(7) 评估脐带：胎头娩出后迅速检查颈部

有无脐带，触摸脐带搏动，是否过紧，脐带有搏动且较松者，可用手将脐带顺胎肩推上或沿胎头滑下。若脐带绕颈过紧，立即用两把血管钳夹住一段脐带从中间剪断，注意不要伤及胎儿颈部，脐带松解后再协助胎肩娩出。

(8) 自然娩肩（二步法，two-step shoulder delivery）：胎头娩出后，耐心等待下一次宫缩（1～2min），待胎头自然复位后，在胎儿下降过程中适度协助胎头外旋转，使胎儿双肩径与骨盆前后径相一致。之后助产士的左手将胎儿颈部向下轻压，协助胎儿前肩自耻骨弓下先娩出，继之托胎颈向上，使后肩从会阴前缘缓慢娩出。记录胎儿娩出时间。胎儿娩出后，将一聚血盆置于产妇臀下，以测量出血量。

(9) 新生儿处理：胎儿娩出后用辐射台上预热的毛巾擦干保暖，无须常规使用吸球清理新生儿呼吸道，若新生儿咽部及鼻腔分泌物较多，可采用吸球吸引，以免发生吸入性肺炎。使用吸球时，应使新生儿侧卧或头偏向一侧，先吸引口腔，再吸鼻腔。吸引时先捏扁球囊使形成负压，然后进入新生儿口鼻内放开吸引。当确认呼吸道内的羊水和黏液已吸净而新生儿仍未啼哭时，可用手抚摸新生儿背部或轻拍新生儿足底使其啼哭。初步进行新生儿 Apgar 评分，判断有无新生儿窒息及严重程度，以出生后 1min 的心率、呼吸、肌张力、喉反射及皮肤颜色 5 项体征为依据，8～10 分属于正常新生儿。

(10) 延迟断脐和脐带结扎处理：当脐带停止搏动时进行断脐。首先用一把套了脐圈的血管钳在距脐跟部 3～4cm 处钳夹脐带，另一把血管钳相隔 2～3cm 夹住近胎盘端脐带，用剪刀挨着第一把止血钳剪断，拉住脐圈上的线使之越过血管钳钳端，松钳，挤出脐带断面残余血液，用 5% 碘伏或 75% 乙醇消毒。也可使用脐带夹取代脐圈。结扎后的脐带断端暴露于空气中，等待自然干燥脱落。处理脐带时注意新生儿保暖。

(11) 新生儿体查与记录：与产妇一同确认新生儿性别，做详细的体格检查，如有无发生头颅血肿，有无锁骨骨折等产伤，有无严重外观畸形如多指、肛门闭锁、生殖器畸形等。做好新生儿身份标识，戴上手腕带和脚腕带。在病历上印上新生儿足印和产妇拇指印。

(12) 娩出胎盘，检查胎盘胎膜完整性：在胎儿前肩娩出时立即肌注缩宫素 10U 或静脉滴注缩宫素 10U/500ml，胎儿娩出后等待胎盘自然娩出。当确认胎盘已剥离，以左手按压宫底，同时右手轻拉脐带，当胎盘娩至阴道口时，接生者双手捧起胎盘，向一个方向旋转并缓慢向外牵引，协助胎盘完整剥离并排出。检查胎盘、胎膜的完整性，测量胎盘大小、脐带长度等。

(13) 软产道检查与缝合：胎盘娩出后，仔细检查会阴、小阴唇内侧、尿道口周围、阴道和宫颈有无裂伤。检查时需有良好照明，助产士用左手示指和中指将阴唇分开，右手用无菌纱布擦去阴道内血块和阴道壁上渗血并将示指和中指伸入阴道、张开阴道侧壁，检查软产道有无裂伤。若有裂伤，应按照解剖层次逐层缝合。

(14) 评估阴道出血量并预防产后出血：正常分娩出血量一般不超过 300ml。使用容量

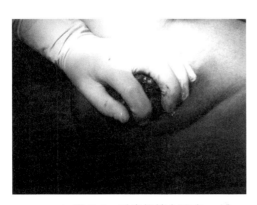

▲ 图 7-2　适度保护会阴法

151

法、称重法、休克指数法、血红蛋白法等评估产后出血量。对产后出血高危产妇应在分娩前予以预防。

(15)母婴早接触早吸吮：断脐后将新生儿置于母亲胸腹部进行母子皮肤与皮肤的直接接触，鼓励新生儿自主寻乳，必要时帮助新生儿吸吮母亲的乳头。

(16)整理与记录：协助产妇取舒适体位，保暖，给予粥、汤水等温热易消化的食物。记录分娩相关信息和新生儿信息。

【结局评价】

1.助产人员能按正确操作流程完成正常接产技术。

2.母婴结局良好，无出现分娩并发症。

【注意事项】

1.温柔接产，禁止人工腹部加压娩出胎儿。

2.倡导轻轻地用手掌接触扶持胎头，不可用手指直接用力挤压和揉捏胎头，防止头皮血肿与损伤。禁止人为扩张宫颈、阴道和会阴部。

3.胎头娩出后，耐心等待至少1次自然宫缩，待胎肩完成内旋转下降，在宫缩的作用下自然娩出。切忌在胎肩没有下降前牵拉用力。

4.不常规吸ZA引呼吸道。如新生儿面色红润，有活力，哭声响亮，不必应用吸痰管清理呼吸道。

5.正确判断胎盘是否已经剥离。

在胎盘没有剥离前禁止按摩挤压子宫，不得强行牵拉脐带。在任何情况下，牵拉脐带的同时，另一手均应在腹部按住子宫，给予反向的对抗力，防止子宫内翻。

6.对于正常分娩，胎盘胎膜检查完整的产妇，产后出血不多，不必常规地进行宫腔内探查。

【操作流程】见 **图56**。

（二）双胎接产技术

双胎产接产技术是指医护人员利用专业技术在无菌或清洁的条件下协助双胞胎产妇娩出胎儿及胎儿附属物的技术。

【目的】促进胎儿顺利娩出，母婴结局良好。

【适应证】可经阴道分娩的双胎产妇。

【操作步骤及方法】

1.评估 产妇精神状态，宫缩，胎心情况，胎头下降情况，会阴及阴道情况。产妇饮食与能量供给情况，能否应对产痛。

2.准备

(1)物品准备：同正常分娩接产技术。

(2)环境准备：同正常分娩接产技术。

(3)产妇准备：同正常分娩接产技术。

(4)术者准备：由经过助产手术培训的产科医生或助产士进行操作，戴口罩帽子，外科洗手，穿无菌手术衣戴无菌手套。

3.操作步骤

(1)监测产程和胎心变化，如出现宫缩乏力或产程延长，应及时处理。

(2)第一个胎儿娩出后，及时清理呼吸道，呼吸平稳后断脐。

(3)助手在腹部将第二个胎儿固定成纵产式，监测胎心音。如未自然破膜者，可行人工破膜，积极娩出第二胎。

(4)严密观察，及时发现脐带脱垂或胎盘早剥等并发症。

(5)积极预防产后出血：临产时应备血，胎儿娩出前需建立静脉通道，第二个胎儿娩出后应立即肌内注射或静脉滴注缩宫素，产后腹部放置沙袋，防止腹压骤降引起休克。

（三）臀位阴道助产术

臀位阴道助产术指臀位胎儿阴道分娩时需接生者协助完成部分机转后，经阴道分娩，包括臀位助产和臀位牵引术。

•臀位助产术

臀位助产指胎臀及胎足自行娩出后，胎肩及胎头由助产者牵出。

【目的】以适宜的方法协助臀位分娩，避免母婴损伤。

【适应证】

1. 具备下列条件者：孕周≥36 周、单臀先露或完全臀先露、估计胎儿体重 2000～3500g（尤适合于经产妇）、胎头无仰伸、产道无异常、无其他剖宫产指征。

2. 死胎或估计胎儿出生后难以存活者。

【禁忌证】

1. 足先露。

2. 胎儿窘迫。

3. 估计胎儿体重＞3500g。

4. 产道异常。

5. 有妊娠合并症或并发症不适于阴道分娩者。

6. B 超见胎头仰伸呈所谓"望星式"者。

7. B 超提示脐带先露或隐性脐带脱垂。

8. 有难产史者。

【操作步骤及方法】

1. 评估

(1) 产妇情况：是否存在妊娠合并症和并发症，如妊娠期高血压疾病、瘢痕子宫等，评估是否适合阴道分娩；分娩者需评估产程产妇中一般状况，宫口是否开全，是否有宫缩乏力。

(2) 胎儿状况：胎心率和羊水情况，除外胎儿窘迫；明确臀位类型及先露位置；估计胎儿大小。

2. 准备

(1) 物品准备：同正常分娩接产技术。

(2) 环境准备：同正常分娩接产技术。

(3) 产妇准备：同正常分娩接产技术。

(4) 术者准备：由经过助产手术培训的产科医生或助产士进行操作，戴口罩帽子，外科洗手，穿无菌手术衣戴无菌手套。

3. 操作步骤

(1) 压迫法：用于完全或不完全臀先露。重点在于以适度的力量阻止胎足娩出阴道，使宫缩反射性增强，迫使胎臀下降。

① 堵臀：目的是使软产道充分扩张。当胎儿下肢出现于阴道口时，用一消毒巾覆盖阴道口，每次宫缩时用手掌抵住防止胎足太早脱出。

② 娩臀：当手掌感到相当的冲击力，会阴膨起，全部胎臀显露于阴道口时，于宫缩时嘱产妇屏气用力，助产者放开手，胎臀及下肢可自行顺利娩出。

③ 娩肩：助产者用无菌巾包裹胎儿下肢及臀部，将双手拇指放于胎儿背部髂骨缘上，其余四指放于胎儿臀部侧方，握紧胎儿臀部向下牵引直至胎儿脐部露于阴道口外。将脐带轻缓向外牵出数厘米，以免牵拉过紧影响胎儿循环。继续向下向外牵拉并旋转至胎儿前肩部分到达耻骨联合下。助产者以示指和中指顺胎儿前肩滑至胎儿肘关节，钩住使胎儿上肢肘关节弯曲，紧贴胎儿胸部，将前臂牵出。随后尽量提举胎体，使后肩露于阴道口，同法娩出后肩。

④ 娩头：将胎背转至前方，使胎头矢状缝与骨盆出口前后径一致，助手迅速在母体耻骨联合上方施压，使胎头俯屈入盆。让胎体骑跨在助产者的左前臂上，四肢分别位于助产者前臂的两侧，助产者将左手中指置于胎儿口中，示指及无名指附于两侧上颌骨，协助胎头俯屈；将右手中指置于胎头枕骨使其俯屈，示指与无名指分别置于胎颈两侧，向下牵拉。当胎儿枕部低于耻骨弓下时，将胎体上举，使其下颌、口、鼻、眼、额依次娩出。

⑤ 记录：详细记录臀位助产术的过程、娩出时间、新生儿全身检查的情况等。

(2) 扶持法：适用于单臀先露。要点在于接生过程中始终保持胎儿小腿伸直折叠于胎体上，压住交叉在胸前的双臂使之不致上举，压住胎儿颈部使之不致仰伸。

当胎臀及双侧大腿显露后，助产者可使胎背朝向斜上一侧，使胎儿股骨粗隆间径适应接近骨盆出口前后径。助产者用手紧握胎臀两侧，拇指压住胎儿腿部，其余四指在骶部，在每次宫缩时将胎体及双腿向上抽拔，宫缩间歇期助产者拇指及其余四指顺胎腿及胎体下滑至阴道口，使双腿紧贴胎体不致脱出阴道口外，直至胎腿、胎体及胎儿上肢娩出。出肩后继续保持胎腿位置以压住颏部，将胎体及双腿向母体腹部提举，胎头娩出。如在提举胎体过程中胎儿上肢或下肢脱出，需以压迫法继续完成分娩。

【结局评价】

1. 正确执行臀助产技术操作步骤。

2. 母婴安全，有无分娩并发症。

【注意事项】

1. 压迫法的关键在"堵"，即让宫口及软产道充分扩张。宫缩间歇时适当放松"堵"的力量，避免长时间压迫致会阴水肿。

2. 扶持法的关键在"拔"，即保持胎腿伸直紧贴胎体，以限制胎儿上臂上举及胎头仰伸。

3. 脐部娩出后，应在 2～3min 内娩出胎头，最长不应超过 8min。

【操作流程】见 **图 57**。

• **臀位牵引术**

臀位牵引指胎儿全部由助产者牵引娩出。

【目的】以适宜方法协助臀位胎儿分娩，改善围产结局。

【适应证】

1. 双胎妊娠第二胎臀位娩出。

2. 臀位分娩第二产程停滞且有剖宫产禁忌证。

3. 死胎或估计胎儿出生后不能存活。

4. 胎儿窘迫或脐带脱垂。

5. 产妇合并严重疾病如心力衰竭，须即刻结束分娩，但有剖宫产禁忌证。

6. 横位内倒转术后。

7. 臀位但无剖宫产手术条件。

【禁忌证】

1. 产道异常。

2. 宫口未开全。

【操作步骤及方法】

1. 评估 产妇及胎儿情况：宫口是否开全，是否具有臀位牵引术指征，排除禁忌证。

2. 准备 同臀位助产。

3. 操作步骤

(1) 建议行会阴侧斜切开术，未破膜者应予以破膜。

(2) 牵引下肢：如为足先露，当胎单足或双足已经脱至外阴或阴道，术者可以直接牵引；当胎足仍在宫腔，术者手伸入宫腔握住单足或双足将其牵出。牵出过程中，边牵引边向上移动握持点至髋关节，娩出胎儿下肢，并将胎儿转向骶前位。如为单臀先露，助产者以一手示指钩住胎儿腹股沟，沿产轴向下徐缓牵引直至另一手钩到对侧腹股沟，双手一起牵引，胎儿下肢娩出。如钩臀失败，可伸手入宫腔，用手指压迫腘窝，迫使膝关节屈曲，使胎足转下，然后握住胎足向下牵引。

(3) 娩出胎臀：下肢娩出后，前臀露于阴道口时，稍向前牵引，使胎臀娩出。

(4) 牵出肩部及上肢：同臀位助产法。

(5) 牵出胎头：同臀位助产法。

(6) 记录：同臀位助产法。

【结局评价】

1. 正确执行臀牵引技术操作步骤。

2. 母婴安全，无分娩并发症。

【注意事项】

1. 在宫口开全之前不要让产妇用力，不可过早人为牵拉。

2. 臀牵引较臀助产更易发生新生儿窒息、脑瘫、新生儿损伤、骨折等。较臀助产有更高的围产儿死亡率。对母亲说更容易发生软产道损伤，产后出血及产褥感染等。

3. 其他同臀位助产法。

【操作流程】见 **图 58**。

七、阴道手术助产技术

阴道手术助产（operative vaginal birth）是指在第二产程使用产钳或胎头吸引器直接牵引胎头以加快或实现胎儿阴道分娩的重要手段，是处理难产的重要操作方法。

阴道手术助产的适应证：①第二产程延长；②胎儿窘迫；③母体因素需缩短第二产程，如孕妇罹患心脏病、重症肌无力、有自主反射障碍的脊椎损伤或增殖性视网膜病等。

阴道手术助产的禁忌证如下所述。

相对禁忌证：①胎头位置不佳；②需胎头旋转＞45°方能正确放置产钳或胎头吸引器进行助产；③中位产钳或胎头吸引。

绝对禁忌证：①非纵产式或面先露；②胎头未衔接、胎方位或胎头高低不清楚；③宫口未开全；④头盆不称；⑤胎儿凝血功能障碍（如血友病、同种免疫性血小板减少症等），临床上极少见；⑥胎儿成骨不全，临床上极少见。

（一）胎头吸引技术

胎头吸引技术是利用负压原理，使胎头吸引器吸附在胎头上，通过牵引吸引器，协助胎头娩出的方法。

【目的】协助娩出胎儿，缩短第二产程。

【适应证】同阴道手术助产技术。

【禁忌证】

1. 胎儿不能或不宜经阴道分娩者，如极早早产、胎儿凝血功能异常、骨盆异常、产道梗阻或畸形等。

2. 宫口尚未开全或胎膜未破者。

3. 非顶先露或者严重胎儿窘迫。死胎或胎儿畸形者。

4. 胎头先露位置高，未达坐骨棘水平以下者。

5. 刚进行过胎儿头皮采血者。

【操作步骤及方法】

1. 评估

（1）产妇及胎儿情况：产妇既往病史，产妇精神状态，宫缩，胎心情况，胎头下降情况，会阴及阴道情况。

（2）阴道检查判断宫颈口开大情况、胎头位置及胎方位。

2. 准备

（1）物品准备：同正常分娩接产术。

（2）环境准备：同正常分娩接产术。

（3）产妇准备：同正常分娩接产术。

（4）术者准备：由经过助产手术培训的产科医生或助产士进行操作，戴口罩帽子，外科洗手，穿无菌手术衣戴无菌手套。

3. 操作步骤

（1）阴道检查：再次确认宫口开全，确定胎儿为枕先露，胎头骨质部已达坐骨棘水平以下（S+3以下），确定胎方位，排除禁忌证，胎膜未破者予以破膜。

（2）建立静脉通道，做好新生儿复苏准备。

（3）双侧阴部神经阻滞麻醉或持续性硬膜外阻滞麻醉，必要时行会阴切开。

（4）放置吸引器：操作者先将吸引器外缘涂润滑剂，左手分开小阴唇后撑开阴道后壁，右手将吸引杯下缘沿阴道后壁送入到胎头顶骨后部，吸引杯随之滑入，且与胎头顶部紧贴。吸引杯应放在胎头俯屈点。操作者一手紧持吸引器，另一手示指、中指伸进阴道，在吸引杯与胎头衔接处检查一圈，确定没有阴道软组织、宫颈或脐带等处于吸盘内。同时调节吸引横柄方向与矢状缝方向一致。

（5）抽吸负压：助手用50ml或100ml注射器，分数次从橡皮管抽出空气使负压达到200～300mmHg，术者用血管钳将橡皮管夹紧，使吸引杯内产生负压牢牢吸附于胎头上。也可使用中心吸引装置进行吸引，但要特别注意控制负压。

(6) 牵引：在宫缩屏气时同步牵引，根据分娩机制随胎头旋转而转动。操作者在宫缩时循产道轴方向缓缓牵引并按正常分娩机转分娩胎儿，助手在牵引时保护会阴。吸引时间10～15min，最长不超过20min。胎头娩出后，松开钳夹橡皮管的血管钳，恢复吸引器内压力，取下吸引器。

(7) 娩出：按自然分娩机制协助胎儿娩出。胎儿娩出后及时进行处理，吸痰，给氧或复苏。等待娩出胎盘，检查缝合软产道裂伤。

(8) 术后处理及宣教：指导产妇术后排尿及术后伤口的处理。给新生儿进行全身检查，尤其是头面部。

(9) 记录：详细记录胎头吸引术的过程，吸引压力，牵引次数，胎儿娩出时间，新生儿全身检查的情况等。

【结局评价】

1. 能正确操作胎头吸引器。

2. 操作规范，母婴安全。

【注意事项】

1. 使用前检查吸引器有无损坏、漏气、橡皮套有无松动、并把橡皮管连接在吸引器空心管柄上。

2. 正确放置吸引杯是胎头吸引术成功最重要的因素。吸引杯放置于矢状缝上、中心点后囟前方3cm处最合适。相对矢状缝对称放置，否则将会加重不均倾。枕前位是放置吸引杯较容易的胎方位。

3. 牵引应是间歇性的，与宫缩产妇配合用力时一起牵引。牵引时应避免扭转吸引杯，否则可导致胎儿头部血肿和头皮撕裂，尤其是使用金属杯时。

4. 术后注意观察产妇和新生儿的并发症。产妇可能出现的近期并发症有产后会阴疼痛、产道损伤如会阴裂伤、阴道裂伤、阴道壁血肿、子宫颈裂伤，严重者可致阔韧带或腹膜后血肿、产后出血，尿潴留和尿失禁，感染、伤口裂开；远期并发症有尿失禁、大便失禁、膀胱或直肠膨出、盆腔器官脱垂、生殖道瘘形成等。新生儿可能出现的近期并发症，如头皮擦伤和撕裂伤、胎头血肿、颅内出血、颅骨骨折、面神经麻痹、高胆红素血症、视网膜出血等，远期并发症有神经发育和认知能力异常等。

【操作流程】见 **图59**。

（二）产钳助产技术

产钳助产技术是利用产钳固定胎头合并牵引力或旋转力，以纠正胎头方位、协助胎头下降及胎儿娩出的产科手术。

【目的】协助娩出胎儿，缩短第二产程。

【适应证】

1. 臀位后出头困难者。

2. 胎头吸引助产失败后确认无明显头盆不称者。

3. 余同胎头吸引技术。

【禁忌证】同胎头吸引技术。

【操作步骤及方法】

1. 评估　同胎头吸引技术。

2. 准备

(1) 物品准备：同正常分娩接产术。

(2) 环境准备：同正常分娩接产术。

(3) 产妇准备：同正常分娩接产术。

(4) 术者准备：由经过助产手术培训的产科医生进行操作，戴口罩帽子，外科洗手，穿无菌手术衣戴无菌手套。

3. 操作步骤（以低位产钳为例）

(1) 至 (3) 同胎头吸引技术。

(4) 检查和润滑产钳：润滑产钳左右两叶，助手扣合产钳左右叶，检查产钳的对合情况。

(5) 放置产钳：首先置入产钳左叶，右手润滑后四指并拢深入阴道左后壁与胎头之间，左手以执笔式握持产钳左叶，是钳叶垂直向下，凹面向前，将产钳头曲顺右掌面与胎头之间缓缓送入阴道，当钳匙接近右手中指时，右手拇指承托产钳颈部，协助左手使钳叶向左侧盆壁滑动，直到达到胎头左耳郭处，使叶柄与地面平行，置入后，由助手扶持，保持左叶产钳位置不变。再用同样的方法置入右叶产钳，用左手伸入阴道引导，右手持右叶产钳垂直向下，凹面向前，从阴道后壁缓慢深入阴道，然后两手协同，使钳叶向右侧盆壁滑动，直到叶柄与地面平行，松出左手。由于右叶放置时空间更加有限，常需要边置入边撤出左手。

(6) 合拢产钳：伸手入阴道内检查钳叶与胎头之间有无产道软组织或脐带，胎头矢状缝是否位于两钳叶中间，胎儿的后囟在产钳上缘一指处。产钳放置顺利，未遇异常阻力，扣合钳柄无难度，说明置钳到位。

(7) 牵引：合拢钳柄后监测胎心，如无异常，操作者双臂稍弯曲，双肘挨胸，缓慢用力，于宫缩时沿产轴方向向下向外缓缓牵引。助手在牵引同时保护会阴。随胎头的下降、会阴部稍有膨隆时转为水平向外牵引，当胎头枕部露于耻骨弓下，会阴部明显膨隆时，渐渐向上提牵，协助胎头仰伸娩出。宫缩间歇期应暂停牵引，以减少对胎头的压迫，并注意监测胎心。牵引困难时应详细检查，重新评估，决定分娩方式，切忌强行牵引。

(8) 取下产钳：在胎头双顶径娩出时，可取下产钳，先取出右叶，再取出左叶，按产钳放置的相反顺序取钳。动作轻柔，使钳叶轻轻滑出。

(9) 娩出：按自然分娩机转协助胎儿娩出。胎儿娩出后及时进行处理，吸痰，给氧或复苏。娩出胎盘，检查缝合软产道损伤。

(10) 术后处理及宣教：指导产妇术后排尿及术后伤口的处理。给新生儿进行全身检查，尤其头面部。

(11) 记录：术后详细记录产钳助产术的过程，娩出时间，新生儿全身检查的情况等。

【结局评价】同胎头吸引技术。

【注意事项】

1. 高位产钳技术要求高，母胎损伤大，目前产钳术仅建议使用于低位产钳。

2. 术前需查清胎头位置并纠正胎头为正枕前或正枕后位。应注意宫口是否开全，是否排空膀胱。

3. 产钳正式牵引前要试牵，牵引产钳时用力要均匀，不能将钳柄左右摇晃。

4. 产钳牵引应该为间歇用力，与宫缩产妇配合用力时一起牵引，可以减少牵引力，增强牵引效果。

5. 撤出产钳的时机根据术者经验有不同，有的主张全程牵引娩出胎头，可以尽快结束分娩；有的主张在着冠前松下产钳，然后产妇稍屏气用力按照分娩机转娩出胎头，这样可以减少对会阴的压力和会阴侧切的需求，但有可能因松钳过早，造成产程延长。

6. 新生儿近期并发症有皮肤压痕和撕裂伤、外眼部创伤、颅内出血、帽状腱膜下出血、类脂性坏死、神经损伤等；远期并发症有神经发育和认知能力异常等。

【操作流程】见 **图 60**。

八、软产道缝合技术

软产道裂伤是指分娩过程中产妇软产道（指子宫下段、子宫颈、阴道、盆底及会阴等）及邻近器官（膀胱、直肠）发生损伤，常见有会阴阴道裂伤、宫颈裂伤、产道血肿或子宫破裂。对发生的裂伤需要进行及时的缝合止血，一方面防止损伤所导致的出血和休克，另一方面修复宫颈、阴道、会阴等裂伤部位，达到解剖上和功能上的修复，以预防并发症。

【目的】

1. 减少出血。

2. 恢复解剖和功能。

3. 预防感染。

【适应证】软产道裂伤伴有活动性出血，严重者威胁产妇生命。

【禁忌证】无。

【分类】

1. 会阴、阴道裂伤　分为四度，见表7-5。

2. 宫颈裂伤　当宫颈裂伤超过1cm，伴有出血，而需要缝合时才称为宫颈裂伤。宫颈裂伤为分娩期并发症，是阴道分娩中最常见的软产道损伤之一，当手术助产、毁胎、急产或平产后子宫收缩良好而阴道持续性鲜红色出血，外阴部及阴道无明显裂伤时，应考虑宫颈裂伤的可能性。

(1) 宫颈两侧及一侧裂伤（常见）。

(2) 宫颈前唇、后唇或多处裂伤（少见）。

(3) 宫颈呈环形或半环断裂脱落（罕见）。

(4) 严重宫颈裂伤（向下延至阴道穹隆、阴道上段或向上延至子宫下段、宫体，甚至累及子宫动脉引起大出血或形成阔韧带、后腹膜血肿）。

3. 子宫破裂　宫口未开全，强行行产钳助产或臀牵引术易导致子宫颈严重裂伤并上延到子宫下段。忽略性横位内倒转术、毁胎术和人工剥离胎盘术等若操作不当时，均可造成子宫破裂。

4. 产道血肿　是在分娩过程中产道不同部位的血管破裂，血液因不能外流形成血肿。血肿可以发生于外阴、阴道、阔韧带，甚至沿腹膜后上延至肾区，临床最常见的部位为阴道，属产后出血的一种形式。因其发病隐蔽，血肿的发现易被延误，常致出血增多，如处理不当，可引起严重后果，甚至威胁产妇的生命安全。

【操作步骤及方法】

1. 宫颈裂伤缝合

(1) 评估：产妇生命体征，对宫颈和裂伤缝合的认知和接受程度。

(2) 准备：同正常分娩接产技术。

(3) 操作步骤

① 暴露：将两把卵圆钳夹于裂口两侧，向下向对侧牵引，暴露出裂口顶端。

② 缝合：先在裂伤的顶端上方0.5～1cm处缝合第一针，用2-0可吸收线向子宫颈外口做连续或间断缝合。打结的松紧程度以刚好能够控制出血和对合组织为宜。裂伤的位置高导致顶端暴露困难者可在接近顶端裂伤处先缝合1针，然后牵拉缝线协助暴露。最后1针应距裂伤的子宫颈外侧端0.3～0.5cm，以免产后子宫颈回缩后出现子宫颈口狭窄。

③ 清点用物：清点纱布、棉球、缝针等。

(4) 注意事项：浅的宫颈裂伤，没有活动性出血，可不做处理。当宫颈裂伤超过1cm伴有出血或宫颈裂伤超过3cm以上时，需要缝合。当裂伤深达穹隆、子宫下段，甚至子宫

表7-5　会阴、阴道撕裂伤分类

撕裂程度		损伤特点
Ⅰ度		会阴部皮肤和（或）阴道黏膜撕裂，出血不多
Ⅱ度		撕裂会阴部皮肤及其皮下组织和（或）阴道黏膜撕裂，出血较多
Ⅲ度	不完全撕裂	在Ⅱ度撕裂基础上，肛门括约肌筋膜及部分肛门括约肌撕裂
	完全撕裂	在Ⅱ度撕裂基础上，肛门括约肌完全撕裂
Ⅳ度		在完全Ⅲ度撕裂基础上，撕裂累及直肠阴道壁、直肠壁及黏膜

破裂，从阴道缝合困难时，应行开腹缝合。伤及子宫动静脉及其分支，引起严重的出血或形成阔韧带内血肿，需剖腹探查。

2. 会阴阴道裂伤缝合

(1) 评估

① 产妇生命体征，对会阴阴道裂伤缝合的认知和接受程度。

② 胎盘是否娩出完整。

(2) 准备

① 物品准备：会阴缝合包、会阴浸润麻醉用物、阴道拉钩、有尾纱、针线、手术灯等。

② 环境、人员（产妇、操作者）准备同正常分娩接产技术。

(3) 操作步骤：胎盘娩出后接产者应常规检查软产道，中、示指卷干纱布伸入阴道中下段，由会阴向阴道内压并移动一周，检查会阴及阴道下段有无裂伤及裂伤部位、深度和广度。如检查阴道下段及会阴部无裂伤，而阴道仍有明显出血，尤其在子宫收缩良好的情况下，则应立即用阴道拉钩充分暴露阴道中、上段、阴道后穹隆、宫颈等，检查出血来源。

① 麻醉：使用 0.5% 利多卡因局部浸润麻醉或使用硬膜外分娩镇痛。

② 缝合：将带尾纱卷起塞入阴道挡住宫口，暴露裂伤部位，按解剖层次逐层缝合。

a. Ⅰ度裂伤缝合：Ⅰ度裂伤可为阴蒂、尿道口周围、大小阴唇皮肤黏膜的裂伤。Ⅰ度裂伤较为表浅，除会阴静脉曲张处裂伤外，一般出血不多。阴道黏膜裂伤，处女膜环及其内阴道黏膜可用 2-0 号可吸收线间断缝合，或酌情连续缝合。外阴皮肤撕裂，用 3-0 号可吸收线做皮内缝合或丝线间断缝合。

b. Ⅱ度裂伤缝合：因裂伤常累及会阴浅、深横肌，也可深达肛提肌及筋膜。Ⅱ度裂伤常沿两侧阴道沟向上延长，使裂伤成蹄形。Ⅱ度会阴阴道撕裂伤的修复应逐层进行。

第一步：食、中指置于阴道裂伤的两侧

缘，向后下方压迫阴道壁，充分暴露伤口，辨清解剖关系。如果阴道撕裂上延较深，不能暴露裂伤的顶端时，可在肉眼所及之处先缝一牵引线，向下牵拉此线即可将裂伤的顶端充分暴露，再自顶端向下缝合即可。

第二步：缝合阴道黏膜，用 2-0 可吸收线间断缝合撕裂的阴道壁黏膜，或酌情连续扣锁缝合，缝合部位超过顶端 1cm。

第三步：缝合裂伤的肌层及皮肤黏膜下层　用 2-0 可吸收线间断缝合撕裂的肌层及皮肤黏膜下层。

第四步：缝合会阴皮下组织及皮肤　用 3-0 号可吸收线间断或连续缝合皮下组织和皮肤。

第五步：缝合完毕，取出阴道有尾纱，检查伤口有无血肿或出血。肛查有无缝线过底。擦净周围及外阴部血渍。消毒切口。

c. Ⅲ、Ⅳ度裂伤缝合：Ⅲ度、Ⅳ度会阴裂伤致肛门括约肌断裂及直肠前壁撕裂，故应仔细检查裂伤情况，弄清解剖关系。报告医师，由产科医师或泌尿肛肠外科专科医师缝合。

第一步：若有直肠前壁撕裂，先用 2-0 号可吸收线间断缝合。缝合直肠前壁时注意不要穿透直肠黏膜。

第二步：缝合断裂的肛门括约肌　用组织钳沿肛门裂口皮下达隐窝处，夹取肛门括约肌断端两侧提起，并向中线牵拉，见肛门周围皮肤呈轮状收缩，即可用 2-0 可吸收线缝合。缝合可采用端 - 端缝合或重叠缝合，端 - 端缝合可对合撕裂的肌肉断端，但应避免 "8" 字缝合，以防组织缺血。

第三步：2-0 可吸收线间断或连续缝合撕裂的阴道黏膜及皮下组织。

第四步：2-0 可吸收线间断缝合会阴体肌层（主要为肛提肌）。应注意不能使阴道口过度狭窄或缝合过紧，否则会导致性交困难。

第五步：2-0 可吸收线缝合阴道黏膜。缝合完阴道黏膜后，常规肛查缝线有无穿透直肠黏膜。更换手套继续缝合会阴组织。

第六步：2-0 可吸收线缝合会阴皮下组织及皮肤。

第七步：用小手指肛诊检查肛门括约肌缝合情况，直肠前壁及侧壁有无缝线穿过，如有应予拆除，以免发生肠瘘。

第八步：缝合完毕，取出阴道有尾纱，检查伤口有无血肿或出血。擦净周围及外阴部血渍。消毒切口。

③ 清点用物：清点纱布、棉球、缝针等。

(4) 术后护理

① 保持外阴清洁，每次大小便后冲洗会阴，勤换护垫，必要时会阴。

② 术后每日检查伤口有无感染、渗血、红肿、硬结及化脓性分泌物等感染征象，若发现感染，应及时拆线，彻底清创、引流、换药。

③ 外阴伤口水肿疼痛严重者，24h 内以 50% 硫酸镁湿敷或冷敷，24h 后采用湿热敷，或进行超短波或红外线照射，每日 1 次，每次 15min。

④ 术后酌情使用软化大便药物和抗生素。

【结局评价】

1. 按解剖结构位置还原，对合整齐。

2. 伤口无渗血、无血肿。

3. 操作规范，产妇安全。

【注意事项】

1. 明确解剖结构关系是缝合手术成功的关键，要分清各层组织逐层缝合，两侧均匀对合，不留死腔。

2. 若会阴裂伤较深，为避免缝线穿透直肠，术者可将左手示指插入肛门，向前抵住直肠前壁作为指示，配合缝合，助手可协助暴露术野。注意要使缝针紧贴手指通过，防止刺伤。

3. 前庭球、阴蒂海绵体或尿道口旁的裂伤会引起较多的出血，应用小圆针和可吸收线间断缝合止血，或再辅以兜吊丁字带压迫止血。

4. 术后感染是手术失败的主要原因，因此要严格执行无菌操作，在缝合前应用消毒液重新彻底清洗伤口，操作者更换无菌手套。

5. 防止异物残留。术毕必须常规检查阴道内有无纱布等残留物，不可塞入单块无尾纱的纱布，防止遗留于阴道内。另外还要注意预防缝针断裂及残留。

【操作流程】见 **图 61**。

九、胎盘娩出技术

一般胎儿娩出后 5～15min 胎盘胎膜会自然剥离并完整娩出，少数产妇胎盘不能及时剥离或剥离不全，需要人工帮助娩出。

（一）自然娩出法

【目的】

1. 协助娩出胎盘。

2. 避免产后出血过多。

【适应证】

1. 胎儿经阴道娩出后，胎盘自然剥离者。

2. 胎儿娩出后不到 30min，但阴道流血已达 200ml 者。

【操作步骤及方法】

1. 评估

(1) 评估产妇精神状态和情绪、出血情况等。

(2) 评估胎盘的位置、是否有局部剥离、是否存在植入等。

2. 准备

(1) 环境准备：保暖，安静，保护产妇隐私。

(2) 产妇准备：产妇取截石位，向产妇讲解胎盘剥离的征象取得配合。

(3) 术者准备：常规戴口罩、帽子，洗手，穿手术衣，戴无菌手套。

3. 操作步骤

（1）确认胎盘剥离征象：宫体变硬呈球形，胎盘剥离后降至子宫下段，下段被扩张，宫体呈狭长形被推向上方，宫底升高达脐上；阴道口外露的脐带段自行延长；阴道少量流血；用手掌侧在产妇耻骨联合上方轻压子宫下段，宫体上升而外露的脐带不再回缩。

（2）胎盘全部剥离后，用手牵拉脐带协助胎盘娩出；取出后立即肌注缩宫素 10U。

（3）检查胎盘、胎膜的完整性，测量胎盘直径、厚度及重量。

（4）观察产妇的反应，监测血压、心率、脉搏、体温、呼吸。注意观察宫缩、腹痛和阴道流血等。

【结局评价】

1. 能正确判断胎盘剥离征象。

2. 操作过程中产妇能配合，胎盘胎膜娩出完整。

【注意事项】

1. 胎儿娩出后子宫先有短暂间歇，之后经几次宫缩胎盘才开始剥离，所以切忌在胎盘尚未完全剥离前，用手按揉、下压子宫底或用力牵拉脐带，以免引起胎盘部分剥离而出血或拉断脐带，甚至造成子宫内翻。

2. 注意胎盘胎儿面边缘有无血管断裂，及时发现副胎盘。

【操作流程】见 **图 62**。

（二）人工剥离胎盘术

胎盘尚未完全剥离而出血多时（大于200ml）或第三产程超过 30min 胎盘仍未排出，采取徒手把胎盘与子宫壁分离的方法，称为徒手剥离胎盘术或人工剥离胎盘术。

【目的】

1. 协助娩出胎盘。

2. 避免产后出血过多。

【适应证】

1. 胎儿经阴道娩出后 30min 胎盘仍未娩出者。

2. 胎儿娩出后不足 30min 但阴道流血已达 200ml 者。

【禁忌证】胎盘植入者。

【操作步骤及方法】

1. 评估

（1）评估产妇精神状态、情绪、出血情况、能否耐受手术等。

（2）评估胎盘的位置、是否有局部剥离、是否存在植入等。

2. 准备

（1）环境准备：保暖，安静，保护产妇隐私。

（2）产妇准备：产妇排空膀胱，必要时导尿。向产妇讲解胎盘滞留的原因及危害，人工胎盘剥离术的目的和意义。建立静脉通道，配血备用。

（3）术者准备：常规戴口罩、帽子，洗手，穿手术衣，戴无菌手套。

3. 操作步骤

（1）选择恰当的麻醉镇痛方法：按医嘱肌内注射哌替啶 100mg。

（2）徒手剥离胎盘：操作者一手手指并拢成圆锥形，沿脐带伸入子宫腔；另一手置于腹部，持续按压宫底。进入宫腔之手沿脐带摸到胎盘并触及胎盘边缘。掌面朝向胎盘母体面，手指并拢，以尺侧缘慢慢从胎盘边缘开始将胎盘从子宫壁分离。

（3）胎盘全部剥离后，用手牵拉脐带协助胎盘娩出；取出后立即肌注缩宫素 10U。

（4）检查胎盘、胎膜的完整性，清点器械敷料。

4. 术后处理

（1）按医嘱给予缩宫素、镇痛药和抗生素。

（2）观察产妇的反应，注意有无突然剧烈腹痛。监测血压、心率、脉搏、体温、呼吸。注意观察宫缩、腹痛和阴道流血等。

【结局评价】

1. 操作轻柔、动作规范。

2. 无胎盘、胎膜残留、无子宫内翻等发生。

【注意事项】

1. 术前需做好大出血的应急准备，建立静脉通道和配血。

2. 术前使用镇静药物确保手术顺利进行，术中需要注意产妇生命体征的变化。

3. 切忌用暴力强行剥离或用手指抓挖子宫壁，防止子宫破裂。如发现胎盘与子宫壁之间无明显界线，可能为植入性胎盘，不可强行剥离。

【操作流程】见 **图 63**。

十、子宫内翻复位术

子宫内翻是指子宫内膜面向外翻出，是一种罕见的严重的产科并发症，可引起产妇出血、休克及感染。急性子宫翻出未及时发现和抢救，可至子宫切除，甚至母体死亡。一般发生在第三产程，极少数在产后 24h 内。

【目的】及时发现子宫内翻并手法复位，确保产妇安全。

【适应证】凡产后及时发现的子宫内翻，一般在半小时至一个半小时，子宫颈尚未收缩者，可采用徒手复位。

【禁忌证】无。

【操作步骤及方法】

1. 评估 凡在胎儿娩出后出现剧烈腹痛、阴道大量出血及休克，休克程度与出血量不符，应考虑到急性子宫内翻的可能。评估产妇一般状况及休克程度、产道及内翻子宫局部情况，阴道-腹部双合诊和超声检查可明确子宫内翻的程度。

2. 准备

(1) 环境准备：保护产妇隐私，关门窗，调室温，减少人员走动。

(2) 术者准备：洗手，戴口罩帽子，更换手术衣及无菌手套。通知麻醉医师及丰富手术经验的高年资医师合作处理。

(3) 产妇准备：向产妇解释操作目的，取得其合作。排空膀胱，取膀胱截石位，重新消毒外阴和阴道。

3. 操作步骤

(1) 镇静与麻醉：在积极防治感染和休克液体复苏的同时，镇静止痛、备血，用杜冷丁、阿托品镇痛，解除宫颈痉挛，输液抗休克的同时行徒手复位，必要时使用全身麻醉。

(2) 子宫复位：一手伸入阴道，手指缓慢扩张子宫颈后，手掌托住翻出的宫底，手指放在子宫颈体交界处，向子宫施加压力，以最后翻出的宫腔壁先还纳，先翻出的宫腔壁后还纳的顺序依次向上还纳翻出的宫腔壁，缓缓上推，最后还纳宫底；另一手至于耻骨联合上协助。

4. 术后处理

(1) 复位成功后，应立即肌内或静脉注射子宫收缩剂，如缩宫素、麦角新碱等促子宫收缩。

(2) 宫腔填塞纱布条，以免子宫再度内翻。

【结局评价】

1. 子宫内翻复位成功、未发生再度内翻。

2. 产妇生命体征平稳，未出现休克、腹痛等症状。

【注意事项】

1. 对宫颈收缩环较紧者，可于复位前静脉注射安定 10mg 及 (或) 肌内注射阿托品 0.5mg，使宫颈环松弛。宫颈仍明显紧缩使还纳困难时，可行后侧宫颈纵行切开，将子宫还纳后再缝合宫颈与阴道后穹隆切口。

2. 遇胎盘未剥离者，一般宜于子宫复位成功后施行徒手剥离胎盘术。但遇胎盘附于宫体造成复位困难时，或从病史中了解产妇有多次流产刮宫史，考虑胎盘系粘连所致内翻者，可先行剥离胎盘。

3. 急性子宫内翻不能经徒手复位者，或徒手复位失败者，可分析原因选择经腹途径的不同手术方式。

4. 若复位后子宫仍处于乏力状态，子宫颈和下段收缩力差，扩张明显，可在宫腔内填塞纱布，24h 后取出，防止子宫再次翻出。

5. 一旦确诊子宫内翻，在复位前停止使用宫缩剂。必要时使用宫缩抑制药如硫酸镁或 β 受体激动药。

6. 子宫内翻休克复苏　急性子宫内翻可能同时存在创伤性休克和低血容量性休克，在积极液体复苏和输血治疗同时，镇静止痛和全麻对神经性（创伤性）休克复苏具有积极意义。

【操作流程】见 **图 64**。

【知识拓展】

子宫内翻的预防

对于妊娠过度膨大的子宫，如巨大儿、双胎、羊水过多所致子宫壁肌肉松弛乏力、产后宫缩乏力，或合并腹内压增高者，于分娩第三产程时，不应过早按压子宫底以协助胎儿或胎盘娩出；胎盘未剥离时不应用力牵拉脐带及用力挤压宫底；遇到脐带过短或脐带绕胎颈、胎体者可从头尾两端松解缠绕段脐带或断脐解除环绕，从而预防子宫内翻的发生。循证医学证据表明，胎儿前肩娩出后及时使用缩宫素维持子宫张力，规范处理第三产程是主要的预防措施。

（李　静　周立平）

参考文献

[1] 谢幸，孔北华，段涛 . 妇产科学（第 9 版）[M]. 北京：人民卫生出版社，2018.

[2] 田燕萍 . 产程中计划性饮食能量和自由饮食摄入对分娩影响的研究 [D]. 浙江：浙江大学，2018：1-2.

[3] 马彦彦，庞汝彦 . 正常产程中的入量管理 [J]. 中华妇产科杂志，2015，（4）：316-317.

[4] 钟梅，雷慧中，涂新主译 . 助产手册——早期预防和处理难产 [M]. 广州：广东科技出版社，2018：77.

[5] 孕产妇心理健康管理专家共识（2019 年）[J]. 中国妇幼健康研究，2019，30（7）：781-786.

[6] 万丽，赵晴，陈军，等 . 疼痛评估量表应用的中国专家共识（2020 版）[J]. 中华疼痛学杂志，2020，16（3）：177-187.

[7] 危娟，刘洁英，张莉芳，等 . 分娩恐惧量表的汉化及信效度检测 [J]. 护理学杂志，2016，31（2）：81-83.

[8] 蔡文智 . 助产技能实训 [M]. 北京：人民卫生出版社，2015.

[9] 余艳红，陈叙 . 助产学 [M]. 北京：人民卫生出版社，2017.

[10] 中华医学会妇产科学分会产科学组 . 阴道手术助产指南（2016）[J]. 中华妇产科杂志，2016，51（8）：565-567.

[11] 正常分娩临床实践指南 [J]. 中华妇产科杂志，2020，55（6）：371-375.

第8章 母乳喂养技术

母乳是婴儿最自然、最安全、最完整的天然食品。每位母亲的乳汁都是为其婴儿量身定做的，是婴儿出生后唯一适宜的营养来源，并且在婴儿的不同成长阶段都给予了特有的保护。随着婴儿的成长，乳汁的成分也会发生变化，尤其是母乳中的抗菌物质含量变化最为显著，预防婴儿罹患感染性疾病。

世界卫生组织和联合国儿童基金会提出了促进母乳喂养的倡议：产后1小时新生儿应开始母乳喂养；出生后6个月应进行纯母乳喂养；在婴儿半岁后，应在添加辅食的基础上，坚持母乳喂养至2岁以上。

母乳喂养是指婴儿出生后，使用母乳进行喂养。1989年4月在联合国儿童基金会主办的母乳喂养定义会上，确定了按照母乳喂养的不同水平，将母乳喂养分为全母乳喂养、部分母乳喂养及象征性母乳喂养。

全母乳喂养：包括纯母乳喂养和几乎纯母乳喂养。纯母乳喂养是指除母乳外，不给婴儿添加其他任何液体或者固体食物。用喂杯、喂管或者奶瓶方法喂食母亲吸出的母乳，或者母乳库捐赠母乳都可以包括在纯母乳喂养中。几乎纯母乳喂养是指除了母乳外，婴儿还会进食维生素、水、果汁，但每天不超过1~2次，每次不超过1~2口。

部分母乳喂养：根据母乳喂养的程度分为高比例母乳喂养、中等比例母乳喂养、低比例母乳喂养，高中低比例的母乳喂养分别是母乳占婴儿全部食物比例的80%、20%~79%、20%以下。

象征性母乳喂养：是指几乎不提供母乳喂养。

母乳喂养技术是母乳喂养过程中需要使用到的各项操作技术，包括母乳喂养评估、母婴皮肤接触、母乳采集及处理、多胎母乳喂养、异常乳头的处理、婴儿补充喂养、乳汁淤积的处理、母乳供需失衡的处理、离乳及特殊患儿的处理技术。本章将从以上这些方面进行详细介绍。相关"母乳喂养常见评估量表比较"见 **表9**。

全球的平均纯母乳喂养率为43%。2019年2月，中国发展研究基金会发布的《中国母乳喂养影响因素调查报告》显示，我国的纯母乳喂养率为29.2%，与《中国儿童发展纲要（2011—2020年）》和《国民营养计划（2017—2030年）》所确立的"到2020年将0~6个月婴儿纯母乳喂养率达到50%以上"的目标存在很大差距，也低于世界平均水平。母乳喂养的健康教育是对影响母乳喂养的个人或群体提供母乳喂养知识和技能的一种科学干预方式。对孕产妇、重要家庭成员和医务人员进行深入的母乳喂养知识健康宣教，有利于增加母乳喂养社会支持，提高孕产妇的母乳喂养意愿和自我效能。因此，医务人员或者哺乳顾问需要对孕产妇及家庭成员进行母乳喂养技术的健康教育，为提高纯母乳喂养率做出贡献。

一、母乳喂养的评估技术

母乳喂养评估是通过评估母亲喂养的情况及感受，婴儿的生长发育情况及精神状态，观察完整的母乳喂养过程，识别母婴关系状况，甚至需要考虑到母婴家庭成员的支持与合作状态，评估母亲母乳喂养的整体情况，以便于对常见的母乳喂养问题能够及时发现，并给予正确及时的处理。通过充分的评估，了解母亲母乳喂养存在的困难，给予个体化、针对性的解决方案，促使母乳喂养顺利进行。

【目的】了解母亲母乳喂养的感受、自我评价，为解决母乳喂养问题提供依据，最终达到母乳喂养满足婴儿生长发育的需要，同时母婴舒适哺乳，互动体验良好。

【适应证】有意愿进行母乳喂养的母亲或者是育龄女性。

【操作步骤及方法】根据评估时机，分为孕前、孕期及分娩后。对于孕前或孕期的母亲，评估生育史、母乳喂养经历及体验，对于有母乳喂养失败经历的母亲给予支持与鼓励。孕期的母亲，指导通过孕妇学校、母乳喂养知识的专业网站学习相关知识与技能。对于分娩后母亲，指导产后及时行母婴皮肤接触，指导半躺式哺乳。同时从以下几个方面进行评估。

1. 母亲的评估

(1) 母亲的喂养态度与意愿、母乳喂养经历：母亲对母乳喂养的意愿强烈，曾经母乳喂养顺利，母乳喂养时间长，表现出对母乳喂养有信心，淡定，这类母亲通常容易成功坚持母乳喂养。如果母亲曾经母乳喂养出现很多困难，经过曲折的经历，仍母乳喂养失败，易表现出非常焦虑，对自己不自信，对本次分娩的母乳喂养缺乏信心，遇到困难比较容易放弃母乳喂养。

(2) 母亲母乳喂养技巧的掌握程度：母亲曾经顺利实现母乳喂养，或者母亲在孕期接受过系统的母乳喂养知识教育，树立了正确的母乳喂养观念，在分娩后能及时与婴儿行皮肤接触，及早开始母乳喂养，同时能够识别婴儿饥饿时寻乳的信号，实现轻松哺乳。母亲的哺乳姿势正确，身体放松，无论是坐位、摇篮式、半躺式哺乳，还是侧卧位哺乳，腰背部均有支撑，肩部放松，一只手轻松自如地呈 "C" 形

承托乳房，另一只手支撑婴儿进行含乳。反之，母亲是新手妈妈，或曾经母乳喂养失败，且在孕期没有进行母乳喂养知识的学习，不会正确进行母婴皮肤接触，不知应何时喂养婴儿，以为哭了就喂，不哭就不喂，哺乳时母亲身体僵硬，抱婴姿势别扭等。

(3) 母亲对母乳喂养基本知识与常见母乳问题预防知识的知晓情况：母亲掌握常见的母乳喂养知识，如知晓按需哺乳及母婴皮肤接触的方法，母乳是否能够满足婴儿的需求，婴儿大小便的观察等。母亲知晓保持泌乳的方法，及正确的饮食知识，预防乳胀的发生。

(4) 评估乳房情况：观察乳房的大小，过小的乳房需要询问母亲在孕前孕期乳房大小是否有变化，乳房是否充盈，是否有包块，胀痛等情况，乳头是否有皲裂、肿胀、疼痛等情况。结合母亲乳房乳头的条件，指导正确的哺乳姿势及婴儿含接姿势。如果乳房有包块、疼痛，结合母亲一般健康状况，在排除其他病理情况时，考虑是否有乳汁淤积。如果发生乳汁淤积，按照相应的方法进行处理（详见本章"七、乳汁淤积的处理技术"）。

2. 婴儿的评估

(1) 婴儿出生时情况：根据婴儿出生时孕周、体重、评分情况等方面综合评估。如果是孕满 39 周以上足月儿，出生体重 2.5～4.0kg，Apagr 评分 8～10 分，通常自主寻乳及含乳的能力正常；如果是 < 37 周的早产儿，通常会入住新生儿科，存在母婴分离的情况；特别需要关注的是 ≥ 37 周且 < 39 周的婴儿，如果一般情况好，体重 ≥ 2500g，通常会母婴同室，但吸吮能力通常不及孕满 39 周以上的婴儿，即使母亲乳汁充足，婴儿乳汁移出的能力弱，也会导致摄入不足，严重者甚至发生低血糖。

(2) 含乳姿势的评估：评估含接过程母亲的感受，如有无乳头疼痛、吸吮力量强弱等，

详见下文"（三）母乳喂养过程的评估"。

（3）评估婴儿母乳喂养过程：婴儿体位是否符合生理姿势，喂养后是否感觉到满足，或者是身体扭曲、僵硬，很牵强地完成母乳喂养的吸吮。

（4）婴儿的生长发育情况：婴儿身高体重等指标的生长发育情况，应达到世界卫生组织（WHO）2006年儿童生长发育参考标准，并将每次的测量值描记成曲线，呈匀速增长的趋势，表示婴儿生长发育状况良好，否则需要寻求母乳喂养顾问或者儿童保健医生的协助。

3. 母乳喂养过程的评估

（1）母亲的哺乳姿势与感受　母乳喂养过程中，母亲的哺乳姿势符合人体生理学姿势，自我体验良好，很享受母乳喂养过程，如腰背部及抱婴的胳膊均有支撑，身体很放松，感觉很舒适，母亲自觉母乳喂养过程顺利，与婴儿互动应对自如；反之，母亲感觉腰酸背痛，乳头疼痛，哺乳时紧张焦虑，母乳喂养过程感觉不舒适，因为母亲的角色，不得不完成母乳喂养任务，但是希望任务很快结束，感觉母乳喂养是个很麻烦的负担。

（2）婴儿的状况　母乳喂养过程中，婴儿的身体符合人体生理学姿势，婴儿面向乳房，头、躯干呈一条直线，颈部舒展，无扭曲，鼻尖对着乳头，头微微后仰，类似于成人用水瓶喝水的姿势，嘴唇外翻，不对称含乳，即含住乳头及其下方更多的乳晕，且有足够的呼吸空间，很享受地躺在母亲的怀抱，享受着甘甜的乳汁，如果是新生儿还应腰背臀部有支撑。反之，婴儿、身体及颈部扭曲，呼吸的空间不够，婴儿会经常因此暂停吸吮，有的暂停几分钟及以上，甚至暂停的时间比吸吮的时间长，母亲会误以为婴儿吃饱睡着了，放下婴儿又会哭闹、寻乳，或者睡眠时间短，半小时甚至数分钟即醒来并伴有饥饿性哭闹。

（3）母婴关系　母亲暴露乳房给婴儿，婴儿主动熟练地张口含乳，深而慢的吸吮，甚至双手捧着乳房吸吮，很享受母乳喂养的过程，提示母婴关系良好，母乳喂养给婴儿带来良好的情感体验。反之，母亲暴露乳房给婴儿时，甚至母亲将婴儿横抱时，婴儿表现出惊恐的表情，躲避乳房，甚至哭闹不止，母亲强行将乳头塞入婴儿口中，婴儿短暂吸吮后即暂停，甚至不吸吮，只是哭闹，母亲沮丧，强烈的挫败感，提示母乳喂养给婴儿带来了不好的情感体验，母婴关系不良。

（4）除母亲外，对婴儿主要照顾者的评估　奶奶、外婆或者其他相对固定的婴儿照顾者，对母亲母乳喂养的支持态度，也非常重要。如果她们支持母乳喂养，且具有科学的母乳喂养观念与技巧，会成为母亲最好的母乳喂养导师，母亲耳濡目染，得到照顾者正确的指导与支持。反之，如果主要照顾者不支持母乳喂养，或者母乳喂养观念陈旧不科学，会给母亲错误的指导，使母亲在母乳喂养错误的道路上越走越远。

4. 母乳是否满足婴儿需要的评估

母乳是否满足婴儿需要，是母亲及家人特别关注的情况，尤其是母亲，有时会怀疑自己的母乳不够，或营养成分不全面，担心母乳不足。如果评估母乳充足，可以减轻母亲的压力，给母亲及家庭带来信心。

（1）母乳是否满足婴儿的需要：在产后一周内，可以通过婴儿大小便的颜色、次数来进行初步评估。

通常产后第1个24h，婴儿至少大小便各一次及以上，小便淡黄色、清亮，大便颜色为暗黑色胎便；第2个24h，婴儿至少大小便各两次以上，小便淡黄色、清亮，大便颜色逐渐变浅，依此类推，见图8-1。如果婴儿的大小便次数和颜色达到或者超过以上标准，表示可能母乳喂养充足，如果低于以上次数，或者颜

日龄	小便次数及颜色	大便次数	大便颜色
第一天（出生日）	▯	▮	黑色
第二天	▯ ▯	▮ ▮	黑色或墨绿色
第三天	▯ ▯ ▯	▮ ▮ ▮	棕、黄绿、黄
第四天	▯ ▯ ▯	▮ ▮ ▮	棕、黄绿、黄
第五天	▯ ▯ ▯ ▯	▮ ▮ ▮	黄色
第六天	▯ ▯ ▯ ▯ ▯	▮ ▮ ▮	黄色
第七天	▯ ▯ ▯ ▯ ▯ ▯	▮ ▮ ▮	黄色

▲ 图 8-1　产后一周的婴儿大小便次数及颜色

色明显与以上标准不符，需要及时联系医务人员、母乳喂养顾问或者咨询师进行指导。

产后一周的婴儿大小便次数及颜色，见图8-1。

(2) 婴儿的精神状态、喂养后满足感 如果婴儿的精神状态好，睡眠良好，表明婴儿可能母乳喂养充足，如果婴儿频繁哭闹，经过抚摸、皮肤接触不能安抚，可能提示饥饿性哭闹，喂养不足，或者身体存在其他不适，如果经过抚摸、皮肤接触可以安抚，表明婴儿可能不是因为饥饿而哭闹，而是要寻求抱抱，避免走入"按哭喂养"的误区。

(3) 婴儿是否有效吸吮及乳房排空情况 通常母亲每侧乳房排空，在婴儿有效吸吮的情况下，需要哺乳 10～15min 以上，随着婴儿月龄的增长，在乳腺通畅的情况下，每侧乳房喂哺的时间可能会缩短至 4～10min。婴儿吸吮时面颊鼓起，嘴唇外翻，舌头呈勺状在乳晕处蠕动促使乳汁移出，有慢而深的吸吮，偶尔会有暂停，可以看到吞咽的动作或者听到吞咽的声音，吸吮后乳房较吸吮前乳房明显松软，无明显的充盈和乳胀感，表明婴儿做到了有效吸吮。反之，如果婴儿吸吮时，嘴唇没有外翻，只有浅而快的吸吮，甚至能听到婴儿吸吮时"啧啧啧"的声音，均为无效吸吮。更有甚者，有的婴儿吸吸停停，母亲误以为婴儿睡着了，婴儿含住乳头长达 1～2h，也不能使乳房排空，同时还给母亲及家人造成乳汁不足的假象，以为吸吮了 1～2h，婴儿还是没有满足感。

(4) 婴儿体重的增长：应根据世界卫生组织（WHO）2006 年儿童生长发育参考标准来进行评估。通常婴儿出生后 1 周岁内，前 6 个月体重每月增长 600g 及以上，后 6 个月每个月体重增长 500g 左右。

【结局评价】

1. 母亲感觉喂哺舒适，无腰酸背疼等不适，母乳充足，婴儿生长发育良好，一般婴儿身高体重成比例增长，婴儿满月后，体重至少增加 600g 及以上。

2. 如果母亲感觉喂哺时不适，或者自我感觉母乳不足，或者体检发现婴儿生长发育迟缓，婴儿满月后体重增加不到 600g，或者母亲因喂母乳休息时间少，母乳喂养过程存在困难，均应及时寻求哺乳顾问或者医务人员进行指导。

【注意事项】

1. 必须综合评估母婴的情况，动态评估母乳喂养情况、婴儿的生长发育情况，为给予科学、个体化的指导建议提供依据。

2. 坚持以人为本，尊重母亲的选择，准确科学评估，不增加对婴儿或者母亲的伤害，包括生理和心理的伤害。

【操作流程】见 **图65**。

二、母婴皮肤接触技术（生物养育法）

皮肤是人体面积最大的器官，也是人体的天然屏障，可以防止体内水分、电解质和营养物质的丧失，还可阻抑外界有害的或不需要的物质侵入，可使机体免受机械性、物理性、化学性和生物性等因素的侵袭，达到有效的防护，保持机体内环境的稳定。

皮肤接触（skin-to-skin contact），是指将未包裹的婴儿放在母亲裸露的胸腹部，与母亲直接皮肤接触，无须用衣服或毯子隔开皮肤。母亲一般采用半躺半卧的姿势，又称作半躺式哺乳（laid-back feeding），也称生物养育法，是由英国助产士苏珊娜博士提出，是一种以婴儿为主导的哺乳方法，母亲半躺，婴儿趴在母亲胸前，婴儿与母亲面对面交流，即使没有其他人的帮助，婴儿也可以自主寻乳，顺利完成母乳喂养。婴儿的反应证实了人类同其他哺乳动物一样，哺乳是婴儿与母亲本能的互动，她的本能和生理反射，会帮助她顺利爬向乳头，含乳并进行吸吮。母婴皮肤接触是最基本的、低成本的早期新生儿保健措施，可提高纯母乳喂养率。

【目的】

1. 为了帮助母婴实现轻松哺乳，以最符合生理功能体位的姿势进行母乳喂养，激发身体潜能，减少母乳喂养困难，促使成功母乳喂养。

2. 母婴皮肤接触可以使婴儿体温维持正常水平，生命体征更加稳定，增加婴儿安全感，减少哭闹，降低婴儿耗氧及能量消耗，维持血糖正常水平。

3. 母婴皮肤接触利于早开奶，提升纯母乳喂养率。母婴皮肤接触可以触发婴儿的觅食反射，婴儿随时可以进行吸吮，同时可以促进泌乳，利于提升母乳喂养率。

4. 母婴皮肤接触有利于婴儿正常菌群的建立，促进肠道健康。

5. 母婴皮肤接触有助于母亲子宫收缩，减少产后出血，促进母亲的身体恢复，可以增加母婴联结。

【适应证】

1. 婴儿出生后评分良好，母亲身体状态良好，有意愿进行母婴皮肤接触者。

2. 产后早期哺乳技巧不足者。

3. 乳头条件不佳者，如乳头扁平或乳头凹陷的母亲。

【禁忌证】

婴儿出生后需要复苏等支持，或者母亲身体状况差，需要医疗干预支持，不宜进行皮肤接触，或者母亲暂时没有意愿进行者。

【操作步骤及方法】

1. 物品准备 可调节到30°～45°的床或哺乳椅，如果床不可调节角度，也没有哺乳椅，可使用靠枕调整，靠枕3～4个，调节房间温度24～26℃，开衫哺乳衣、婴儿开衫上衣或者连体衣、浴巾2～3条、婴儿纸尿裤1～2片。部分医院有制作专门的母婴皮肤接触的衣服给母亲穿戴，在婴儿出生前，进行全身沐浴，穿上清洁的母婴接触专用服装，或者穿上清洁开衫睡衣。

2. 评估母亲的一般情况及精神状态 母亲精神状态好，可以实施母婴皮肤接触，如果母亲精神状态比较差，需要协助母亲，帮助母亲维持舒适体位，如精神状态很差者，需要暂停皮肤接触，给予对症支持，让母亲充分休息。

3.母亲体位 穿开衫哺乳衣,暴露胸腹部,以 30°～45° 半躺在哺乳椅或床头,或者使用靠枕调整到母亲感觉舒服的半躺式体位,膝下可以垫靠枕一个。

4.评估婴儿情况 婴儿出生后,经过初步的呼吸道清理及擦干羊水,评估一般情况好,即可准备进行皮肤接触,如果一般情况差,立即给予医疗护理干预,暂停皮肤接触。

5.婴儿体位及支持 婴儿更换清洁的纸尿裤,调节室温至 24～26℃,婴儿全身裸露,用温暖的大浴巾覆盖婴儿背臀部,如果室温较低,婴儿可以着开衫上衣,暴露胸腹部,趴在母亲胸前,头偏向一侧,或者斜躺在母亲胸前,母亲的胳膊下方可垫靠枕,予以支撑,一手轻托婴儿头颈部,另一手托住婴儿腰臀部,防止滑落。注意婴儿的口鼻应暴露,同时观察面色与呼吸,保持面色红润,呼吸平稳。

6.母婴配合,持续进行皮肤接触 母婴面对面交流,如果母亲感觉乳房充盈,婴儿未醒,可以上下抚摸婴儿的背部,跟婴儿讲话或放轻音乐来刺激婴儿苏醒,母亲将婴儿嘴唇轻触乳头,刺激婴儿的觅食反射,或者母亲将婴儿鼻尖轻触乳晕部,婴儿看到明显的乳晕黑白颜色反差,闻到妈妈乳汁的气味,使感觉和嗅觉有了信号刺激,会出现踏步反射,主动尝试爬向乳房,当她的脸贴近乳房时,会抬头、张大嘴,衔住乳房,调整好位置,开始吸吮。如果婴儿反复尝试仍没有衔住乳房,可将婴儿下巴移动到乳房附近,加以协助,避免强行将乳头塞入婴儿口中。如果婴儿很困,暂时没有吸吮的欲望,趴在母亲胸前睡觉即可,注意保持头偏向一侧,呼吸道通畅。

7.评估母婴皮肤接触时间及终止时机 如果母婴一般情况好,可持续进行皮肤接触,疫苗注射也可在母亲胸前处理。如果母亲不习惯在胸前进行护理操作,可在进行断脐和疫苗注射后,继续进行母婴皮肤接触。当母亲较疲劳,或者需要如厕、进食等情况,可暂停皮肤接触,或由父亲或其他家人代为进行。

【结局评价】

1.婴儿体温正常,生命体征稳定,哭闹少,能够正确含乳,并且有效吸吮,母亲感觉不疲劳,能够有效支撑婴儿,并可正确观察婴儿的面色、呼吸情况,为母婴皮肤接触成功,在母亲体力允许的情况下,可持续进行。

2.婴儿哭闹不止,不能正确含乳,或者母亲感觉体力不支,不会正确识别婴儿的面色、呼吸情况,需要医务人员的协助,或者暂停母婴皮肤接触。

【注意事项】在实施母婴皮肤接触的过程中,应始终关注母亲的精神状态,如果精神状态差,体力不支,需要在家人的协助下进行,或者暂停实施,以防宝宝跌落;同时在皮肤接触的过程中,婴儿应始终保持头偏向一侧,母亲应注意观察婴儿的口唇及面色,以防口鼻被堵住,影响呼吸。

【操作流程】见 图 66。

【知识拓展】

某些医院已经开展剖宫产术中父婴皮肤早接触,增加新生儿的安全感,同时父亲参与育儿,激发父亲育儿的责任感与育儿的信心,体现了以家庭为中心的照护。

三、母乳采集及处理技术

母乳采集技术是模拟婴儿吸吮模式,利用手法或者工具将乳房的乳汁移出的技术,分为手挤奶和吸奶器泵奶。通常在母婴同室的情况下,建议首选亲喂,当不具备亲喂的条件时,使用母乳采集技术将乳汁移出,并尽快喂养给婴儿。如果暂时不具备给婴儿喂养的条件,需要将母乳储存。将采集的母乳规范储存,并在需要给婴儿喂养时，给予正确的处理后，再喂养给婴儿的技术，即母乳处理技术。

当乳汁过多时，不建议过度挤奶造成乳汁更多，以避免增加母亲的能量消耗，同时还可预防哺乳期乳腺炎的发生。

【目的】保持泌乳状态，预防乳房胀痛等不适。

【适应证】

1. 母婴分离时。

2. 婴儿因生病不能进行吸吮。

3. 母亲因用药或疾病，暂时不能哺乳，需将乳汁移出，以保持泌乳。

4. 乳汁淤积等情况导致乳汁排出不畅，需移出乳汁，以疏通乳腺。

5. 母亲乳胀，婴儿喂哺前适当挤出部分乳汁以减缓流速，利于婴儿吸吮。

【操作步骤及方法】

1. 母乳采集

(1) 母乳采集前准备

① 环境准备：母亲清洁双手，喝杯温水，调节室温，一般 24～26℃为宜，着宽松的衣服，取舒适体位。挤奶前，可轻柔按摩乳房 1min，必要时可以用 40℃的温水毛巾擦拭乳房。

② 物品准备：吸奶器、储奶瓶或者母乳保存袋、笔、冰箱，上班族需要备背奶包及冰袋。

(2) 母乳采集过程

① 手挤奶（图 8-2）：清洁双手，轻柔放松乳房后，大拇指与示指在距乳头根部 2cm 左右的区域对称放置，将乳房向胸壁的方向垂直按压，力度以母亲感觉舒适且不疼痛为原则，再将大拇指与示指向乳头的方向靠近挤压，反复的一挤一放，避免挤捏乳头，同时注意手指不要在皮肤上移动，避免摩擦皮肤，引起皮肤损伤，力度以不引起疼痛、不引起皮肤发红肿胀为原则。一侧乳房挤奶 5min 后，换另一侧乳房交替进行，如此循环，每次挤奶的

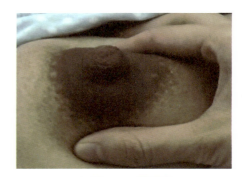

▲ 图 8-2　手挤奶

时间以 20～30min 为宜，时间过长会引起乳房皮肤红肿不适。每次挤奶每侧乳房会有 2～3 次喷乳反射为最佳，24h 应至少挤奶 8 次。

② 吸奶器泵奶：吸奶器泵奶是很多职场背奶妈妈的选择。吸奶器是模拟婴儿的吸吮模式，根据动力来源，分为手动与电动，一般电动吸奶器更方便省力，吸奶器的力度大小和频率根据母亲舒适程度来调节，力度不宜过大，如果是手动吸奶器，负压可能会持续上升，当感觉负压大造成乳头乳晕不适时，可以将吸奶器的罩杯离开皮肤，释放压力，避免造成乳头乳晕损伤。电动吸奶器一般分为按摩与挤奶两种模式。按摩类似于婴儿的浅快的非营养性吸吮，力度小、频率快，挤奶模式类似于婴儿的深而慢的营养性吸吮，力度更大，挤奶模式的力度大小可以根据母亲乳头的耐受程度进行调节，避免力度过大造成乳头损伤，甚至造成乳头皲裂。电动吸奶器分为单泵和双泵（图 8-3），双泵的效率更高，根据妈妈的意愿及需要进行选择。

如果是单泵吸奶器，可以每侧乳房泵奶 5min 左右，两侧交替进行，共挤奶 20～30min，如果是双泵吸奶器，两侧同时进行，每侧乳房泵奶 10～15min 即可。避免时间过长，负压过大，造成乳头乳晕损伤。

(2) 母乳采集后的处理

① 母乳的储存：母乳挤出后，应尽早给

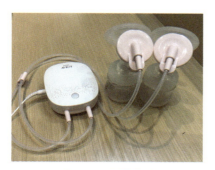

▲ 图 8-3　双泵吸奶器

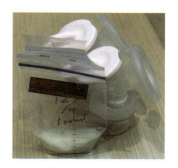

▲ 图 8-4　母乳储存袋

婴儿喂养，尤其是早产儿，新鲜的母乳是早产儿的最佳营养来源。如果暂时不具备喂养的条件或者无需求，应及时用密封的储奶瓶或者母乳储存袋（图 8-4）保存，按照婴儿的每餐进食量单独包装，包装好后，标记好挤奶时间、乳汁量，立即放入冰箱冷藏或者冷冻保存。不同温度下母乳的保存时间见表 8-1。

表 8-1　不同温度下母乳保存时间

室温 （19～26℃）	冷藏 （4℃）	冷冻 （-18℃）	解冻奶 （冷藏 4℃）
＜4h	＜96h	至少 3 个月	＜24h

② 母乳的使用：母乳优选亲喂，如果没有亲喂的条件，优选挤出的母乳。冷冻的母乳在使用前一天放置冷藏解冻最佳，或者用 40℃的温水解冻后，放置在小于 60℃的温水中复温，或者使用温奶器调至 38℃恒温，不可以使用微波炉或在沸水中直接给母乳加热。母乳复温后，应 1h 内给婴儿喂养，如果婴儿没有喝完，应该丢弃，不可以再次冷藏复温。

【结局评价】

1. 乳腺通畅，乳汁顺利移出，没有发生乳头及乳晕处皮肤疼痛，母婴分离者乳汁能够满足婴儿的需要，为最佳状态。

2. 乳腺不通，乳房胀痛，或者有乳头及乳晕处皮肤疼痛，或者母婴分离者乳汁不能满足

婴儿的需要，需要及时求助医务人员或者哺乳顾问。

【注意事项】

1. 每次每侧乳房挤奶 10～15min，不宜时间过长，否则易引起乳头及乳晕处皮肤皲裂，手挤奶时指头不宜在乳房皮肤来回移动，也不宜挤压乳头，避免造成损伤。

2. 使用吸奶器泵奶时，负压不宜调节过大，以乳头乳晕处有压力感，并感觉无不适为宜，避免压力过大，造成乳头皲裂或者乳房皮肤损伤。

3. 在挤奶前或者挤奶的过程中，均不可暴力按摩乳房，避免造成乳房组织损伤，导致组织细胞肿胀，加重乳汁淤积，甚至引发乳腺炎。

【操作流程】见 **图 67**。

四、多胎妊娠的母乳喂养技术

多胎妊娠是指一次妊娠同时有两个及以上胎儿，随着辅助生殖技术的广泛开展，多胎妊娠发生率明显升高。近年来国内报道多胎妊娠的发生率在 1.02%～3.18%，易引起母亲妊娠期糖尿病、高血压、早产等并发症，多数以剖宫产分娩。多胎妊娠的母乳喂养技术是协助多胎母亲，顺利完成母乳喂养的技术。多胎婴儿易发生早产、新生儿窒息、各系统发育不成熟

等问题。母婴患病率增加，导致母婴分离时间长、同时养育多个婴儿，易致母亲过度疲劳等不适，给多胎母乳喂养带来一系列的问题，掌握科学的喂养技术，显得尤为重要。

【目的】为促进多胎母亲顺利成功实现母乳喂养，使多胎婴儿健康成长。

【适应证】多胎妊娠的母亲，经健康评估可以母乳喂养，婴儿经过评估可以经口喂养者。

【禁忌证】母婴因疾病状态不宜母亲喂养者，或者是孕周较小的早产儿，经评估暂不宜经口喂养者。

【操作步骤及方法】评估母亲在母乳喂养方面的态度、知识与经历。多胎妊娠的早产儿，母婴分离者，参见本章"三、母乳采集及处理技术"。

1. 产前准备

(1) 怀孕母亲和产后的主要照顾者，一同参加产前健康教育，提供对影响哺乳和泌乳启动的前期引导，使母亲建立母乳喂养的信心，并保证足够的家庭成员支持照护。

(2) 准备合适的电动吸奶器并指导使用。

(3) 与母亲探讨当母乳不足时，选用巴氏消毒捐赠乳。

2. 泌乳启动

(1) 分娩后尽早行母婴皮肤接触，维持婴儿体温及血糖正常范围，减少婴儿生理指标不稳定情况和产生应激状态的发生率。频繁皮肤接触可增加母婴互动，可延长母乳喂养的持续时间和增加纯母乳喂养的可能性。对于母亲而言，皮肤接触能让母亲尽早适宜角色转变，减少产后抑郁症的发生。

(2) 帮助婴儿含接乳房，半躺式母乳喂养姿势可以支撑母亲身体，舒适的姿势对维持哺乳十分关键。

(3) 早期泌乳不足可通过频繁哺乳、手挤乳和吸奶器刺激乳房分泌乳汁。

(4) 保证母亲充足的休息，并给予饮示指导（哺乳期饮示指导参见第 4 章，营养评估与体质量管理技术）。

3. 泌乳维持

(1) 指导母亲掌握婴儿睡眠规律和喂养时机。

(2) 建立属于母亲和婴儿自己的喂养模式。两侧乳房交替哺乳和同时哺乳两种方式都可以选择。交替哺乳更易掌握，方便母亲学习母乳喂养和观察婴儿，获得含接信息，利于刚开始哺乳的母亲。同时哺乳更节约时间，使母亲得到充分休息，适合婴儿含接好，喂养差异小的情况。同时哺乳可以采取双侧摇篮式、双侧橄榄球式、混合式和半躺式。母亲也可以一侧乳房哺乳，一侧乳房收集乳汁，这样既节约了时间，也为另一位婴儿提供了口粮。

(3) 如果评估母亲母乳不足，需要补充喂养。可先实现一个婴儿纯母乳喂养，另一个婴儿补充喂养。当泌乳量增加，再逐渐减少另一位婴儿的配方奶补充量。补充喂养时注意按需喂养，避免过度喂养。

(4) 指导母亲掌握奶瓶及吸奶器配件的清洗消毒流程。

(5) 早期监测婴儿喂养次数、喂养时间、喂养量、大小便次数和体重身长发育状况，可以了解婴儿的喂养情况，但不要给母亲过多压力，生长发育曲线图应由医生进行评估。

【结局评价】

1. 母亲在家人或者照顾者的协助下，顺利完成多胎婴儿的母乳喂养，母亲对哺乳过程满意，能够做到舒适哺乳，体验良好，则为母乳喂养成功，不强调多胎婴儿均要纯母乳喂养，避免增加母亲育婴的压力。

2. 母亲在家人或者照顾者的协助下，无法完成多胎婴儿的母乳喂养，或者虽然勉强完成，但是母亲几乎没有休息时间，精神状态差，非常疲劳，喂哺过程感觉腰背酸痛，或者出现乳头疼痛等不适，则需要寻求医务人员或者哺乳顾问的帮助。

【注意事项】

1. 多胎母亲的孕期风险和压力大，在母乳喂养的过程中，需要给予更多的鼓励，同时需要家人或者照顾者更多的支持与帮助，尽可能让母亲有更多的时间休息。

2. 无论交替喂养，还是同时喂养，都应评估喂养是否满足婴儿的需求，避免喂养不足的情况发生。

【操作流程】见 **图 68**。

五、婴儿补充喂养技术

婴儿补充喂养技术是当评估母乳确实不足或有医疗指征需要补充喂养时，应针对个体选择不同的辅助工具，添加捐赠乳或配方奶进行喂养，再逐渐过渡回纯母乳喂养的技术。使用配方奶补充喂养前，需经哺乳顾问充分评估，要将添加配方奶同添加药物一样谨慎。应评估母亲是母乳不足，还是喂养不足，如果母亲母乳充足但喂养不足，应指导母亲评估婴儿是否摄入足够，调整喂养模式和效率。当不存在较长时间母婴分离的情况下，不建议使用奶瓶奶嘴添加配方奶，易发生乳头混淆，给后续母乳喂养增添更多的麻烦。

【目的】为母婴分离、母乳不足的婴儿补充喂养，满足婴儿生长发育的需要。

【适应证】

1. 经医务人员或者哺乳顾问评估母乳不足者。

2. 用于产后初期，因初乳量少不足，需补充喂养。

3. 母婴分离者或中断母乳后重新泌乳。

4. 任何能母乳喂养，但因医学指征需要额外补充喂养的婴儿。

5. 暂时无法直接吸吮乳房的婴儿或母亲无法亲喂时。

6. 各种原因导致的婴儿含接困难。

7. 收养婴儿后建立母乳喂养。

8. 添加配方奶的其他医学指征。

【禁忌证】无绝对禁忌，原则上母乳充足的情况下无须添加配方奶补充喂养，无母婴分离的情况下首选亲喂。

【操作步骤及方法】

1. *乳旁加奶技术*　乳旁加奶技术是使用辅助装置模拟母乳喂养亲喂的方式，通过婴儿吸吮乳房时补充母乳或配方奶喂养的技术。辅助装置包括装有母乳或配方奶的容器和附着在该容器上的饲管，容器挂在母亲脖子上，饲管则贴在母亲乳房乳头上。哺乳时，婴儿可以同时获取乳房内的乳汁和容器内的乳汁，最常见的乳旁加奶装置有：乳旁加奶器（图 8-5）、接在注射器上或奶瓶上的饲管等。

操作方法

① 准备用物：乳旁加奶器或注射器及清洁的饲管，新鲜或复温的母乳，或者配方奶，使用前，容器及饲管应清洗消毒干净，再装入适量的母乳或配方奶。

② 使用时，将容器放置在需要的高度，饲管贴在乳头前端固定，尖端稍微延伸出乳头，尾端贴在乳头下方，可以从婴儿口角或下唇中间进入口腔，确保婴儿含住乳头、乳晕和饲管。根据婴儿吸吮 - 吞咽 - 呼吸节奏调节流速，如果吸吮刺激母亲的乳汁分泌，出现喷乳

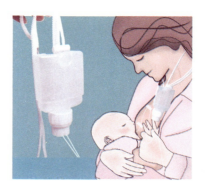

▲ 图 8-5　乳旁加奶器

反射，母乳分泌较多，可以夹闭饲管。

③ 喂养后，记录婴儿补充喂养摄入量和时间。密切监测婴儿体重增长，如果婴儿体重增长良好，哺乳时间缩短，提示婴儿从乳房吸吮的乳汁量增加，应逐渐减少额外补充量，直至完全纯母乳喂养；如果婴儿体重增长不良、吸吮能力差，母亲应在哺乳后挤奶，维持泌乳量。

2. 杯喂和勺喂　杯喂是指用杯子喂养婴儿，勺喂是指用勺子、茶匙喂养婴儿，进行补充喂养。

操作方法：①准备清洁的婴儿喂杯或小勺；②根据母乳量及婴儿的吸吮情况，可以选择母乳或者配方奶，喂养时用盛装母乳或者配方奶的杯子或勺子边缘轻触婴儿嘴唇，引出婴儿伸舌舔舐乳汁，由婴儿自主进行舔吸，避免快速倒入婴儿口中。喂养过程中注意不要用力下压，速度不应过快，必要时暂停喂养，防止婴儿呛奶或误吸。

3. 手指喂养　将手指和饲管一起放入婴儿口中，刺激婴儿吸吮动作，进行补充喂养。

操作方法：①准备清洁的饲管及无菌手套；②洗净双手，剪短指甲或戴无菌手套。轻轻摩擦婴儿嘴唇促进婴儿张口，将指尖侧靠近婴儿软硬腭交界处，触发婴儿吸吮吞咽动作，使用时避免手指深入过深，避免引发伤害性刺激的风险。

【结局评价】

1. 婴儿吸吮良好，通过补充喂养能够满足婴儿的生长发育需要，且能从补充喂养顺利过渡到纯母乳喂养，则为补充喂养技术掌握良好。

2. 婴儿吸吮不佳，不配合补充喂养，喂养量不能满足婴儿生长发育的需要，应尽快寻求医务人员或者哺乳顾问的指导。

【注意事项】

1. 无论是使用乳房加奶器、杯喂、勺喂，还是手指喂养，都是为了补充婴儿的营养需要，一定注意控制流速，避免造成婴儿呛奶，

增加安全隐患，始终关注婴儿的吸吮状态，吸吮是以婴儿为主导的，并注意婴儿的呼吸状态、面色等一般情况。各种补充喂养方式的优缺点见表 8-2。

2. 如果婴儿吸吮力弱，使用补充喂养的同时，要配合使用母乳采集技术，促使乳汁及时排出，避免发生乳汁淤积等并发症。

【操作流程】见 **图 69**。

六、异常乳头的哺乳技术

正常育龄女性乳头的平均直径为 13mm，乳头的平均高度为 9mm，从形态上看，正常突出乳房表面的乳头占 60.2%，凹陷乳头仅占 3.5%，乳晕的平均直径为 40mm（20～70mm），因不同的种族、年龄以及曾经是否哺乳、哺乳持续时间，测量值而不同，孕期和产后几天因为激素的变化乳头乳晕都会有所增长。同时，乳头乳晕的弹性及伸展性决定了乳头乳晕在哺乳时的塑形能力，对于弹性和伸展性良好的乳头乳晕，即使乳头的外观不是特别理想，也不影响婴儿含乳，可以顺利进行母乳喂养。本节主要介绍凹陷乳头、扁平乳头、大乳头、乳头皲裂的哺乳技术。

【目的】识别异常乳头，掌握异常乳头的哺乳方法，促进异常乳头的母亲成功进行母乳喂养。

【适应证】适用于母亲乳头过大、扁平及凹陷乳头、乳头皲裂等情况的哺乳指导。

【操作步骤及方法】准备用物：乳房模型、各型号的乳盾。

1. 凹陷乳头的哺乳技术

(1) 评估乳头乳晕情况，曾经有无母乳喂养史。

(2) 对于凹陷乳头的母亲，需要医护人员及家人给予更多的鼓励与支持，使母亲树立母乳喂养的信心。

(3) 在孕前，如果母亲有意愿进行纠正，

表 8-2　各种补充喂养方式优缺点比较

补充喂养方法	优　点	缺　点
乳旁加奶技术	1. 刺激母亲泌乳，增加乳量 2. 能够直观看到婴儿喂养量，方便记录和观察婴儿摄入量 3. 婴儿可以学习吸吮 – 吞咽 – 呼吸功能协调，也利于抗拒乳房喂养的婴儿接受乳房	1. 成本高，需要家属自行购买 2. 饲管清洁消毒不便，通常饲管为一次性使用
杯喂和勺喂	1. 避免接触奶瓶奶嘴补充喂养，减轻婴儿"乳头混淆" 2. 工具方便清洗消毒，也易于获取	1. 母亲或家属需要足够耐心，配合婴儿吸吮 – 吞咽 – 呼吸节奏进行喂养 2. 婴儿不能学习吸吮乳房 3. 乳汁容易泼洒，婴儿容易发生呛咳或误吸 4. 只适合产后初期喂养量少时使用
手指喂养	能够刺激婴儿出现吸吮动作，利于获得乳汁	没有证据表明手指喂养能够充分模仿乳房吸吮，而且手指较硬，插入过深容易引发伤害性刺激

可以在乳晕处进行手法按摩，即在乳房的上下相对离心方向牵拉 30s、左右离心方向牵拉 30s，3~5 分 / 次，2~3 次 / 天，坚持反复进行。但是也有学者不建议在孕前纠正。

(4) 如果在孕早期、孕中期，不建议刺激乳头进行纠正，在孕满 38 周以后，可用离心牵拉手法牵拉乳晕处，提升凹陷乳头的弹性，使凹陷乳头的延展性更好，也可使用吸奶器运用吸奶的模式刺激乳头，促进凹陷乳头外突。

(5) 同时在产后早期及时进行持续母婴皮肤接触，协助婴儿进行正确含乳，杜绝使用橡皮奶头，必要时可以指导使用适宜型号的乳盾，协助进行含乳。

2. 扁平乳头的哺乳技术

(1) 评估乳头乳晕情况，曾经有无母乳喂养史，扁平乳头与凹陷乳头一样，缺乏挺拔的乳头组织会使婴儿降低吸吮的本能刺激，并且需要更强的吸力来吸吮乳房，如果吸吮力不足，乳汁排出不畅，会导致乳腺管塌陷和阻塞，最终只能吸到较少的母乳而令乳房更加肿胀。所以婴儿面对扁平乳头时会表现出不知所措或不愿意吸吮，加深母亲的挫败感，应该鼓励母亲与婴儿多次尝试，使婴儿逐渐适应母亲的乳头乳晕的条件。

(2) 产后早期，坚持母婴皮肤接触。如乳房发生生理性肿胀，会导致未突出的乳头更加扁平，造成暂时性的乳头扁平。反向按压乳房及冷敷能够减轻乳房水肿，改善乳头情况。

(3) 可通过手挤奶和吸奶器挤奶排除部分乳汁，软化乳头乳晕后再让婴儿吸吮。如果婴儿早产、虚弱、舌系带短或疾病等原因会导致吸吮力降低和耐力缺乏，可使用"三明治"和"茶杯"技术重塑乳房形状，帮助婴儿含接。哺乳顾问指导母亲将乳房塑成"三明治"形状或将乳头乳晕处提捏成"茶杯"状帮助婴儿含接，直到婴儿有效吸吮后方能松开。

(4) 通过一段时间的哺乳和吸奶器泵乳可以使扁平乳头变得挺拔，时间的长短主要取决于乳头凹陷程度和弹性程度，因此哺乳顾问应该鼓励和支持凹陷乳头或扁平乳头的母亲坚持母乳喂养。

(5) 乳盾，又称乳头保护罩，是一种硅胶制成的模拟乳头形状的罩子，被广泛应用于乳头疼痛、凹陷乳头和扁平乳头，也适用于早产儿、唐氏综合征和虚弱新生儿。目前市面上主要两种乳盾，一种是超薄硅胶护罩，另一种是橡胶护罩，后者较硬，不利于乳汁移出。使用乳盾前需要哺乳顾问充分评估哺乳过程、调整哺乳及含接姿势后，仍存在哺乳中的含接问题，再根据母亲乳头的情况选择适宜型号的乳盾，并指导使用。

3. 大乳头的哺乳技术　乳头平均直径一般认为是 15mm，16～23mm 为大乳头，＞23mm 为超大乳头。

(1) 评估乳头乳晕情况，面对大乳头的母亲，哺乳顾问应运用母乳喂养知识，使母亲知晓婴儿含乳的部分是全部乳头和部分乳晕组织，乳头形态与乳量没有直接关系，不意味着母乳喂养会失败，通过早期的咨询指导，使母亲树立母乳喂养的信心。

(2) 分娩后即刻进行母婴皮肤接触，避免过多的人工干预，使婴儿独立完成一次含乳。建议首次吸吮乳头的时间保持 30min 以上，让婴儿更适应母亲的乳头，增强婴儿对乳头的含接及吸吮能力。大乳头能通过婴儿较深的含接，乳头和乳晕在口腔里形成一个新的"乳头"，其前端到达婴儿软硬腭的交界处。婴儿上下颌以及口腔两颊的脂肪垫在吸吮时作用于含乳的"乳头"，使乳汁顺利地从乳房里被吸吮出来。使用半躺式哺乳姿势，也能帮助婴儿更深的含接乳房。

(3) 产后早期避免使用奶瓶奶嘴，医护人员应告知母亲及家属使用奶瓶奶嘴的危害。

4. 乳头皲裂的哺乳技术　乳头皲裂是常见母乳喂养问题，发生率为 8%～46.7%。发生乳头皲裂时，乳头会出现小水疱、红肿、皲裂出血等现象，引起母亲疼痛不适。乳头是身体疼痛比较敏感的部位，乳头皲裂会让母亲对哺乳充满恐惧，尤其是新手妈妈。母亲哺乳时精神高度紧张，既想给婴儿哺乳，又担心乳头疼痛难忍。因此发生乳头疼痛，母亲应及时寻求医务人员或哺乳顾问的帮助。

首先应评估乳头皲裂的发生的原因，再根据不同的原因进行针对性地处理。

(1) 乳头皲裂发生的原因

① 婴儿不正确的含接姿势。

② 乳头错觉。

③ 使用吸奶器方法不正确。

④ 婴儿舌系带等问题，如部分婴儿舌系带过短，造成含接时，舌头不能充分伸展，只能做到浅含乳的状态，导致乳头皲裂（图 8-6）。

⑤ 真菌感染等其他情况。

(2) 乳头皲裂的预防及处理

① 母乳喂养知识宣教：母亲在孕期及产后早期接受母乳喂养知识宣教，学习母乳喂养实操技巧，掌握正确的含接姿势。

② 母婴皮肤接触：在婴儿出生后，及时进行母婴皮肤接触，含接困难及时寻求医务人员的帮助，协助正确含乳。

③ 发生乳头疼痛及时寻求帮助：一旦发生含接不正确，即哺乳时乳头乳晕处疼痛，立即停止含接，暂停哺乳，及时寻求专业人员或者哺乳顾问进行指导，避免加重损伤。

④ 避免使用奶瓶奶嘴：婴儿在母亲亲喂前，或者补充喂养时，禁止使用奶瓶奶嘴，可以选择乳旁加奶器，杯喂或者勺喂的方法进行补充喂养，避免发生乳头错觉（图 8-7）。

⑤ 正确使用吸奶器：母亲使用吸奶器前，充分咨询医务人员的建议，掌握正确的使用方法，即每次挤奶每侧乳房吸奶器使用时间不超过 10～15min，压力以舒适有乳汁移出为宜，如果乳汁无法移出，可以轻柔按摩乳房，必要时寻求哺乳顾问的指导，避免使用不当造成乳头皲裂（详见本章"三、母乳采集及处理技术"）。

⑥ 及时评估口腔情况：对于哺乳时有疼痛的母亲，通过调整含接姿势无改善，应及时寻求专业人员或者哺乳顾问进行评估，评估可

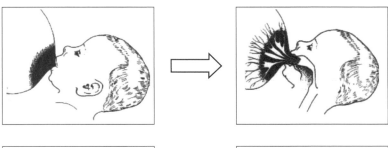

◀ 图 8-6　浅含乳模式图

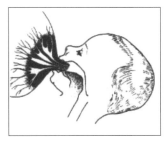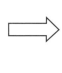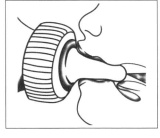

◀ 图 8-7　婴儿吸吮奶嘴的模式图

疑舌系带过短的婴儿，建议前往口腔科就诊，寻求专业治疗。

⑦ 积极治疗真菌感染：怀疑真菌感染，需要医务人员进行评估，检查婴儿口腔有无发生鹅口疮，一旦确诊为真菌感染，婴儿、母亲需要同时进行治疗，直至痊愈。

⑧ 发生乳头皲裂后及时正确处理：对于已经发生乳头皲裂者，建议每次哺乳后，涂抹乳汁在乳头上，晾干后，再涂抹羊脂膏保护乳头，待干爽后穿上内衣。如果乳头皲裂持续时间长，必要时寻求乳腺科医生治疗，严重者暂停亲喂，通过手挤奶的方法移出乳汁，喂养给婴儿。

【结局评价】

1. 通过针对性的指导，哺乳时婴儿含接姿势正确，母亲乳头无疼痛，或者疼痛逐渐减轻，直至愈合，婴儿乳汁移出能力正常，乳汁量可满足婴儿需要，母亲没有乳汁淤积、乳房乳头疼痛的情况发生，为技术掌握良好。

2. 通过指导，哺乳时婴儿不能正确进行含接，或者乳头皲裂、母亲乳头疼痛无改善，甚至加重，婴儿乳汁移出能力弱，乳汁不能满足婴儿需要，婴儿频繁饥饿性哭闹，母亲发生乳汁淤积、乳房胀痛，则为技术掌握不好，需要

寻求专业人员或者哺乳顾问的协助。

【注意事项】无论母亲乳头外形如何，都应鼓励母亲尝试进行喂养，并通过各种技术进行指导，避免母亲因缺乏信心，没有尝试亲喂，导致母乳喂养失败。

【操作流程】见 **图 70** 。

七、乳汁淤积的处理技术

乳汁淤积在哺乳期女性中的发病率为 4.5%～30.8%，是常见的离乳原因，直接影响母乳喂养。国内外尚缺乏乳汁淤积确切、规范的定义，当哺乳期母亲分泌的乳汁，因导管堵塞而积存在乳腺导管系统中无法有效排出，表现为突然发生的乳房局部胀痛，伴或不伴发热，是乳汁淤积的常见情况。

哺乳期母亲如果乳房出现红、肿、热、痛，经哺乳指导在 24h 左右无改善，甚至出现全身性症状，如发热等，需考虑是否发生了乳腺炎，应及时寻求乳腺专科医生诊疗，同时应保持泌乳，及时排空乳房，避免病情进一步加剧。没有证据表明乳腺炎的母亲哺乳对足月健康婴儿存在风险，相反，乳腺炎母亲停止哺乳

会增加进展为乳腺脓肿的风险。因此，母亲乳腺炎期间，应鼓励其继续哺乳。如果母亲用药，可以咨询医生根据药物的安全级别来决定。

【目的】为了缓解并最终消除乳汁淤积对母亲造成的乳房胀痛不适，顺利实现母乳喂养。

【适应证】母亲出现突发的乳房胀痛不适，哺乳后缓解不明显，且可在乳房触及边界清楚的包块。

【禁忌证】不可将正常的乳房充盈误以为乳汁淤积来处理。

【操作步骤及方法】

1. 评估母亲的一般健康情况，如有无全身发热，没有发热，精神状态好，没有乳房胀痛，可能提示乳汁淤积发生不久。

2. 评估乳房情况，如乳房皮肤有无红肿，触及有无边界清楚、明显的包块，包块位置、大小等具体情况，同时触及包块位置皮肤有无明显的条索状隆起，以及母亲感觉疼痛最剧烈的部位，有无乳头皲裂的发生等。

3. 评估乳汁淤积发生的原因。

(1) 评估母亲的母乳喂养情况：如哺乳持续时间、间隔时间，如每次哺乳持续时间过短，或者哺乳间隔时间过长，24h哺乳次数少于8次，或者哺乳姿势不正确，婴儿含接姿势不正确，未做到有效吸吮促使乳汁移出，均可导致乳汁淤积的发生。

(2) 评估是否乳房受压：如母亲的衣着，是否紧身或者文胸过紧，剪刀式按压乳房或托乳房的姿势不正确，或乳房下垂导致局部压迫；评估母亲的睡眠体位，是否侧卧时间长，导致乳房局部受压。

(3) 评估是否存在乳头错觉，如使用橡皮奶头，婴儿拒绝吸吮，或者无效吸吮。

(4) 评估母亲饮食情况，是否突然进食大量油腻饮食，导致乳汁淤积。

(5) 评估婴儿口腔，有无舌系带过短、唇腭裂等异常情况。

4. 应给予现场指导正确的哺乳姿势及含接姿势，婴儿有效吸吮 15～20min，再评估乳房包块的变化及母亲的自我感受。如果包块变小、疼痛减轻，即处理方法有效，如果包块大小及疼痛感受无改变，即进行下一步处理。

5. 单纯婴儿吸吮无效，可以轻柔按摩乳房，使用手挤奶或者院级电动吸奶器吸奶 10min，挤奶前可局部热敷 3min，挤奶后指导正确的哺乳姿势，协助婴儿有效吸吮，哺乳后评估乳房的包块大小及母亲的疼痛感受。必要时，在不损伤乳房、乳头的情况下，适当增加哺乳的次数，或者先喂哺淤积侧乳房，哺乳时轻压乳房肿块处，但避免用力过度。如果母亲有乳头皲裂，暂停婴儿吸吮，直接使用院级电动吸奶器或者使用手挤奶的方法移出乳汁。

6. 指导母亲避免进食过多油腻饮食，保证液体的摄入，平衡膳食。

7. 婴儿舌系带过短，应指导前往口腔科就诊，如果是唇腭裂婴儿，无法形成有效负压进行吸吮，指导使用电动吸奶器将乳汁吸出，使用专用奶瓶进行喂养。

8. 经过上述处理，乳房的包块大小及母亲的疼痛均无改善，应指导前往乳腺科医生处就诊，通常乳腺科医生通过触诊评估、超声检查、血常规等检查，综合评估是否有乳腺炎的发生。

【结局评价】

1. 经过处理后，乳房包块逐渐变小至消失，母亲感觉乳房疼痛减轻至消失，表明处理有效。

2. 如果乳房包块无变化甚至增大，母亲感觉乳房疼痛无减轻甚至加重，应该调整方法，短时间内无改善，应建议母亲寻求乳腺科医生的帮助。

【注意事项】乳汁淤积通常经过正确的哺乳指导，淤积会逐渐缓解并消退，短期内发生的乳汁淤积，经过正确的哺乳指导后，乳房包块会逐渐减小或消失，母亲的疼痛感受即刻改善。但是切记不可使用民间的非专业的粗暴的乳房按摩手法，导致乳房损伤，加重乳汁的淤积，导致乳房组织肿胀，乳房包块增大，疼痛加剧，甚至引起乳腺炎的发生。

【操作流程】见 **图 71**。

八、母乳供需失衡的处理技术

泌乳素和催产素是跟泌乳相关的两种主要激素。女性分娩后，胎盘娩出，孕激素急剧下降，泌乳素水平急剧上升，甚至达到非孕时的 20 倍，泌乳素作用于乳腺腺泡的分泌细胞，促使乳汁分泌。婴儿娩出后，通过与母亲皮肤接触、寻乳、含乳、吸吮乳头，均刺激大量的催产素分泌，催产素作用于乳腺腺泡的肌上皮细胞，引起肌上皮细胞收缩，促使乳汁分泌到乳管内。

母乳供需平衡是喂养最佳的状态。但在临床工作中，母乳供需失衡是常态。乳汁不足十分常见，尤其是母亲自觉母乳不足，或者是家人、婴儿主要照顾者认为乳汁不足，母亲常常否认自己，认为自己不是一位好母亲。与之相反，乳汁过多，也是部分母亲的烦恼，乳房胀痛，甚至引发乳腺炎。母乳供需失衡的处理技术是使用科学的方法帮助乳汁过少、乳汁过多的母亲，达到母乳供需平衡状态的技术。

【目的】帮助乳汁供需失衡的母亲达到母乳供需平衡，顺利实现母乳喂养，减少母乳喂养问题的发生。

【适应证】

1. 乳汁不足

(1) 经医务人员评估，母乳不能满足婴儿的需要。

(2) 母亲分娩后，泌乳二期未启动。

(3) 婴儿任何时间段，母亲有意愿追奶者。

2. 乳汁过多

(1) 母亲自觉乳汁过多，纯母乳喂养且婴儿生长发育良好，喂哺后乳房仍充盈，且自觉

胀痛不适。

(2) 母亲被错误的观念误导，每次喂饱婴儿后，乳房没有排空即挤奶排空，过度刺激乳房，导致乳汁越来越多。

【禁忌证】经专业人员评估，母乳供需处于平衡状态，只需坚持哺乳，无须其他处理。

【操作步骤及方法】

1. 乳汁不足　乳汁不足是母亲们最常见的担心和疑虑。

(1) 乳汁不足的常见原因

① 母乳喂养姿势与婴儿的含接姿势不正确。

② 乳腺不通畅，有包块及疼痛等不适，影响乳汁移出。

③ 乳汁移出的频率及时间不足，乳房排空次数 < 8 次 /24h，导致对乳房的刺激不足，乳房未充分排空。

④ 母亲的饮食过于油腻，导致乳汁淤积，或者母亲进食进水过少，营养缺乏。

⑤ 母亲睡眠不足。

⑥ 母亲心理焦虑或者暴怒，情绪不稳定等。

(2) 乳汁不足的处理

① 指导正确的母乳喂养姿势及含接姿势：观察一次完整的母乳喂养过程，如果含接姿势与哺乳姿势不正确，应该及时纠正，指导母亲正确的哺乳姿势，抱婴姿势舒适，以没有腰酸背疼、胳膊酸疼等不适为原则。指导正确的婴儿含乳姿势，婴儿体位舒展，头与身体呈一直线，头微微后仰，颈部无扭曲，下巴贴乳房，面颊鼓起，嘴唇外翻，含住乳头下方更多的乳晕，母亲未感到乳头不适，婴儿有慢而深的吸吮，有听到吞咽的声音或看到吞咽的动作。只有正确的哺乳姿势及含接姿势才能做到有效吸吮，使乳汁充分移出，反之，如果含接姿势及哺乳姿势不正确，可能造成无效吸吮，最终造成乳汁不足。

② 保持乳腺通畅，促进乳汁移出：评估乳房的充盈情况，哺乳期间通常 2～3h 乳房会

有充盈饱胀感，尤其是进食后或者饮汤水之后，更加明显，哺乳后乳房明显变软，如果哺乳前后乳房充盈情况无变化，可能是乳腺不通，乳汁排出不畅，如果乳房有包块，甚至疼痛，说明有乳汁淤积（详见本章"七、乳汁淤积的处理技术"）。每次哺乳后乳房会变软，或者包块减小，表示乳腺基本通畅，乳腺不通也可能造成乳汁排出不畅，婴儿吸吮时移出的乳汁减少，造成乳汁不足。

③ 保证充分有效的吸吮，刺激乳汁分泌：根据乳汁分泌的原理，乳房的排空是刺激泌乳素分泌最重要的因素。24h 乳房至少排空 8 次及以上，每次每侧乳房至少吸吮 15～20min，可以维持泌乳素的水平不下降，如果母亲的喂哺没有达到以上次数及时间，对乳房的刺激不足，一周后，母亲的泌乳素会降至正常育龄女性的水平，导致乳汁不足。

④ 母亲饮食遵照哺乳期膳食指南，平衡膳食：母亲的饮食需要遵循哺乳期膳食指南，营养均衡，满足母乳喂养的需求，如进食过少，尤其是饮水很少，或者很少进食汤类食物，会造成乳汁分泌不足。反之母亲的饮食过于肥腻，进食肉类、肉汤过多，也会导致乳汁淤积，乳汁排出不畅，最终导致乳汁不足。具体饮食指导（详见饮食指导章节）。

⑤ 保证母亲睡眠充足：母亲的睡眠与饮食同样重要，母亲需要充分的休息，每天至少保证 7～8h 的睡眠，如果休息时间不足，母亲精神状态不好，情绪不稳定，会导致乳汁分泌少。母亲可逐步调整自己的睡眠与婴儿同步，母乳喂养时，母亲夜间要哺乳，睡眠必然受到影响，这就需要在白天婴儿睡眠的过程中，母亲与婴儿一起休息，避免因睡眠不足对身体造成的影响。

⑥ 母亲做好心理状态调适，保持情绪稳定：母亲积极乐观的心理状态，稳定的情绪，有助于乳汁分泌。如果母亲焦虑，缺乏家人支持，情绪不稳定，尤其是暴怒的情绪，也会造成乳汁分泌减少。也有的母亲仅仅因为没有自信，常常担心母乳不足，总是怀疑自己没有能力成功喂哺婴儿。鼓励并支持母亲，也鼓励家人更多地分担家务，给予母亲更多的时间休息，母亲也应主动寻求家人的支持，避免情绪较大的波动，保持情绪稳定，这样利于乳汁的分泌。针对信心不足的母亲，可通过评估婴儿的生长发育状况，评估乳房的情况等证实乳汁充足，让母亲恢复自信，顺利完成母乳喂养。

2. 乳汁过多　乳汁分泌的量与婴儿每次吸吮的量达到供需平衡，是母乳喂养的最佳状态。如果乳汁过多，会增加母亲的营养消耗，同时也会引起乳房胀痛、乳汁淤积甚至乳腺炎。

(1) 乳汁过多的原因：常见的原因是对乳房过度的刺激，如婴儿吸吮结束后，乳房没有完全排空，用吸奶器将剩余的乳汁吸出来，将乳房排空，会刺激乳房分泌更多的乳汁，如此循环往复，乳汁越来越多，一旦乳房排空延迟，或者没有充分排空，造成乳汁淤积，形成包块，甚至出现乳腺炎，严重者出现乳腺脓肿，需要手术治疗。

(2) 乳汁过多的处理

① 乳汁过多时，在纯母乳喂养的基础上，喂哺结束后，乳房没有排空，使用卷心菜或者冷敷垫，冷敷乳房 20～30min，避开乳头乳晕处，如果乳房仍然胀痛不适，可以增加冷敷次数，延长冷敷时间，避免使用手挤奶或吸奶器将乳房排空，刺激乳汁分泌更多。

② 同时乳汁过多的母亲，避免饮食过多的汤水，避免油腻饮食，造成乳汁淤积，避免乳房热敷，促进乳房的血液循环，导致乳汁分泌增多。

【结局评价】

1. 乳汁充足，婴儿生长发育良好，母亲自觉乳房无不适，母乳供应与婴儿的需求处于动态平衡状态，为掌握技术良好。

2. 乳汁不足，母乳供应不能满足婴儿需求，婴儿生长发育迟缓，或者需要补充喂养才能满足婴儿的需要；针对乳汁过多的母亲，母亲喂哺后，乳房没有排空，乳房仍胀痛不适，严重者甚至发生乳腺炎，母乳供应大于婴儿的需求，均为母乳供需失衡状态，需要寻求专业人员或者哺乳顾问的指导协助。

【注意事项】

1. 经过充分评估，乳汁不足时，遵循科学的方法进行补充喂养，切不可一味追求纯母乳喂养，影响婴儿的生长发育，待母乳量逐渐增多时，可以逐渐减少补充喂养量。

2. 一旦发生母乳喂养供需失衡，应及时寻求专业人员的帮助，可前往母乳喂养咨询门诊、乳腺科就诊，切不可迷信不科学的方法，进行催乳或者暴力按摩乳房，增加对乳房的伤害，导致问题加重。

【操作流程】见 **图 72**。

九、离乳技术

为了保护和促进母乳喂养，1981 年第 34 届世界卫生大会通过了"国际母乳代用品销售守则"，2002 年世界卫生组织和联合国儿童基金会联合制定了"婴幼儿全球喂养战略"，并明确指出：母乳喂养是为婴儿健康成长与发育提供理想食品的一种无与伦比的方法。作为一项全球公共卫生建议，在生命的最初 6 个月应对婴儿进行纯母乳喂养，以实现婴儿最佳的生长、发育和健康。之后，为满足婴儿不断发展的营养需要，婴儿应获得安全的营养和食品补充，同时继续母乳喂养至 2 岁以上。

根据人类学家的观察，结合灵长类（包括人类）的哺乳动物的研究，断奶的最佳年龄为 2.5～7 岁。世界卫生组织建议，半岁之内建议纯母乳喂养，半岁以后，在添加辅食的基础上，继续母乳喂养至 2 岁以上。

离乳不单单是一个行为，而是一个婴儿从乳房以外的地方得到食物的过程。正常情况下，加入固体食物是离乳的开始，同时继续哺乳，直到增加固体食物数量，终止哺乳。离乳技术是在不增加婴儿生理和心理伤害的基础上，逐渐适应从乳房以外获得食物和安抚的技术。

【目的】为了做到正确离乳，逐渐减少乳汁的分泌，减轻突然离乳引起的乳房胀痛不适，避免发生乳腺炎。同时使婴儿从液体食物过渡到固体食物，把婴儿对母亲乳房的兴趣转移到各种丰富的食物中去。

【适应证】适用于婴儿可以通过丰富的固体食物获得营养，并生长发育良好，或者母亲因生病或者其他原因必须母婴分离，需要突然离乳的情况。

【禁忌证】婴儿处于疾病的急性期，固体食物进食不好的情况下，考虑暂缓离乳。离乳没有绝对禁忌证，但是建议在有母乳喂养的条件下，尽量避免发生突然离乳的情况。

【操作步骤及方法】离乳可分为正常离乳和非正常离乳两种类型。自然离乳和逐渐离乳均属于正常离乳，突然离乳属于非正常离乳。

评估离乳的原因、母亲的一般情况，尊重母亲对离乳方式的选择。

1. 正常离乳

(1) 自然离乳：自然离乳是以婴儿为主导的离乳方式，随着孩子月龄的增加，婴儿摄入固体食物逐渐增多，奶量的摄入逐渐减少。以婴儿为主导的离乳，即允许婴儿自行摄入家庭的食物，鼓励婴儿自行把控摄入食物的速度和量，强调婴儿在摄食行为中的作用。

由婴儿为主导的离乳考虑到孩子之间的个体差异，让他们按照自己的步调成长，依自己的时间表来离乳，而不是剥夺孩子哺乳的快乐需求。自然离乳是最符合婴儿生长发育规律的离乳方式，值得推荐，离乳被视为孩子成长的必经阶段，所有孩子都会因为长大而不再需要哺乳，但因个体差异很大，自然离乳的年龄有所不同。

(2) 逐渐离乳：逐渐离乳是以母亲为主导的离乳方式，这种离乳方式通过逐渐减少哺乳次数，当母亲感觉乳胀不适时，适当挤出少量乳汁，逐渐减少乳汁分泌量，避免乳房胀痛不适。随着婴儿的生长发育，进食固体食物逐渐增多，对母乳的需求量就会减少，离乳的难度就逐渐减小。但是母乳对婴儿不仅仅是营养来源，还是一种心理安慰，这就需要母亲寻求其他的方法替代母乳来安抚婴儿。以下几个方面为一些逐渐离乳的参考措施。

① 提供丰富多样的食物和家人的陪伴。建议家人引导婴儿进食各种丰富的固体食物，如变化食物的烹调方式，激发婴儿的兴趣。当婴儿可能抗拒固体食物或者哭闹增加，寻找乳房时，需要家人更加有耐心的陪伴和坚持。

② 丰富日常活动。给予婴儿丰富、适宜的玩具和玩耍活动，转移白天哺乳的注意力，减少白天哺乳的次数，同时找到释放精力的方法，如家人增加与婴儿的互动，根据婴儿的接受程度，避免主动提供乳房进行安抚，尽可能延长哺乳间隔时间。

③ 根据婴儿对离乳的接受程度，温柔安抚。每个婴儿的需求不同，应针对个体选择最适合的方式。注意婴儿的情绪，如果家人陪伴或者使用某种玩具、听音乐可以很好地安抚婴儿，则尝试用这种方式，没有哪一种方法绝对有效。如果婴儿持续烦躁、哭闹不止，变得郁郁寡欢，母亲应该根据家庭实际情况和婴儿状态做出适当调整。

④ 逐渐减少吸吮次数，使乳汁分泌逐渐减少。逐渐离乳需要的时间个体差异很大，每位母亲都需要根据孩子的情绪状态来调整，确保孩子能逐渐顺利适应离乳阶段。

2. 非正常离乳　非正常离乳是由于主观或者客观原因引起母婴分离而造成的突然离乳，也称断奶，如母亲因生病或者外地上班等，因不符合母乳喂养的生理规律，母婴都要经历程度不等的痛苦阶段，应尽量避免。突然离乳时，乳房内短时间内堆积了大量的乳汁及需要被吞噬的泌乳细胞碎片，乳房会出现红肿、疼痛甚至发热，部分女性觉得疼痛难忍，严重者甚至发生乳腺炎。孩子也可能因此受到感情伤害和增加患病的风险。

不提倡以这种方式离乳，如果有特殊情况，需要断奶，应按照科学的方法进行。建议母亲在不得已选择突然离乳时，选择药物及物理方法减轻乳房胀痛不适，避免发生乳腺炎。

(1) 如果母亲是因为生病不宜母乳喂养，需要离乳，应由专科医生进行评估。如果是因为上班或者其他原因，可请求协助，如通过指导背奶、泵奶的方式解决，如果这些条件都不具备，尊重母亲离乳的选择。

(2) 确定母亲不得已突然离乳，指导母亲寻求专业的医生开药，在药物的帮助下，使乳汁分泌逐渐减少。如中草药煲水喝、芒硝外敷等。

(3) 母亲在离乳的过程中，乳房出现肿胀、疼痛，可以使用冷藏的卷心菜或者冷敷垫外敷乳房，减轻乳房肿胀及疼痛。

(4) 如果在以上措施已落实，仍乳房胀痛不适，可以挤出少量乳汁，同时继续服用药物及冷敷。

(5) 离乳过程中尽量避免油腻饮食，避免食用肉汤等促进乳汁分泌的饮食。

(6) 如果在离乳的过程中，母亲乳房胀痛越来越重，或者出现发热时，需要立即寻求乳腺科医生的帮助。

【结局评价】

1. 离乳过程中，母亲感受良好，乳房胀痛不适，逐渐减轻，未发生乳腺炎。或者母亲在乳房胀痛加重等异常情况出现时，能及时寻求专业医生或前往母乳咨询门诊寻求母乳顾问的帮助，提示离乳技术掌握良好。

2. 离乳过程中，母亲感觉乳房胀痛难忍，且不懂如何寻求帮助，最终发生乳腺炎，提示离乳技术掌握不佳，离乳失败。

【注意事项】排除母亲疾病等情况，一般不建议非正常离乳，这样会造成婴儿的心理伤害，同时母亲乳房也未适应，可造成乳房胀痛乳腺炎等情况的发生。

【操作流程】见 **图 73** 。

十、特殊患儿的母乳喂养支持技术

特殊患儿包括唇腭裂、早产儿、母亲患有感染性疾病等情况，这类婴儿不可采用通常的母乳喂养技术进行喂养，需要特殊的支持技术，才可完成喂养，满足婴儿生长发育的营养需求。此处重点介绍唇腭裂、早产儿以及母亲患有感染性疾病的母乳喂养支持技术。

唇裂和腭裂是颌面部常见的先天性畸形。唇腭裂发生在孕早期，通常在孕 5～8 周出现。在新生儿出生缺陷中，唇腭裂最为常见。遗传因素和环境因素都有可能导致唇腭裂的发生，目前没有一个确定因素可以用来解释。

【目的】促进唇腭裂、早产儿以及母亲患有感染性疾病的婴儿，能顺利进行母乳喂养。

【适应证】适用于唇腭裂、早产儿以及母亲患有感染性疾病婴儿的母乳喂养支持。

【操作步骤及方法】

1. 唇腭裂婴儿的母乳喂养支持技术

(1) 评估婴儿唇腭裂的分级

① 单纯唇裂：Ⅰ度仅限于唇红部；Ⅱ度超过唇红，但未进鼻孔；Ⅲ度整个上唇裂开并通向鼻腔。

② 单纯腭裂：Ⅰ度为软腭及悬雍垂裂；Ⅱ度为软腭和部分硬腭裂开；Ⅲ度自软腭、悬雍垂至牙槽突整个裂开。

③ 唇腭裂。

(2) 唇腭裂的喂养支持技术：根据婴儿唇腭裂的分级，并给予针对性的处理。

① 单纯唇裂的婴儿由于吸吮较正常婴儿乏力，但口鼻腔不相通。所以这类婴儿不需要使用特殊器具及特殊喂养开发。

② 单纯腭裂的婴儿因口鼻腔相通，吸吮时无法保持负压，而且容易吞咽过多的空气并发生呛咳。因此需要使用专用奶瓶或奶嘴，一般选择横切开口的奶嘴配合可以挤压的奶瓶使用。奶嘴挑选不宜过长或过短，推荐十字开口的奶嘴，利于婴儿正常吞咽和吸吮。

③ 唇裂程度较深的婴儿，可以想办法将其密封，则不影响哺乳。为了将唇裂封住，母亲可以用两只手指捏住乳房组织填进唇裂缺口处，就像抓住杯子的把手一样，也称之为"茶杯握"。母亲也可以把手放进唇裂缺口，一旦密封形成，婴儿口腔就能形成负压吸吮乳汁。母亲怀抱婴儿与地面呈 45°，婴儿处于半躺式体位或竖直体位，减少乳汁从鼻腔反流，母亲侧躺喂奶时，婴儿应半躺式体位，不可平卧，以防呛奶。

④ 合并唇腭裂的婴儿，需要想办法密封唇部，同时使用专用奶嘴进行喂养，并且需要在专业人员的指导下进行，避免发生呛奶的情况。

⑤ 鼓励唇腭裂的母亲建群互相沟通，可以互相支持，同时减轻焦虑，互相给予建设性的建议与支持鼓励，并指导母亲每周监测婴儿摄入量和体重变化，每个月进行身高、体重、头围、胸围等指标的测量，每 3 个月进行综合评估，并提供手术治疗等相关信息。

2. 早产儿的母乳喂养技术　早产儿是指胎龄小于 37 周的新生儿，我国早产儿的发生率为 7%～8%。随着医疗技术的进步，目前可救治早产儿的周数越来越小，早产儿的母乳喂养，需要经专科医生评估，根据早产儿的不同阶段采用不同的喂养支持技术，分为初乳口腔免疫疗法和微量肠内营养、全胃肠营养。

(1) 初乳口腔免疫疗法：初乳口腔免疫疗法又称初乳口腔护理或初乳口腔涂抹，是指使用注射器或无菌棉签将少量初乳滴/涂于新生儿口腔黏膜的过程。该操作主要针对入住NICU早期不能经口进食的极低或超低出生体重儿，早期可能不能经口喂养，而只能给予管饲或者全胃肠外营养，以致母乳中的细胞因子等免疫活性成分，不能直接接触到口咽部的淋巴组织或口腔黏膜，降低了母乳的免疫保护作用，而口腔涂抹初乳可以弥补这一点，而且可以促进开奶、促进生长、显著缩短早产儿达到全胃肠营养的时间。

适用于早期不能经口摄食的极低出生体重儿，最弱小的早产儿包括喂养不耐受，应用机械通气、内环境不稳定如低灌注并发症等，安全、易行，无不良反应。

① 早产儿母亲初乳的收集：医务人员或母乳喂养指导师应积极指导母亲正确吸乳，鼓励其在分娩后0.5～1.0h内即开始，24h内每2～3h吸乳1次，以促进初乳尽快分泌。

② 生后尽早开展口腔护理：新鲜初乳挤出后应立即送至NICU，尽早进行初乳涂抹口腔护理，生后24h内开展，每2～4小时1次（或者每次吸乳后进行）。

③ 初乳保存：获得初乳后立即开始口腔涂抹，没有用完的初乳在无菌条件下应用注射器分装冷藏或冷冻保存。冷藏室4℃保存96h，若预计96h内不用，应尽快冷冻。

④ 口腔护理方式：每次0.2ml（每侧各0.1ml）新鲜或冷藏初乳，用无菌棉签取初乳进行口腔涂抹，或用1ml注射器抽取进行口腔内滴注，滴注时注意保存匀速，缓慢推注，以防止发生呛咳。

⑤ 初乳口腔护理的持续时间：建议初乳口腔免疫疗法至少持续至患儿生后7天，或者持续至患儿经口喂养时。

(2) 微量胃肠内喂养：早产儿消化吸收和代谢功能受限，在疾病状态下易发生胃肠功能紊乱，许多重症患儿不能经口进食，且营养需求高。同时，长期使用肠外营养的患儿易发生各种并发症，由于长期缺乏营养物质的刺激，还可能发生胃肠系统的萎缩和免疫功能异常。针对小胎龄早产儿或危重新生儿，如果心肺体征稳定（没有严重的酸中毒、低血压和低氧血症），应尽早开始微量肠内营养，可以促进早产儿早期体格生长，降低高胆红素血症的发生率，降低早产儿坏死性小肠炎和院内感染的发生率。

母乳是首推的微量肠内营养的食物来源。早产儿的食物首选其亲母母乳，其次是经巴氏消毒的捐赠母乳，再次是早产儿配方奶。

① 喂养时机：当生命体征早期稳定后，应尽早开始肠内营养支持。对于极低和超低出生体重儿最好在生后24h内开始喂养，其在出生体重＞1000g、病情相对稳定者可于出生后12h内开始，有严重窒息，Apgar评分5min＜4分、脐动脉插管或出生体重＜1000g者可适当延迟至24～48h开始。

② 母乳收集：鼓励并指导母亲在其在分娩后0.5～1.0h内即开始，24h内每2～3h吸乳1次，以促进初乳尽快分泌。

③ 喂养量根据小儿的具体情况，调整喂养量和加奶速度：根据小儿的生命体征、胃肠条件等，分为非营养性喂养和营养性喂养。前者的最小喂养量10～15ml/（kg·d），喂养目的更多的是促进胃肠道发育，而不是提供营养素，此后根据小儿情况，逐渐增加奶量。加奶速度依据不同体重情况而定。

④ 喂养频次：出生体重＞1250g的早产儿，喂奶3h/次，＜1250g的早产儿，根据情况3h/次或2h/次。

⑤ 喂养途径：喂养途径一般为经口喂养和管饲喂养。经口喂养：适用于胎龄≥32～34周以上，吸吮－吞咽－呼吸功能协调的新生儿。管饲喂养：适用于胎龄＜32～34周，吸吮－吞咽－

呼吸功能不全、不能经口喂养的新生儿。

⑥ 早期微量喂养禁忌：先天性肠道畸形和肠梗阻不应早期开始肠内喂养。

(3) 全胃肠营养：从微量喂养过渡到全胃肠营养。尽早开始肠内营养，尽快达到足量肠内营养可以减少或避免肠外营养带来的相关问题。加拿大早产儿喂养指南要求，出生体重 < 1000g 的早产儿喂养目标是 2 周内达到全胃肠内营养，1000g～1500g 的早产儿喂养目标是生后 1 周内达到全胃肠内营养。建议添加母乳强化剂。

全胃肠营养根据新生儿的情况，可以选择直接喂哺与吸乳喂哺。这两种方式既可以应用喂养的不同阶段，也可以在过渡期交替进行。

① 直接喂哺：适用对象：适用于胎龄 > 34 周，吸吮 – 吞咽 – 呼吸功能协调的新生儿，摄入奶量多、喂养效率高，无胃食管反流、呕吐及喂养不耐受者；即使校正胎龄未达到 34 周，但是吸吮 – 吞咽 – 呼吸功能协调，也可进行直接喂哺。

② 吸乳喂哺：适用对象：无生长落后、无须额外补充蛋白质或脂肪并能耐受母乳喂养者；早产儿校正胎龄 > 34 周、体重 > 1800g，但由于口腔肌肉能力不足、吸吮负压小的情况，直接哺乳易出现母乳摄入不足者；早产儿唇腭裂等先天疾病；母亲罹患疾病不宜哺乳。

③ 喂养方法：首选亲母母乳，其次为捐赠乳，通过奶瓶、杯子、吸管辅助器等容器进行喂养。

④ 母亲准备：鼓励母亲 24h 至少吸空乳房 8 次，必须保证白天至少 3h/ 次，夜间最长不超过 5h/ 次，每次每侧乳房 10～15min，使用吸乳器保证每天吸出 700～800ml 的母乳（参见本章"三、母乳采集及处理技术"）。

3. 母亲患常见感染性疾病时的母乳喂养技术　母乳是婴儿最理想的食物，但母亲患有感染性疾病时，对母乳喂养充满顾虑，担心将病原体传给婴儿，有的甚至放弃母乳喂养。根据国内外的最新研究结果，参考中华医学会围产医学分会《母亲常见感染与母乳喂养指导的专家共识》，给感染的母亲提供科学的母乳喂养建议。母亲常见感染与母乳喂养汇总见表 8–3。

(1) 母亲病毒感染时的母乳喂养

① 母亲乙型肝炎病毒感染，均可母乳喂养。即使母亲高病毒载量或 HBeAg 阳性、乳头皲裂或出血、肝功能异常，婴儿存在口腔溃疡或其他损伤等，也不影响母乳喂养。

② 母亲丙型肝炎病毒感染，可以母乳喂养。但乳头皲裂、出血或新生儿口腔有溃疡或病损时，应暂停直接母乳喂养，乳汁可消毒后喂养。

③ 母亲甲型或戊型肝炎病毒感染，可以母乳喂养。母亲病情严重时，暂停母乳喂养，以利于母亲病情恢复。

④ 母亲巨细胞病毒感染，可以母乳喂养。出生胎龄 < 32 周或出生体重 < 1500g 的早产儿，建议乳汁经消毒后喂养。

⑤ 母亲感染单纯疱疹病毒、带状疱疹病毒、水痘病毒时，如乳房无疱疹，可直接哺乳，避免婴儿接触其他疱疹病损；如乳房有疱疹，乳汁经消毒后喂养。母亲水痘病毒感染时，有条件时，新生儿可注射普通免疫球蛋白。

⑥ 母亲感染人类免疫缺陷病毒，建议人工喂养，如不能提供足够配方奶时，可将母乳消毒后纯母乳喂养 6 个月，禁忌混合喂养。

⑦ 母亲感染流感病毒时，应注意隔离，避免直接哺乳。乳汁可挤出后由他人喂养，无须消毒。母亲症状消失后可直接哺乳。

⑧ 母亲感染新型冠状病毒，应注意隔离，避免直接哺乳；乳汁挤出后由他人喂养，无须消毒；母亲咽拭子病毒核酸检测转阴后可直接哺乳。

⑨ 母亲感染登革热病毒，发病早期乳汁挤出后经巴氏消毒可间接喂养；发病 10 天后可直接哺乳。

表 8-3 母亲常见感染与母乳喂养汇总

序 号	病原体	能否母乳喂养	要 点
1	乙型肝炎病毒	能	母亲高病毒载量或 HBeAg 阳性、乳头皲裂或出血、肝功能异常，婴儿存在口腔溃疡或其他损伤等，也不影响母乳喂养
2	丙型肝炎病毒	能	乳头皲裂、出血时，应暂停直接母乳喂养，乳汁可消毒后喂养
3	甲型或戊型肝炎病毒	能	母亲病情严重时，暂停母乳喂养，以利于母亲病情恢复
4	巨细胞病毒	能	出生胎龄 < 32 周或出生体重 < 1500g 的早产儿，建议母乳经消毒后喂养
5	单纯疱疹	能	乳房无疱疹，可直接哺乳，避免婴儿接触其他疱疹病损；如乳房有疱疹，乳汁经消毒后喂养
6	水痘病毒	能	同 5。有条件时，新生儿可注射普通免疫球蛋白
7	带状疱疹病毒	能	同 5
8	HIV	个体化	尽可能完全人工喂养；因某种原因不能提供足够配方奶时，可纯母乳喂养 6 个月（最好经消毒后喂养）；禁忌混合喂养
9	流感病毒	能，间接哺乳	注意隔离，避免直接哺乳，乳汁挤出后由他人喂养，无须消毒；母亲症状消失后可直接哺乳
10	新型冠状病毒	能，间接哺乳	注意隔离，避免直接哺乳；乳汁挤出后由他人喂养，无须消毒；母亲咽拭子核酸转阴后可直接哺乳
11	登革热病毒	乳汁经巴氏消毒后，能	发病早期乳汁挤出后经巴氏消毒可间接喂养；发病 10 天后可直接哺乳
12	寨卡病毒	能	乳汁存在病毒，但不引起新生儿感染，无须消毒
13	结核杆菌	正规治疗 14 天后且痰结核菌阴性者，能	以下情况不能直接哺乳：未经正规治疗、痰结核菌阳性、乳腺结核、乳头或乳房损害、合并 HIV 感染；但可在乳汁消毒后由他人喂养
14	梅毒螺旋体	正规治疗后，能	未规范治疗者，暂缓直接哺乳，乳汁经巴氏消毒后可喂养
15	钩端螺旋体	规范治疗后，能	治疗期间，乳汁经巴氏消毒后可喂养；抗生素治疗 5~7 天后，可直接哺乳
16	弓形虫	规范治疗后，能	未规范治疗者，暂缓直接哺乳，乳汁经巴氏消毒后可喂养
17	疟原虫	规范治疗后，能	治疗期间，乳汁经巴氏消毒后可喂养；抗生素治疗 5~7 天后，可直接哺乳
18	乳腺炎或乳腺脓肿	绝大部分能	排空乳汁是重要的治疗手段；母亲使用抗生素期间，也可直接哺乳

⑩ 母亲感染寨卡病毒，可以母乳喂养。乳汁中存在病毒，但不引起新生儿感染，无须消毒。

(2) 母亲感染结核杆菌时的母乳喂养：母亲感染结核杆菌，在正规治疗 14 天后且痰结核菌阴性者，可直接哺乳。以下情况不能直接哺乳：未经正规治疗、痰结核菌阳性、乳腺结核、乳头或乳房损害、合并 HIV 感染；但乳汁消毒后可由他人喂养。

(3) 母亲感染螺旋体时的母乳喂养：母亲感染梅毒螺旋体、钩端螺旋体，经规范治疗后可母乳喂养。未规范治疗者或者治疗期间，暂缓直接哺乳，乳汁经巴氏消毒后可喂养，疗程结束后可直接哺乳。

(4) 母亲感染寄生虫时的母乳喂养：母亲感染弓形虫、疟原虫，经规范治疗后可母乳喂养。未规范治疗者或治疗期间，暂缓直接哺乳，乳汁经巴氏消毒后可喂养。

(5) 乳房局部感染和母乳喂养：母亲患乳腺炎或乳腺脓肿时，绝大部分可以母乳喂养。排空乳汁是重要的治疗手段；母亲使用抗生素期间，也可直接哺乳。

(6) 预防接种和母乳喂养：哺乳期女性接种所有的灭活疫苗（死疫苗），均可正常哺乳。接种减毒疫苗（活疫苗）时，除了黄热病疫苗中的病毒可通过乳汁将活病毒传给子代，引起脑膜脑炎，哺乳期接种其他减毒疫苗，均可哺乳。母亲母乳喂养时，不能接种黄热病疫苗，如果需要接种，必须停止哺乳。婴儿接种任何疫苗，均可母乳喂养。

(7) 简易母乳消毒方法

① 冻融法消毒 CMV（巨细胞病毒）感染的母乳：母乳经 -20～-10℃（家庭冰箱冷冻层）冻存 1～3 天（可以保存 2～3 个月），40～45℃融化后使用。此方法对母乳生物活性成分破坏最少，但只能部分灭活 CMV，仅适用 CMV IgG 抗体阳性母亲的乳汁，用于喂养出生胎龄

< 32 周或出生体重< 1500g 的早产儿，不能用于消毒其他病原体感染。可使用温奶器设置在 42℃左右，然后将冷冻的奶瓶置入温奶器中，持续摇动奶瓶，融化后仍需要停留一定时间，以保证母乳温热。如果没有温奶器，可用以下简易方法，将热水和冷水对冲，感觉到水热但不烫手的温度约 45℃。融化时，摇动奶瓶，冷冻的母乳能使温水冷却，可以添加适量热水，保持水温不烫手，必要时可反复多次添加热水。

② 巴氏消毒法：母乳经 60～65℃消毒 30min。建议首选使用此方法，既能充分杀灭病原体，又能最大限度保存母乳的活性成分。目前市场上有温奶器，按说明书操作，温度到达 60℃后才开始计时，期间摇匀 2～3 次，不要延长消毒时间，以免破坏母乳的活性成分。尽管巴氏消毒法能部分破坏母乳的活性成分，但配方奶制备过程中也均进行巴氏消毒。因此，巴氏消毒后的母乳，仍优于配方奶。巴氏消毒后的母乳，应在温度适宜时尽快喂养。仍有剩余时，冷藏（2～8℃）可保存 12h，也可冷冻保存数周。再次喂养时，40～45℃加热即可，无须再次消毒，以最大限度保护母乳的活性成分。

③ 常规加热：母乳一旦煮沸，应立即离开火源，因为在煮沸前温度已经在 60℃以上一段时间。该法效果确切，但对母乳生物活性成分破坏较大，尽可能少用。

④ 微波炉加热：简单，但因加热不均匀、对母乳生物活性成分破坏严重、容易烫伤等，应尽量避免使用。

【结局评价】

1. 唇腭裂宝宝能够在协助下完成母乳喂养，且能满足生长发育的需要，不发生呛奶；早产儿能逐渐顺利完成吸吮，没有移出的乳汁，母亲通过母乳采集技术能顺利移出，同时以补充喂养的方式喂养婴儿；母亲感染时，能够寻求正确指导进行母乳喂养，为喂养技术掌

握良好。

2. 如果唇腭裂的婴儿不能顺利完成母乳喂养；或者早产儿不能顺利完成吸吮；母亲感染时，担心将病原体传给婴儿，非常焦虑，不知所措，为喂养技术掌握欠佳，需要积极寻求专业人员的帮助。

【注意事项】

1. 唇腭裂母亲都有不同程度的心理负担，应该给予积极鼓励，使母亲及家人树立喂养的信心。

2. 早产儿根据孕周不同，喂养的差异性很大，母亲需要持续性指导，需要医务人员更多耐心，并给予持续性帮助。

3. 母亲感染时，家人或婴儿主要照顾者的支持很重要，尤其是乳汁需要挤出后经他人喂养，或者需要消毒后喂养，需要跟母亲及家人进行充分的沟通，确保知晓并能正确处理。

【操作流程】见 **图 74**。

（李永英　李　静）

参考文献

[1] Dos S Neto ET，Zandonade E，Emmerich AO. Analysis models for variables associated with breastfeeding duration[J]. Rev Paul Pediatr，2013，31（3）：306－314.

[2] Anderson T. Capua I. Dauphin G. rt al. FAO–OIE–WHO Joint Technical Consultation on Avian Influenza at the Human– Animal lnterface[J]. hiflurnza Other Respir Viruses. 2010. 4 Supp] 1：1–29.

[3] Slutzah，M.a，b;Codipilly，C.N.b，c;Potak，D.b;Clark，et.al . Refrigerator Storage of Expressed Human Milk in the Neonatal Intensive Care Unit.The Journal of Pediatrics，2010，156（1）：26–28.

[4] Leung SS.Breast pain in lactating mothers.Hong Kong Med J，2016，22（4）：341–346.

[5] Miranda L，Amir H，Amir M et aNipple pain，damage，and vasospasm in the first 8 weeks postpartum. Breastfeeding medicine：the official journal of the Academy of Breastfeeding Medicine，2014，9（2）：56–62.

[6] Dalal，P.G.a;Bosak，J.b;Berlin，C.Safety of the breast–feeding infant after maternal anesthesia.Paediatric Anaesthesia，2014，24：359–371.

[7] WHO. Infant and young child nutrition.Global strategy on infant and young child feeding. Geneva，Switzerland.2002.

[8] Garza C.;Johnson C.A.;Harrist RGarza C.;Johnson C.A.;Harrist R，et al. Effects of methods of collection and storage on nutrients in human milk. Early Human Development，1981，6：295–303.

[9] 童笑梅，封志纯著 . 早产儿母乳喂养 [M]. 北京：人民卫生出版社，2017.02.

[10] 叶芳，林茳，刘芳，等 . 母乳喂养评价量表介绍 [J]. 中华围产医学杂志，2019，22（7）：479–484.

[11] 任钰雯，高海凤著 . 母乳喂养理论与实践 [M]. 北京：人民卫生出版社，2018.09.

[12] 中华医学会围产医学分会 . 母亲常见感染与母乳喂养指导的专家共识 [J]. 中华围产医学杂志，2021，24（7）：481–489.

第9章　胎儿及新生儿发育促进技术

胎儿及新生儿发育促进技术，本质上属于优生学的范畴。古代胎教十分重视孕期良好生活习惯的养成，一方面这有助于胎儿的生长发育，另一方面，对母亲的这种坐立行走等行为举止的训练也是在为日后孩子的成长培养师资。胎教是最早实施的家庭教育，古即有之。中国古代胎教学说的基本理论是中医的"外象内感"理论。"外象"即外界客观事物的表象；"内感"是指母体内的胎儿对外部客观事物的感应。"外象内感"是指胎儿虽然在母体内，不能直接感知外界客观事物，但外界客观事物的表象却能被胎儿感应到，从而受到影响，产生相应的变化，因此古人强调母亲在怀孕期间一定要保持良好的、稳定的情绪，乐观练达，节制喜、怒、哀、乐等情感以及各种欲念的过度发作。要尽可能为怀孕的母亲创造一个良好的环境，以避免各种不良因素对胎儿的影响，主张孕妇应该"居处简静"，要为孕妇选择一个清静的居住环境，这样既有利于孕妇休息，又能使胎儿避免噪音的刺激。另外，尽量避免药物、毒物和放射性物质对胎儿神经系统和感觉器官的伤害。

胎儿发育促进有现代医学的理论基础。胎儿期是由无数个发育阶段组成的，每一个发育阶段对母体环境暴露都相当敏感。而女性的健康也越来越被视为贯穿终生、动态变化、复杂的生物—行为—心理—社会—环境因素交互作用。这种生命历程观包括2个部分：早期编程（early programming）和累积通路（cumulative pathways）。早期编程模型认为生命早期，包括宫内暴露，可影响个体终生健康及功能发育，这一观点源于"Barker假说"。累积通路模型是指危险因素的累积。危险和损伤在生命周期中通过疾病或伤害、不良社会环境、环境毒物暴露和不健康行为等方式而累积。"健康与疾病的发育起源假说（developmental origins of health and diseases）"即"DOHaD理论"也提示，除了遗传和环境因素，如果生命在发育过程的早期（包括胎儿时期和婴幼儿时期）经历不利因素如营养或环境不良等，将会增加其成年后罹患肥胖、糖尿病、心血管疾病等慢性疾病的概率，这种影响甚至会持续好几代人。DOHaD理论指引围生期保健应高度关注对孕前、孕期营养膳食和营养状况的评价，避免孕期营养不良、体重增长过快或肥胖的发生；高度重视胎儿期发育的评估，及时发现胎儿发育迟缓和过快增长现象，找出影响因素，积极干预。这些现代医学理论与古代中医学的思想是基本一致的，都强调孕妇要为胎儿创造一个良好的环境，才能促进其健康发育。此外，医学界借助现代科学检测技术对胎儿在子宫内形成的过程进行了大量科学观察，发现胎儿在子宫腔内能对外界的触、声、光等刺激产生反应，为胎教的实施奠定了科学基础。

胎儿发育促进的基本内涵：①建立准父母意识，通过身心健康的生活方式进行系统孕前/产前/分娩/产后的身心护理。②针对胎儿的生理发育、感觉神经系统和心理发展，进行科学的、多元化的健康促进方案。

新生儿发育促进则包含了生长发育评估和促进、心理安全的满足、免疫功能的强化、智力体力的提升等内容，在相关的章节中将分别进行阐述。

一、胎儿发育评估技术

胎儿发育评估包括生长发育评估及胎儿宫内状况评估，胎儿生长反映了胎儿的预先确定的生长潜力及其由胎儿、胎盘和母亲的健康调节的相互作用，胎儿生长速度被定义为在给定时间间隔内胎儿生长的速度。

（一）生长发育（胎龄）评估

1. **子宫大小评估** 体格检查时，妊娠子宫是柔软的球形。子宫大小 – 孕龄相关性是通过经验学习的，通常用水果来描述（对于单胎妊娠，6～8 周大小 = 李子，8～10 周大小 = 橙子，10～12 周大小 = 葡萄柚），尽管这个术语不精确。

子宫是盆腔器官，直到妊娠约 12 周可以在腹部的耻骨联合触摸到。大约 16 周时，可以在耻骨联合和脐部之间触及子宫底，大约 20 周时可以在脐部触及子宫底。20 周后，耻骨联合至子宫底的高度（宫高，厘米）应与妊娠周数相关。

在缺乏其他日期信息的情况下，子宫增大到肚脐以上两指表明胎儿所处的孕龄处于生存能力的极限，新生儿重症监护是可行的。这种对孕龄的粗略估计在临床上对于紧急情况下的决策是有用的，比如母亲的心搏骤停。需要注意的是，子宫肌瘤、肥胖、多次妊娠和其他影响子宫大小或触诊子宫能力的因素（如子宫后位）降低了体格检查作为基础的孕龄评估的诊断性能。

2. **声像评估** 超声估计胎龄是基于孕囊大小、胚胎大小（如头 – 臀长）和胎儿部位大小（如颅骨、长骨、腹部）与孕龄相关的假设。当有原因表明生物特征参数可能与孕龄不

正确相关时，那么该值就会被排除在胎龄估计之外。例如，在骨骼发育不良的胎儿中，股骨长度（femur length，FL）将被排除在胎龄估计之外，而在大量脑积水的胎儿中，双顶骨直径（biparietal diameter，BPD）将被排除在外。超声是评估胎龄（孕龄）准确、有效的手段。

(1) 在妊娠早期（妊娠 13^{+6} 周之前），胎儿头臀长声像评估是估计孕龄的最准确方法。虽然妊娠囊大小是可用于评估孕龄的最早参数，但头臀长是孕龄的更准确指标，尤其对于末次月经不清楚时预估预产期。

(2) 妊娠中晚期，BPD、头部周长（head circumference，HC）、FL 和腹部周长（abdominal circumference，AC）等生物识别标记常用来评估胎儿的生长发育，通过其变化率评估胎儿生长发育速度。双顶径是研究最好的生物识别参数，因为它具有高度可重复性。HC 测量提供了常规声像检查中孕龄的良好估计，尤其在其他测量可能效果不佳时（如生长障碍或头骨形状变化）的临床环境中也很有用。FL 早在妊娠 10 周就可以测量出，22 周后股骨长的显著差异可能是由于随着妊娠进展，胎儿形状和大小的巨大正常生物变异性。尽管股骨长是一种简单的"一维"图像，但测量中经常会出现误差使胎龄被高估或者低估。AC 在妊娠中期似乎比 BPD、HC 和 FL 预测孕龄的能力略低。其中一些变异可能是由于超声波技术的错误，以及自然的生物变异。由于存在较大的误差，AC 更常用于胎儿体重和间隔生长评估，而不是孕龄评估。

(3) 胎儿体重估计也可用来评估胎儿宫内发育状况。胎儿体重的声像估计可在超声设备的生物测量包上找到。然而，为了估计胎儿体重（fetal weight，EFW）而进行的声像检查通常在怀孕 24 周前没有用处。研究人员已经开发了数十个公式来计算胎儿估计体重，公式中

的变量包括 BPD、HC、AC 和（或）FL 的测量，每个公式均有一定的误差。此外，影响胎儿估计体重的因素还包括孕龄、图像质量、胎次、种族、族裔和胎儿性别、胎儿差异的变异性、胎儿异常（如畸形）、操作员经验、设备质量。

表 9-1 为 2011 年美国国家卫生统计中心的数据，按胎龄计算的出生体重百分位数，用于出生体重在 500～6000g 之间没有畸形的活体单胎新生儿。

（二）胎儿宫内状况评估

1. 孕期宫内状况的监测

(1) 妊娠早期：通过妇科检查确定子宫大小及是否与孕周相符；通过超声评估胎儿大小和发育。

(2) 妊娠中期：产前检查时听胎心音，测量宫底高度，判断胎儿大小及与孕周是否相符。超声筛查胎儿结构有无异常，并评估胎儿生长发育。

(3) 妊娠晚期：产前检查时听胎心音，测

表 9-1　2011 年美国国家卫生统计中心数据（按胎龄计算的出生体重百分位数）

孕　龄	第 5 百分位数	第 10 百分位数	第 50 百分位数	第 90 百分位数	第 95 百分位数
24	539	567	680	850	988
25	540	584	765	938	997
26	580	637	872	1080	1180
27	650	719	997	1260	1467
28	740	822	1138	1462	1787
29	841	939	1290	1672	2070
30	952	1068	1455	1883	2294
31	1080	1214	1635	2101	2483
32	1232	1380	1833	2331	2664
33	1414	1573	2053	2579	2861
34	1632	1793	2296	2846	3093
35	1871	2030	2549	3119	3345
36	2117	2270	2797	3380	3594
37	2353	2500	3025	3612	3818
38	2564	2706	3219	3799	3995
39	2737	2877	3374	3941	4125
40	2863	3005	3499	4057	4232
41	2934	3082	3600	4167	4340
42	2941	3099	3686	4290	4474

量宫底高度，判断胎儿大小及与孕周是否相符。超声评估胎儿生长发育状况，判定胎位、羊水、胎盘位置及成熟度。

(4) 胎动的自我监测是孕妇自我评价胎儿宫内状况的简便方法。妊娠晚期，胎动计数 < 10 次 /2h 或减少 50% 提示胎儿有缺氧可能，需要引起重视。

(5) 电子胎心监护：是评价胎儿宫内状况不可或缺的辅助检查手段。

(6) 胎盘功能检查如通过测定孕妇尿雌三醇值（24h 尿 > 15mg 为正常值）、尿雌激素 / 肌酐比值（ > 15 为正常值）或孕妇血清人胎盘生乳素等间接了解胎儿在宫内的健康状况。

2. 产前评估　产前胎儿评估测试的前提是胎儿对缓慢进行性（慢性）低氧血症的反应具有可检测的一系列生物物理变化，从生理适应迹象开始，并可能以生理失代偿迹象结束。产前胎儿评估的目的是识别有宫内死亡风险的胎儿或因缓慢渐进（慢性）宫内缺氧而出现神经并发症的胎儿，并进行必要的干预以防止这些不良后果。评估的主要技术是无应激试验、宫缩压力测试、生物物理评分。羊水量的评估和胎儿和脐带血管的多普勒测速提供有关胎儿状态的额外信息。

(1) 无应激试验（non-stress test，NST）：是产前胎儿评估最常用的胎心监护方法。它是无创的，可以在任何有电子胎儿监护仪的环境中进行，不存在 NST 相关的母体或胎儿损伤的直接风险，NST 可以在有或没有羊水量超声评估的情况下进行。如果有两个或更多胎心率加速达到高于基线速率至少 15 次 / 分（bpm）的峰值，并且从开始到结束持续至少 15s，则 NST 是反应型的。反应性测试提供了正常胎儿氧合的可靠证据，无论证明反应性所需的观察时长如何。

(2) 宫缩压力测试（contraction stress test，CST）基于胎儿对宫缩期间胎儿供氧量暂时减少的反应。如果胎儿出现低氧血症（胎儿动脉血氧分压低于 20mmHg 则会发生胎心率反射减慢），这在临床上可表现为晚期减速。胎心率（fetal heart rate，FHR）的变化是由胎儿化学感受器和压力感受器以及心脏和脑血管的副交感神经和交感神经纤维介导的。

(3) 生物物理评分（bio-physical profile，BPP）：生物物理评分将 NST 与超声胎儿评估相结合，通过以下参数进行评估：胎儿呼吸运动、胎儿身体运动、反射 / 张力 / 屈伸运动和羊水最大暗区垂直深度（AFV），该测试评估了急性缺氧（NST、呼吸、身体运动、胎儿张力）和慢性缺氧的指标。动物模型研究通过证明胎儿生物物理活动对胎儿氧气和 pH 值敏感，并且胎儿生物物理活动的变化响应于或与之相关而发生，从而支持低氧血症和酸血症这一前提。然而，胎儿生物物理参数可能会受到与低氧血症无关的因素的影响，例如胎龄、母亲用药、母亲吸烟、胎儿睡眠 – 觉醒周期和胎儿疾病 / 异常。

(4) 羊水量的评估：在低氧血症胎儿中，心输出量被重定向到大脑、心脏和肾上腺，远离不太重要的器官，如肾脏；肾灌注减少导致胎儿尿量减少，随着时间的推移，这可能导致羊水减少，这是评估 AFV 作为 NST 的辅助手段和 BPP 的常规组成部分的主要理由，可能会观察到 FHR 异常，因为在羊水过少的情况下更有可能出现脐带压迫。AFV 可以进行定性或定量评估，单个最深径和羊水指数法是常用的评估方法，在预测单胎妊娠不良结果方面等效。羊水量超声评估通常作为 NST 的辅助手段进行，以提高敏感性（即降低假阴性反应测试的发生率）。

(5) 多普勒测速仪：测量母体和胎儿血管中的血流速度可提供有关子宫胎盘血流和胎儿对生理挑战的反应信息。胎盘血管发育异常，例如先兆子痫，会导致胎儿胎盘循环中的血流动力学逐渐发生变化。当 60%~70% 的胎盘血管树受损时，来自脐动脉的多普勒指数会增加；然后，胎儿大脑中动脉阻抗下降，胎儿主动脉阻力上升，优先将血液引导至胎儿大脑和心脏。最终，脐动脉舒张末期血流停止或逆转，胎儿静脉系统（静脉导管、下腔静脉）阻力增加。这些变化发生在不同的时间段内，并与胎儿酸中毒有关。

与大多数其他胎儿评估方法相比，基于多普勒的测试已在随机试验中得到严格评估，从速度波形得出的信息根据所测定的特定血管而变化。脐动脉多普勒是最常见的多普勒技术，用于胎儿低氧血症的胎儿评估。胎儿大脑中动脉收缩期峰值速度（middle cerebral artery–peak systolic velocity，MCA–PSV）是预测高危妊娠胎儿贫血的最佳工具，脐动脉多普勒评估对于监测因子宫胎盘功能不全而导致早发性生长受限的胎儿最有效。美国妇产科医师学会的实践指南支持使用脐动脉多普勒评估处理疑似胎儿生长受限的情况，但不适用于正常生长的胎儿。

静脉多普勒参数可能因心血管功能的多种异常而异常，这些包括心脏顺应性和收缩力降低、心脏后负荷显著升高以及心律和心率异常。因此，静脉多普勒测速在有心脏表现和（或）显著胎盘功能不全的胎儿情况下的临床效用最大。这些情况包括胎盘功能不全导致的胎儿生长受限、双胎输血、胎儿水肿和胎儿心律失常。

二、胎儿教育技术

胎教是指通过调节孕妇身体的内外环境，采用一定的方法和手段，给胎儿以积极的言语、音乐、动作刺激，激发胎儿大脑神经细胞增殖，同时使胎儿从生理上和心理上得到发展的干预活动。胎教是优生学的一个重要环节，主要指孕妇自我调控身心的健康与欢愉，为胎儿提供良好的生存环境，同时也指给生长到一定时期的胎儿以合适的刺激，通过这些刺激，促进胎儿的生长。这种特殊的教育是通过各种能刺激感官的因素，如声音、光亮、震动等进行的，而母亲的情绪是最重要的因素。

【目的】

1. 指导孕妇调整饮食营养、起居、情绪、行为，为胎儿创造一个良好的孕育环境。

2. 促进胎儿大脑网络的丰富化，促进胎儿大脑发育的心理卫生的过程。

【适应证】所有妊娠女性。

【禁忌证】无。

【操作步骤及方法】胎教的实施要遵循胎儿生理和心理发展的规律。胎儿大脑细胞分裂增殖有 2 个高峰期，第 1 个高峰期是怀孕的 2~3 个月，第 2 个高峰期是怀孕的 7 个月。总的来说这两个时期是进行胎教的黄金时期。

根据方法不同，胎教分为以下几种。

1. 饮食胎教法 饮食胎教法是根据妊娠早期、中期、晚期胎儿发育的特点，合理指导孕妇摄取食物中的 7 大营养素包括蛋白质、脂肪、碳水化合物（糖类）、矿物质、维生素、水和纤维素，以食补食疗的方法来防止孕期特有的疾病。人的生命从受精卵开始到出生，发育成长的过程全依赖于母体供应营养。虽然影响胎儿正常发育的因素多种多样，但是，孕妇适宜和平衡的营养对胎儿的健康发育至关重要。另外，胎儿出生后的饮食习惯，以及嗅觉、味觉都和在母体内母亲的饮食习惯有直接的关系。

(1) 孕早期（孕 13^{+6} 周之前）饮食重点：早期是胚胎器官分化、形成、发育的重要时机，对各种内外环境尤其是致畸因素特别敏感，此时孕妇应避免接触各种有毒有害物质，避免使用药物和避免感染病毒，远离烟酒、化学制剂和大剂量的电离辐射，饮食需要注意尽量少接触含人工色素、香精、亚硝酸盐等添加剂和反式脂肪酸的各种高度加工食品。此外，由于胎儿早期对蛋白质和脂肪等需求非常少，饮食和妊娠之前没有差异，但要在孕前期的基础上继续补充叶酸和维生素。严重的早孕反应易导致碳水化合物摄入不足，体内蛋白质和脂肪消耗将产生酮体，影响胎儿发育。因此，孕早期要保证每天至少摄入 130g 碳水化合物，并根据自己的口味多吃蔬菜、水果，保证蛋白质的基本供应。

(2) 孕中期（孕 14～27^{+6} 周）饮食要点 中期胎儿逐渐长大，组织细胞合成旺盛，对营养素的需求量明显高于早孕期。母体也开始适当储存体脂，体重有所上升。此期在孕前基础上，每天增加 300kcal 能量，蛋白质 15g，钙 200mg，还要保证充足的铁和 B 族维生素摄入。可以在主食中加入全谷物、薯类或豆类，来替代精细白米面，保证每日摄入碳水化合物 275～325g。每日在孕前膳食的基础上增加奶类 200g/d，增加动物性食物（鱼、禽、蛋、瘦肉）50g/d，保证每日摄入蛋白质 150～200g。建议每周吃鱼类尤其是深海鱼类（如三文鱼、鲱鱼、凤尾鱼等）2～3 次，鱼类中含有丰富的 n-3 多不饱和脂肪酸，对胎儿大脑和视网膜功能发育有益。孕中期开始要特别注意控制体重增长，因孕期体重增长过多显著增加母亲、胎儿的健康风险。

(3) 孕晚期（孕 28 周之后）饮食要点：晚期胎儿体重快速增长，大脑的发育也进入了第二个高峰期。此期在孕前基础上，每天增加 450kcal 能量，蛋白质 30g，使奶类及奶制品总摄入量达到 300～500g/d，每日碳水化合物 300～350g，蛋白质 200～250g。并保证充足的铁和多不饱和脂肪酸的摄入。

2. 语言胎教法 可以促进胎儿大脑的发育。准父母亲在胎教时，要用优美的语言和胎儿对话，并且反复进行。可以选择以下方式。

(1) 唱歌给胎儿听：经常用悦耳、快乐的声音唱歌给胎儿听；多播放旋律优美、节奏明快的音乐或歌曲，将幸福与爱的感觉传递给胎儿。随时与胎儿交谈，告诉胎儿从早到晚妈妈生活里发生了什么，妈妈在做什么，想什么，都可以随时随地跟胎儿说。

(2) 多外出散步，增长见识：散步时，无论是看到什么，如车辆、商品、行人、植物、动物等，都可以将它们变成有趣的话题，细致地描绘给胎儿听。基于胎儿的大脑已经初具记忆能力，准妈妈通过反复的、有目的或无目的的交流，把这些语言和文字的发音都保存在胎儿的大脑中。这期间可能会发生从短期记忆到长期记忆的变化，在新生儿出生后无时无刻地学习过程中，所听都是他熟悉或似曾相识的，这无形中就帮助到他更快地学习和认知。语言胎教的目的并不是让婴儿早说话，而是通过说话和交流，在胎儿的这一阶段大脑与听觉能力的发育过程中，给予他良好的滋养与语音信息的大量输入。

3. 抚摩胎教法 婴幼儿的天性是需要爱抚。胎儿受到母亲双手轻轻地抚摩之后，亦会引起一定的条件反射，从而激发胎儿活动的积极性，形成良好的触觉刺激，通过反射性躯体蠕动，以促进大脑功能的协调发育。孕妇每晚睡觉前先排空膀胱，调整情绪，在愉悦的氛围中进行。可斜躺于沙发或平卧于床上，放松腹部，用双手轻轻地抚摩胎儿，就像在抚摩出生后的婴儿那样，每次持续 5～10min，但应注意动作轻柔，不宜过度用力。可用手轻轻拍打胎儿肢体部位，慢慢胎儿会做出踢蹬反应。抚摩时配合音乐使抚摸节奏与音乐结合，效果会更好，能令胎儿更明确地感知节奏与韵律。如果胎儿反映出强烈不适，则应停止。

有不良孕产史，如流产、早产、产前出血等，不宜多做抚摩胎教。

4. 音乐胎教 音乐胎教是通过对胎儿不断

地施以适当的乐声刺激，促使其神经元轴突、树突及突触的发育，为优化后天的智力及发展音乐天赋奠定基础。音乐胎教分为以下六点。

(1) 歌唱式音乐胎教：准妈妈自己唱歌给胎儿听，这种方法使准妈妈获得良好的胎教心境，在自己的歌声中陶冶性情，使胎儿得到心理上的满足。

(2) 聆听式音乐胎教：音乐胎教的起效是准妈妈对所欣赏的音乐产生自身的审美感知，因此要求准妈妈学会如何听懂音乐，并学会找到自己喜欢的音乐。在听音乐之前，准妈妈可以充分了解音乐大师的生平和音乐背后的故事，增强对音乐的理解，并与音乐产生共鸣。胎儿通过这样的方式对音乐的旋律节奏和节拍方法也会有更好的感知。

(3) 吟诵式音乐胎教：吟诵式音乐胎教也可称为朗诵式音乐胎教，是指在音乐伴奏下有节律的朗诵文学作品，以此来进行胎儿听觉信息的输入。准妈妈吟诵的声音可以在自己的胸腔里达成共振，这是跟宝宝一种很好的声音互动和刺激。另外，在孕中期准爸爸低沉而富有磁性的嗓音是胎儿的最爱，建议准爸爸多给胎儿读诗或讲故事。这项训练能帮助胎儿熟悉外界语言环境，对语言中枢的发育有好处。

(4) 冥想式音乐胎教：这是一种将冥想与音乐有效结合的音乐胎教方式，通过音乐进行冥想的准妈妈更容易产生胎儿可以感知的脑波，而选择在自然环境中进行素材采集的胎教音乐，更有助于帮助胎儿和准妈妈产生深层心灵交流的机会和共鸣。准妈妈冥想的最大作用就是让自己的情绪变得平静和稳定，这也是对胎儿最积极的影响。方法是固定一个时间，一个安静的地点，比如黎明或黄昏时的卧室，在床上或铺个垫子在地上，盘腿而坐，双手搭在膝盖上，身子挺直，闭上眼睛。首先播放一段轻柔舒缓的音乐，音乐中最好配合有海浪轻拍堤岸的声音。准妈妈盘腿坐在地毯上或垫子

上，也可以躺在床上，想象和宝宝正坐在海边，海风轻轻地抚过脸庞，海浪在耳边低低地吟唱。深深地吸……呼……隐隐约约嗅到海风带来的淡淡盐味。伴随着一呼一吸，与胎儿共享这美好的时刻。

(5) 律动式音乐胎教：准妈妈和胎儿之间有一种非常奇妙的节奏密码，这种密码无时无刻不在子宫里传递给胎儿，比如妈妈的呼吸节奏，心率节奏，走路节奏以及说话节奏等这些节奏都可以带给胎儿安全感。这种方法通过音乐节奏和身体节奏结合起来，唤起准妈妈的音乐本能，伴随着自己喜欢的音乐节奏可以进行一些四肢舒缓动作的律动。在律动的过程中，胎教音乐不仅能愉悦孕妈的身心，还能把音乐的律动传递给胎儿，促进胎儿对节奏的感知。

(6) 音乐胎教注意事项：①环境控制在70dB以下，播放源与准妈妈距离1m以上；②不可直接用播放器贴在肚子上，这样可能对胎儿的听觉器官造成不可逆的创伤；③如果身体状态不佳，不需强迫自己进行音乐胎教；④每次时间不宜过长，以15～20min为宜；⑤不可采用重低音效果极强的音响，不建议准妈妈孕期去KTV。

5. 情绪胎教 人的情绪变化与内分泌有关，在情绪紧张或应激状态下，体内乙酰胆碱这一化学物质释放增加，促使肾上腺皮质激素的分泌增多，如孕妇长期情绪波动，可能造成胎儿的发育异常或者早产。情绪胎教即准妈妈要保持开朗的心情，遇到不愉快的事情影响到自己的情绪时，学会通过合理的方式进行自我调节，保持稳定、乐观、良好的心境，努力为胎儿创造一个安定、舒适的环境。准妈妈调整自己的情绪的方法有以下四点。

(1) 情绪是一种能量，好的或者坏的情绪都需要表达出来。多和家人、朋友倾诉，或与其他准妈妈交流怀孕心得和体会，排解情绪。

(2) 写孕期日记：记录胎儿的成长经历和

妈妈的感想。

(3) 参与艺术活动，如听音乐、看画展、欣赏话剧或电影、阅读喜欢的书等，提升对美的感知力和鉴赏力。

(4) 到公园／郊外散步：自然环境中的花草树木有吸附噪音的能力，并且还能够释放大量的氧气，让人感觉神清气爽。在这样的环境中可使准妈妈的情绪变得平和。

6. 美术胎教 胎儿在孕 24 周后具备感光能力。准妈妈通过欣赏各种形式的艺术作品，感受艺术之美，来陶冶自己的情操，从而产生丰富的情感，以此熏陶胎儿。视觉胎教的材料有绘画、书法作品，著名建筑、雕塑、工艺品、民间艺术、盆景、插花等。美术胎教是视觉胎教中不可或缺的重要部分。题材丰富、意境深远的世界名画不但能给人以无限美妙的精神享受，愉悦心境，还能开阔欣赏者的视野，提高审美能力和自身素质。这对准妈妈的身心健康无是有益的。美术胎教的方法有以下五点。

(1) 一边画画，一边说明画的内容：准妈妈可以通过的画画的方式来对宝宝进行美术胎教。比如准妈妈在画画的时候，可以一边作画，一边向肚子里的胎儿讲述自己的画的内容，可以给胎儿带来有益的刺激。

(2) 亲自给胎儿做手工（如折纸、剪纸、刺绣、插画、粘贴画等）：手工制作一方面可以提高准妈妈的审美和艺术修养，在练习中使其心情平静、愉悦，同时唤起对胎儿的美好期待。另一方面，手是人类神经感觉最敏锐的地方，手上分布着数百万根神经纤维。有研究显示，准妈妈在孕期多动手指，可以促发大脑的敏锐度，胎儿未来更易心灵手巧。

(3) 讲述画册内容：准妈妈利用讲述画册内容的方法，来给胎儿进行美术胎教。

(4) 欣赏美术作品：准妈妈在居室里挂一两幅名画，床头放几本画册，对怡情养性很有好处。欣赏美术作品时最好能和他人做一些交流，谈谈个人的观点，可以增添艺术的气氛和生活的情趣。

(5) 去文化宫或美术馆：准妈妈也可以经常去文化宫或美术馆探索，并尝试适合自己的视觉胎教方法。注意：平时对美术毫无兴趣的人，如果因为怀孕而强迫自己去美术馆或画展，是不可取的。

【结局评价】

1. 孕妇知晓胎教的重要性，能主动调整自己的情绪及行为，为胎儿创造良好的孕育环境。

2. 孕妇掌握胎教的方法，能与胎儿进行良好互动。

【注意事项】胎教有几个要注意的事项。

1. 胎教忌噪音 噪音能使孕妇内分泌腺体的功能紊乱，从而使脑垂体分泌的催产激素过剩，引起子宫强烈收缩，导致流产、早产。孕妇应远离身边的噪音，不要受噪音影响，更不要收听震耳欲聋的刺激性音响。

2. 胎教忌不合理的语言教育 在进行胎儿语言教育时，孕妇可用中度音量向腹内的胎儿亲切授话，或吟读诗歌，或哼唱小调，或计算数字，这样会给胎儿留下美好的记忆，切忌大声粗暴地训话造成胎儿烦躁不安。

3. 在做抚摩胎教时忌急于求成，动作粗暴 抚摸是一种有效的胎教方式，与胎儿做抚摩联络时，要轻轻抚摩胎儿，每天 2～4 次为宜，有时胎儿在睡眠中可能没有反应，应耐心等待。在抚摸和拍打游戏时动作不宜过猛。

4. 胎教忌不良情绪 孕妇的情绪状态对胎儿的发育具有重要作用。孕妇情绪稳定、心情舒畅，有利于胎儿出生后良好性格的形成，而孕妇精神紧张，大喜大悲，情绪不稳定，会使体内的激素分泌异常造成对胎儿大脑发育的危害。因此，孕妇要格外注意精神卫生，使自己精神愉快、心情舒畅，对生活充满希望。

【操作流程】见 **图75**。

三、新生儿发育评估技术

婴儿的生长受到基因、健康和营养水平的影响。婴儿的生长和发育速度存在个体差异，常表现为平台期和猛长期交替出现，但同时所有儿童的生长发育也存在一些共性，例如从上向下（从头到脚逐渐发育）、从中心向四周（从躯干到四肢）、从整体到局部的发育过程。正常生长是身高、体重和头围的变化过程，符合特定人群的既定标准。生长的进展是在特定儿童的遗传潜力的背景下解释的，正常生长是整体健康和营养状况的反映。

新生儿期（neonate period）是个体发展阶段之一，指个体出生后第 1 个月（严格来说是从出生后脐带结扎至出生后 28 天内），此期为个体从胎内生活到胎外生活的过渡阶段。本节将重点介绍新生儿的发育评估技术。

【目的】

1. 全面了解新生儿体格发育、视听感知能力和神经系统情况。

2. 早期发现轻微脑损伤，充分利用早期中枢神经系统可塑性强的时机，通过早期干预，促进代偿性康复，防治伤残。

【适应证】适用于所有足月新生儿。

【禁忌证】无。

【操作步骤及方法】

1. 体格发育评估　生长发育评估侧重于与生长相关的历史特征、生长参数的准确测量、查看各系统功能是否正常，以及后续年龄和性别生长百分位的确定（包括比例评估）即生长轨迹的评估。

(1) 历史特征：出生时的体重、身长、头围；产前史：母体感染、宫内暴露（香烟、药物、酒精和其他毒素）；既往病史；喂养史；发展历程；系统性疾病（特别是呕吐或腹泻）症状的系统回顾；家族史：父母的身高、父母的生长模式、父母青春期开始的时间等。

(2) 体格检查应包括仔细测量体重、身长和头围，这是了解新生儿生长发育的重要指标。

(3) 观察头部：观察头颅的大小和形状，触摸感觉骨缝的大小、囟门的紧张度、有无血肿以及头部是否有凸出或凹陷。

(4) 检查眼睛：将红球放在距双眼 30cm 左右的地方，水平移动红球，观察新生儿的双眼能否追视红球，并且检查其视力是否有问题。

(5) 检查颈部：检查有无斜颈，颈部活动是否自如。用手指由内向外对称地摸两侧，以感觉有无锁骨骨折。检查肌肉的弹性硬度是否正常。

(6) 检查胸部：观察胸部两侧是否对称，有无隆起，呼吸动作是否协调，频率应在 30～45 次 / 分，有无呼吸困难。用听诊器听肺部的呼吸音。

(7) 检查腹部：先看有无胃蠕动波和肠型，然后用手轻轻抚摸，感觉是否腹胀及有无包块。脐部有无脐膨出，残端有无红肿及渗液。

(8) 检查生殖器及肛门：注意有无畸形，男婴的睾丸是否下降至阴囊，检查排尿功能是否正常。

(9) 有一些孩子满月后仍然会存在皮肤黄染的情况，应鉴别黄疸的程度及类型。

(10) 绘制生长曲线，见图 9-1。

2. 神经发育评估　新生儿神经行为测定（neonatal behaviral neurological assessment, NBNA）评分法由鲍秀兰教授根据 Breazelton 和 Amiel-Tison 的方法，结合自己的经验于 20 世纪 80 年代创立，已广泛应用于国内新生儿，包括 27 项行为能力和 20 项神经反射（表 9-2）。评分检查方法及评分标准分 5 个部分。

第一部分：新生儿的行为能力共 6 项（1～6 项），检查对外界环境和外界刺激的适应能力。

第二部分：被动肌张力共 4 项（7～11 项），必须在觉醒状态下检查，受检新生儿应处在正中位，以免引出不对称的错误检查结果。

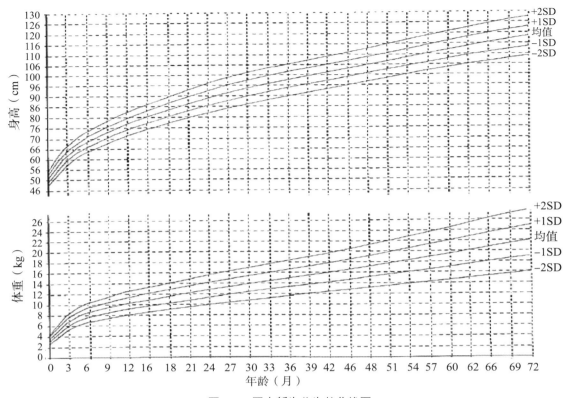

▲ 图9-1　国内新生儿生长曲线图

第三部分：主动肌张力共4项（11～14项）。

第四部分：原始反射共三项（15～17项）。

第五部分：一般反应共3项（18～20）。

本检查只适用于足月新生儿，早产儿孕周纠正至40周时才能进行评估。20项NBNA总分40分，于生后2～3天，12～14天，26～28天3次测定，以一周内新生儿获37分以上为正常，37分以下尤在2周内≤37分者需长期随访。

【结局评价】准确评估新生儿生长发育情况，及时发现异常。

【注意事项】

1. 每次访问健康儿童时，体重和身高都应绘制在适当的生长图表上。

2. NBNA检查要求

(1) 室温在22～27℃，如温度达不到时，可用加热器使局部范围温度达上述要求。

(2) 应在新生儿两次喂奶间进行，即在喂奶后1h睡眠状态中开始。

(3) 全部检查在10min内完成。

(4) 检查工具：手电筒1个（1号电池两节）、长方形红色塑料盒1个、红球（直径6～8cm）1个、秒表1个。

(5) 检查人员经过2周训练，每人至少检测过20个新生儿并经过鉴定合格方可达准确可靠的检测结果。

【操作流程】见 图76 。

四、新生儿早期基本保健

根据联合国儿童基金会的统计报告，2018年全球5岁以下儿童死亡人数为532万，其

表9-2 新生儿神经行为测定（NBNA）评分表

母亲姓名：_____ 儿童姓名：_____ 性别：_____ 孕周_____周 出生体重_____克 编号：_____

日龄（天）_____天 _____天 _____天 _____天 _____天 _____天

	项　目	检查状态	评分 0	评分 1	评分 2						
行为能力	1. 对光习惯形成	睡眠	≥11	7~10	6						
	2. 对声音习惯形成	睡眠	≥11	7~10	≤6						
	3. 对格格声反应	安静觉醒	头眼不转动	眼转动头<60°	头或眼转动≥60°						
	4. 对说话声反应	同上	同上	同上	同上						
	5. 对红球反应	同上	同上	同上	同上						
	6. 安慰	哭	不能	困难	容易或自动						
被动肌张力	7. 围巾征	觉醒	环绕颈部	肘略过中线	肘未到中线						
	8. 前臂弹回	同上	无	慢、弱	活跃、可重复						
	9. 胸腘角	同上	>110°	90°~110°	≤90°						
	10. 下肢弹回	同上	无	慢、弱	活跃、可重复						
主动肌张力	11. 颈屈、伸肌主动收缩（头竖立）	觉醒	缺或异常	困难，有	好，头竖1~2秒以上						
	12. 手握持	同上	无	弱	好，可重复						
	13. 牵拉反应	同上	无	提起部分身体	提起全部身体						
	14. 支持反应直立位	同上	无	不完全，短暂	有力，支持全部身体						
原始反应	15. 踏步或放置	觉醒	无	引出困难	好，可重复						
	16. 拥抱反射	同上	无	弱、不完全	好、完全						
	17. 吸吮反射	同上	无	弱	好，与吞咽同步						
一般评估	18. 觉醒度	觉醒	昏迷	嗜睡	正常						
	19. 哭	哭	无	微弱、缺、过多	正常						
	20. 活动度	觉醒	缺或过多	略减小或增多	正常						

总分_____

评分结果_____

检查者_____

中新生儿死亡占 47%。中国新生儿死亡率为 4.5‰，新生儿死亡约占 5 岁以下儿童死亡的 50%。我国新生儿死亡的主要原因是早产、产时窒息及并发症、先天畸形、感染等。2013 年世界卫生组织（World Health Organization，WHO）率先提出将一系列有循证依据、可操作的新生儿综合干预技术应用于临床工作中，并将其命名为"新生儿早期基本保健（early essential newborn care，EENC）技术"。EENC 推荐的核心干预措施包括规范的产前母胎监测与处理、新生儿生后立即和彻底擦干、母婴皮肤接触至少 90min 并完成第 1 次母乳喂养、延迟脐带结扎、延迟新生儿洗澡至生后 24h，以及早产儿袋鼠式护理、新生儿复苏技术和新生儿感染治疗等。目前 EENC 已经在较多国家和地区实施，对改善新生儿的健康水平取得显著效果。

【目的】降低新生儿低体温、新生儿窒息、新生儿感染、新生儿坏死性小肠结肠炎、颅内出血等发生率，提高纯母乳喂养率，降低新生儿住院率。

【适应证】母婴基本情况良好，孕产妇及其家属能够理解、接受和配合开展 EENC。

【禁忌证】新生儿窒息、严重胸廓凹陷、喘息或呼吸暂停、严重畸形、母亲出现医疗状况需紧急处理或母亲有精神疾病、拒绝 EENC 等。

【操作步骤及方法】

1. 分娩前准备

(1) 健康教育：在孕期和待产过程中，向孕产妇及其家属介绍 EENC 的内容、优点和注意事项等，包括持续母婴皮肤接触（skin to skin contact，SSC）、早期母乳喂养等，使孕产妇及其家属能够理解、接受和配合开展 EENC。孕期和待产前，应告知孕妇在临产前更换干净衣物，保持皮肤清洁卫生。在开展 EENC 过程中，应指导产妇及其家属注意手卫生，接触新生儿前规范洗手。指导母乳喂养和

早期识别新生儿危险征象，如呼吸、肤色等。告知产妇及家属，如发现异常应及时通知医护人员。应介绍有关新生儿其他保健内容和注意事项，如洗澡、脐部护理和疫苗接种等。此外，应向孕产妇及其家属介绍分娩过程中及分娩后的注意事项，如发现产妇有异常状况，要及时与医护人员沟通。

(2) 人员配备：实施 EENC 的专业人员包括助产士、产科医生、新生儿/儿科医生、护士及医院感染管理人员。建议医疗机构成立 EENC 领导小组和专家小组，并指定协调人，就各科室在 EENC 实施过程中产生的问题进行指导、沟通和协调，以保证 EENC 的顺利实施。

(3) 环境和物品准备：保持室内清洁，室内温度 26～28℃。关闭门窗，避免分娩区域空气对流。产房应配备带有秒针的时钟，便于记录时间。在接产前准备产包及相应的助产器械、物品和药品（如缩宫素等）。

(4) 准备新生儿复苏区：在分娩前准备新生儿复苏区的设备和物品，如辐射保暖台（设置温度为 34℃）或提前预热的处置台、干净的毛巾、复苏气囊、面罩和吸引装置等。

(5) 监测与沟通：准备物品的同时应对母胎进行密切监测，并根据监测情况及时处理。与产妇多沟通，鼓励产妇选择自己喜欢和舒适的体位，鼓励家属陪伴分娩，向产妇介绍产后即刻需要进行的保健处理措施（包括对产妇和新生儿）。

(6) 准备产台：助产人员认真洗手，穿隔离衣，将产单铺于产妇臀下。在辐射台上放置一条大干毛巾及一个软的新生儿小帽子预热，为新生儿保暖做准备。产包里备一条无菌干毛巾擦干新生儿身体。详见表 9-3。

2. 新生儿生后 90min 内的保健措施

(1) 生后 1min 内的保健措施

① 新生儿娩出后，助产人员报告新生儿出生时间（时、分、秒）和性别。立即将新生

表 9-3　分娩前准备项目、要求、措施及内容

项　目	要　求	措施及内容
环境温度	产房温度在 26～28℃	关闭门窗，避免空气对流
手部卫生	物品准备前	标准化七步洗手法
准备物品	助产相关设备	监护仪、助步车、分娩椅、分娩球、靠垫等
	新生儿复苏设备	检查复苏气囊、面罩和吸引装置是否处于功能状态
	产包（可以因用途区分单个包装，如分娩接生包、缝合包）	无菌干毛巾 1 条、大毛巾 1 条、新生儿小帽子 1 个、无菌手套 2 副、隔离衣 1 件、止血钳 2 把、断脐剪 1 把、脐带结扎绳 1 根或脐带夹 1 个；集血器 1 个、敷料、缝针、持针钳、剪刀
准备药物	预防产后出血	缩宫素
	新生儿复苏	肾上腺素、生理盐水

儿仰卧置于干洁区域，在 5s 内开始擦干新生儿，擦干顺序为眼睛、面部、头、躯干、四肢，再侧卧位擦干背部。在 20～30s 内完成擦干动作，并彻底擦干。

② 生后应立即快速评估，除外需要初步复苏的情况，同时在擦干过程中要注意快速评估新生儿呼吸状况。若新生儿有呼吸或哭声，可撤除湿毛巾，将新生儿置于母亲腹部，头偏向一侧，开始母婴皮肤接触。取已预热的干毛巾遮盖新生儿身体，并为新生儿戴上帽子。巡回助产人员与母亲核实新生儿性别后，给新生儿手腕和（或）脚踝戴上有身份标识的腕带。若新生儿出现喘息或无呼吸，应将其迅速移至预热的复苏区，参照"中国新生儿复苏指南（2016 年北京修订）"实施新生儿复苏。生后不建议常规进行口鼻吸引。在有胎粪污染且新生儿无活力时，可进行气管插管，吸引胎粪。

③ 助产人员检查母亲腹部，排除多胎妊娠后，由助手在 1min 内给母亲注射缩宫素预防产后出血。首选肌内注射或静脉滴注给药。

(2) 生后 1～3min 的保健措施

① 母婴皮肤接触：若新生儿状况良好，应保持新生儿与母亲持续母婴皮肤接触。如果

新生儿有严重胸廓凹陷、喘息或呼吸暂停、严重畸形等，或产妇出现异常情况等，需紧急处理。建议对多胎及剖宫产手术分娩的新生儿，也可按前述方法进行生后立即母婴皮肤接触，但应在确保母婴安全的前提下进行，且需要手术医生、麻醉师与助产人员密切配合，必要时调整手术设施。

② 脐带处理：可在母婴皮肤接触的同时处理脐带。需严格执行无菌操作，等待脐带搏动停止后（生后 1～3min）结扎脐带。不必在脐带断端使用任何药物或消毒剂。不包扎脐带断端，但需保持脐带断端清洁和干燥。

(3) 生后 90min 内的保健措施

① 第 1 次母乳喂养：新生儿应与母亲保持母婴皮肤接触至少 90min。在此期间需严密观察母亲和新生儿的生命体征及觅乳征象，大部分新生儿出生 20min 后会出现觅乳征象，少数新生儿需要更长的时间，因此不应强迫新生儿和母亲进行母乳喂养，当出现流口水、张大嘴、舔舌/嘴唇、寻找/爬行动作、咬手指动作时，指导母亲开始母乳喂养、促进早吸吮和早开奶。测量体重和身长、体格检查和注射疫苗等常规保健操作应推迟到出生 90min 后进

行，以避免干扰母婴皮肤接触和第 1 次母乳喂养。对出生时生命体征平稳、胎龄 > 34 周或出生体重 > 2000g 的早产儿 / 低出生体重儿，应鼓励生后立即进行 SSC 和母乳喂养；如无并发症，应鼓励母婴同室，并按护理常规进行护理。对胎龄 ≤ 34 周或出生体重 ≤ 2000g 的早产儿 / 低出生体重儿，一旦生命体征平稳，应鼓励袋鼠式护理及母乳喂养。

② 监测生命体征：在开展母婴皮肤接触过程中应随时观察母婴状态，每 15min 记录 1 次新生儿呼吸、肤色及其他生命体征等。如果新生儿或产妇出现任何异常情况，则需停止母婴皮肤接触，并进行相应处理。

3. 新生儿生后 90min 至 24h 的保健措施　在新生儿完成第一次母乳喂养之后进行以下保健内容。可在母亲旁边完成，不考虑先后顺序，操作者应洗手，并向母亲解释准备操作的内容和结果。

(1) 新生儿体检：确定新生儿健康状况是否良好或者存在任何问题。检查内容包括呼吸情况（包括有无呻吟、胸廓凹陷、呼吸急促或缓慢等呼吸困难）、活动和肌张力、皮肤颜色、脐带外观、有无产伤和畸形等。如果母亲由于并发症等不能和新生儿进行皮肤接触，应教会另外一名家庭成员（如父亲）取代行皮肤接触。

(2) 测量体重和身长：测量新生儿身长、体重。称重结束后清洁体重秤，告知母亲和家长体重结果。

(3) 测量体温：低体温可以导致死亡，在早产儿和低出生体重儿中较常见，出生体重 < 2500g 的新生儿需要加强保暖或袋鼠式护理等特殊护理，预防低体温的发生；出生体重 ≤ 1500g 的新生儿应尽可能转诊至儿科接受进一步救护。EENC 指南指出，新生儿的正常腋下体温是 36.5～37.5℃。体温在 35.5～36.4℃ 则低于正常，需要改善保暖（如袋鼠式护理）。测量腋温比肛温更安全、准确，

应每隔 6h 给新生儿测量 1 次体温。

(4) 眼部护理：常规进行新生儿眼部护理可以预防严重的眼部感染，尤其是在生殖道感染发生率较高地区。EENC 指南建议应用预防眼部感染的药物，推荐使用红霉素眼膏，也可使用各地医疗卫生机构批准和推荐的药物。使用红霉素眼膏时，将长约 0.5cm 眼膏从下眼睑鼻侧一端开始涂抹，扩展至眼睑的另一端。另一只眼睛同样用药。眼部护理 1 次用药即可，确保眼药膏一婴一用，避免交叉感染。如果眼睑发红、肿胀或分泌物过多，需由专科医师诊疗。

(5) 脐部护理：若脐带断端无感染迹象，无须给脐带断端外敷任何药物或消毒剂。不要在脐带断端上缠绷带、盖纸尿裤或包裹其他东西。脐带断端应暴露在空气中并保持清洁和干燥，以促进脐带残端脱落。如果脐带断端被粪便或尿液污染，可用清洁的水清洗后擦干保持干燥。如果脐带断端出血，需重新结扎脐带。如果脐带断端红肿或流脓，每日用 75% 的酒精护理感染部位 3 次，用干净的棉签擦干。如果流脓和红肿 2d 内无好转，应转诊治疗。

(6) 给予维生素 K_1：对新生儿应常规给予维生素 K_1 预防出血，剂量为 1mg（< 1500g 的早产儿用 0.5mg）。给药方式为肌内注射，注射部位为新生儿大腿中部正面靠外侧。如有产伤、早产、母亲产前接受过干扰维生素 K 代谢的相关治疗，以及需要外科手术的新生儿有出血危险时，必须肌内注射维生素 K_1。

(7) 预防接种：新生儿出生后 24h 内完成第 1 剂乙型肝炎疫苗和卡介苗的接种。具体接种的疫苗在不同地区会有差异，应遵循当地卫生计生部门的规定。新生儿生后 24h 保健流程见 图77 。

4. 出院前新生儿保健措施

(1) 母乳喂养：提倡纯母乳喂养至 6 个月。纯母乳喂养是指除喂母乳之外，不添加其他任何食物和水。鼓励母亲按需喂养。新生儿出院

前需评估母乳喂养情况。告知母亲，如有喂养困难，应及时联系医护人员。

(2) 保暖和洗澡：母婴同室应保证室温在22～24℃，鼓励母亲多与新生儿进行 SSC。新生儿的衣服或包被要柔软、干净，生后最初几天要戴柔软的帽子，尤其是低体重儿或早产儿。不要擦掉胎脂，不要生后立即给新生儿洗澡，应在出生 24h 后洗澡或用湿布给新生儿擦洗。给新生儿沐浴时，应保证室温在26～28℃，避免空气对流。护理新生儿的医护人员或家庭成员要注意手卫生，规范洗手。住院期间不必每日洗澡，可每日用温热的湿毛巾擦洗新生儿的面部、颈部和腋下。若臀部被粪便污染，可用温水清洗臀部，并彻底擦干。

(3) 识别危险体征：住院期间新生儿应接受全面体检，检查有无黄疸、感染体征等，并注意识别任何危险症状。主要的危险症状包括吃奶差、惊厥、呼吸增快（呼吸频率≥ 60 次 / 分）、三凹征、四肢活动减少、体温 > 37.5℃或 < 35.5℃。如果出现以上任何一个症状，考虑可能存在严重疾病，应按临床常规及时处理。

(4) 出院指导：出院前为新生儿行全面体格检查。向新生儿家长提供咨询，教会家长如何及时识别危险症状，如果新生儿出现危险症状应立即就医。指导家长按照国家相关指南进行新生儿疾病筛查和免疫接种，按照国家卫生计生委颁布的《新生儿访视技术规范》《国家基本公共卫生服务规范》和（或）《早产儿保健工作规范》接受新生儿保健服务。

【结局评价】分娩机构正确实施新生儿早期基本保健，新生儿健康得到改善。

五、新生儿抚触技术

抚触是通过抚触者的双手对婴儿全身各部位的皮肤进行科学的、有规则的、有次序的、有手法技巧的轻柔爱抚与温和按摩的方法，是一种简便易行、安全有效的婴儿护理方法。

【目的】

1. 刺激淋巴系统，促进血液循环，增加免疫力。

2. 改善消化系统功能，有利于新生儿的生长发育。

3. 减少新生儿哭闹，增加睡眠，促进新生儿健康成长。

4. 增进父母与新生儿之间的感情交流，促进新生儿心理健康地成长。

【适应证】足月新生儿。

【禁忌证】

1. 生命体征不稳定。

2. 全身或局部皮肤有破损者。

【操作步骤及方法】

1. 操作前准备

(1) 抚触前调节房间温、湿度：保持房间温暖、宁静，室温（28～30℃），湿度（55%～65%），播放柔和的音乐，帮助婴儿放松。

(2) 备好润肤油、爽身粉以及尿片、干净衣服。

(3) 应选择适当的时机进行抚触，新生儿不宜太饱或太饿，在上午沐浴后，下午午睡前后婴儿安静、愉快的状态下进行。

(4) 抚触者洗净双手，修剪指甲，取下戒指、手表等饰物。

(5) 抚触者先倒适量润肤油润滑温暖双手，然后在新生儿皮肤上轻轻滑动，开始动作应缓慢轻柔，逐渐加一点力度，应顺着婴儿的姿势，帮助其逐渐放松，抚触过程中应柔和地与婴儿说话，进行情感交流。

2. 操作步骤和方法

(1) 头部：用双手拇指从前额中央向两侧移动；用双手拇指从下颌中央向外、向上移动；两手掌面从前额发际向上、向后滑动，至后下发际，停止于两耳乳突，轻轻按压。

(2) 胸部：两手分别从胸部的外下侧向对

侧的外上侧移动。

(3) 腹部：抚触者两手依次从新生儿的右下腹—上腹—左下腹沿顺时针方向画半圆，用右手在被抚触者左腹从上画"L"，由左至右画一个倒的"L"，示指、中指、无名指指腹，从两臀的内侧向外侧做环形滑动（图 9-2）。

(4) 四肢：双手抓住上肢近端，边挤边滑向远端，并搓揉大肌肉群及关节，下肢与上肢相同。

(5) 手足：两手指指腹从新生儿的手掌面依次推向指端，并提捏各手指指尖，活动关节，足与手相同。

(6) 背部：新生儿呈俯卧位，两手掌分别放于脊柱两侧由中央向两侧滑动。

【结局评价】

1. 操作者正确实施抚触。

2. 新生儿舒适愉快，生命体征稳定。

【注意事项】

1. 房间温暖适宜，可放柔和的音乐做背景。

2. 一边按摩一边与新生儿说话，进行感情交流，不受外界打扰。

3. 手法从轻开始，慢慢增加力度，以新生儿感到舒服合作为宜。

4. 抚触时间从 5min 开始，以后逐渐延长到 15～20min，每天 1～3 次。

5. 选择适当的时间。淋浴前后、午睡及晚上睡觉前、两次进食之间均可。避开新生儿感

到疲劳、饥渴或烦躁时，最好是在新生儿洗澡后或穿衣过程中进行。

6. 抚触前须温暖双手，将润肤液倒在掌心，不要将乳液或油直接倒在新生儿身上。

7. 提前预备好毛巾、尿布以及替换衣服。

8. 抚触中婴儿若哭闹，暂停操作，拥抱安抚，安静后继续进行。

【操作流程】见 **图78**。

六、新生儿睡眠促进技术

睡眠是个体在清醒期之后的一个休息和恢复的阶段，指机体失去对周围环境知觉和反应的一种可逆行为。人类 1/3 时间在睡眠中度过（3000hrs/year），睡眠是恢复精力的过程。睡眠对于大脑组织很重要，越来越多的研究显示，睡眠的质量和持续时间是促进健康和预防慢性疾病的重要因素。儿童的长期睡眠紊乱可能导致白天昏昏欲睡、注意力不集中及学习成绩不佳等问题，而且与许多慢性疾病相关，如糖尿病、心血管疾病、肥胖、抑郁症、注意力缺失/多动症及对立症状等。培养健康的睡眠模式，或称为"睡眠卫生"应起始于婴幼儿期。有两种基本的睡眠周期会交替出现：一种称为非快速动眼期睡眠（no-rapid eye movement，NREM），或称为恢复期深睡眠或安静睡眠；另一种是快速动眼期睡眠（rapid eye movement，REM），或称为活动睡眠，活动睡眠期的大脑处于活跃状态，容易做梦或觉醒。新生儿睡眠周期的转换不规律，通常活动睡眠较多，也容易觉醒，但在 3～6 个月能形成更为规律的睡眠觉醒周期。

正常健康婴儿通常有 6 种睡眠 - 觉醒状态（表 9-4），前 2 种是睡眠模式，在第 1 个"深睡眠"状态中，婴儿即使被刺激也不容易唤醒。在第 2 个状态，"浅睡眠"，婴儿会出现一些身体运动和面部表情变化，在这种状态下，

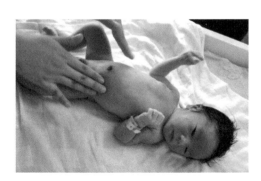

▲ 图 9-2　新生儿抚触

表 9-4　正常新生儿的 6 种睡眠 – 觉醒状态

婴儿状态	描　　述
深睡眠（安静睡眠）	闭眼，无眼球运动；规律呼吸；放松，身体甚少运动，偶尔惊跳
浅睡眠（活动睡眠）	闭眼伴随快速动眼；呼吸伴身体轻微的肌肉抽搐规律；吸吮、微笑、做鬼脸、打哈欠；绝大多数的婴儿睡眠为这种睡眠
瞌睡	眼睛可能睁开；不规律呼吸；各种身体活动伴随轻度惊跳反射；放松
安静警觉	眼睛睁大；对刺激有反应；身体活动幅度小
活动觉醒	眼睛睁开；快速不规律呼吸；对刺激和不适更敏感；活跃
哭闹	眼睛睁开或紧闭；呼吸不规律；哭闹、活动性高；四肢不协调、乱动

婴幼儿更容易被内部或外部刺激所唤醒。新生儿每天可有多达 18h 处于上述两种交织的睡眠状态。

新生儿通常每天睡 16.5h，范围为 12～18h；有的婴儿一天总共睡 10h，也有婴儿能够一天睡满 23h。新生儿的睡眠周期长 60～90min，在生后几个月内都没有昼夜之分（昼夜节律）。在半岁至一岁，婴儿才开始将多个睡眠周期转变为时间更长的睡眠，并倾向于在黑暗中（夜间）睡得更多。可以通过日常的固定作息帮助建立睡眠觉醒周期。婴儿可能需要各种动作、声音和接触方式来安抚。在婴儿处于觉醒但瞌睡的阶段，将他们放到床上，可能有助于形成睡眠的自我安抚和自我调节能力。下面介绍新生儿睡眠促进的一些方法。

【目的】

1. 帮助新生儿消除疲劳，恢复体力。

2. 保护大脑，促进生长发育。

3. 增强免疫力。

【适应证】适用于所有新生儿。

【禁忌证】无。

【操作步骤及方法】

1. 与母亲同床睡眠　情感上的亲密和身体上的贴近都可以促进新生儿睡眠。与母亲同床共枕的婴儿会有一个温和的醒来和入睡过程，这为他们带来了更大的平静。大多数婴儿通过

与母亲的身体接触睡得更久。母乳喂养婴儿的睡眠时长不固定，有很大的个体差异，从每天 9～17h，在 4 周大的时候觉醒状态约有 10h。在纯母乳喂养并安全同床的情况下，妈妈能够得到更多的安静睡眠。对婴儿来说，每次自发的完整的睡眠周期（包含一段安静睡眠）对其记忆加工和神经发育都很重要。妈妈和婴儿体内释放的激素有助于加强亲子关系及促进平静的修复性睡眠。因此，安全的母婴同床有助于母乳喂养、母亲休息放松和婴儿健康。

2. 摆位　通过毛巾、枕头、摆位包巾等辅助支具将新生儿置于不同的位置，给予身体适当的支撑，确保躯干及四肢不悬空，能平稳的受到支撑；另外，摆位模拟子宫内发展环境，四肢为蜷缩的屈曲姿势，被子宫壁安稳地包覆着，可增加安全感，促进睡眠。

3. 快走、移动和跳舞　一项研究表明，小老鼠和小猫在被抱着的时候会自动放松，人类婴儿也如此。快走、移动和跳舞对脾气暴躁的新生儿很有安抚作用。侧身移动通常比从头到脚更好，每个新生儿有自己的喜好。

4. 一个预热的表面　妈妈给新生儿喂奶的时候新生儿很容易睡着，但移动的时候极容易醒来。试着等他睡得很沉把他从手臂移到一个新的表面。如果在移动他的时候在他的背上放一条小毯子，就可以避免体温下降。或者在婴

儿床里放一个热水瓶或电热垫，在放下他之前把它拿出来。移到温热的表面他更有可能继续睡着。

5. 白天尽可能暴露在阳光下　让新生儿尽可能多地接触自然光，让他的白天充满活力有助于确保晚上有更好的睡眠。

6. 固定的就寝时间，睡前的仪式感　睡前给新生儿固定的安排，比如洗澡、拉窗帘、唱摇篮曲和讲睡前故事，有助于培养睡前习惯。

7. 改变一下环境　如果新生儿在一个房间里持续不睡，可以抱到另一个房间，去走走，有时即使只有一两分钟，通常也会有所帮助。

8. 白噪音　巨大的噪音会让婴儿无法入睡，但安静也会。当婴儿听到周围人的声音时，他们会感到最平静。可以打开抽油烟机、风筒等，制造一些白噪音。

9. 关掉电子设备　电视、电脑、平板电脑、手机和其他电子屏幕会发出一种能让大脑更活跃的光。

10. 给新生儿按摩或洗个热水澡。

11. 唱歌或阅读　这是一种古老的哄孩子入睡的方法，尤其是有节奏的哄孩子入睡。

12. 新生儿在母乳喂养建立以后（至少产后3~4周），可以提供一个安抚奶嘴来促进睡眠。

【结局评价】措施有效，能帮助新生儿入睡。

【注意事项】

1. 移动哄睡时不能过猛地摇动/晃动新生儿。

2. 不给母乳喂养关系未建立的小婴儿提供安抚奶嘴。

【操作流程】见 **图79**。

七、新生儿阅读技术

学习是自适应和智能行为的基础，它是以神经元的变化为基础的，并通过大脑电反应的调节来反映。婴儿期，听觉学习形成了长期记忆痕迹，提高了辨别技能特别是那些与言语感知和理解相关的技能。新生儿阅读技术是指通过亲子共同阅读的方式，以书为媒介，以阅读为纽带，让家长与孩子共同分享多种形式阅读过程的技术。

0~6个月婴儿与阅读相关的身心发展特点如下。

动作发展方面：6个月之前的婴儿还不能坐着双手捧握图书，因此这一时期的婴儿还不能与成人进行共同坐着阅读的活动，但4~5个月时，婴儿已有主动抓握的意识。

视觉方面：新生儿只能看20~38cm之间的物体，并开始具备颜色辨别能力。婴儿1个月时已经可以固定地看着一个物体，3个月时已具有三色视觉，4个月时开始对颜色鲜艳的图画感兴趣，6个月前他们对规则的对称图案更感兴趣。

听觉方面：新生儿出生后就能听到声音，婴儿1个月时能辨认出声音，4个月时能分辨出不同的语调、语气和音色，6个月时已能听懂成人日常生活中的很多语言。他们对声音强度、频率、持续时间等方面的差异具有一定的敏感性。这一阶段婴儿的视觉和听觉都有较大的发展，家长必须重视6个月前婴儿的生理特点，有意识地发展孩子听和看的能力，采取相应的阅读指导策略，为早期亲子阅读奠定基础。

【目的】

1. 培养新生儿的阅读兴趣和习惯。

2. 丰富婴幼儿的词汇，提高语言理解和表达能力，促进认知的发展。

3. 使婴幼儿获得感官上的享受和情感上的满足，亲密亲子情感。

【适应证】所有出生正常的新生儿。

【禁忌证】

1. 需要抢救或特殊监护者。

2. 生命体征不稳定。

【操作步骤及方法】

1. 选择适合 0～6 个月婴儿的图书

(1) 色彩对比强烈的图书：对于 4 个月以下的婴儿，家长在选择时应该尽量选择色彩饱和度对比强烈的图书，比如黑和白、红和绿、蓝和黄等，除此之外图书要有大块的图案设计或曲线图，不能是空白、单色或是没有明暗对比的图像。例如《小蓝和小黄》以黄、蓝、红三色为基础，变化出各种不同的颜色，婴儿可以观察到绘本中的色彩变化。《迪克·布鲁纳丛书——苹果》这本书，封面是蓝色的背景和红色的大苹果，这种强烈的对比色体现在整本书中，这类色彩对比强烈的绘本可以提高婴儿的视觉感受能力。

(2) 可以为环境布置增色的图书：婴儿刚出生的时候，可以选择挂在墙上的纸质绘本或围在床边的布质绘本，可以让他的床充满温馨的感觉。例如《宝宝视觉启智挂图》，这类布质绘本安全性强，让婴儿反复看这些颜色鲜艳、形状复杂的抽象图形，可以对他进行有效的视觉训练。妈妈可以把它挂在墙上，抱孩子时让他随意的看看。

2. 为 6 个月前的婴儿创设良好的听读环境　婴儿阅读能力的发展建立在倾听能力发展的基础上，父母们应该利用一切机会与婴儿进行交流。母亲可以用简单的句子、夸大的口型、夸张的语调、稍慢的语速和婴儿讲话，而创设听读环境的责任并不全在母亲，婴儿会更喜欢父亲的声音。父母可以为孩子选择一些节奏明快、韵律优美的读物，如《宝贝快乐童谣》《儿歌 300 首》《中国童谣》《婴儿启蒙翻翻乐 3 字儿歌》等。父母可以用温柔的声音，亲切的语调吟唱儿歌，这有助于吸引孩子的注意力，使亲子关系更加紧密。

3. 采用多样化的亲子阅读方法

(1) 儿歌吟唱法：它是一种家长配合图片吟唱儿歌的方法。儿歌可以是根据情景创编

的，也可以是图书中选来的，关键是家长要唱出儿歌的韵味，这种方法可以让婴儿感受语言的韵律美。例如儿歌《春雨》描绘的是种子、梨树都在春雨的滋润下快乐的长大的情景，家长可以寻找或画出种子长大、梨树开花的图画，画面要颜色鲜艳、形象简单，给孩子看这些图片，然后跟着图片唱出儿歌，用视听结合的方式发展婴儿的感知觉。

(2) 多感官参与法：婴儿 5～6 个月大时，眼和手的动作已经基本协调，能随意抓取周围的东西。进行亲子阅读时，妈妈可以用拍手、拍脚等方法吟唱儿歌，吸引孩子的注意力，增加儿歌的趣味性。

【结局评价】婴儿对亲子共读表现出愉悦和期待。

【注意事项】

1. 婴儿的语言习得是通过相互交流产生的，重视早期阅读，避免单一被动输入，才能提高阅读质量。

2. 婴儿的注意力保持时间短，父母一旦感到孩子的注意力不集中，不能再强迫他们进行阅读，以免婴儿出现对亲子阅读的消极情绪。

3. 在和婴儿一起读书的时候，从出生开始就要让孩子带着愉悦的情绪去阅读。这种愉快的阅读体验和亲密的阅读时光，会带给孩子美好的记忆。

【操作流程】见 **图 80**。

八、新生儿智护训练技术

智护的含义是指启迪智力、保护身体。新生儿智护训练是对出生后 0～1 个月的新生儿通过一些感知刺激、语言熏陶、情感交流和触觉活动及运动能力训练，促进新生儿各方面能力的发展。

【目的】

1. 通过对新生儿的感知刺激、语言熏陶、

情感交流和触觉活动及运动能力训练，促进新生儿生理、心理和智力发育。

2. 通过训练，增强新生儿父母的责任感和成就感，使亲子之间的关系更密切。

【适应证】

1. 出生后 24h，体温稳定的正常新生儿。

2. 不需要监护的早产儿和过期儿。

【禁忌证】

1. 疑有或确诊为锁骨骨折的新生儿。

2. 发热或需要监护的新生儿。

【操作步骤及方法】

1. 操作前准备

(1) 环境：房间温度适宜（26℃左右），宁静，可播放一些柔和的音乐。

(2) 用物：备大毛巾（干）、换洗衣物、尿布、皮肤护理产品。

(3) 操作者：取掉手上的手表、戒指等物品并洗手。

(4) 新生儿：处于安静觉醒状态，最好在两次喂奶中间进行。

2. 操作步骤及注意事项

(1) 智能训练

① 视觉训练

a. 道具：红色海绵球。

b. 方法：新生儿取半卧位，面朝正前方，操作者用一个颜色鲜艳的红球，距新生儿的眼睛约20cm 处，轻轻移动，先吸引其注视。当看到新生儿正在注视红球时，将红球从中线位向一侧慢慢移动，边移动边转动红球。两侧轮流进行。

c. 注意事项：每次时间不宜过长，从每次20s 开始逐渐加至 1～2min；注意观察新生儿的反应，当新生儿出现打喷嚏、打哈欠、甚至呕吐等疲劳症状时立即停止。

② 听觉训练

a. 道具：新生儿沙锤。

b. 方法：给新生儿听轻柔舒缓的音乐，用适合新生儿的沙锤在距离新生儿耳旁 20cm 处

轻轻摇动，吸引其转头，也可由家长在新生儿耳旁轻轻呼唤其小名，吸引转头。两只耳朵轮流进行，每次 1～2min（图 9-3）。

c. 注意事项：摇动的声音不宜过响，一侧时间不超过 30s。

③ 视听结合训练

a. 方法：操作者面对新生儿，距离约20cm，一边呼唤新生儿，一边从中线开始，向左右 90° 缓慢移动头部，吸引新生儿追视。

b. 注意事项：声音亲切温柔，面部表情丰富，体现出真切的爱。注意新生儿的状态，每次时间不宜过长。

(2) 体格训练

① 全身按摩

a. 面部：两手对眉弓部由内到外至太阳穴进行按摩，共做 8 次两个 8 拍，两手对鼻翼由鼻根部向下进行按摩，共做 8 次两个 8 拍；

b. 胸部：两手从胸部中间开始，避开乳头，由内向上、向外成环形按摩，共做 4 次两个 8 拍；

c. 腹部：顺时针方向对腹部进行按摩，两手交替共 4 次两个 8 拍；

d. 手脚：按摩手心、足心各 8 下，共两个 8 拍，再对每个手指、足趾进行搓动，每个部位 4 下共 4 拍。

e. 注意事项：将新生儿放在铺着垫子或毛巾的床或台面上，室内温度适宜，脱去衣服，

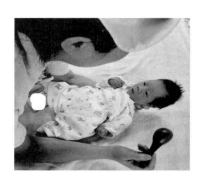

▲ 图 9-3　新生儿听觉训练

裸露；操作者洗手后涂上润滑的护肤油；按摩力度要适中；最好在两次喂奶的中间进行。

②肢体被动活动

a. 上肢：两手握住新生儿腕部，先平伸、再屈伸做 4 次 2 个 8 拍；

b. 下肢：两手握住新生儿踝部，向上弯曲，然后伸展做 8 次 2 个 8 拍。

c. 注意事项：将新生儿放在铺着垫子或毛巾的床或台面上，操作者动作轻柔，注意关节的保护。

③俯卧抬头

a. 新生儿俯卧在台面上，双手托住其腋

下，慢慢托他抬头，可根据新生儿自身的力量逐渐减轻上托的力量，每次练习 1～2min。

b. 注意事项：俯卧练习要在喂奶前 0.5～1h，切忌在吃奶后马上做。俯卧时注意不要影响呼吸。

(3) 教会新生儿父母训练的方法：告知他们在出院至出生后一个月，要继续进行新生儿智护训练，每天 1～2 次。

【操作流程】见 图81。

（李　静　翟巾帼）

参考文献

[1] 陶芳标. 生命历程理论整合于孕前和孕期保健研究与实践 [J]. 中国公共卫生，2013，29（7）：937-939.

[2] Caroline Signore，Catherine Spong. Overview of antepartum fetal assessment. UpToDate 临床顾问. https：//www.uptodate.com/contents /overview-of-antepartum-fetal-assessment.（Accessed on Jun 15，2021）.

[3] 才卓. 浅析音乐胎教 [J]. 科技信息，2011，（17）：421.

[4] 李夏芸，徐韬. 世界卫生组织新生儿早期基本保健技术的理论与实践 [J]. 中华围产医学杂志，2017，20（9）：689-691.

[5] 中华医学会围产医学分会，中华护理学会妇产科专业委员会，中国疾病预防控制中心妇幼保健中心. 新生儿早期基本保健技术的临床实施建议（2017年，北京）[J]. 中国综合临床，2018，34（1）：5-8.

[6] 计承侠，姜敬，刘玉清. 新生儿抚触研究进展 [J]. 中华全科医学，2009，7（12）：1360-1361.

[7] Wiessinger D，West D，Smith L J，et al.Sweet Sleep：Nighttime and Naptime Strategies for the Breastfeeding Family[J]. 2014.

[8] 陈晓诗，倪淑蕙，廖姿岚，等. 提升早产儿筑巢摆位正确率 [J]. 荣总护理，中华民国 101 年，第二十九卷第三期：101-110.

[9] 周勤燕，彭新颖，周卫英，等. 新生儿智护训练的做法与体会 [J]. 护士进修杂志，2011，26（11）：1010-1011.

第 10 章 新生儿照护技术

新生儿期（neonate period）是指从脐带结扎至生后满 28 天，该期的小儿为新生儿。新生儿期是完成从宫内到宫外转换的关键时期，国际上通常将围产儿和新生儿死亡率作为一个地区、国家卫生保健水平的衡量标准，因此其照护水平显得尤为重要。

新生儿的发育特点和生理状况与胎龄和出生体重有关。为了能有针对性地提供进行医疗与护理，根据新生儿的胎龄、出生体重、胎龄与体重关系、出生后时间、是否存在高危因素等进行了分类，主要包括以下几类。

1. 根据出生时胎龄分类 根据出生时胎龄（gestational age，GA），分为足月儿、早产儿和过期产儿。

(1) 足月儿（full-term infant）：指出生时胎龄满（37～41^{+6}）周（260～293 天）的新生儿。最新观点提出将足月儿再分类：胎龄 37～38^{+6} 周者为早期足月儿（early term infant），胎龄 39～41^{+6} 周者为完全足月儿（full term infant）。

(2) 早产儿（preterm infant）：指出生时胎龄＜37 周（≤259 天）。其中又可分为晚期早产儿（34～36^{+6} 周）、中期早产儿（32～33^{+6} 周）、极早产儿（very premature infants，VPT，28～31^{+6} 周）和超早产儿（extremely premature infants，EPT，＜28 周）。

(3) 过期产儿（post-term infant）：指出生时胎龄≥42 周（≥294 天）。

2. 根据出生体重分类

(1) 正常出生体重儿（normal birth weight）指出生体重为 2500～3999g 的新生儿。

(2) 低出生体重儿（low birth weight，LBW）指出生体重＜2500g 的新生儿。其中极低出生体重儿（very low birth weight，VLBW）指出生体重＜1500g 者、超低出生体重儿（extremely low birth weight，ELBW）指出生体重＜1000g 者。

(3) 巨大儿（macrosomia）指出生体重≥4000g 的新生儿。

3. 根据出生体重与胎龄关系分类

(1) 适于胎龄儿（appropriate for gestational age，AGA）指出生体重在同龄平均体重的第 10～90 百分位的新生儿。

(2) 小于胎龄儿（small for gestational age，SGA）指出生体重在同胎龄平均体重的第 10 百分位以下的新生儿。胎龄已足月但出生体重＜2500g 者称之为足月小样儿。

(3) 大于胎龄儿（large for gestational age，LGA）指出生体重在同胎龄平均体重的第 90 百分位以上的新生儿。

4. 高危新生儿 高危儿（high risk infant）指已发生或可能发生危重情况、需要密切特殊监护的新生儿。

(1) 母亲存在高危因素：包括妊娠前存在高危因素如孕母的年龄＞40 岁或＜16 岁、严重心肺疾病、感染性疾病、Rh 阴性血型、过去有死胎、死产、严重产伤、吸烟、吸毒、药物滥用、酗酒史等；妊娠期存在高危因素如妊娠期并发糖尿病、高血压、羊水过多或过少、胎盘早剥等。

(2) 分娩过程中存在高危因素：包括早产或过期产、急产或滞产、胎位不正、胎粪污染、脐带过长（＞70cm）或过短（＜30cm）、剖宫产、产钳助产等。

(3) 胎儿及新生儿存在高危因素如多胎、胎儿心律异常、严重的先天畸形、宫内感染、窒息及需外科手术等。

现代新生儿学的发展始于 20 世纪中期。1948 年美国儿科学会（American Academy of Pediatrics，AAP）出版了第一本有关新生儿的书籍《新生儿医疗护理的标准与推荐》。新生儿医疗护理技术同时伴随新生儿理论的逐渐成熟而迅速发展。新生儿的护理技术贯穿于产房、住院期间及家居护理全过程，涵盖了体温管理、营养管理、呼吸支持、皮肤管理、预防接种、遗传代谢病筛查及监护技术等全方位的照护。新生儿的照护模式也经历了初创期（1960 年以前）、激进期（1960—1990 年）、"以家庭为中心"的时期（1990 年至今），关注对象经历了社会 – 家庭 – 母亲 / 儿童、社会 – 家庭 – 医务人员 – 技术 – 儿童、社会 – 家庭，医务人员 – 技术 – 儿童的演变。随着生物 – 心理 – 社会医学模式的转变，未来新生儿的发展模式将在以家庭为中心的基础上，不但关注孩子的健康，同时关注患儿母亲的临床康复和心理抚慰，形成社会 – 家庭，医务人员 – 技术 – 儿童 / 母亲的医疗护理模式，儿童及其母亲成为社会、家庭以及医务人员共同服务的中心，最终实现母子共同健康。

一、新生儿胎龄评估技术

胎龄是指胎儿在宫内生长发育的周龄或日龄，胎龄评估（asessment of gestational age）是指根据新生儿出生后 48h 内的外表特征和神经系统检查估计新生儿的胎龄。由于新生儿分类均与胎龄有关，因此，胎龄评估非常重要。胎龄评估有多种方法，最准确的方法是胎儿超声检查。如孕妇月经周期规则，则以最后一次月经的第一天算起至出生时的一段时间计算胎龄；但如孕妇月经周期不规则或因其他原因不易计算，新生儿出生后则需通过胎龄评估进行确定。

胎龄评估主要根据新生儿外表特征及神经系统检查，外表特征包括胎毛、皮肤、足底纹、乳头乳房、耳郭和外生殖器等，神经系统主要检查新生儿的肌肉张力，与胎龄的相关性比较密切。

【目的】评估新生儿胎龄，为诊疗及护理提供依据。

【适应证】出生 48h 内的新生儿。

【禁忌证】生命体征不平稳、需抢救者暂缓进行。

【操作步骤及方法】

1. 评估

(1) 评估母围产期基本情况，包括末次月经，孕期 B 超检查结果等。

(2) 评估患儿基本情况，出生体重、喂养情况、是否需要呼吸支持等。

2. 准备

(1) 环境准备：室温保持在 24～26℃，暖箱或抢救台温度适宜。

(2) 新生儿准备：完成其他治疗，新生儿安静。操作的最佳时机为哺乳后 2h。

(3) 物品：准备记录表格。

3. 操作步骤

(1) 新生儿状态：应在新生儿清醒安静时检查，注意保暖，早产儿置于暖箱或远红外辐射床上。

(2) 体位：将新生儿放在检查台上，取仰卧位，保持安静，观察新生儿自然状态下的体位。

(3) 评估新生儿外表特征。

(4) 方窗：检查者用拇指将新生儿的手向前臂屈曲，测定小鱼际与前臂侧所成的角度。注意操作时勿旋转新生儿手腕。

(5) 踝背曲：将新生儿足向小腿背侧屈曲，检查者拇指放在足后跟，其余手指放在小腿背后，测量足背与小腿之间的角度。

(6) 上肢退缩：将上臂贴胸，检查者用双手将新生儿两前臂压向上臂，使肘部弯曲，5s后拉回前臂，使之伸直，随即放手，按新生儿前臂弹回的位置评分。

(7) 下肢退缩：将髋与膝充分屈曲 5s 后，牵引两足使其伸直，随即放手，按照髋与膝弹回的位置评分。

(8) 腘窝成角：检查者在新生儿右侧以左手拇指和示指抵住膝部，使之与身体成 60°，然后检查者以右手拇指和示指抬起踝后方，使小腿充分伸展，测量在腘窝处所形成的角度。

(9) 足跟至耳：将新生儿足拉至头部，测量足与头之间距离，肌张力极低者足可拉至耳部。

(10) 围巾征：将新生儿一侧手牵引至对侧肩部，尽可能放在对肩后方，观察肘部的位置，是否超过躯干中心线（胸骨中线）。

(11) 头部后退：检查者抓住新生儿双手或上臂，慢慢拉至坐位，注意头与躯干位置的关系。

(12) 腹部悬吊：置新生儿于胸腹卧位（即俯卧位），检查者用一只手伸入新生儿下腹部将新生儿拾起离开检查台，观察新生儿以下表现：①背部弯曲程度：肌张力强者背部较平，弱者背部弯曲；②下肢屈曲度：肌张力强者下肢稍向背部伸直，弱者荡向下方；③头与躯干的关系：肌张力强者头向上抬起，稍高于躯干，弱者头向下弯曲。

4.汇总得分　根据选用的胎龄评估量表评估新生儿胎龄，并记录。

常用胎龄评估量表包括 Dubowitz 量表、Finnstrom 量表和简易评估量表。评估时按新生儿的发育程度逐项评分，合计总分后查相应表格或直线图得出胎龄。

• Dubowitz 胎龄评估量表

采用 11 个体表特征和 10 个神经肌肉成熟度指标相结合判断胎龄，是比较全面的胎龄评估量表，但是需要检查 21 项体征，比较复杂，不易执行，评分操作时对新生儿干扰比较大。

因该量表比较可靠准确，北美各医院大多采用该量表（ 表10 至 表12 ）。

外表体征评分和神经估计分都合计起来，根据 表12 和图 10-1 查出胎龄。

• Finnstrom 评估量表

采用 7 个体表体征评估胎龄，比 Dubowitz 量表简化，评分操作时对新生儿干扰较少。但该量表准确性不如 Dubowitz 量表，对小胎龄早产儿的评分结果可能比实际胎龄要高，而对过期产新生儿的评分可能比实际胎龄小（ 表13 和 表14 ）。

• 简易评估量表

检查项目少，操作简便，该量表筛选出足底纹理、乳头形成、指甲、皮肤组织 4 项最重要体征，使之变成极为方便的简易评估量表，即总分加上常数 27 就是该新生儿的胎龄周数，不必查表。其误差多数在 1 周以内，仅少数会

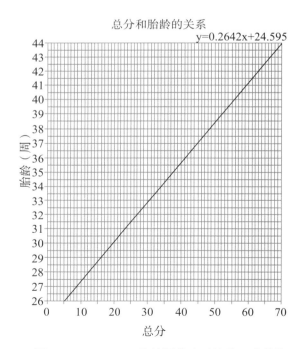

▲ 图 10-1　Dubowitz 胎龄评分法（总分和胎龄的关系）

达到 2 周以上。该评估量表只要 2～3min 即可完成，适合紧急状态下使用 **表15**。

【结局评价】

1. 根据实际情况，选取合适的胎龄评估量表。

2. 患儿安静舒适，顺利完成胎龄评估。

【注意事项】

1. 新生儿胎龄评估最佳时间是出生后 12～48h。刚出生时足底水肿足纹较少，且易受母亲围产期用药的影响，头不容易竖立，诸多因素均会影响胎龄评分的准确性，需要一定时间才能恢复稳定。另外，新生儿过了 48h 发育较快，评分结果易发生误差。

2. 注意评估新生儿病情是否平稳并注意保暖。

3. 尽量喂奶后 2h 评估。

4. 评估期间注意监测患儿情况，若患儿任何时候表现出不舒服的状况，立即终止。

【操作流程】见 **图82**。

二、新生儿体温管理技术

新生儿体温管理技术是指运用各种不同的保暖手段，维持新生儿体温在 36.5～37.5℃之间，该技术贯穿于分娩前至日常保暖的新生儿护理全过程。新生儿娩出时，从温度恒定的母体到了温度较低的外界，加之新生儿体表面积相对大，皮肤脂肪层薄，血管丰富、外周血流量增多，散热多且快，出生 1h 内体温降低 2.5℃，之后逐渐回升，一般 12～24h 内可稳定在 36～37℃。新生儿期体温中枢发育不成熟，产热和散热功能均不完善，调节功能差，体温容易波动，其中早产儿皮下脂肪更少，体积相对大，能量储存少，更易导致低体温。新生儿体温过低或过高都可增加病死率和病残率，所以有必要尽可能控制核心温度在 37℃。一般认为新生儿的正常核心温度（肛温）为 36.5～37.5℃，体表温度为 36～37℃。低体温（hypothermia）是指核心（直肠）温度 ≤ 35℃。新生儿的核心温度高于 37.5℃定义为发热。

【目的】保持正常新生儿体温在正常范围（36.5～37.5℃）。

【适应证】所有新生儿。

【禁忌证】无。

【操作步骤及方法】

1. 评估

(1) 评估新生儿胎龄、日龄及体重，选择合适的中性温度。

(2) 评估环境，包括环境温度及通风情况，避免对流风。

(3) 评估新生儿一般情况及局部皮肤情况，选择合适的体温测量方式与测量时机。

2. 分娩前准备

(1) 环境准备：产房环境舒适，光线柔和，温湿度适宜，没有对流风，产房温度控制在 26～28℃，湿度 50%～60%，私密性好。

(2) 物品准备：远红外辐射床，暖毛巾（2条），食品级塑料袋，绒帽，加温加湿的暖箱或二用暖箱。

3. 新生儿娩出后

(1) 保证产房或手术室及抢救区域温暖，必须在远红外辐射床上抢救新生儿。

(2) 分娩后立即用暖毛巾包裹婴儿，并放于远红外辐射床上。

(3) 对于胎龄 < 28 周或体重 < 1500g 的早产儿不应擦干，尽快使用食品级的塑料薄膜包裹婴儿，给婴儿戴上帽子，仅暴露眼睛、鼻子、口和脐带，以便进行复苏操作。

(4) 初步复苏后尽量在暖箱内护理婴儿，减少辐射、蒸发和对流导致的热量丢失，有条件的医疗单位最好选择二用暖箱。

(5) 所有的医用气体给婴儿使用前都应该加温加湿。

4. 转运途中的保暖

(1) 有条件的医疗单位最好选择能加温加湿二用双层暖箱转运婴儿。

(2) 无论是任何一种方式的转运，都应以维持患儿内环境的稳定为前提，使用转运暖箱作为维护体温平稳的保障。转运暖箱预热，处于备用状态，运送时视情况加用暖毯、保鲜膜包裹保暖，快速平稳将婴儿送达新生儿病房。

(3) 运用 STABLE（包括血糖、体温、血压、呼吸道管理、实验室检查和情感支持）技术，保证转运过程的安全。

5. 病房内的体温测量与管理

(1) 新生儿体温测量部位包括直肠、腋窝、颌下、背部。经腋下、颌下和背部测温的正常值为 36～37℃，测量时间需 10min。

(2) 注意体温测量时间，一般选择新生儿安静时，避免奶后和哭闹时。测量工具包括电子体温计、红外耳温测量仪。红外线耳式体温计可间接反映出脑组织所在的核心温度，在规范操作的前提下，减少交叉感染机会同时可提高工作效率，但需注意室温和体位的干扰。护理人员可根据具体情况选择测量部位和工具。水银体温计因破损后存在损伤及汞暴露的可能，目前临床已较少使用。

(3) 评估可能引起低体温的相关因素，重在预防。

① 寒冷：新生儿体温受周围环境影响较大，寒冷季节低体温发生率高。

② 早产、低出生体重儿：能源储备少、棕色脂肪少、吸吮力弱、摄入少、体温调节功能差等因素，胎龄越小、体重越低，低体温发生率越高，硬肿症及多器官功能受损更严重。

③ 疾病影响：热量摄入不足，疾病消耗增加。

④ 热量摄入不足：母乳不足或补液不足。

(4) 临床表现：全身凉、嗜睡、反应差甚至昏迷、拒乳、少哭、少动；皮肤硬肿、黄疸；呼吸暂停、呼吸慢、肺水肿、肺出血；心率减慢或心动过速、心室颤动；少尿、无尿、肾衰竭；血液黏稠度增加、微循环障碍、DIC；酸中毒、高钾、低钙血症；免疫功能下降、败血症等。

(5) 一旦发生低体温时，积极处理。

① 确保环境温暖。

② 戴绒帽，必要时增加包被。

③ 皮肤与皮肤接触：皮肤与皮肤接触是预防新生儿热量流失的有效方法，无论是足月还是早产儿，母亲的胸部或腹部是进行皮肤接触的理想部位。新生儿可以躺在母亲身上，盖被子，也可以放置在母亲的手臂内。

④ 予以母乳喂养，供给热量。

⑤ 推迟洗澡和称体重。

⑥ 积极对症治疗，控制感染、纠正酸中毒和水电解质紊乱、纠正器官功能障碍等措施同时进行。

⑦ 禁止使用热水袋。

【结局评价】

1. 新生儿体温维持在 36.5～37.5℃。

2. 未发生烫伤等不良事件。

【注意事项】

1. 大多数新生儿的体温下降发生在娩出后的第一分钟。在最初的 10～20min 内，新生儿失去来自母体的热量，体温下降 2～4℃。因此，新生儿出生后需立即保暖。

2. 新生儿娩出后立即用温毛巾擦干，防止热量流失蒸发。

3. 进行皮肤与皮肤的接触，在出生后 1h 内开始母乳喂养。

4. 新生儿窒息不能有效地产生热量，因此在复苏过程中需要保持足够的温暖。

5. 重度窒息的新生儿注意防止体温过高，以避免神经系统继续损伤。

【操作流程】见 **图 83**。

【知识拓展】

中性温度

中性温度（neutral environment temperature, NET）系指能维持正常核心及皮肤温度的最适宜的环境温度, 在此温度下身体耗氧量最少, 蒸发散热量最少, 新陈代谢最低, 新生儿中性温度与胎龄、日龄和出生体重有关（表 10-1）。

三、新生儿皮肤管理技术

新生儿尤其是早产儿皮肤薄、屏障作用差, 易受到损伤并导致局部或全身感染; 同时, 新生儿体表面积相对较大, 水分经皮肤丢失增多、药物经皮肤吸收量大且快、不良反应相对明显等, 从而导致死亡风险增加。新生儿皮肤管理技术是指基于新生儿皮肤的特点, 采取的一系列有效的护理干预措施, 以期预防及处理新生儿各类皮肤损伤, 维持皮肤完整性, 并促进皮肤成熟。

【目的】

1. 维持皮肤的完整性, 保持皮肤屏障功能, 尽可能减少医源性皮肤损伤。

2. 加速皮肤成熟的速度。

3. 保持皮肤清洁。

【适应证】所有新生儿。

【禁忌证】无。

【操作步骤及方法】

1. 评估

(1) 评估患儿孕周、日龄及体重。

(2) 评估是否存在影响皮肤完整的高危因素。

(3) 有皮损者, 评估皮损的范围、程度及产生的原因。

2. 红臀的预防与处理技术

(1) 基础护理: 新生儿红臀的最高危因素是皮肤接触尿液和粪便。勤换尿片, 选用高吸收性、透气性好的一次性纸尿裤, 大小合适, 包裹时松紧适宜, 一般每 2～3h 更换 1 次, 有大便时立即更换, 腹泻患儿酌情增加更换次数; 每次换尿布时使用温水或无乙醇的湿巾擦净臀部, 动作轻柔, 采用非摩擦的方法清洁臀部皮肤。

(2) 饮食护理: 奶具严格消毒。腹泻和乳糖不耐受的患儿, 可给予专用的无乳糖奶粉, 必要时药物治疗。

(3) 观察病情: 对腹泻、光疗等患儿要注意观察大便的次数、形状和颜色, 出现红臀时及时记录其转归情况（表 10-2）。

表 10-1　不同出生体重新生儿的中性温度

出生体重（kg）	中性温度			
	35℃	34℃	33℃	32℃
1.0	初生 10 天	10 天以后	3 周以后	5 周以后
1.5	—	初生 10 天内	10 天以后	4 周以后
2.0	—	初生 2 天内	2 天以后	3 周以后
＞ 2.5	—	—	初生 2 天内	2 天以后

表 10-2　新生儿红臀的分度

分　度	临床表现
Ⅰ度	局部皮肤潮红伴有少量皮疹，范围小
Ⅱ度	皮肤红，范围大，皮肤破溃并伴有脱皮
Ⅲ度	皮肤红，范围广，伴皮疹，皮肤发生较大面积的糜烂和表皮剥脱及渗液

(4) 暴露疗法：促使臀部皮肤干燥，减少与尿布的摩擦，促进皮炎愈合。暴露方法：取俯卧位，暴露臀部皮肤，注意保护双膝。每日暴露时间不小于 5h。俯卧位时注意观察，防止窒息。

(5) 药物治疗

① 护臀膏：主要成分为凡士林和氧化锌，可在局部形成保护性屏障，防止臀部皮肤受到刺激和浸渍。推荐每次臀部清洗后涂抹，兼有预防及治疗红臀的作用。

② 鞣酸软膏：具有收敛效果，减少尿液、粪便等对皮肤的刺激。

③ 液体敷料：使用前将臀部皮肤清洗干净，在距患处 5～10cm 处喷涂，使药液完全覆盖患处，待干，在局部皮肤形成一层具有防水、防摩擦功能的无色保护膜，使皮肤和外界刺激物有效隔离。

④ 润肤油：形成脂质保护膜，防止尿液、汗液等对皮肤的刺激并改善受损皮肤的微循环，可与皮肤保护膜联合应用。

⑤ 维生素类：脂溶性维生素 AD、维生素 E，在患儿臀部皮肤上形成一层保护膜，预防红臀。

⑥ 抗真菌药物和抗生素药膏：仅在局部感染时使用，非常规使用。抗真菌药膏用于真菌感染引起的红臀，臀部有湿疹时可涂新生儿用激素类药膏。用棉签轻涂，每天 2～3 次。

3. 脐部护理

(1) 脐带残端暴露，无须常规包裹，并保持清洁、干燥。无感染征象者，则不需使用任何药物或消毒剂。

(2) 脐炎护理：轻度脐炎仅局限于脐部周围无扩散者，使用 2% 碘酒及 75% 乙醇消毒处理，每天 2～3 次，严重者除局部处理外，予以抗生素全身治疗，严密观察是否有全身感染症状。

4. 医源性皮肤损伤预防与处理技术　医源性皮肤损伤是指医疗上由于操作不当或仪器故障所造成的与原发病无关的皮肤损伤。主要包括医用黏胶所致的皮肤撕脱伤、药物外渗、摩擦伤、烫伤、压疮等。

(1) 防烫伤。早产儿使用具有温湿度控制功能的暖箱，孕周＜ 28 周或体重＜ 1500g 的早产儿娩出后 10min 内使用塑料袋包裹，防止体温过低；禁止使用热水袋。

(2) 医用黏胶相关皮肤损伤与处理技术

① 根据预期用途、解剖位置和皮肤环境选择医用黏胶产品，如低敏性、透气性良好的透明敷贴或胶布，减少过敏。尽可能减少胶布的使用。

② 正确使用皮肤消毒剂。消毒剂需完全干燥后再粘贴敷贴。

③ 医用黏胶的粘贴原则：顺着皮肤的纹理粘贴；在关节附近粘贴时，确保关节屈伸不受限；采用无张力粘贴法。

④ 使用心电监护的新生儿，注意粘贴部位皮肤的清洁；定期更换电极片位置；血氧饱和度探头固定部位每 2～4h 更换；使用暖箱或远红外辐射台的新生儿每日更换肤温探头的部位。

⑤ 去除医用黏胶的方法：采用 180° 平行去除，动作轻柔。有条件者使用医用粘胶去除剂，也可用石蜡油等油剂代替，持续湿润粘贴区域皮肤表面，最大限度减轻患儿疼痛感。

⑥ 医用黏胶导致的皮肤损伤处理：清除残留医用黏胶，必要时局部伤口予以清创；非

感染伤口勿常规使用消毒剂，使用灭菌生理盐水冲洗，保护肉芽组织；使用水胶体敷料、泡沫敷料等，提供湿润环境，采用湿性愈合的方法，促进组织生长，加速伤口愈合。

(3) 医疗器械相关压力性损伤预防与处理技术。

① 对可预见、不可避免的压力，预防性使用保护性敷料，包括水胶体敷料、泡沫敷料、硅胶敷料等。

② 改进固定方法，减少移动，避免器械对皮肤造成额外的垂直压力、摩擦力或剪切力。根据早产儿胎龄与体重选择合适的型号。

③ 定期评估医疗器械接触部位和周围的皮肤情况，每日至少 2 次。

④ 无创辅助通气时推荐交替使用鼻罩和鼻塞，用油剂保护鼻腔黏膜，用皮肤保护敷料保护受压部位，预防皮肤损伤的发生。

⑤ 新生儿压力性损伤处理：去除压力，防止损伤加重；使用灭菌生理盐水清洗伤口；必要时对伤口进行清创处理。

(4) 静脉输液渗漏性损伤预防与处理技术。

① 选择合适的静脉通路：评估药物的理化性质、预期的输液时间、血管情况及家长意愿，选择外周通路、中长导管或中心静脉通路。

② 加强巡视，及时发现渗漏，发现异常时立即采取针对性治疗措施。

③ 发现输液渗漏后立即停止输液，通过静脉通路尽量回抽渗漏液，减少渗漏药液的量，以降低损伤程度；严重渗漏所致组织肿胀明显者，采用局部减压处理后再撕除贴膜，避免因张力过高导致的撕脱伤；条件允许者予透明质酸酶皮下注射与生理盐水皮下冲洗联合使用，以避免组织坏死。

【结局评价】

1. 准确识别皮肤风险相关的高危因素，有针对性的采取相应的预防措施。

2. 积极处理已发生的皮肤损伤，未发生伤口感染等不良事件。

【注意事项】

1. 腹泻增加了大便和尿液与皮肤接触的频率和时间，因此，需积极针对病因治疗，增加尿布更换次数，清洗臀部皮肤，保持干爽。

2. 红臀护理时用物要携带齐全，避免操作中离开患儿。

3. 注意保暖，房间温度应适宜，操作中减少暴露。

4. 医源性皮肤损伤重在预防，及时识别并去除相关的高危因素。

【操作流程】见 **图 84**。

四、新生儿沐浴技术

新生儿沐浴技术是指为新生儿保持全身及黏膜的清洁与舒适的技术。不同于成人患者，新生儿无自理能力，需有专人满足其清洁需求。护士需要通过胎龄、日龄、体重、皮肤完整性及生命体征的评估，选择合适的沐浴方式。

【目的】保持新生儿皮肤清洁、舒适，协助皮肤排泄和散热，促进血液循环，观察全身皮肤及活动情况。

【适应证】在环境温度下维持正常体温的新生儿。

【禁忌证】生命体征不稳定者；体温＜36.5℃或体重＜ 2.5kg。

【操作步骤及方法】

1. 评估

(1) 评估婴儿身体情况和皮肤状况。

(2) 评估上一次喂奶时间、是否需要隔离。

(3) 测体温，评估体重。体温低于 36.5℃或体重＜ 2.5kg 暂不进行沐浴。

2. 准备

(1) 环境：关闭门窗或调节室温至 26~28℃。

(2) 操作者：仪表符合要求，洗手、戴口罩。

(3) 物品准备：平整便于操作的处置台、毛巾、婴儿尿布及衣物、棉签、治疗巾、碘伏、生理盐水、护臀霜、磅秤、浴盆、一次性塑料膜、水温计、热水、婴儿浴液根据需要备石蜡油等。

3. 操作步骤

(1) 核对患儿身份。

(2) 备热水（水温 38～41℃，用于降温时，水温低于体温 1℃），使用水温计测量水温。

(3) 脱衣服、试水温。

(4) 抱婴儿放于操作台上，用毛巾包裹开始沐浴。

(5) 清洗顺序：双眼、面部、耳后、头部、颈部、胸部、腹部、腋下、上肢、手、会阴、后颈、背部、臀部及下肢。

① 左前臂托住婴儿背部，左手掌托住头颈部，拇指与中指分别将婴儿双耳廓反折向前，防止水流入耳内，左臂及腋下夹住婴儿臀部及下肢，移至盆边。

② 用小毛巾或无菌纱布内眦向外眦擦洗双眼。

③ 清洗面部及头部。注意耳后皮肤皱褶处。

④ 左手握住婴儿左肩及腋窝处，头颈部枕于操作者左前臂；用右手握住双下肢，轻放婴儿入水。

⑤ 保持左手的握持，用右手按顺序清洗颈下、胸、腹、腋下、上肢、手、会阴、下肢。

⑥ 以右手从婴儿前方握住婴儿左肩及腋窝处，使其头颈部俯于操作者右前臂，左手清洗婴儿后颈、背部、臀部及下肢。

(7) 洗毕，抱出后迅速用大毛巾包裹全身并将吸干水分。

(8) 根据需要进行眼部护理、口腔护理及脐部护理。

(9) 称体重，记录体重、皮肤及脐部情况。

(10) 再次核对床号、胸牌、双手腕带，包好尿布、穿衣，放回婴儿床。

4. 操作后

(1) 整理用物，洗手。

(2) 摆放舒适的体位。

【结局评价】

1. 操作熟练，手法正确。

2. 关心体贴患者。

【注意事项】

1. 新生儿首次沐浴时间推迟至生后 24h 之后，防止低体温，早产儿需在生命体征及体温稳定后方可沐浴。

2. 沐浴应在婴儿进食后 1h 进行。

3. 沐浴过程中，注意观察皮肤、肢体活动、面色、呼吸等，如有异常，停止操作。

4. 防受凉、防烫伤；禁止戴手套沐浴；不可将婴儿单独留在操作台上，防止坠伤。

5. 头部如有皮脂结痂不可用力擦拭，可先涂油剂浸润，待痂皮软化后清洗。眼、耳内不得有水或泡沫进入。沐浴液、石蜡油等 1 周一换。

6. 应做到一人一巾一消毒，防止交叉感染。

【操作流程】见 **图 85**。

【知识拓展】

早产儿沐浴技术

新生儿沐浴方式主要包括襁褓式沐浴、盆浴和擦浴。研究显示，襁褓式沐浴比盆浴和擦浴更有利于维持早产儿沐浴后的体温稳定，是目前推荐用于稳定早产儿的沐浴方式。襁褓式沐浴操作方法：准备环境及物品，调节水温为 38～40℃，身体用毯子包裹，清洗面部及头部，然后将肩部及以下部位浸泡在水中，依次清洗上肢、下肢、颈部、胸腹部、背部、会阴部，清洗过程中仅暴露清洗部位，洗完后立即将新生儿包裹入毛巾中，毛巾事先预热干燥，尽快完成沐浴，操作过程不超过 5min。部分早产儿因病情需要使用多种医疗器械、管道较多及病情不适宜搬动时，可选择擦浴。

五、新生儿预防接种技术

计划免疫是根据小儿的免疫特点和传染病发生的情况而制定的免疫程序，通过有计划地使用生物制品进行预防接种，以提高整个人群的免疫水平，从而达到控制和消灭传染病的目的。预防接种是其核心。新生儿时期接种的疫苗包括乙肝疫苗和卡介苗。

【目的】通过接种乙肝疫苗和卡介苗，预防和控制乙型肝炎和结核病。

（一）乙肝疫苗预防接种技术

【适应证】所有新生儿。

【禁忌证】

1. 对该疫苗所含任何成分过敏者。

2. 急性疾病、慢性疾病的急性发作期和发热者。

3. 未控制的癫痫和其他进行性神经系统疾病者。

【操作步骤及方法】

1. 评估

(1) 入院后即向家长充分告知接种乙肝疫苗相关事宜，家长签署"乙肝疫苗接种知情同意书"。

(2) 评估母亲是否为乙肝病毒携带者，如母亲为 HBsAg 阳性者，不管胎龄、出生体重、病情稳定与否，新生儿均应尽早（出生 12h 内）接种乙肝免疫球蛋白及乙肝疫苗。

(3) 出生体重小于 2kg 者，病情稳定后即给予接种第 1 针乙肝疫苗（不纳入 3 针次程序内），并在婴儿满 1 月龄、2 月龄、7 月龄时按照程序再完成 3 剂次的乙肝疫苗接种。

2. 准备

(1) 操作者：仪表符合要求，洗手、戴口罩、手套。

(2) 用物：75% 的酒精，乙肝疫苗，棉签，1ml 注射器。

(3) 环境：清洁、干燥。

3. 操作步骤

(1) 双人核对医嘱、患儿床号、姓名、住院号。再次确认是否签署"乙肝疫苗接种知情同意书"。

(2) 洗手，戴口罩、手套。

(3) 抽吸药液，缓慢排气后置于无菌盘内。

(4) 安置体位：左侧卧位，暴露右上臂三角肌，绷紧手掌握住新生儿肘关节，防止新生儿活动。

(5) 再次核对。

(6) 定位消毒：使用 75% 乙醇消毒皮肤两次，待干。

(7) 进针推药：持注射器在三角肌肌肉处垂直进针，深度为 1/2～2/3，使用"三快一适中"（进针快、注射快、拔针快，捏起右上臂三角肌力度适中）、无痛技术缓解疼痛。

(8) 拔针按压：注射完毕，快速拔针后按压至不出血。

(9) 再次核对。

(10) 洗手，签名记录并观察患儿反应。

4. 操作后

(1) 安抚患儿减少哭闹，予舒适的体位。

(2) 处理医疗废物。

【结局评价】

1. 动作熟练，轻柔。

2. 不违反无菌操作原则。

3. 患者无不良反应、无硬结。

【注意事项】

1. 乙肝疫苗可以与国家免疫规划其他疫苗同时接种，但应用不同的注射器、在不同部位接种。

2. 疫苗的运输、保存和管理符合要求。使用前要充分摇匀，存在质量问题的乙肝疫苗不得使用。

3. 乙肝疫苗安全性很好，较少出现异常反应。偶见注射局部疼痛、红肿、硬结等，无须处理；极少数出现过敏反应，如皮疹、血管神经性水肿，严重者出现过敏性休克。过敏反应按照抗过敏治疗。

【操作流程】见 **图 86**。

（二）卡介苗预防接种技术

【适应证】足月儿；早产儿胎龄大于 31 周且医学评估稳定者。

【禁忌证】伴有免疫缺陷病，或因恶性疾病而至免疫应答反应抑制者。

【操作步骤及方法】

1. 评估

(1) 入院后即向家长充分告知接种卡介苗相关事宜，签署"卡介苗接种知情同意书"。

(2) 评估胎龄、体重、病情稳定与否、皮肤情况。

2. 准备

(1) 操作者：仪表符合要求，洗手、戴口罩、手套。

(2) 用物：75% 的酒精，卡介苗、灭菌注射用水、棉签、1ml 注射器。

(3) 环境：清洁、干燥。

3. 操作步骤

(1) 接种前双人再次核对新生儿身份、医嘱、药物名称，确保注射对象及药物准确。

(2) 洗手、戴口罩、手套。

(3) 目前使用的卡介苗为 5 人份减毒活疫苗，抽取 0.5ml 灭菌用水稀释后充分摇匀，静置 1min 后，用 1ml 注射器抽取 0.1ml，置于无菌盘内。

(4) 安置体位：取右侧卧位，暴露左侧上臂，固定新生儿身体不易活动。

(5) 再次核对。

(6) 定位消毒：左臂三角肌下缘偏外侧，使用 75% 乙醇消毒皮肤 2 次，直径 ≥ 5cm，待干。

(7) 进针推药：右手持注射器，示指固定针栓，与皮肤呈 5° 刺入皮内，针头斜面完全进入皮内后，注射器与皮肤平行，注入药液使局部形成一圆形白色隆起皮丘，直径 5～6mm，拔针，勿按压针眼。

(8) 再次核对，洗手，签名记录并观察患儿反应。

4. 操作后

(1) 安抚患儿，予舒适的体位。

(2) 及时收集医疗废物。

【结局评价】

1. 动作熟练、轻柔。

2. 不违反无菌操作原则。

3. 患者无不良反应。

【注意事项】

1. 接种部位有胎脂时及时清理，以免影响接种效果。

2. 稀释后卡介苗需在 30min 内用完，注意避光。接种后 4 周内，同侧手臂不能接种其他疫苗。

3. 禁用碘伏消毒，以免碘伏着色、影响对局部反应的观察，同时避免将疫苗过敏与碘过敏反应混淆。

4. 接种后 30min 内注意观察有无不良反应发生。一般反应：接种后 3 周左右接种部位会出现红肿硬结，中间逐渐软化形成白色小脓包，穿破结痂，最终留下一个小瘢痕，部分伴有腋窝淋巴结轻微肿胀，持续约两个月，一般无须特殊处理。异常反应：局部脓肿和溃疡长期不愈（超过 6 个月）常见淋巴结明显肿大甚至破溃 – 淋巴结炎；极少数可能瘢痕疙瘩、骨髓炎、全身性卡介苗感染。

【操作流程】见 **图 87**。

【知识拓展】

特殊状态的预防接种

1. 接种时机

(1) 乙肝疫苗

① HBsAg 阳性或不详产妇所生新生儿，建议不管胎龄、出生体重、病情稳定与否，均应在出生 12h 内接种第一剂乙肝疫苗及乙肝免疫球蛋白。

② 危重症新生儿，极低出生体重儿（出生体重小于 1500g 者）、严重出生缺陷、重度窒息、呼吸窘迫综合征等，在生命体征平稳后尽早接种第 1 剂乙肝疫苗，并在婴儿满 1 月龄、2 月龄、7 月龄时按程序再完成 3 剂次接种。

(2) 卡介苗：早产儿胎龄 ＞ 31 周者、出生 24h 内病情稳定后可进行卡介苗接种，未接种的早产儿在 3 月龄内满足校正胎龄和体重要求后可直接进行接种；3 月龄—3 岁儿童结核菌素试验阴性者，予以补种。≥ 4 岁儿童不予补种。

2. 早产儿和低出生体重儿的疫苗接种免疫反应　研究发现胎龄、出生体重、临床状况及治疗可能影响抗体的产生，但在大多数情况下疫苗仍然可以引起保护性的免疫反应。胎龄与抗体的产生取决于疫苗的类型。大部分情况下早产儿和足月儿免疫反应并无显著性差别，因此尽可能与足月儿一样进行常规的预防接种。

六、新生儿遗传代谢病筛查技术

新生儿筛查是指通过采集新生儿足跟血对先天性甲状腺功能低下、苯丙酸酮尿症等危害严重的先天性代谢性、遗传性疾病实施的专项筛查，从而检出尚未出现症状的早期患儿。遗传代谢病是影响儿童智力和体格发育的严重疾病，如能及早诊断和治疗，患儿的身心发育大多可达到正常同龄儿童的水平。在新生儿期对此疾病进行筛查，以达到早诊断、早治疗的目的，预防出生缺陷、提高人口素质。

【目的】采集血液标本进行检验，以筛查遗传代谢疾病。

【适应证】出生 72h 后、充分哺乳的新生儿。

【禁忌证】病情危重时可推迟筛查时间。

【操作步骤及方法】

1. 评估

(1) 向家长充分告知新生儿遗传代谢病筛查相关事宜及筛查目的，签署"新生儿遗传代谢病筛查知情同意书"。

(2) 新生儿是否满足采血要求：出生 72h 后、充分哺乳。

(3) 评估采血部位皮肤及足部循环情况：肢端温暖。

2. 准备

(1) 操作者：仪表符合要求，洗手、戴口罩、无滑石粉的手套。

(2) 用物：已登记好的采血卡片，75% 的酒精，消毒棉签，胶布，采血针头。

(3) 环境：清洁、干燥。

3. 操作步骤

(1) 双人核对医嘱、患儿床号、姓名、住院号、采血卡片信息。

(2) 洗手、戴口罩、手套。

(3) 松开包被，采血者再次双人核对信息：胸牌、住院号、床号、姓名、采血卡片信息。

(4) 采血

① 用毛巾把新生儿下肢垫高，充分暴露采血部位（足跟内、外两侧）；按摩或热敷足跟，用 75% 的酒精消毒采血部位皮肤，待干。

② 使用一次性采血针刺足跟内侧或外侧，

深度小于 3mm。用干棉球拭去第 1 滴血,从第 2 滴血开始取样。

③ 轻柔的、间歇性地挤压足跟,在血滴形成后放松。将滤纸片接触血滴,注意切勿触及足跟皮肤,使血液自然渗透至滤纸背面,注意避免重复滴血。共采集 3 个血斑。

④ 消毒干棉球轻压采血部位止血。再次核对信息,采者者在采血卡片上签名。

(5) 采血后:将血片悬空平置于 18～25℃的空气中,滤纸片不能相叠,自然晾干至少3h,呈深褐色。

4. 操作后

(1) 安抚患儿,予舒适的体位。

(2) 及时收集医疗废物。

【结局评价】

1. 动作熟练,轻柔。

2. 不违反无菌操作原则。

3. 患者无不良反应。

【注意事项】

1. 正确选择采血部位,避开不能采血的部位,包括以下三处。

(1) 足跟后缘和中心部。

(2) 足弓,容易伤及肌腱、韧带、神经、和软骨,避开肿胀或水肿部位。

(3) 手指,易导致局部感染、指骨坏死。

2. 采血时需等酒精完全挥发,且拭去第一滴血。

3. 避免滤纸直接贴足跟皮肤,确保血滴自然渗透,避免重复滴血或两面滴血。

4. 避免过度挤压,以免引起损伤。

5. 血片自然晾干至少 3h,避免血斑未干或晾放过久。

6. 常采血时间为出生 72h 后至 7 天内,充分哺乳;因各种原因如早产儿、正在治疗疾病的新生儿等未能采血者,采血时间一般不超过生后 20 天。

【操作流程】见 **图88**。

七、新生儿黄疸监测与处理技术

新生儿黄疸是新生儿时期常见症状之一,严重者可导致脑损伤,因此临床上需要高度重视。新生儿黄疸监测与评估是指通过监测新生儿胆红素水平,评估发生重症高胆红素血症的风险,从而给予适当的干预,预防重症高胆红素血症及胆红素脑病。胆红素检测是新生儿黄疸诊断的重要手段,目前临床上常用的方法有微量血胆红素仪测定和静脉血(或动脉血)自动生化分析仪测定。其中,经皮胆红素测定(transcutaneous bilirubin,TCB)是一种无创技术,通过让闪光照进皮肤和皮下组织,测定黄疸的程度,校正了皮肤颜色和血红蛋白后,报告出估计的血清总胆红素(total serum bilirubin,TSB)值,从而即时评估黄疸的水平。TSB 的测定则包括静脉血(或动脉血)自动生化分析仪测定、微量血胆红素仪测定,其中微量血胆红素值可以代替静脉血胆红素值,且损伤更小,可以快速获得检测结果,逐渐在临床所推广。此外,呼气末一氧化碳(end-tidal carbon monoxide,ETCO)水平可以反映内源性一氧化碳水平,作为血中胆红素产生及溶血的指标,成了黄疸及溶血程度评估的辅助手段之一。

新生儿生后血脑屏障的发育和胆红素水平是一个动态发展的过程,胎龄、日龄越小,出生体重越低,超过一定程度的血清胆红素对新生儿造成脑损伤的危险性越大,因此,新生儿黄疸的干预标准为随胎龄、日龄和出生体重而变化的多条动态曲线,而不能用一个固定的数值作为新生儿黄疸的干预标准。

【目的】对新生儿黄疸进行动态监测,及时发现胆红素的异常升高,并及时干预治疗,降低重症高胆红素血症的发生和风险,预防新生儿高胆红素脑损伤。

【适应证】新生儿早期,黄疸患儿,高危

新生儿。

【禁忌证】无。

【操作步骤及方法】

1. 病史评估

(1) 评估母亲的围产期情况及分娩过程，是否存在难产史；家族史，同胞兄妹有无黄疸史；父母血型；用药史。

(2) 评估黄疸出现的时间，生后 24h 内出现的黄疸需高度警惕是否存在溶血病。

(3) 评估患儿出生情况，包括孕周、日龄、体重、喂养情况、排泄情况等。

2. 新生儿评估

(1) 观察黄疸的色泽及分布情况，注意需要在光线明亮的环境下进行。

(2) 评估新生儿一般情况，是否有病态表现，有无呼吸困难、脐周有无红肿、脐部是否有分泌物；全身皮肤情况，是否有脓疱疹，是否有头颅血肿等。

(3) 重度黄疸新生儿特别注意评估有无神经系统症状，精神状态、有无易激惹表现、前囟是否紧张、有无凝视、肌张力等。

3. 胆红素监测

(1) 经皮胆红素测定

① 适用范围：在一定胆红素水平时，TCB 与 TSB 有很好的相关性，因其对新生儿无损伤，且快捷方便，适用于动态监测胆红素水平及大规模筛查。

② 使用经皮胆红素测定仪测定，仪器定期校正。

③ 测量部位：前额眉心正中和胸骨正中，取其平均值。

(2) 血清胆红素测定

① 适用范围：和实际的 TSB 相比，TCB 有可能低估胆红素水平，因此不能完全取代 TSB 检测。以下情况需行 TSB 测定：TCB 已达到所推荐的 TSB 光疗水平的 70%；TCB >

小时胆红素曲线的第 75 百分位或 TCB 曲线的第 95 百分位；出院后 TCB > 13mg/dl。

② 按照新生儿血标本采集方法进行采血。采血时注意避光（蓝光、日光），血标本立即送检。

(3) ETCO 测定

① 适用范围：用于新生儿溶血病的早期诊断。需排除合并上呼吸道先天畸形者及染色体异常、生命体征不稳定，需要呼吸或循环支持及 24h 内有二手烟接触史的新生儿。

② 该检测方法简单、无创，通过鼻导管连接新生儿，另一端接机器分析（美国 Capnia 公司的 CoSense Monitor），耗时约 5min 即可。

(4) 操作后

① 记录检测值和检测的时间，并在胆红素列线图相应位置进行标注。

② 为下一步的治疗提供参考。

4. 处理技术

(1) 出院后随访：每位新生儿出院前都应该测 1 次 TSB 或 TCB。出院前胆红素水平的"危险区域"（≤ 40 百分位、40～75 百分位、75～95 百分位、> 95 百分位，分别相当于小时胆红素百分位曲线图中的低危、中低危、中高危和高危区域）已被证实是新生儿高胆红素血症发生风险的强预测指标，出院后随访计划

表 10-3　新生儿出院后的随访计划

出院年龄（h）	出院时胆红素水平（百分位）	随访计划（天）
48～72	< 40	出院后 2～3
	40～75	出院后 1～2
72～96	< 40	出院后 3～5
	40～75	出院后 2～3
96～120	< 40	出院后 3～5
	40～75	出院后 2～3

可参考表 10-3。对于存在高危因素的新生儿，出院后随访时间可以考虑提前。

(2) 蓝光疗法：蓝光疗法是最常用的有效且安全的方法。出生胎龄 35 周以上的晚期早产儿和足月儿可参照 2004 年美国儿科学会推荐的光疗参考标准（图 10-2）或 TSB 超过 Bhutani 曲线 95 百分位数作为光疗干预标准（图 10-3）。

(3) 换血疗法：是治疗高胆红素血症最迅速的方法，一般用于光疗失败、溶血病或已经出现早期胆红素脑病表现的新生儿。出生胎龄 35 周以上的晚期早产儿和足月儿换血标准参考图 10-4。

(4) 早产儿光疗及换血标准，见表 10-4。

【结局评价】

1. 合适的胆红素检查方法，操作熟练，手法正确。

2. 根据检测结果，进行下一步的治疗。

【注意事项】

1. TCB 检测不适用于光疗后皮肤，因此对接受光疗新生儿进行 TCB 测定时，需选择遮盖避光的部位。

2. 加强对家属教育和注意事项的强调，定期至随访门诊进行胆红素水平的监测，以期能够早期发现高胆红素血症并及早进行治疗。

【操作流程】见 **图 89**。

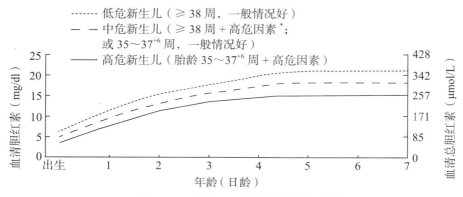

▲ 图 10-2　胎龄 ≥ 35 周的光疗参考曲线

*. 同族免疫性溶血、葡萄糖 -6- 磷酸脱氢酶缺乏、窒息、显著的嗜睡、体温不稳定、败血症、代谢性酸中毒、低白蛋白血症等

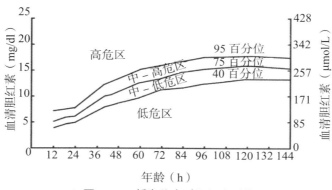

▲ 图 10-3　新生儿小时胆红素列线图

（引自 Bhutani 等）

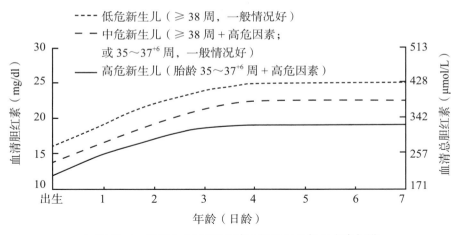

▲ 图 10-4　胎龄 ≥ 35 周的早产儿及足月儿换血参考标准

表 10-4　出生体重 < 2500g 的早产儿生后不同时间光疗和换血血清总胆红素参考标准（mg/dl*）

出生体重	< 24h		24 ～ < 48h		48 ～ < 72h		72 ～ < 96h		96 ～ < 120h		≥ 120h	
	光疗	换血	光疗	换血	光疗	换血	光疗	换血	光疗	换血	光疗	换血
< 1000g	4	8	5	10	6	12	7	12	8	15	8	15
1000～1249g	5	10	6	12	7	15	9	15	10	18	10	18
1250～1999g	6	10	7	12	9	15	10	15	12	18	12	18
2000～2299g	7	12	8	15	10	18	12	20	13	20	14	20
2300～2499g	9	12	12	18	14	20	16	22	17	23	18	23

*. 1mg/dl=17.1μmo/L

【知识拓展】

母乳性黄疸

母乳性黄疸（breast milk jaundice，BMJ）是指发生在健康足月的纯母乳喂养儿中的以未结合胆红素升高为主的高胆红素血症，分为早发型和迟发型两种类型。早发型 BMJ 是指健康足月母乳喂养儿生后 3～4 天发生的高胆红素血症，除外溶血因素及其他疾病，主要与喂养不足有关。迟发型 BM 黄疸的胆红素高峰常在生后 7～14 天出现，黄疸持续 2～3 周甚至 2～3 个月才消退。婴儿仅皮肤表现黄疸，吃奶、大小便均正常，体重增长满意。停母乳 24～72h 后，胆红素迅速下降约 50%；重新哺乳，胆红素可再度上升，但一般不会达到原来的程度，母乳性黄疸原因仍未明确。

1. 母乳喂养不足性黄疸的处理　母乳喂养不足导致热摄入不足和脱水，增加喂哺的频率和量可减少严重高胆红素血症的发生率。采用最佳喂养方案，包括：生后 1h 内尽早开奶；确保生理性体质量下降少于 8%；保证每日喂哺次数，在生后 2 周以内增加至 10～12 次。促进有效的母乳喂养，使肠蠕动增加，肠道对胆红素的再吸收减少，促进黄疸自行消退。

2. 母乳性黄疸的处理　由于晚发型 BMJ 血清胆红素高峰一般出现在生后 4 周，此时新生儿的血脑屏障功能已较完善，游离胆红素难以进入脑组织引起脑细胞的病理损伤，故一般不会引起胆红素脑病。确诊母乳性黄疸后，应对家长过多的心理压力进行疏导，当 TSB < 257μmo/L（15mg/dl）时不需要停母乳，> 257μmol/L（15mg/dl）时可暂停母乳 3d，改人工喂养。TSB > 342μmo/L（20mg/dl）时则加用光疗。黄疸退后继续母乳喂养，不建议因黄疸而放弃母乳喂养。

八、新生儿血糖监测与评估技术

血糖是指静脉血浆中葡萄糖的含量。糖代谢紊乱是新生儿期常见疾病，因此血糖监测成为新生儿常规监测项目之一。血糖检测可通过静脉血及毛细血管血。新生儿因采血困难及检测的快捷性，首选毛细血管血。目前常用的快速血糖仪主要为葡萄糖氧化酶（glucose oxidase，GOD）血糖仪和葡萄糖脱氢酶（glucose dehydrogenase，GDH）血糖仪，其原理为通过酶与葡萄糖反应产生的电流信号间接反应血糖值。研究表明，快速血糖仪检测血糖值与生化分析仪检测血糖值一致性较好，具有操作简单、采血量少、血糖值读数快、痛感低等优点。

新生儿低血糖症（hypoglycemia）是指血糖低于正常新生儿的最低血糖值。新生儿低血糖的界限值尚存争议，目前多主张不论胎龄和日龄，全血血糖 < 2.2mmol/L（< 40mg/dl）、血浆糖 < 2.2～2.5mmol/L（< 40～45mg/dl）作为诊断标准，而低于 2.6mmo/L（47mg/dl）为临床需要处理的界限值。新生儿高血糖症（hyperglycemina）多以全血葡萄 > 7mmol/L（125mg/dl）或血浆葡萄糖 > 8mmol/L（145mg/dl）作为诊断标准，多见于早产儿。

【目的】正确评估新生儿血糖值，了解患儿血糖变化，为液体支持、治疗成效、制订治疗及护理措施提供依据。

【适应证】巨大儿、糖尿病母亲婴儿、血糖不稳定新生儿、存在影响血糖代谢高危因素的新生儿。

【禁忌证】静脉输液、水肿或感染的部位不宜采血。

【操作步骤及方法】

1. 评估

(1) 母亲围产史，是否有糖尿病或妊娠高血压病史；新生儿是否有窒息、感染、红细胞增多症等病史。

(2) 评估新生儿一般情况，包括孕周、体重、喂养情况、精神反应等。

(3) 评估神经系统症状，是否存在神经系统异常表现。

(4) 评估采血部位皮肤情况，选择合适的采血部位。

2. 准备

(1) 环境准备：室温保持在 24～26℃。

(2) 新生儿准备：保暖，监测时机应在喂奶前或喂奶 30min 后进行，最佳时机为两顿奶进食中间。

3. 操作步骤

(1) 准备

① 双人查对医嘱、床号、住院号、姓名。

② 备齐需要用物：血糖仪、血糖试纸、采血针。

③ 检查血糖试纸以及核对所用物品在有效期内。

④ 操作者洗手、戴口罩。

(2) 快速血糖仪操作方法

① 插入血糖试纸。

② 使用 75% 酒精对患儿采血部位皮肤进行消毒，待干。

③ 使用采血针对患者进行采血，待形成血液后，拭去第一滴血，将血糖试纸采血端边缘和血样碰触，使血样自动被试纸吸收。

④ 待血糖仪发出"哔"声后迅速离开血液，静置等待结果并记录签名。

⑤ 按压止血。

⑥ 出现血糖结果异常时采取的以下措施：重复检测一次，必要时复检静脉生化血糖；通知医生，采取不同的干预措施。

4. 操作后

(1) 安抚患儿减少哭闹，予舒适的体位。

(2) 处理医疗废物。

(3) 清洁和消毒血糖监测仪。

(4) 有血糖异常者及时处理。

【结局评价】

1. 操作熟练，手法正确，确保血糖值的准确。

2. 关心体贴患者，减少疼痛。

【注意事项】

1. 血糖仪需定期清洁并检测，确保测试的精准性。

2. 消毒时必须等消毒液待干后进行，请勿用碘伏消毒。

3. 避免反复多次同一位置采血，注意皮肤恢复情况。

4. 因新生儿出生后血糖水平在 1～2h 内会降低，因此尽可能避免出生后 2h 内检测血糖。

5. 任何有低血糖症状的新生儿均需抽血检测血清葡萄糖。标本需及时送检，以避免因红细胞消耗血浆内葡萄糖导致检测结果低于实际水平。

6. 无症状的低血糖首选肠道喂养。有症状及经喂养不能改善的持续低血糖需积极进行干预，以避免低血糖引起的神经损伤。

【操作流程】见 图90 。

【知识拓展】

新生儿血糖代谢

新生儿血糖快速降低，1～2h 血清葡萄糖水平最低，其谷值可达 30mg/dl（1.8mmo/L），甚至更低（图 10-5）。随后逐渐回升，即使没有任何营养支持的情况下，血糖值也会在生后 3h 左右达到稳定，达到 45mg/dl（2.5mmo/L）以上，并于生后数天内都维持在这一水平（图 10-6）。促使新生儿维持血糖稳态的生理调节机制有多种（图 10-7）。在这过程中，血浆胰岛素水平下降，胰高糖素水平迅速上升。这一激素水平的变化是新生儿出生后过渡期糖原动员的关键。出生后维持血糖稳态的另一重要途径是糖异生。较高的胰岛素 / 胰高糖素比值在出生后可以诱导糖异生所需要的酶。儿茶酚胺水平迅速上升促使游离脂肪酸释放，从循环中获得甘油和氨基酸。生后 4～6h，足月儿出现显著的糖异生。出生后，肝脏生成的葡萄糖是满足婴儿需要的最主要的葡萄糖。血糖稳态启动生糖过程维持血糖稳态是胎儿从宫内向宫外生活过渡的一个重要的生理反应。但这一过程出现障碍的婴儿并不少见，从而破坏血糖稳态，导致新生儿低血糖，可能对大脑功能造成损害，甚至引起神经系统后遗症。

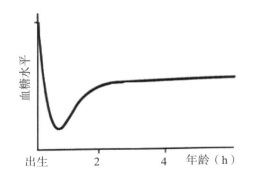

▲ 图 10-5　新生儿出生后最初几个小时内血糖水平变化

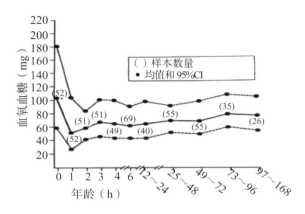

▲ 图 10-6　正常足月儿血清葡萄糖水平

围产期未出现任何并发症的足月适于胎龄儿的血糖葡萄糖水平

九、早产儿吞咽功能障碍评估技术

早产儿从肠外营养转换到完全经口喂养通常需要经历诸多阶段，准备经口喂养和完全经口喂养是其中的两个关键环节，而实现完全经口喂养更是其出院的重要标准之一。经口喂养是牵涉到神经、运动等多系统的整合与协调的复杂活动，如何从管饲喂养逐渐过渡至建立正常的吸吮 – 吞咽 – 呼吸模式，早期介入专业的吞咽功能障碍评估并进行针对性治疗非常关键。早产儿吞咽功能障碍评估是指综合评估早产儿的胎龄、行为、吸吮、吞咽能力等，客观的评价早产儿的口腔运动功能，从而准确判断经口奶瓶喂养的时机，最终过渡至完全经口喂养。早产儿吞咽功能障碍的评估方法包括应用量表评估（见"常用早产儿喂养准备度评估量表"，**表 16** 至 **表 19**）、纤维喉镜吞咽功能评估、应用新型无线多参数监测系统动态监测评估及通过客观观察方式评估等。本章节主要介绍"中文版早产儿准备经口喂养评估量表"评估技术。

【目的】评估早产儿吞咽、吸吮能力，判断经口奶瓶喂养的时机，对存在问题的患儿采

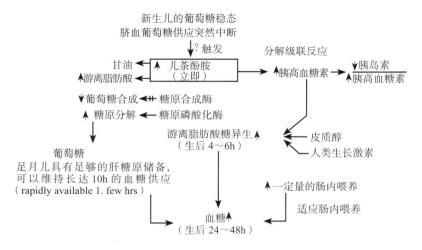

◀ 图 10-7　出生至生后 24h 内血糖稳态建立过程

取干预措施，促进向完全经口喂养过渡。

【适应证】

1. 吸吮能力弱或无吸吮能力、吸吮 – 吞咽 – 呼吸不协调的早产儿。

2. 吸吮动作少、吞咽困难的早产儿。

【禁忌证】一般无特殊禁忌证，病情不稳定患儿不宜进行吞咽功能的评估。

【操作步骤及方法】

1. 评估

(1) 评估早产儿胎龄、出生体重、矫正胎龄及目前的体重。

(2) 评估患儿生命体征及一般情况。

2. 用物准备　安慰奶嘴，无滑石粉的无菌橡胶手套、根据需要准备奶液，纸巾。

唤醒患儿，更换尿布，保持患儿处于舒适状态。

3. 选取舒适体位　面向操作者，选取半直立位并保持头颈处于中立位，双手能自由活动并能触及口唇。

4. 行为组织　评估患儿全身姿势及肌张力情况，是否处于觉醒状态。

5. 口腔姿势　包括唇形和舌型。评估患儿唇形能否紧闭，从而保持口周的封闭性，奶液不易流出。舌型以平为好。

6. 口腔反射　使用安慰奶嘴或戴手套的示指刺激上下唇，评估是否存在觅食反射，伸入口中，评估是否存在吸吮反射、咬合反射和咽反射。患儿如有吸吮动作则可将奶瓶放入口中让其吸吮；如无，可反复用安慰奶嘴或手指进行刺激，促进患儿的口腔感觉，驱动其发展。

7. 非营养性吸吮 1min　将戴手套的示指放入患儿口中，感受其口腔运动能力，包括舌包裹、舌运动、吸吮力、吸吮暂停、吸吮节律性、吸吮过程中清醒状态的维持、下颌运动。观察患儿吸吮过程中是否存在呼吸暂停、肤色改变、唾液积聚、舌头或下颌颤动等压力体征。

8. 综合评估结果　逐渐进入经口喂养环节。

9. 整理　整理用物，洗手记录。

【结局评价】

1. 完成患儿吞咽功能进行评价。

2. 患儿舒适，未发生误吸等意外事件。

【注意事项】

1. 每次操作实质均为以患儿的表现为基础，进行评估与锻炼相结合。

2. 根据评估结果，判断能否进行经口喂养。注意个体化，患儿能完成每个动作后方可进入下一个阶段，不能完成时则保持在该阶段，反复协助锻炼直至患儿出现下一阶段的提示，以充分支持患儿经口喂养技巧与驱动的发展。

【操作流程】见 **图 91**。

十、早产儿口腔运动干预技术

早产儿口腔运动干预技术是指对无法顺利完成需要奶量的新生儿进行口腔刺激，提高吸吮动作少以及存在吞咽困难的新生儿的经口喂养水平，最终实现完全经口喂养，顺利出院。

【目的】促进早产儿吸吮 – 吞咽 – 呼吸功能的协调性，最终从管饲喂养过渡到经口喂养。

【适应证】纠正胎龄 > 30 周且一般情况稳定的早产儿。

【禁忌证】合并并发症如腹胀、心血管疾患等，口腔畸形者。

【操作步骤及方法】

1. 经口喂养准备评估，评估早产儿经口喂养准备度。

2. 评估患儿生命体征。

3. 操作步骤

(1) 脸颊：戴无菌手套，操作者将示指放在早产儿鼻翼根部，边轻压边将手指向耳朵方向移动，并弧形向下移至向嘴角 C 字形，在另一侧重复上述动作，此过程约需 30s。每侧脸颊 4 次，共持续时间约 2min。此动作可提高脸颊部肌肉的运动范围和张力，改善唇部的闭合。

(2) 嘴唇：先将操作者示指放在上嘴角，指腹轻压嘴角，以圆周运动的方式将示指从一侧最近缓慢移向上唇中央，再移向对侧嘴角，反过来从对侧上嘴角同样方式移动至本侧嘴角。下嘴唇操作同上嘴唇，每个嘴唇操作 4 次，共持续时间约 2min。该动作可以提高嘴唇的运动范围和闭合功能。

(3) 上下唇卷曲：将示指放于唇中央，用轻柔持续的力量将上唇缓慢向下嘴唇中性方向按压；下唇重复该动作，使用轻柔持续的力量将下唇缓慢向上嘴唇中线方向按压。每个嘴唇操作 2 次，共持续时间约 1min。该动作除了可以提高嘴唇的运动范围和闭合功能外，可以增强唇部力量。

(4) 牙龈按摩：分上下牙龈。首先将示指放在上牙龈中央，以持续固定的力度慢慢移至牙龈后方，再返回至牙龈中央，同法进行另一侧按摩。上下牙龈的按摩方法一致。每侧操作 2 次，共约 2min。该方法可改善舌头运动范围，刺激吞咽和吸吮。

(5) 脸颊口腔内侧：将戴无菌手套的手指放在左唇角内侧，在脸颊内部以轻柔的压力向磨牙牙龈水平位置按压，再返回唇内侧，对侧脸颊内部重复该动作。每侧内颊各 2 次，共约 2min。该动作提高脸颊肌肉的运动范围，改善口腔闭合。

(6) 舌边缘：将示指放在磨牙水平处的舌边缘和下牙龈之间，示指向中线方向用力，轻柔的缓慢地将舌头推向对侧，立即移回手指，轻压脸颊部。每侧颊 2 次，共约 1min。该动作可增强舌头的力量及提升舌头的运动范围。

(7) 舌中部：将示指放在口腔中央，将指腹朝上对硬腭进行 3s 持续稳定的按压，之后

示指指腹向下降至舌叶中部，给舌叶稳定向下的压力后立即返回，手指向下至舌中央。每个动作操作 4 次，共约 1min。该动作可以刺激吞咽，改善吸吮，提升舌头的运动范围。

(8) 诱导吸吮：用手指放在硬腭的中心，轻轻刺激上颚，已引发吸吮动作持续约 1min。该动作可以改善软腭活动度，引发吸吮。

(9) 使用用安慰奶嘴或戴手套的手指辅助非营养性吸吮，刺激患儿吮吸，此过程持续 3min。

(10) 这个过程持续 15min。根据患儿耐受程度，每日干预 1 次，连续 10 天。

【结局评价】

1. 使用熟练度及喂养速率评估经口喂养能力及表现。

(1) 熟练度：评估进食初 5min 摄入奶量占所需奶量的比例。该比例是衡量早产儿口腔运动功能的一项重要指标，反映疲乏出现以前的进食表现。

(2) 喂养速率：一定时间内所摄入的奶量，即平均每分钟摄入奶量，反映口腔运动功能和疲乏情况摄入奶量比。单次经口摄入奶量占所需奶量的比例，反映口腔运动功能和耐力。

2. 患儿在新生儿科护士的喂养下可顺利完成所需奶量则视为治疗有效，记录每一对象最终接受口腔运动干预的次数。

【注意事项】

1. 进行干预过程注意观察患儿的生命体征，生命体征不稳定时需暂停。

2. 个体化干预，循序渐进。

【操作流程】见 图92。

十一、早产儿经口喂养技术

相关内容参见"第 8 章 母乳喂养技术"。常用早产儿喂养准备度评估表见 表16 至 表19。

十二、早产儿袋鼠式护理技术

袋鼠式护理（kangaroo care，KMC）是指为住院或较早出院的低出生体质量儿在出生早期即开始同母亲或父亲进行皮肤接触，并将这种方式持续到校正胎龄 40 周。研究发现，KMC 不仅可以稳定早产儿生理功能、缓解不良刺激，减少呼吸暂停，降低败血症、低血糖、低体温及死亡率，缩短住院时间，还可以促进早产儿神经、体格发育，减少父母压力，加强亲子感情交流。早产儿 KMC 是新生儿早期基本保健（early essential newborn care，EENC）核心干预技术之一，值得在临床进行推广。

【目的】KMC 是针对新生儿的照护模式，让母亲（或父亲及其他人）将早产儿拥抱在胸前，借由皮肤与皮肤的接触，让孩子感受到父母的心跳以及呼吸声，仿照子宫内的环境，促进早产儿成长。

【适应证】

1. 生命体征平稳，且不存在影响 KMC 体位的操作和治疗。

2. 家长自愿参加，身体健康，无感染性疾病、传染性疾病和精神疾病者。

【禁忌证】

生命体征不平稳，出现与早产有关的并发症，如呼吸窘迫综合征等。

【操作步骤及方法】

1. 评估

(1) 评估患儿情况，包括孕周、体重、呼吸支持、喂养情况等。生命体征不稳定时，不能实施 KMC。

(2) 家长情况。与家长沟通，取得家长知情同意，告知注意事项，并预约时间。

2. 准备

(1) 环境准备

① 室温保持：24～26℃。

② 提供隐秘且独立的空间，无条件单独房间时使用屏风遮挡。

③ 可以放一些轻柔的音乐，帮助父 / 母亲和患儿更放松。

(2) 物品准备

① 物品准备：舒适、有靠背及扶手的躺椅和脚凳、镜子、袋鼠围兜及保暖用物。

② 急救设备准备：氧源、面罩、复苏囊、负压吸引等。

(3) 父 / 母亲准备：保持轻松愉悦的心情

① 穿着轻松：穿着前开式、宽松、透气、吸汗的衣物。

② 保持最佳状态：进行前沐浴，入病房前洗手、着干净衣服、消毒湿巾擦拭手机等拟带入病房物品，并上完厕所、喝完水，避免自己的需求打断新生儿的睡眠时间。

③ 身体健康、精神良好、无感冒或腹泻、身上（前胸）无疹子或破皮。

(4) 新生儿准备

① 完成其他治疗。执行操作的最佳时机为两顿进食中间。

② 更换尿布。

③ 做好患儿的保暖工作：戴帽子、穿袜子。

3. 操作步骤

① 引导家长至床边躺椅上，协助家长取舒适半卧体位。

② 解开父 / 母亲衣服的前襟，露出胸口皮肤。

③ 脱去患儿的衣服。

④ 将婴儿双臂双腿屈曲直立紧贴在家长胸前，充分皮肤接触。婴儿头戴帽子偏向一侧，保持气道通畅，注意保暖。

⑤ 父 / 母亲再以袋鼠围兜或毛毯环抱固定新生儿的背部。

⑥ 整理患儿的管道，包括心电监护导线、呼吸机、血管通路等。

⑦ KMC 期间密切监测患儿的情况，并提

供父/母亲所需要的协助。提供小镜子，观察患儿面部情况。

4. 操作后

① 将患儿抱入暖箱，予舒适的体位。

② 测量体温，密切观察新生儿生命征象及反应。

③ 整理环境、用物、记录。与家长预约下次时间。

【结局评价】

1. KMC 期间早产儿生命体征稳定，无意外情况发生。

2. 家长满意。

【注意事项】

1. 避开有通风口的地方，避免早产儿体温散失过快。

2. 父/母亲生病时先暂停进行：若有感冒、发热或肠胃不适等感染症状则须暂停，以免传染给新生儿。

3. 患儿如存在肤色改变、气促、呼吸暂停、心搏过缓等症状时，不可进行袋鼠式护理。

4. 将尿布包裹的区域尽可能地减少，增加皮肤接触面积。

5. 实施期间注意监测患儿情况。若患儿任何时候有不舒服的状况，都要马上终止。

6. 实施时，鼓励家长与患儿说话，给予轻柔的抚触。

7. 初次可从 10～15min 开始，根据耐受情况之后再逐渐增加时间，至父母及患儿都满意的时间，KMC 期间鼓励母乳喂养。

【操作流程】见 **图 93**。

【知识拓展】

家庭参与式护理模式

新生儿尤其是早产儿的出生给家庭带来了巨大的挑战。随着医学模式的转变，临床关注点从单纯的早产儿的治疗效果发展至"婴儿－家庭"关系。家庭参与式护理（family integrated care，FICare）模式鼓励早产儿父母与医护人员共同照护新生儿，旨在为早产儿建立一个始终如一的护理环境，最终营造健康和谐的家庭氛围。

FICare 模式起源于爱沙尼亚地区在护士短缺时实施的人道主义照护模式，护士指导家长承担照顾新生儿的任务。新生儿专家 O'Brien 等学者依据人道主义照护模式，在吸收发展性照顾（development care，DC）模式（主张为早产儿营造适宜生长发育的宫外环境）和以家庭为中心护理（family-center care，FCC）模式（注重为家长提供社会支持）两者优点的基础上，形成的医护人员和家庭共同照护早产儿的护理模式，即家庭参与式护理模式。FICare 模式将家庭融入早产儿护理，将母婴及家庭视为一体，父母在护士的指导下直接承担了早产儿非医疗的护理，而护士除了给早产儿提供有创性治疗，更是父母的监督和指导者。该模式促进了早产儿的生长发育，减轻了早产儿父母的心理和经济负担。此外，该模式也提高了患者对医疗行业的认可度，缓解了医患矛盾。

【思考题】

1. 怎么准确评估早产儿胎龄？需要注意哪些特征？

2. 若出生新生儿发生重度窒息，需要如何保暖？如何设置远红外辐射床的温度？为什么？

3. 沐浴的评估要点有哪些？

4. 实施沐浴有哪些注意事项？

5. 注射卡介苗时未成功起皮丘或药液外漏是否需要补种？

6. 接种疫苗为什么不能使用碘伏进行消毒？

7. 为什么新生儿筛查需要满足充分哺乳，且在 72h 后才进行采集？

8. 采集血片有哪些注意事项？

9. 出现血糖结果异常时应如何处理？低血糖患儿有哪些临床表现？

10. 监测患儿血糖的适宜时机？

11. 实施监测血糖期间有哪些注意事项？

12. 为什么早产儿提倡实施 KMC？

13. 什么时候是开始 KMC 的适宜时机？

（余霞娟　周立平）

参考文献

[1] Christine AG，Sherin UD. Avery's Disease of the Newborm. 9th ed. USA：Elsevier Saunders，2012：357–366.

[2] RichardJM，AvroyAF，MicheleCW.Fanaroffand dMartin'sNeonatal–Perinatal Medicine：diseases of the fetus aninfant.9thed. USA. Elsevier Mosby，2011：555–568.

[3] Gomella TL，Cunningham MD，Eyal FG，et al.Neonatology：Management，Procedures，On–Call Problems，Diseases，andDrugs.7th ed.New York：McGraw–Hill Companies，2013：65–70.

[4] Gleason CA，Devaskar SU.Avery's diseases of the newborn.9th ed.Philadelphia：Elsevier Saunders，2012，1320.

[5] Rozance PJ，Hay Jr ww.Deseribing hypoglycemia definition or operational threshold? Early Hum Dev，2010，86（5）：275–280.

[6] He SW，Xiong YE，Zhu LH，et al. Impact of Family Integrated Care on infants' clinical outcomes in two children's hospitals in China：a prepost intervention study. Italian Journal of Pediatrics，2018，44（1）：65.

[7] 苏绍玉，胡艳玲 . 新生儿临床护理精粹 [M]. 北京：人民卫生出版社，2017.

[8] 张玉侠，实用新生儿护理学 [M]. 北京：人民卫生出版社，2015.

[9] 邵肖梅，叶鸿瑁，丘小汕 . 实用新生儿学 [M]. 北京：人民卫生出版社，2019.

[10] Sola A，Chow LC. The coming of（gestational）age for preterm infants. J Pediatr，1999，135（2，Part 1）：137–139.

[11] Needlman RD. Growth and development，in Behrman RE，Kliegman RM，Jenson BB. Nelson Textbook of pediatrics，Ed 16，WB Saunders Co，Philadelphia，2000，27–33.

[12] 刘宁，程国强 . 新生儿血糖监测方法 [J]. 中华新生儿科杂志，2017，32（2）：158–160.

[13] Richard A.Polin，Workbook in Practical Neonatology，新生儿案例实践，杜立中（译）[M]. 第 5 版，北京：人民卫生出版社，2019.

[14] 彭刚艺，刘雪琴 . 临床护理技术规范（基础篇）[M]. 第 2 版，广东：广东科技出版社，2013.

[15] 中华医学会感染病学分会，GRADE 中国中心 . 中国乙型肝炎病毒母婴传播防治指南（2019 年版）[J]. 中华传染病杂志，2019，37（7）：388–396.

[16] 王卫平，孙锟，常立文 . 儿科学 [M]，第 9 版，人民卫生出版社，2018：29.

[17] 国家卫健委临床检验中心新生儿疾病筛查室间质量评价委员会 . 新生儿疾病筛查滤纸血片采集和递送及保存专家共识 [J]. 中华检验医学杂志，2019，42（10）：836–840.

[18] 崔焱，仰曙芬 . 儿科护理学 [M]. 第 6 版 . 北京：人民卫生出版社，2017：146.

[19] 中国医师协会新生儿医师分会循证专业委员会 . 重症监护病房新生儿皮肤管理指南（2021）[J]. 中国当代儿科杂志，2021，23（7）：659–670.

[20] Ceylan SS，BolLşLk B. Effects of swaddled and sponge bathing methods on signs of stress and pain in premature newborns：implications for evidence–based practice[J]. Worldviews Evid Based Nurs，2018，15（4）：296–303.

[21] 张琳琪，李杨，宋楠，等 . 婴幼儿尿布性皮炎护理实践专家共识 [J]. 中华护理杂志，2020（8）.

[22] Brandon D，Hill CM，Heimall L，et al. Neonatal skin care：evidence–based clinical practice guideline[M]. 4th ed.Washington DC：Association

of Women's Health，Obstetric and Neonatal Nurses，2018.

[23] 新生儿医源性皮肤损伤的评估要点和预见性护理的专家共识工作组，海峡两岸医药卫生交流协会第一届新生儿专业委员会新生儿护理与护理管理学组 . 新生儿医源性皮肤损伤的评估要点和预见性护理的专家共识 [J]. 中国循证儿科杂志，2020，15（3）：161-165.

[24] 裴亚，杨朝辉，王双，等 . 早产儿吞咽功能障碍评估及治疗研究现状 [J]. 中华物理医学与康复杂志，2020，42（1）：86-89.

[25] Fucile S，Gisel E，Lau C . Oral stimulation accelerates the transition from tube to oral feeding in preterm infants[J]. Journal of Pediatrics，2002，141（2）：230-236.

[26] Cattaneo A，Davanzo R，Uxa F，Tamburlini G. Recommendations for the implementation of Kangaroo Mother Care for low birthweight infants. International Network on Kangaroo Mother Care. Acta Paediatr. 1998 Apr;87（4）：440-5. doi：10.1080/08035259850157066. PMID：9628303.

[27] Boundye O，Dastejerdi R，Spiegelman D，et al. Kangaroo mother care and neonatal outcomes：A meta-analysis[J].Pediatrics，2016，137（1）：e20152238[2016-01]. https：//pediatrics.aappubli-cations. org/content/137/1/e20152238.long.

第 11 章　产科急救技术

产科急救技术指的是在孕产妇面临急危重症时，为抢救产妇及胎儿的性命，医护团队所采取的一系列防护与救治措施。主要包括及时发现并诊断孕产妇的疾病状态，提出相应的治疗方案，规范技术操作，并保持产科急救与转诊系统的良好运转，同时促进多学科协作参与，为孕产妇提供优质产科服务。

近年来，高危孕产妇的早期预警与模拟演练被认为是提高产科急救技术的重要手段。随着三孩政策的开放，高龄、高危孕产妇的增加，产科医助护人员的急救技术培训也引起了广泛的重视。目前，我国许多医院已经广泛开展多学科团队管理模式（multidisciplinary treatment，MDT）和快速反应团队（rapid response team，RRT）管理模式，但相对来说，该培训体系仍需要进一步提高与加强。

近年来由于产科急救指南的快速更新，对产科医务人员的临床救治水平提升具有重要的指导意义。如美国妇产科医师学会（ACOG）2017 年发布了产后出血临床实践简报，该指南对产后出血做出了新定义，即无论采用何种分娩方式，产时及产后 24h 内累积失血量 ≥ 1000ml 或伴有低血容量的症状及体征表现即称之为产后出血。新修订的标准区别于传统的阴道分娩出血量 ≥ 500ml 或者剖宫产出血量 ≥ 1000ml 的定义，放宽了阴道分娩相关产后出血的诊断标准；同时 ACOG 的指南提出了一个用于评估产妇出血风险的工具表，可以判断预测超过 80% 的产后出血患者，并推荐各机构制定出一个评估及管理产后出血的全方位计划。因此，最新实践指南的应用将有助于

降低危重患者的整体死亡率。

一、产后出血急救技术

产后出血（postpartum hemorrhage，PPH）的传统定义是指胎儿娩出后 24h 内，阴道分娩者出血量 ≥ 500ml，剖宫产者 ≥ 1000ml。近年来，美国妇产科医师学会（ACOG）将产后出血定义为无论采用何种分娩方式，产时及产后 24h 内累计失血量 ≥ 1000ml 或伴有低血容量的症状及体征表现即称之为产后出血。产后出血是分娩期严重并发症，也是全球孕产妇死亡的主要原因。

【目的】寻找产妇产后出血原因，尽早发现并及时止血，防治休克。

【适应证】发现产后出血时，立即抢救。

【操作步骤及方法】

1. 出生至出生后 5min　正常分娩，预警评估。

(1) 助产士 A：①接生、新生儿断脐并置于复苏台；②臀下放聚血盆；③按摩子宫、持续牵引脐带协助娩出胎盘。

(2) 助产士 B：①胎儿娩出后常规给药缩宫素 10U；②予心电监护。

2. 出生后 5～15min　一级预警，产后出血 ≥ 400ml。

(1) 助产士 A：①呼叫人员到场；②双手或单手按摩子宫（图 11-1）；③导尿；④与一线医生沟通病情；⑤协助一线医生查明出血原因（如宫缩乏力、产道裂伤、胎盘胎膜残留或凝血功能异常等）；⑥缝合软产道止血；⑦计

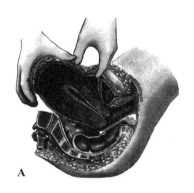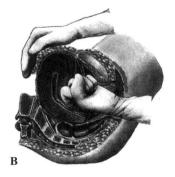

◀ 图 11-1 单手子宫按摩（A）与双手子宫按摩（B）

算产后出血量并预警。

(2) 助产士 B：①呼救；②建立静脉通道，抽血检查；③报告产妇血压、脉搏和心率；④止血：应用宫缩剂加强宫缩；⑤容量复苏。

(3) 助产士 C：①准备产后出血急救车；②沟通、协调、记录和反馈。

(4) 一线医生：①体格检查，查明出血原因，如宫缩乏力、软产道裂伤、胎盘胎膜残留或凝血功能异常等；②医嘱：a. 止血：宫缩剂加强宫缩；b. 容量复苏：静脉补液；③上台：检查并缝合软产道。

(5) 其他医生：超声科医生协助予子宫超声查病因；检验科医生进行相关化验检查。

3. 出生后 15～25min 二级预警，产后出血 500～1500ml

(1) 助产士 A：①计算产后出血量并预警；②协助二线医生查明出血原因；③协助行宫腔球囊填塞术：为产妇进行操作前导尿，在医生检查软产道情况时协助按摩子宫，并在医生用卵圆钳将球囊放置于子宫底时，协助注入生理盐水，适当牵拉球囊并保证其在宫腔内，见少量血自导管排孔排出，即认为填塞有效（图 11-2）。在宫腔填塞后应密切观察出血量、宫底高度及患者生命体征，动态监测血常规及凝血功能。

(2) 助产士 B：①用药；②容量复苏：静脉输入晶体液、胶体液并输血。

(3) 助产士 C：①呼救二线医生和其他团队成员；②协调相关科室人员到位；③面罩给氧；④使用沙袋加压进行止血；⑤容量复苏：晶体液、胶体液静脉输液并输血。

(4) 一线医生：①与二线医生沟通病情；②医患沟通，知情同意；③追踪化验结果；④评估止血效果。

(5) 二线医生：①指挥抢救；②查明病因和止血：包括按摩子宫、子宫收缩剂的使用，软产道裂伤和宫颈裂伤缝合术，行宫腔球囊填塞术压迫止血等；③容量复苏：静脉输入晶体液、胶体液并输血。

(6) 其他医生：超声科医生、手术室护士、麻醉科医生、医务科人员协助查明病因和病情评估，配合止血手术和容量复苏时血制品的保障。

4. 出生后 25～60min 三级预警，产后出血 ≥ 1500ml，评估和相应高级生命支持

(1) 助产士 A：①计量产后出血并预警；②协助介入手术或剖腹探查手术术前准备。

(2) 助产士 B：①循环管理；②容量复苏：静脉输入晶体液、胶体液并输血；③宫缩剂的使用。

(3) 助产士 C：①呼救三线医生和其他团队成员；②协调相关科室人员到位；③转运前物品和药品准备。

(4) 二线医生：①与三线医生沟通病情；②做介入手术或剖腹探查手术术前准备。

(5) 三线医生：①指挥抢救；②评估母体

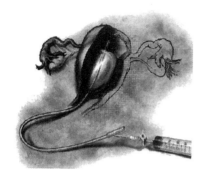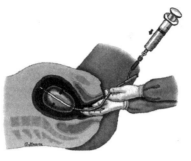

◀ 图 11-2 宫腔球囊填塞

情况；③止血：介入盆腔血管栓塞或剖腹探查；④容量复苏：静脉输入晶体液、胶体液并输血；⑤医患沟通，获得患者知情同意。

(6) 其他医生：输血科医生、ICU 医生、介入室医生、手术护士和医务科人员等协助诊治和手术配合并提供高级生命支持。

【注意事项】

在产后出血处理过程中，失血量总是被低估，且临床特征出现晚。因为部分女性在发生大量出血时才会出现心动过速、低血压等临床表现。通常对于出现心动过速或低血压症状的产妇，其实际失血量可能已经达到总血容量的 25%（大约或超过 1500ml）。因此，在产后加强对产妇的严密监测十分重要，并且应该考虑到患者的实际失血量与预估出血量之间的差异，即使被认为是低风险的产妇，也应该警惕产后出血的发生。

【操作流程】见 图94 。

【知识拓展】

产后出血输血治疗

产后出血何时输注红细胞尚无统一的指征，常根据产妇出血量、临床表现，如休克相关的生命体征变化、止血情况和继续出血的风险、血红蛋白水平等综合考虑来决定是否输注。

目前尚无统一的产科大量输血方案。一些指南建议按 1:1 或 6:4 输注红细胞及新鲜冰冻血浆，直至获得凝血结果以调整治疗。临床工作中应该充分地综合评估患者情况，输血过程中应每 15～30min 评估一次失血量，以指导血液制品的补充。对于大量输血的患者，输注红细胞可能引起稀释效应，应通过每输注 5～7U 红细胞后测量 1 次血常规及凝血功能，并应据此进行补充纠正。

二、脐带脱垂急救技术

当胎膜未破时，脐带位于胎先露部前方称为脐带先露。当脐带下降位于胎儿先露部一侧，但没有超过先露部，称为隐性脐带脱垂，此时胎膜可以完整，也可以破裂。当胎膜破裂，脐带脱出于宫颈外口，降至阴道甚至外阴部时称为脐带脱垂（prolapse of umbilical cord）或显性脐带脱垂。它是导致围产儿死亡的重要原因，发生率为 0.1%～0.6%。脐带脱垂一旦发生，脐血流受阻，胎儿生命危在旦夕，将导致早产、新生儿窒息甚至新生儿死亡等不良结局。

【目的】

1. 解除脐带受压、恢复或改善宫内胎儿的血液循环。

2.迅速选择分娩方式，终止妊娠并做好新生儿窒息复苏的准备。

【适应证】

发现脐带脱垂情况时。

【操作程序】

1. A（Assistant 呼救） 呼叫助产士、产科医生、麻醉科医生、新生儿科医生等急救人员快速到位，分工合作各尽其责。

2. B（Breathing 呼吸） 纠正宫内缺氧，人工抬高胎先露或充盈膀胱，鼓励孕妇呈Sims体位。

(1) 协助产妇呈Sims体位（脐带外露对侧15°～30°卧位），枕头置于臀下。鼻导管或面罩吸氧，流量6～9L/min。

(2) 消毒外阴，注意在无菌原则下上推胎先露，避免脐带受压。在实施人工操作手推胎先露时，动作轻柔，尽量不要触摸或刺激脐带，防止血管痉挛的发生，以免加剧胎儿窘迫。

3. C（Circulation 循环） 建立静脉通道，做术前准备和急诊手术风险评估。

(1) 心电监护、开放静脉通道2条、抽血化验（血常规、凝血常规、DIC组合、配血等）。

(2) 术前准备：备皮（视情况而定）、消毒术野，手术器械包、敷料包及新生儿复苏设备、物品和药物的准备。

4. D（Delivery 分娩） 发现脐带脱垂，胎心尚好，胎儿存活着，应尽快娩出胎儿。

(1) 如果胎膜已破，发现为脐带脱垂，评估不能很快阴道分娩，建议选择剖宫产。

(2) 应与经验丰富的麻醉医生商讨最适宜的麻醉方式或进行局部麻醉。

(3) 如果宫口开全，预计可以快速、安全阴道分娩者，可尝试阴道分娩，但是必须使用规范的助产技术，注意尽量避免对脐带的压迫。

(4) 新生儿复苏人员和物品准备，采集脐血样本进行pH值及剩余碱测定。

5. E（Evaluation 评估） 母儿评估和高级生命支持。

产妇术后抗感染，预防产后出血，进行新生儿复苏。

记录：通知团队人员，记录到达时间，脐带脱垂发生时间，胎心率情况，各项处理开始时间，各项处理达到目标时间，麻醉开始时间，手术开始时间，新生儿娩出时间，Apgar评分，以及脐带血血气分析等。

【注意事项】

1. 脐带暴露于空气中可能会引起反应性血管收缩以及胎儿缺氧性酸中毒，应尽量减少对脐带的干预。

2. 如果胎儿出生后无明显异常，应考虑延迟脐带结扎，但若胎儿出生后情况不理想，应在结扎前立即实施新生儿复苏。

【操作流程】见 **图95**。

【知识拓展】

产科干预操作与脐带脱垂

一些产科干预操作会增加脐带脱垂风险，但并不增加围产儿死亡率，这是因为大部分产科干预是在临产时、胎心监护下、具有紧急剖宫产条件的医院环境下进行，即使发生脐带脱垂也能进行紧急处理，不影响新生儿预后。因此，在指征明确的情况下，进行相应的产科干预还是相对安全的。

三、肩难产急救技术

肩难产是指胎头娩出后，被嵌顿在耻骨上方，用常规助产方法不能娩出胎儿双肩。足月妊娠发生肩难产率为0.15%，其中胎儿体重超过4000g者发生率为正常体重胎儿的10倍。但值得注意的是，60%以上的肩难产发生在胎儿体重正常者。因此，肩难产是不可预测的。肩难产可引起胎儿产伤甚至死亡及母亲伤害，需警惕发生并及时处理。

【目的】降低产伤的发生率，改善妊娠结局。

【适应证】胎头娩出后，发生胎肩娩出困难者。

【操作程序】肩难产的操作步骤可总结为 HELPERR

1. Help　请求帮助，请产科高年资医生或助产士、麻醉师、新生儿科医生迅速到位，导尿排空膀胱。

2. Episiotomy　评估是否会阴切开，以利于增加手术操作空间及减少软组织阻力。

3. Leg（屈大腿，McRoberts 法）　协助孕妇大腿向其腹壁屈曲，达到增加骨盆径线目的（图 11-3）。

助产士 2 人同时协助产妇屈曲大腿，尽可能使产妇大腿接近腹部，使臀部离开床面，并尽可能外展两大腿。

4. Pressure（持续加压法或 Rock 加压法）　耻骨联合上方加压配合接生者牵引胎头，达到缩小胎儿双肩径目的。压前肩法常与屈大腿法联合应用（图 11-4）。

5. Enter（旋肩法）　改变胎儿双肩径与骨盆相对位置以寻求通路娩出胎肩为目的。

(1) Rubin 法：将手指伸入阴道内，置于胎儿后肩背侧，将胎儿肩膀向其胸侧推动，使双肩径旋至斜径上。

(2) Woods 法：将手从胎儿一侧进入到胎儿后肩处，向胎儿后肩表面施压内收后肩，使双肩径旋转至斜径上，娩肩（图 11-5）。

(3) Rubin 法 +Woods 法：如果上述 2 种方法未能奏效，术者一只手放在胎儿前肩背侧，向胸侧压前肩，另一只手从骶凹前方进入胎儿后肩，同时使用两方法使胎儿肩部旋转 180°，使前肩能够滑落骨盆入口，胎儿的双肩娩出。

6. Remove（牵后臂法）　利用骶凹空间，

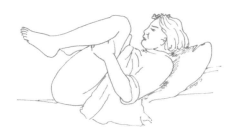

▲ 图 11-3　McRoberts 法

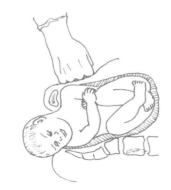

▲ 图 11-4　耻骨上加压法

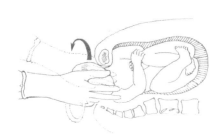

▲ 图 11-5　Woods 法

牵后臂，娩出后肩，从而娩出后肩和前肩（图 11-6）。

一手进入阴道，找到胎儿后臂并使胎儿后臂肘关节屈曲，接着将胎儿后臂掠过胎儿胸部以"洗脸"的方式使后臂从胸前娩出。

7. Roll（翻）　如以上方法失败，则采用 Gasbin 法。孕妇翻身，取双手掌、双膝着床，在翻转过程利用地心引力，使前肩入盆或双肩径转至斜径，再继续完成"转"和"牵"娩出胎儿的前肩和整个胎儿。

最后，记录时间包括团队人员通知及到达

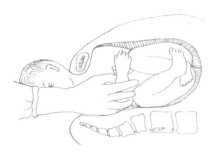

▲ 图 11-6　Remove 法

时间、肩难产发生时间、各项处理开始时间、新生儿娩出时间，胎心率情况等。

【注意事项】

1. 以上的操作中要注意动作轻柔，避免胎儿臂丛神经受损。

2. 胎头娩出后，至少等待一次自然宫缩的时间娩出胎肩。可有效地减少肩难产误诊。

3. 在不排除通过改变体位，可能解除肩难产的前提下，建议首先协助产妇手膝位。

4. 一旦诊断为肩难产，要禁止产妇用力或施加宫底压力，以免加重胎肩嵌顿。

5. 在使用牵后臂法时，需要内收后肩，使胎儿后臂转至儿胸前，以利于牵出。术者正确的着力点应在胎儿后臂肘窝处，使肘关节屈曲，后臂从胎儿胸前滑出，不能紧握或直接牵拉儿上肢，以免造成胎儿肱骨骨折。

6. 每项操作所用时间为 30～60s，虽然有先后顺序，但操作不一定按照先后顺序完成，可以同时应用多项操作，有效且合理地使用每项操作达到娩肩即可。

【操作流程】见 **图96**。

【知识拓展】

肩难产的预测

肩难产尚不能被准确预测和预防。胎儿体重过高及妊娠期糖尿病患者已证实与肩难产相关，但大多数的肩难产却发生于胎儿体重正常的非糖尿病孕妇。其他一些如孕妇超重或孕期增重过多、阴道助产、多次妊娠、使用缩宫素或硬膜外麻醉，以及第二产程延长等因素亦不能准确预测肩难产。尽管如此，有研究表明有肩难产史的孕妇再次发生肩难产的风险会增加，第二产程延长合并其他危险因素或干预措施也被证实与肩难产的发生相关。

四、子痫急救技术

子痫是指子痫前期基础上发生不能用其他原因解释的强直性抽搐，可以发生在产前、产时或产后，也可以发生在无临床子痫前期表现时。

【目的】早期识别和诊断子痫；降压和预防抽搐；尽可能延长妊娠时间，促进胎儿成熟；防止各种并发症的发生。

【适应证】发生子痫的情况下。

【操作步骤及方法】

1. 评估

(1) 病史：了解孕妇年龄、生育情况，有无妊娠期高血压疾病史及家族史或遗传史，有无妊娠期高血压易感因素，询问有无基础疾病，如妊娠前有肾脏疾病、糖尿病及自身免疫性疾病等病史。

(2) 一般状况：注意孕妇有无头痛、眼花、胸闷、上腹部不适及其他消化系统症状，评估下肢和（或）外阴水肿情况，监测血压的动态变化、体重、尿量变化和血尿常规，注意胎动、胎心和胎儿生长趋势等。

(3) 辅助检查：包括眼底检查、凝血指标，血脂、血尿酸水平，尿蛋白定量、电解质水平、重要器官功能等检查。

2. 准备

(1) 环境准备：环境舒适安静、光线应较暗。

(2) 物品准备：急救车、吸引器、压舌板、舌钳、开口器、急救药物（硫酸镁、葡萄糖酸钙等）。

(3) 产妇准备：取得知情同意。评估产妇生命体征、胎心等。建立静脉通道，抽血备药。

(4) 医务人员准备：着装整齐，洗手，戴口罩。

3. 操作步骤

(1) 核对药物名称、剂量。

(2) 紧急处理：孕妇抽搐时神志不清楚，需要专人护理，拉好床档，避免孕妇跌落外伤，保持气道通畅，维持呼吸、循环功能稳定，避免声、光等一切不良刺激。

(3) 控制抽搐：硫酸镁是治疗子痫和预防抽搐复发的一线药物。

(4) 严密监护：密切观察生命体征，在监护过程中发现异常情况，如头痛、眼花恶心及上腹部不适等及时通知医师，警惕子痫抽搐复发及其他严重并发症的发生。床旁备好抢救物品，如吸引器、压舌板、舌钳、开口器等；急救药品如硫酸镁、葡萄糖酸钙、甘露醇等。

(5) 控制血压和预防并发症：脑血管意外是子痫孕产妇死亡的最常见原因。当持续收缩压 ≥ 160mmHg、舒张压 ≥ 110mmHg 时要积极降压以预防心脑血管并发症。注意监测子痫发生之后的胎盘早剥、肺水肿等并发症。发生肺水肿时，注意及时气管插管和机械通气。

(6) 促胎肺成熟：妊娠 < 34 周并预计在 1 周内分娩的子痫前期孕妇，均应接受糖皮质激素促胎肺成熟治疗。用法：地塞米松 5mg 或 6mg 肌内注射，每 12h 给药 1 次，连续 4 次。

(7) 终止妊娠的准备：子痫孕妇抽搐控制后即可考虑终止妊娠，首选剖宫产；已临产且估计可短时间内阴道分娩者，可在密切监护下阴道助产。决定剖宫产者，应配合医师做好术前准备。

第一产程中应严密监测孕妇的自觉症状、血压、脉搏、尿量、胎心、宫缩及产程进展的情况；遵医嘱必要时应用硫酸镁；必要时遵医嘱给予肌注哌替啶、地西泮镇静。在第二产程中尽量缩短产程，避免产妇用力，可行会阴侧切术，降低产钳或吸引产指征。在第三产程中需预防产后出血，在胎儿前肩娩出后立即注射缩宫素，及时娩出胎盘并按摩子宫，观察产后血压及心率变化。

(8) 产后护理：产后仍需密切观察孕妇的自觉症状、血压、脉搏、尿量、子宫复旧及阴道出血情况。应继续使用硫酸镁至少 24～48h，及时处理宫缩痛、腹部伤口疼痛等，预防产后子痫。在产后 48h 内应至少每 4h 测量一次血压。产后血压持续升高时要注意评估和排查孕妇是否有其他系统疾病的存在。如产后血压稳定，应鼓励产妇参与新生儿喂养及护理。

【注意事项】

1. 鉴别诊断　诊治子痫的过程中，要注意与其他抽搐性疾病（如癔病、癫痫、颅脑病变等）进行鉴别。同时，应监测心、肝、肾等重要器官功能、凝血功能和水电解质及酸碱平衡。

2. 硫酸镁的使用注意事项　血清镁离子浓度 > 3.5mmol/L 即可出现中毒症状。使用硫酸镁的必备条件为：①膝腱反射存在；②呼吸 ≥ 16 次 / 分；③尿量 ≥ 25ml/h（即 ≥ 600ml/d）；④备有 10% 葡萄糖酸钙。镁离子中毒时停用硫酸镁并缓慢（5～10min）静脉推注 10% 葡萄糖酸钙 10ml。如孕妇同时合并肾功能障碍、心功能受损或心肌病、重症肌无力等，或体重较轻者，则硫酸镁应慎用或减量使用。条件许可时，用药期间可监测孕妇的血清镁离子浓度。

【操作流程】见 **图 97**。

【知识拓展】

目前推荐对存在子痫前期复发风险，如存在子痫前期史，尤其是较早发生的子痫前期史或重度子痫前期史的孕妇，有胎盘疾病史，如胎儿生长受限、胎盘早剥病史，存在肾脏疾病及高凝状况等子痫前期高危因素者，可以在妊娠早中期（妊娠12～16周）开始每天服用小剂量阿司匹林（50～150mg），依据个体因素决定用药时间，预防性应用可维持到妊娠26～28周。

五、孕妇心肺复苏急救技术

心搏骤停（cardiac arrest，CA）是指心脏射血功能突然停止，造成全身血液循环中断、呼吸停止和意识丧失。严重的心血管疾病、羊水栓塞、肺栓塞、张力性气胸、创伤、子痫、低血容量等是孕妇心脏骤停的高危因素，救治孕妇心脏骤停的首要任务是提供高质量心肺复苏和减轻主动脉下腔静脉压力。

【目的】预估孕产妇心搏骤停高危因素，准确识别判断心搏骤停、掌握有效胸外按压及正压通气技术。

【适应证】发现孕妇心脏骤停，立即抢救。

【操作步骤及方法】

1.评估 评估孕妇意识、呼吸、脉搏，初步检查评估，了解胎心监护情况。识别孕妇心脏骤停的诱因，如低血容量、缺氧、低体温、低/高钾或其他电解质不平衡、张力性气胸、脓毒血症、肺栓塞、羊水栓塞、子痫抽搐等。

2.准备

（1）环境准备：环境舒适安静，光线充足，私密性好。

（2）物品准备：抢救车、除颤仪、无菌手套、喉镜、不同型号的气管导管、导芯、成人呼吸球囊、听诊器、静脉输液用品、心电监护仪、急诊剖宫包、注射器、会阴冲洗用物，多普勒胎心仪，无菌手套；急救药物，如肾上腺素等。

（3）产妇准备：获得知情同意。取仰卧位。

（4）术者准备：着装整齐，洗手，戴口罩，戴无菌手套。

3.操作步骤

（1）在安全情况下，快速识别和判断心搏骤停。当孕妇突然倒地或无反应时，首先观察其对刺激的反应，如轻拍肩部并呼叫"你怎么样啦"，判断呼吸运动、大动脉有无搏动（10s内完成）。在出现突发意识丧失，无呼吸或仅有喘息时，视为心脏骤停，应立即呼救启动急救反应系统，呼叫其他医护人员。并迅速置患者于复苏体位，即仰卧位，头颈部应与躯干保持在同一轴面上，将双上肢放置在身体两侧，解开衣服，暴露胸壁。

（2）胸外按压（compressions，C）：是建立人工循环的主要方法，胸外按压的正确部位是胸骨中下1/3交界处。用一只手的掌根部放在胸骨的下半部，另一手掌重叠放在这只手背上，手掌根部横轴与胸骨长轴确保方向一致。为保证每次按压后使胸廓充分回弹，施救者在按压间隙手可以放在病人胸上，但是不能有任何力量。按压时肘关节伸直，依靠肩部和背部的力量垂直向下按压。按压频率为100～120次/分，按压深度5～6cm，按压/呼吸比为30:2。尽量减少按压中断（<10s）。

孕产妇CPR应注意以下几个方面：①持续左推子宫（left uterine displacement，LUD）。当子宫可触及或在脐平面以上者，LUD应贯穿整个CPR过程，从而减少对子宫压迫下腔静脉的压迫。手推子宫可采取两种方法：施救者于患者右侧，单手向上向左推子宫；施救者于患者左侧，双手向左上方向托住子宫。施救者须谨慎，避免下压的力量，以免对子宫压迫下腔静脉的压迫，加重循环系统恶化；②按压过程中孕产妇的转运。住院患者心搏骤停无须转运，应就地实施剖宫产术。

（3）开放气道（airway，A）：常用开放气道方法包括：①仰头抬颏 / 颏法：适于没有头和颈部创伤的患者。将一手小鱼际置于患者前额，使头部后仰；另一手的示指与中指置于下颌角处，抬起下颌。注意手指勿用力压迫下颌部软组织，防止造成气道梗阻；②托颌法：此法开放气道具有一定技术难度，需要经过培训。疑似头、颈部创伤者，此法开放气道比较安全。操作者站在患者头部，肘部可支撑在患者躺的平面上，双手分别放置在患者头部两侧，拇指放在下颌处，其余四指握紧下颌角，用力向前、向上托起下颌，如患者紧闭双唇，可用拇指把口唇分开。

（4）辅助通气（breathing，B）：与非孕妇相比，孕妇的氧储备下降与代谢需求增加，早期通气支持是必要的。但应避免长时间的插管尝试以防机体缺氧、胸外按压的中断时间过长及呼吸道损伤出血、黏膜水肿及充血等生理现象，避免气道内径稍变窄，增加气管内插管难度。

（5）早期除颤（defibrillation，D）：妊娠期心脏骤停的除颤要求与成人心肺复苏指南一致，通过电节律分析提示需立即除颤的应迅速提供自动除颤仪。除颤能量无须改变：双相能量 120～200J，无效递增。除颤传递到胎儿的能量极其微量，在整个孕期对胎儿都是安全的，且对胎监仪不会有影响，无须移走。除颤后应立即给予 5 个循环 30：2 的高质量 CPR 后再检查脉搏和心率，必要时再进行一次除颤。

（6）用药（drug，D）：1：10 000 肾上腺素，每 3～5min 重复用药。

（7）复苏后护理：孕妇复苏后如果没有分娩，在不影响心电监测及气道、静脉输液通畅的情况下，建议将孕妇置于完全左侧卧位。如果无法左侧卧位，建议手法持续维持子宫左侧移位。孕妇如果无须手术，应尽快转移患者至 ICU。胎儿需进行持续胎心监护，出现胎儿窘迫时应对母体与胎儿再全面评估，必要时可考虑分娩。

（8）围死亡期剖宫产：在孕妇心搏骤停期间，如果孕妇的宫底在脐部或脐以上，通过常规复苏与子宫左侧移位不能恢复自主循环时，建议复苏期间分娩。

【注意事项】心肺复苏期间，不建议进行胎儿评估，胎儿监护仪应尽快移除，使围死亡期剖宫产不被延迟或阻碍。

【操作流程】见 图 98 。

【知识拓展】
　　关于胸外按压的位置，相对普通成人，孕产妇胸外按压位置应在胸骨上的位置提高 2～3cm；2015 年美国心脏协会孕妇心肺复苏指南推荐参考普通成人 CPR 的位置，即胸骨的中下部，两乳头连线间的胸骨处。

六、新生儿复苏急救技术

新生儿窒息（asphyxia of newborn）是指胎儿娩出后 1min 内仅有心跳而无自主呼吸或未能建立规律呼吸而导致低氧血症和混合性酸中毒。目前，新生儿窒息仍是导致新生儿死亡、神经系统损伤和发育障碍的主要原因。

【目的】早期识别母儿高危因素；掌握新生儿复苏流程及复苏技术；保持新生儿气道通畅，建立呼吸，维持正常循环，防止并发症发生。

【适应证】胎儿娩出后经评估状态不良时，应立即做好复苏准备。一旦发生新生儿窒息，应立即实施新生儿复苏技术（neonatal resuscitation program，NRP），以降低新生儿不良结局发生率。

【操作步骤及方法】

1. 评估

(1) 健康史评估：了解有无母胎高危因素，如合并妊娠期高血压、肾病、重度贫血、心脏病等，有无胎儿先天性心脏病、颅内出血、胎儿畸形、脐带脱垂、脐带过长或过短、胎儿窘迫；胎心监护是否出现晚期减速。

(2) 身心状况：新生儿娩出前或娩出即刻，应进行第一次评估，以决策新生儿是否需要复苏。评估内容包括：是否足月、羊水是否清亮、新生儿是否有哭声（呼吸）、肌张力如何。评估新生儿出生后 1min、5min 的 Apgar 评分。Apgar 评分细则见表 11-1。

表 11-1 新生儿 Apgar 评分内容及标准

体 征	评分标准		
	0	1	2
皮肤颜色	全身青紫或苍白	躯干红、四肢青紫	全身红
心率	无	<100 次/分	>100 次/分
弹足底或插鼻管后反应	无	有皱眉动作	哭、喷嚏
肌张力	松弛	四肢稍屈曲	四肢活动
呼吸	无	浅、慢、不规则	正常、哭声响亮

注：Apgar 评分 8～10 分为正常，4～7 分为轻度窒息，0～3 分为重度窒息

(3) 辅助检查。血气分析：了解新生儿低氧血症的程度，判断呼吸功能和体液酸碱平衡，检测血液 pH（正常 7.35～7.45）、PaO_2（正常 60～90mmHg）、$PaCO_2$（正常 35～45mmHg）。

2. 准备

(1) 环境准备：环境舒适，温湿度适宜。

(2) 物品准备：新生儿复苏设备、物品及药物。物品包括开放式辐射台、大毛巾、塑料薄膜、脉搏血氧仪、听诊器、氧源、一次性各号大小的黏液吸管、胎粪吸引管、带负压的电动吸引器、面罩气囊复苏器、不同大小型号的面罩、喉罩、呼气末 CO_2 检测仪、新生儿喉镜、不同型号的气管内导管、导管内导丝、胶布、剪刀、注射器、针头、胃管、脐静脉针头或脐静脉导管和插管包。药物包括肾上腺素、生理盐水等。

(3) 术者准备：着装整齐，洗手，戴口罩，戴无菌手套。高危孕妇分娩时要组成有儿科医师参加的复苏团队。多胎妊娠孕妇分娩时，每名新生儿都应有专人负责。

3. 操作步骤

(1) 快速评估：新生儿出生后立即快速评估 4 项指标：①足月吗？②羊水清吗？③有哭声或呼吸吗？④肌张力好吗？若 4 项均为"是"，则应快速彻底擦干，将其与母亲皮肤接触，进行常规护理。若 4 项中有 1 项为"否"，则需进行初步复苏。

(2) 初步复苏

① 保暖：产房温度设置为 25～28℃。提前预热辐射保暖台，足月儿辐射保暖台温度设置为 32～34℃；早产儿根据其中性温度设置。

② 体位：置新生儿头轻度仰伸位，鼻吸气位。

③ 吸引：分泌物量多或有气道梗阻时用吸球或吸管先口咽后鼻清理分泌物。限制吸管的深度和吸引时间（<10s），吸引器负压不超过 100mmHg（1mmHg=0.133kPa）。

④ 羊水胎粪污染时的处理：当羊水胎粪污染时，首先评估新生儿有无活力：新生儿有活力时，继续初步复苏；新生儿无活力时，应在 20s 内完成气管插管及用胎粪吸引管吸引胎粪。如果不具备气管插管条件，而新生儿无活力时，应快速清理口鼻后立即开始正压通气。

⑤ 擦干和刺激：快速彻底擦干头部、躯干和四肢。仍无呼吸，则用手轻拍或手指弹患

儿足底或摩擦背部 2 次以诱发自主呼吸。若无效则需要正压通气。

(3) 正压通气新生儿复苏成功的关键是建立充分的通气

① 指征：呼吸暂停或喘息样呼吸；心率 < 100 次 / 分。如果新生儿有呼吸，心率 > 100 次 / 分，但有呼吸困难或持续发绀，应清理气道，监测脉搏血氧饱和度，可常压给氧或给予持续气道正压通气，特别是早产儿。正压通气可以在气囊面罩、T- 组合复苏器或气管插管下进行。

② 气囊面罩正压通气：压力为 20～25cmH_2O，少数病情严重的初生儿可用 2～3 次 30～40cmH_2O 压力通气。通气的频率为 40～60 次 / 分，持续正压通气时间为 30s，然后再次评估新生儿心率。

无论足月儿或早产儿，正压通气均要在脉搏血氧饱和度仪的监测指导下进行。足月儿开始用空气进行复苏，早产儿开始给 21%～30% 浓度的氧。脉搏血氧饱和度仪的传感器应放在新生儿动脉导管前位置（即右上肢，通常是手腕或手掌的中间表面）。持续气囊面罩正压通气（ > 2min）可产生胃充盈，应常规经口插入 8F 胃管，用注射器抽气并保持胃管远端处于开放状态。

③ 矫正通气：有效的正压通气表现为胸廓起伏良好，心率迅速增快。如达不到有效通气，需矫正通气步骤，包括以下步骤。

M（mask）：指调整面罩。面罩最容易漏气的地方是面颊和鼻梁部，如有漏气，略增加对面罩边缘的压力并向上抬起下颌，必要时可使用双手。

R（reposition airway）：指重新摆正体位。重新摆正头、颈部的位置，使之处于轻度仰伸位("鼻吸气"体位)。在完成 M 和 R 两步骤后，尝试正压通气并观察胸廓是否有起伏。如胸廓仍无起伏，进行以下步骤。

S（suction）：指吸引口鼻。气道可能被黏稠的分泌物阻塞，若存在此情况，需要使用吸球吸引口鼻。少数情况下，需要使用气管插管吸引。

O（open mouth）：指打开口腔。用手指打开新生儿的口腔重新放置面罩。在完成 S 和 O 两步骤后，尝试再进行正压通气并观察胸廓是否有起伏，如胸廓仍无起伏，进行以下步骤。

P（increase pressure）：指增加压力。每次增加 5～10cmH_2O（ 1cmH_2O=0.098kPa ），直至每次呼吸时均能看到胸廓起伏。足月儿面罩通气压力不超过 40cmH_2O。

A（airway）：指替代气道。如果在完成了以上 5 个步骤以后仍没有胸廓起伏或心率仍 < 100 次 / 分，应当气管插管或使用喉罩气道。

④ 评估及处理：经 30s 有效正压通气后，如有自主呼吸且心率 ≥ 100 次 / 分，可逐步减少并停止正压通气，根据脉搏血氧饱和度值决定是否常压给氧；如心率 < 60 次 / 分，应气管插管正压通气并开始胸外按压。

(4) 喉镜下经口气管插管

① 指征：a. 需要气管内吸引清除胎粪时。b. 气囊面罩正压通气无效或要延长时。c. 胸外按压时。d. 经气管注入药物时。e. 需气管内给予肺表面活性物质。f. 特殊复苏情况，如先天性膈疝或超低出生体重儿。

② 气管导管型号和插入深度见表 11-2 和表 11-3。

表 11-2　不同气管导管内径适用的新生儿出生体重和胎龄

导管内径（mm）	出生体重（g）	胎龄（周）
2.5	< 1000	< 28
3.0	1000～2000	28—34
3.5	2000～3000	34—38
3.5～4.0	> 3000	> 38

表 11–3　不同出生体重新生儿气管导管插入深度

出生体重（g）	插入深度（cm）
1000	6～7
2000	7～8
3000	8～9
4000	9～10

③ 确定插管成功的方法：a. 胸廓起伏对称。b. 听诊双肺呼吸音一致，尤其是腋下，且胃部无呼吸音。c. 无胃部扩张。d. 呼气时导管内有雾气。e. 心率、血氧饱和度和新生儿反应好转。f. 有条件可使用呼出气 CO_2 检测器，可快速确定气管导管位置是否正确。

(5) 胸外按压

① 指征：有效正压通气 30s 后心率＜60 次 / 分。在正压通气同时须进行胸外按压。

② 要求：气管插管正压通气配合胸外按压，胸外按压时给氧浓度增加至 100%。

③ 方法：胸外按压的位置为胸骨下 1/3（两乳头连线中点下方），避开剑突。按压深度约为胸廓前后径的 1/3。按压和放松的比例为按压时间稍短于放松时间，放松时拇指或其他手指应不离开胸壁。按压方法分为双指法和拇指法。a. 双指法：右手示指和中指 2 个指尖放在胸骨上进行按压，左手支撑背部。b. 拇指法：双手拇指的指端按压胸骨，根据新生儿体型不同，双拇指重叠或并列，双手环抱胸廓支撑背部。拇指法能产生更高的血压和冠状动脉灌注压，操作者不易疲劳，且气管插管正压通气后，拇指法可以在新生儿头侧进行，不影响脐静脉插管，是胸外按压的首选方法。

④ 胸外按压和正压通气的配合：胸外按压时应气管插管进行正压通气。胸外按压和正压通气的比例应为 3：1，即 90 次 / 分按压和 30 次 / 分呼吸，达到每分钟约 120 个动作。

45～60s 重新评估心率，如心率仍＜60 次 / 分，除继续胸外按压外，考虑使用肾上腺素。

(6) 药物复苏

① 肾上腺素。a. 剂量：新生儿复苏应使用 1：10000 的肾上腺素，静脉用量 0.1～03mg/kg；气管内用量 0.5～1ml/kg。必要时 3～5min 重复 1 次。b. 给药途径：首选脐静脉给药。如脐静脉插管操作尚未完成或没有条件做脐静脉插管时，可气管内快速注入，若需重复给药，则应选择静脉途径。

② 扩容剂。a. 指征：有低血容量、怀疑失血或休克的新生儿在对其他复苏措施无反应时。b. 扩容剂：推荐生理盐水。c. 方法：首次剂量为 10ml/kg，经脐静脉或外周静脉 5～10min 缓慢推入。必要时可重复扩容 1 次。

③ 脐静脉插管：脐静脉是静脉注射的最佳途径，用于注射肾上腺素以及扩容剂。可插入 3.5F 或 5F 的脐静脉导管。

(7) 复苏后处理　协助患儿取平卧位，头偏向一侧，注意保暖，复苏后的新生儿可能潜在多器官损害的危险，应尽快转新生儿科治疗。

(8) 整理与记录　整理用物，记录抢救情况和时间。

【注意事项】

1. 保证胸外按压的连续性，中断按压时间＜5s；保证胸外按压的有效性，按压深度至少为胸廓前后径的 1/3，产生可触及脉搏的效果。

2. 新生儿胸外按压和正压通气的比例应为 3：1。

3. 在复苏过程中注意保暖，要定期对新生儿进行 Apgar 评分。

【操作流程】见 **图 99**。

【知识拓展】

对于无并发症的足月儿和晚期早

产儿，过早结扎脐带（30s 内）会导致胎儿血液残留在胎盘中，而不是灌注到新生儿循环中，不利于新生儿健康，而延迟结扎脐带（超过 30s）可以提高出生后红细胞压积和婴儿期血清铁水平，提高存活率。2020 年美国心脏协会新生儿复苏指南推荐：出生时不需要复苏的早产儿和足月儿，脐带结扎延迟 30s 以上。

七、紧急剖宫产的助产配合

紧急剖宫产是指孕妇迫切需要快速终止妊娠以降低母婴风险时实施的剖宫产手术，常用于一些无法逆转的宫内不良情况，包括严重胎盘早剥、脐带脱垂、子宫破裂、前置血管出血、前置胎盘大出血、器械助产失败等。紧急剖宫产是快速终止妊娠、挽救孕产妇和胎儿生命的有效手段。决定手术至胎儿娩出时间（decision to delivery interval，DDI）是指从决定行剖宫产术至胎儿从母体内娩出的时间。

【目的】观察羊水量、颜色及性状；促进胎先露下降，反射性引起子宫收缩。

【适应证】

1. 产力异常、骨盆狭窄、产道梗阻、头盆不称、臀位、巨大儿等情况估计经阴道分娩有困难者。

2. 子宫破裂、脐带脱垂、胎盘早剥、胎儿宫内窘迫者。

【禁忌证】死胎及胎儿畸形，不建议行剖宫产术终止妊娠。

【操作步骤及方法】

1. 评估

(1) 在所有情况下都需要对分娩的紧急程度进行个性化的评估。评估并记录产妇生命体征及胎心率的变化。

(2) 评估孕妇的手术史、药物过敏史等。

(3) 评估产妇的宫缩情况、胎先露下降程度、会阴情况等。

(4) 评估孕妇心理状况，告知其剖宫产术的目的，解答有关疑问，缓解其焦虑情绪。

2. 准备

(1) 环境准备：环境舒适，温湿度适宜。

(2) 物品准备：会阴冲洗用物、剖宫产手术包、无菌手套、无菌导尿包、新生儿复苏抢救用物。

(3) 产妇准备：取得知情同意。协助产妇取左侧卧位倾斜 10°～15°，防止仰卧位低血压综合征的发生。

(4) 术者准备：着装整齐，戴口罩帽子，外科洗手，戴无菌手套。

3. 操作步骤

(1) 术前准备

紧急剖宫产术一部分发生于住院或试产过程中发生紧急情况的孕妇；另一部分则为新入院的急症病例。紧急剖宫产术前准备，基本与腹部大手术要求相同，但还需充分考虑胎儿状况。主要为以下几个方面。

① 合并症的处理：急诊入院的孕妇或因分娩过程中发现异常而决定行剖宫产术者，可因并发症及产程过长导致缺氧、脱水、营养缺乏，甚至休克等。经临床检查及有关化验证实，应在手术准备的同时立即进行纠正，如吸氧、口服补液、输注等渗葡萄糖溶液等。对于已有休克症状的产妇，要快速补充血容量，输注等渗溶液。为了必要时的输血，输液时应留置静脉留置针。

② 输血：剖宫产术一般失血不多无须输血。但也常有些病例可能发生子宫收缩与缩复障碍，如原发性或继发性宫缩乏力等，因此术前必须进行交叉配血，并常规备血。产科失血多较凶险，输血必须及时迅速，对危重患者应

开放多条静脉通道进行输注。对于胎盘早剥、子宫破裂、前置胎盘、多胎妊娠等手术过程中出血可能超过 1000ml，需提前备足血源。

对于术前即有出血或贫血的病例，不应为了输血而延误手术时间，唯有紧急手术，才能有效地止血，减少失血。需警惕隐性失血量与全身反应不成正比的情况。

③ 备皮：除极危急的病例外，一般均应常规剃毛。

④ 术前用药：预防性使用抗生素，有效的抗生素使用可以明显减少术后感染，包括子宫盆腔感染和切口感染的发生。用药前必须进行过敏试验。

⑤ 留置尿管：行剖宫产术时，为了避免膀胱充盈影响子宫下段的暴露，建议术前留置导尿管，但并没有强有力的证据支持在紧急剖宫产时留置导尿管可带来益处。因此，在紧急剖宫产时间非常有限的情况下，并不推荐常规留置导尿管。

⑥ 麻醉方式的选择：剖宫产的麻醉方式决定于是否有分娩镇痛、手术的紧急程度、母体的生命体征、医生和患者的倾向性以及医疗安全。紧急剖宫产时建议首选全身麻醉，优点是迅速和安全，但应考虑插管困难、胃内容物反流误吸入肺、子宫收缩乏力和产后出血以及新生儿窒息等风险。

⑦ 作好新生儿窒息复苏抢救准备，如气管插管物品、氧气、急救药品等。

(2) 术中配合

① 密切观察并记录产妇生命体征及胎心音的变化。

② 若因胎头入盆太深致取胎头困难，助手可在台下戴无菌手套自阴道向宫腔方向，上推胎头。

③ 建立静脉通路、遵医嘱使用缩宫素等。

④ 密切观察并记录产妇生命体征，并记录尿液颜色、性状及量。

⑤ 当破膜时，应注意产妇有无咳嗽、呼吸困难等症状，预防羊水栓塞的发生。

⑥ 配合进行新生儿抢救与护理。

⑦ 手术器械和物品的正确清点。

(3) 术后观察与处理

① 密切观察并记录产妇生命体征变化。

② 评估产妇子宫收缩及阴道流血状况，术后 24h 产妇取半卧位，以利恶露排出。

③ 评估手术切口有无红肿、渗出。

④ 留置导尿管 24h，拔管后指导产妇自行排尿。

⑤ 鼓励产妇勤翻身并尽早下床活动，根据肠道功能恢复情况指导饮食。

⑥ 鼓励符合母乳喂养条件的产妇坚持母乳喂养。

⑦ 指导产妇出院后保持外阴部清洁；根据情况做产后保健操，促进骨盆肌及腹肌张力恢复；若出现发热、腹痛或阴道流血过多等，及时就医。

【注意事项】

1. 术中密切观察并记录产妇生命体征及胎心音的变化。

2. 破膜时，应注意产妇有无咳嗽、呼吸困难等症状，预防羊水栓塞的发生。

3. 确保手术器械和物品的正确清点。

【操作流程】见 **图100**。

【思考题】

1. 发生脐带脱垂时如何建立快速反应团队？

2. 肩难产的操作程序有哪些？

3. 硫酸镁使用的注意事项有哪些？

4. 孕妇胸外按压的注意事项是什么？

5. 紧急剖宫产的适应证与禁忌证有哪些？

（翟巾帼　周立平）

参考文献

[1] Practice Bulletin No 178：Shoulder Dystocia. Obstet Gynecol. 2017，129（5）：e123-e133.

[2] 李映桃，罗太珍 . 产科急救快速反应团队演练及技术操作示范 [M]. 第 1 版 . 广州：广东科技出版社，2018.

[3] 余艳红，陈叙 . 助产学 [M]. 第 1 版 . 北京：人民卫生出版社，2017.

[4] 谢幸，孔北华、段涛 . 妇产科学 [M]. 第 9 版 . 北京：人民卫生出版社，2018：204-209.

[5] Committee on Practice Bulletins-Obstetrics.Practice Bulletin No.183：Postpartum Hemorrhage.Obstet Gynecol.2017 Oct：130（4）：e168-e186.

[6] 刘兴会，何镭 . 产后出血的预防和处理 [J]. 中国实用妇科与产科杂志，2020，36（2）：123-126.

[7] 袁雨，漆洪波 . 英国皇家妇产科医师学会《脐带脱垂指南》2014 版要点解读 [J]. 中国实用妇科与产科杂志，2015，31（4）：276-280.

[8] 王志坚，芮塬 . 脐带脱垂的预防及处理 [J]. 中国实用妇科与产科杂志，2016，32（12）：1182-1185.

[9] 刘铭，段涛 . 肩难产的处理 [J]. 实用妇产科杂志，2019，35（1）：8-10.

[10] 刘石萍，杨慧霞 . 美国妇产科医师学会"肩难产的临床实践指南"摘译 [J]. 中华围产医学杂志，2017，20（9）：695.

[11] 妊娠期高血压疾病诊治指南（2020）[J]. 中华妇产科杂志，2020（4）：227-228.

[12] 杨孜，张为远 . 妊娠期高血压疾病诊治指南（2015）[J]. 中华妇产科杂志，2015，50（10）：721-728.

[13] C P L，Andrew S，A H J，et al. Erratum to "The International Federation of Gynecology and Obstetrics（FIGO）initiative on pre-eclampsia：A pragmatic guide for first-trimester screening and prevention" [J]. International journal of gynaecology and obstetrics，2019，146（3）：1-33.

[14] 宦嫣，杜唯佳 . 孕产妇心跳骤停的处理 [J]. 现代妇产科进展，2019，28（3）：233-234.

[15] 陈敦金，陈艳红 .2015 年美国心脏协会孕妇心肺复苏指南解读 [J]. 实用妇产科杂志，2018，34（7）：499-503.

[16] 任洪梁，席宏杰 .2015 年美国心脏病协会《妊娠期心脏骤停与复苏指南》解读 [J]. 国际妇产科学杂志，2017，44（3）：347-349.

[17] Lavonas E J，Drennan I R，Gabrielli A，et al. Part 10：Special Circumstances of Resuscitation: 2015 American Heart Association Guidelines Update for Cardiopulmonary Resuscitation and Emergency Cardiovascular Care[J]. Circulation.2015，132：2-18.

[18] 张波，桂莉 . 急危重症护理学 [M]. 第 4 版 . 北京：人民卫生出版社，2019：83-95.

[19] Khalid A，C L C H，B E M，et al. Part 5：Neonatal Resuscitation 2020 American Heart Association Guidelines for Cardiopulmonary Resuscitation and Emergency Cardiovascular Care.[J]. Pediatrics，2021，147（Suppl 1）.

[20] 梁镔，李熙鸿 . 2020 年美国心脏协会儿童基础、高级生命支持和新生儿复苏指南更新解读 [J]. 华西医学，2020，35（11）：1324-1330.

[21] 叶鸿瑁 . 国际新生儿复苏教程更新及中国实施意见 [J]. 中华围产医学杂志，2018，21（2）：73-80.

[22] 中国新生儿复苏指南（2016 年北京修订）[J]. 中华实用儿科临床杂志，2017，32（14）：1058-1062.

[23] 白燕平，段燕丽，赵新召 . 基于价值流程图的紧急剖宫产患者决策分娩时间延迟现状分析 [J]. 护理学杂志，2020，35（18）：44-46.

[24] 胡蓉，李笑天 . 紧急剖宫产流程建立与实践 [J]. 中国实用妇科与产科杂志，2019，35（9）：993-996.

[25] 马可心，张为远 . 紧急剖宫产术的决定手术至胎儿娩出时间 [J]. 中华妇产科杂志，2017，52（2）：134-137.

第 12 章 产科康复技术

妊娠和分娩，是绝大多数女性都要经历的生理过程。妊娠和分娩会伴随一些身体的变化和不适，如孕期的双下肢水肿、孕期颈腰痛、足跟痛、孕期的骨盆和髋关节的疼痛及压力性尿失禁等，有些症状甚至会一直持续到分娩后如产后颈腰痛、足跟痛、产后压力性尿失禁，还会出现产后特有的症状如乳腺炎、腹直肌分离、产后情绪低落等。因此，孕产妇人群迫切需要得到全面的康复，以保持自身身心健康，对于女性、家庭、社会都具有非常重要的意义。

产科康复是指针对孕产妇所出现的身体功能、形态、功能和心理等方面的功能障碍给予综合的、多专业的、多手段的康复手段，以改善功能、缓解疼痛、促进身体恢复，最终提高生活质量。

由于女性在孕产过程中身体肌肉骨骼、激素水平和各个器官会发生一系列的变化，因此产科康复的内容覆盖面广，涉及孕产妇的精神心理康复（详见第 3 章）、心肺功能康复、饮食营养康复（详见第 4 章）、母乳喂养（详见第 8 章）、骨盆功能康复等。产科康复的重点即在于结合孕产妇专科特点，实施相应的康复护理，帮助女性全面恢复身体健康。

传统观念中产科康复主要集中于盆底康复。但近年来，随着人们健康观念的逐渐提升，腹直肌修复等也逐渐成为新兴产业。产科康复不仅仅局限于盆底局部，更多着眼于骨与关节、肌与筋膜、盆腔脏器和神经控制各个系统间的协调和功能整体，关注专科评估与系统评估的有机整合。

一、心肺功能评估技术

为了适应胎儿在母体中的生长发育，孕妇身体结构及功能会发生一系列的生理学变化，除生殖系统以外，又以呼吸和循环系统变化最为显著。妊娠期孕妇心排量增加，心率加快，液体负荷重，心脏前后负荷增加。妊娠晚期孕妇主要以胸式呼吸为主，呼吸较深，呼吸道黏膜充血水肿，易发生上呼吸道感染。

【目的】正确理解和评估孕妇心肺系统的生理学变化规律对于高危孕产妇的诊治非常重要，有助于提高危重症孕产妇的救治水平，降低死亡率，改善母婴预后。

【适应证】

1. 孕期产检。

2. 既往有心脏疾病病史的孕妇。

3. 入院后初次接触产妇，了解基础情况。

【禁忌证】无。

【物品准备】听诊器、心电图机、B 超机。

【操作步骤及方法】

1. 病史评估

(1) 现病史：了解有无咳、痰、喘、胸痛、呼吸困难及其他疾病。

(2) 既往史：特殊的心脏病史、呼吸疾病史和手术史。

(3) 个人史：吸烟史、过敏史、不良生活习惯（酗酒、熬夜）及生活环境。

2. 体格检查

(1) 心血管系统评估：有无颈静脉怒张、肺部啰音、心脏扩大、奔马律、心脏杂音等。

(2) 呼吸系统评估。

① 视诊：呼吸的频率（成人＞24 次 / 分或＜12 次 / 分为异常）、节律、有无呼吸困难。如有呼吸困难，应进一步辨别是吸气性呼吸困难还是呼气性呼吸困难；辅助呼吸肌是否参与呼吸；胸廓有无畸形；口唇是否发绀等。

② 触诊：检查胸腹部的活动度、胸廓的扩张性、气管的位置等。

③ 叩诊：肺部叩诊音评估，如清音、过清音、实音、浊音、鼓音。

④ 听诊：评估呼吸音是否正常，有无啰音（干啰音、湿啰音）及胸膜摩擦音。

3. 辅助检查

(1) 心脏超声：超声心动图检查无创且可反复测定，不仅能够直接观察心脏和大血管的结构，也可以随着心动周期的变化推算心脏泵血功能、收缩功能和舒张功能。

(2) 心电图：心电图（electrocardiogram，ECG）是反映心脏兴奋的电活动过程，是心脏兴奋的发生、传播及恢复过程的客观指标。

(3) 动态心电图：动态心电图是指在日常活动过程中长时间（24～72h）不间断地记录心电图形，从而记录并发现短暂发作的心律失常和一过性心肌缺血等心电图改变。

(4) 肺容量测定：肺容量是指肺内容纳的气量，是呼吸道与肺泡的总容量，反映外呼吸的空间。肺容量共有 4 个基础容积（即潮气量、补吸气量、补呼气量和残气量）和 4 个基础肺活量（即深吸气量、功能残气量、肺活量和肺总量）。除残气量和肺总量外，其余指标可用肺量计直接测定。

(5) 肺通气功能测试：肺通气功能能够客观和动态地观察评价治疗效果。通气功能的测定包括每分通气量、肺泡通气量、最大通气量以及时间肺活量等项目的测试。

(6) 气体代谢测试：动脉血气分析可客观地评价患者的氧合、通气及酸碱平衡情况。呼吸气分析是测定通气量及呼出气中 O_2 和 CO_2

的含量，并据此推算吸入 O_2、CO_2 排出量等各项气体代谢的参数。主要包括摄氧量、最大摄氧量、无氧阈值、峰值吸氧量、无氧能力、代谢当量等。

4. 心功能分级 心功能分级由美国纽约心脏病学会于 1994 年提出，根据患者自觉的活动能力划分为 4 级。

Ⅰ级：活动量不受限制，平时一般活动不引起疲乏、心悸、呼吸困难或心绞痛。

Ⅱ级：体力活动受到轻度的限制，休息时无自觉症状，但平时一般活动下可出现疲乏、心悸、呼吸困难或心绞痛。

Ⅲ级：体力活动明显限制，小于平时一般活动即引起上述的症状。

Ⅳ级：不能从事任何体力活动，休息状态也出现心力衰竭的症状，体力活动后加重。

【注意事项】孕妇心功能分级应动态进行，每月评估一次，这决定了孕妇可否妊娠、分娩时机、分娩方式及判断预后等。

二、运动耐力评估技术

运动耐力是指个体对活动与运动的生理或心理的耐受情况。

【目的】正确理解和评估孕妇运动耐力情况非常重要，能够根据孕妇自身生理和心理耐受情况为其制定合适的孕期运动方案，以保障孕妇自身和胎儿的安全。

【适应证】病情稳定；神志清晰，能够主动配合；无四肢活动障碍。

【禁忌证】严重的心脏病；宫颈功能不全；先兆早产；胎膜早破；早产史。

【物品准备】听诊器、心电图机、踏台。

【操作步骤及方法】

1. 台阶实验（图 12-1）

(1) 测试方法：被测者站立在踏台前方。被测者从预备姿势，当听到第 1 响时，一只脚踏在

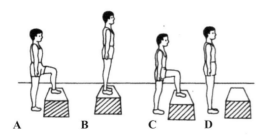

▲ 图 12-1　台阶实验图

台上（A）；第 2 响时踏台腿伸直另一只脚跟上成台上站立（B）；第 3 响时先踏台的脚下来（C）；第 4 响时另一只脚下地还原成预备姿势（D）。用 2s 上、下一次的速度，连续做 3min。做完后，立刻坐在椅子上测量运动后的 1～1.5min、2～2.5min、3～3.5min 的 3 次脉搏数。如运动中坚持不下去或上、下慢了 3 次，要立即停止运动，并计下此刻的时间，同样测量 3 次脉搏数。

(2) 评价方法：首先将测试结果用下列公式求出评定指数，也可利用"台阶实验评定指数快查表"（表 12-1）查出其指数。

$$评定指数 = \frac{踏台持续时间（s）}{100/2 \times （3 次测定脉搏数的和）}$$

(3) 评价结果：见表 12-2。

2. 简易运动试验　让孕妇在平地尽力快速行走或跑 6min，计算行走的距离，行走的距离越长说明体力活动能力越好。也可以固定距离，如行走 20m，30m，计算所用的时间。此试验只是为了判断体力活动能力的变化。

【注意事项】进行运动耐力评估前后需要监测血糖水平，以防发生意外。如出现头晕眼花等情况，应立即停止。

三、盆底肌功能评估技术

女性盆底功能障碍（female pelvic floor dysfunction，FPFD）是以压力性尿失禁、盆腔器官脱垂、慢性盆腔疼痛、性功能障碍和排尿排便异常等为主要症状的一组妇科问题。其主要病因是盆底支持组织薄弱，进而盆腔器官移位而引起的盆腔器官位置或功能异常。

【目的】盆底支持组织以盆底肌肉群为主、其他包括筋膜、韧带及神经组织等。一旦盆底肌力及张力不足或受损（如妊娠、阴道分娩、盆腔手术等）则易出现 FPFD，应通过临床检查及辅助检测手段，对盆底功能进行早期评估。

【适应证】孕期及产后 42 天恶露干净；出现压力性尿失禁等盆底功能障碍性疾病。

【禁忌证】孕晚期慎重使用阴道检查进行盆底功能评估。

【物品准备】尿垫、B 超仪、盆底治疗仪。

【操作步骤及方法】

1. 问卷调查　用来提供与受损部位有关的症状的全面信息，并为干预后检测改善情况或其他方面的情况提供有价值的记录，如国际尿失禁咨询委员会尿失禁问卷表简表（ICI-Q-SF）。

2. 24h 排尿日记　为评定患者病史的准确性提供依据；尤其是排除了因摄入过多的液体而导致的尿频。

3. 尿垫试验　用于评估尿失禁的严重程度和干预效果的简单有效的方法。快速咳嗽压力试验为咳嗽 10 次；24h 尿垫试验可与 24h 排尿日记同时进行。

4. B 超检查　可用于证实用力使膀胱颈的开放或过度的下降情况。

5. 盆底肌肌力评估　盆底肌肌力分级可以通过手法、盆底肌电探头或压力气囊等进行检测。盆底肌肌力采用肌肉收缩时间或次数计算，I 类肌纤维肌力分为 6 个级别，即 0、I、II、III、IV 和 V 级。当患者阴道肌肉收缩持续达到其最大值的 40%，持续 0s 肌力为 0 级，持续 1s 肌力为 I 级，持续 2s 肌力为 II 级，持续 3s 肌力为 III 级，持续 4s 肌力为 IV 级，持续

表 12-1 台阶实验评定指数快查表

A	0	1	2	3	4	5	6	7	8	9
90	100.0	98.9	97.8	96.8	95.7	94.7	93.8	92.8	91.8	90.9
100	90.0	89.1	88.2	87.4	86.5	85.7	84.9	84.1	83.3	82.6
110	81.8	81.1	80.4	79.6	78.9	78.3	77.6	76.9	76.3	75.6
120	75.0	74.4	73.8	73.2	72.6	72.0	71.4	70.9	70.3	70.0
130	69.2	68.7	68.2	67.7	67.2	66.7	66.2	65.7	65.2	64.7
140	64.3	63.8	63.4	62.9	62.5	62.1	61.6	61.2	60.8	60.4
150	60.0	59.6	59.2	58.8	58.4	58.1	57.7	57.3	57.0	56.5
160	56.3	55.9	55.6	55.2	54.9	54.5	54.2	53.9	53.6	53.3
170	52.9	52.6	52.3	52.0	51.7	51.4	51.1	50.8	50.6	50.3
180	50.0	49.7	49.5	49.2	48.9	48.6	48.4	48.1	47.9	47.6
190	47.4	47.1	46.9	46.6	46.4	46.2	45.9	45.7	45.5	45.2
200	45.0	44.8	44.6	44.3	44.1	43.9	43.7	43.5	43.3	43.0
210	42.9	42.7	42.5	42.3	42.1	41.9	41.7	41.5	41.3	41.1
220	40.9	40.5	40.5	40.4	40.2	40.0	39.8	39.6	39.5	39.3
230	39.1	39.0	38.8	38.6	38.5	38.3	38.1	38.0	37.8	37.7
240	37.5	37.3	37.2	37.0	36.9	36.7	36.6	36.4	36.3	36.1
250	36.0	36.9	35.7	35.6	35.4	35.3	35.2	35.0	34.9	34.7

注：表中 A 是三次测量脉搏数的总和，A 列是 A 的十位数和百位数，A 行数字是 A 的个位数

表 12-2 台阶实验评价表

优 秀	良 好	中 等	下 等	差
78.9 以上	64.9～78.8	50.7～64.8	36.7～50.6	36.6 以下

5s 或＞5s 肌力为Ⅴ级，Ⅴ级为正常；Ⅱ类肌纤维为患者以最大力和最快速度收缩和放松阴道，能达到规定最大收缩力 1 次为Ⅰ级，2 次为Ⅱ级，3 次为Ⅲ级，4 次为Ⅳ级，5 次为Ⅴ级，Ⅴ级为正常。

6. 盆底肌肌电评估 盆底肌肌电评估通过放置在阴道内的肌电探头，采集盆底肌肉运动电位，用来了解肌纤维的募集功能，检测到的肌电位值和参与盆底收缩肌纤维的数量呈正比。盆底肌肉最大肌电位正常不低于 $20\mu V$，肌电位下降代表参与盆底收缩运动的肌纤维数量减少，盆底肌肉做功能力下降。同时放置阴道肌电探头和腹部表面电极，还可以同时检测盆底肌肉和腹部肌肉收缩的曲线图，判断盆腹部肌肉收缩的协调性。正常情况下，盆底肌肉收缩腹部肌肉应该处于放松状态。

7. 盆底肌压力功能评估 盆底肌压力功能评估通过在阴道内放置含有一定体积的气囊，了解盆底肌肉在静息及收缩状态下所产生的压力。盆底肌静息压力正常值应在 10cmH$_2$O（1cmH$_2$O=0.098kPa）以上，盆底肌肉收缩时产生的压力值称为阴道动态压力，正常值范围为 80～150cmH$_2$O。静息压力与动态压力的差值与盆底肌肉收缩的力量成正比。

8. 盆底肌张力功能评估 盆底肌张力功能评估通过放置在阴道内的电子张力计检测，主要检测指标包括静态张力、动态张力、肌伸张反射及盆底肌肉收缩闭合力。盆底 I 类肌纤维及其周围韧带和结缔组织在无负重状态时形成静态张力，正常值为 221～295g/cm^2；在静态张力的基础上，由盆底 II 类肌纤维反射性收缩形成动态张力，正常值为：卵泡期＞ 450g/cm^2，排卵期＞ 600g/cm^2；如检测得到的张力数值低于正常范围，诊断盆底肌肉肌张力低下，在静息状态或运动状态下，盆腔器官可能出现下移，尿道活动度过大，可能产生盆腔器官脱垂或尿失禁。

9. 腹盆腔生物力学功能评估 完整的腹盆腔生物力学功能评估，除上述盆底功能评估外，还要对腹部结构力学进行评估，包括腹壁脂肪厚度、腹肌肌力及疲劳度、腰肌肌力及疲劳度、腹肌收缩时的分离值、站立位脊椎前后凸比例等。

【注意事项】应根据孕产妇自身情况，正确选择盆底功能评估方法，对制定个性化盆底功能康复方案，提高治疗效具有重要意义。

四、骨与关节功能评估技术

（一）骨盆倾斜角度评估技术

骨盆倾斜度是指孕妇站立时，骨盆入口平面与水平面所成之角度，或产妇平卧时骨盆入口与垂直平面所成之角度。非妊娠时，正常骨盆倾斜度为 50°～55°，妊娠晚期增加 3°～5°，如妊娠晚期骨盆倾斜度≥ 70° 为骨盆倾斜度过大，如＜ 50° 为骨盆倾斜度过小。

【目的】骨盆倾斜度过大时，可阻碍胎头入盆和娩出，造成难产；因产力作用方向的改变，产轴改变为向下、向后，易导致严重的会阴裂伤，因此应对孕妇的骨盆倾斜度进行评估，了解骨盆情况，为分娩做好准备。

【适应证】孕期产检；入院后初次接触产妇，了解基础情况。

【禁忌证】无特殊禁忌。

【物品准备】软尺、骨盆测量器、B 超仪。

【操作步骤及方法】

1. 经验测量法 产妇平卧于硬质检查床上，检查者手握成拳头状，如能通过产妇腰骶部与检查床之间的空隙者为骨盆倾斜度过大，或在产妇背部正中垂下一末端悬有金属小坠的线，并使之垂直于水平面，测量腰骶关节至该线的垂直距离，若超过 5cm 表示腰骶椎交界处向内深陷，骨盆倾斜度增大。

2. 骨盆倾斜度外测量器的测量 用马丁骨盆测量器测量骶耻外径，同时可通过量角器测出倾斜度（图 12-2）。

3. 磁共振成像（MRI）及计算机体层成像（CT）骨盆测量 对孕妇进行矢状和轴向成像，

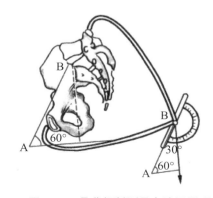

▲ 图 12-2 骨盆倾斜测量方法及原理

用倾斜器测量轴旁坡度的角度而获得骨盆倾斜位的精确位置，从而测量骨盆倾斜度。孕妇采用CT测量，因测量时间短，射线接触量很小，相对安全；MRI无须暴露于射线下，对孕妇及胎儿均无影响，且能检查软组织的形态大小及畸形，适用于孕前和孕后的任何时期。

【注意事项】骨盆大小及其形状对分娩存在直接影响，护理人员可根据孕妇实际情况，选择孕妇可耐受的测量方法，了解骨盆大小及倾斜度情况。

（二）腹直肌分离评估技术

腹直肌分离（diastasis recti abdominis，DRA）是指腹直肌从腹白线的位置向两侧分离，通常出现在妊娠的后 3 个月和产后，不仅影响女性产后腹部美观和整体外形，还可导致腰部和骨盆的稳定性下降，出现腰部和骨盆带疼痛、体力活动受限，影响患者生活质量。两侧腹直肌内侧缘间的垂直距离超过 2 指宽度为 DRA，且介于 2～3 指为轻度，3～4 指为中度，＞ 4 指为重度。

【目的】腹直肌分离评估是产后女性康复工作的重要组成部分之一，因此护理人员应及时评估女性腹直肌分离程度，了解腹直肌分离的范围，并采取临床干预措施。

【适应证】孕期及产后常规产检；存在腹直肌分离高危因素（如多胎妊娠、巨大儿、年龄较大和既往有腹部外科手术）的女性。

【禁忌证】无特殊禁忌证。

【物品准备】软尺、卡尺、B 超仪。

【操作步骤及方法】

1. 症状　产妇上腹部或下腹部隆起；腹壁很软；卷腹时，腹壁会向外隆起，两侧腹直肌之间会出现一条"深沟"；易出现便秘；恶心，腹腔内有滑动感。

2. 手指触诊法　根据手指触诊明确边界，分别以脐上 3cm、脐水平和脐下 2cm 水平基线为准，使用尺侧法检测，所得最大分离距离为测量值，并记录。孕产妇仰卧位双膝屈膝90° 平躺于治疗床上，双手置于体侧，放松心情。检查时要求患者向上抬起头和肩膀，直到肩胛骨离开床面，检查者将手指垂直放在脐水平腹直肌的位置，用手指宽度测量两侧腹直肌内缘的距离，然后以同样的方法测量脐上 3cm 和脐下 2cm 腹直肌处肌腹分离的距离。

3. 卡尺测量法　被检者仰卧位双腿屈曲，双手置于两侧，头枕于枕头上，检查者用手触诊左右腹直肌的边界，将游标卡尺内部测量钳口定位在手指处，垂直于肌肉方向，调整卡尺以测量具体度数，依次检查脐上 4.5cm 和脐下 4.5cm 两个位置，之后要求被检者双手交叉置于胸前，头向前抬起直至肩胛骨离开床面被检者维持在这个蜷缩的姿势，检查者用上述同样的方法来测量。

4. 超声成像法　超声成像法是评估肌肉形态的有效手段，可直接测量腹直肌分离的距离，并间接反映肌肉的激活程度。患者取仰卧位，放松状态下于脐部上缘水平横切面测量两侧腹直肌肌腹内缘间距，患者收缩腹部肌肉使头部及肩部离开床面，于同一位置测量腹直肌收缩状态下肌腹内缘间距。

【注意事项】在面对腹壁严重松弛或腹壁脂肪厚的患者时，卡尺测量法存在较大误差，超声成像法为检测腹直肌分离的金标准。

（三）耻骨联合分离评估技术

耻骨联合分离症是指骨盆前方两侧耻骨纤维软骨联合处，因外力而发生微小的错移，表现为耻骨联合距离增宽或上下错动出现局部疼痛和下肢抬举困难等功能障碍的软组织损伤性疾病。

【目的】妊娠或生产等因素可造成耻骨联合周围的韧带发生松弛、断裂，耻骨联合腔增宽，从而引起一系列的临床症状，严重影响孕产妇的身心健康和生活质量，因此护理人员应提高重视，及时评估女性耻骨联合分离程度，并采取早期干预和治疗。

【适应证】孕期及产后常规产检；存在耻骨联合分离高危因素（如巨大儿、多胎妊娠、头盆不对称、难产或急产、阴道助产时不适当的用力牵拉和生产时髋关节长时间过分外展）的女性。

【禁忌证】无特殊禁忌。

【物品准备】无特殊用物。

【操作步骤及方法】依据患者的临床表现、体征，并结合影像学检查结果进行综合判断。主要的临床表现及体征包括以下 4 点。

1. 耻骨联合处剧痛，活动、翻身时加重，常合并腹股沟区域及大腿内侧的疼痛；

2. 行走困难，活动时骨盆环不稳定，可闻及骨摩擦音，步态摇摆呈鸭步；

3. 体查可见骨盆挤压—分离试验阳性，耻骨联合上方有局限性压痛，并可触到增宽的间隙；

4. X 线、CT 或磁共振辅助检查：有明确的耻骨联合腔增宽的影像学证据。

目前对于耻骨联合分离间距界限的认识仍存在分歧，有 > 10mm 或 > 6mm 判定为异常两种标准。

【注意事项】

部分患者可能存在临床症状与影像学检查结果不一致的情况，所以不能完全以分离的恢复程度来评估预后和治疗效果，需要结合临床症状和体征综合评价。

五、早期心肺康复训练技术

心肺功能康复是现代康复医学的重要组成内容，心肺功能的高低直接影响着患者的生活质量和康复进程。心肺康复是通过全面、规范的评定，采取药物、运动、营养、教育、心理等综合医疗干预手段进行心肺康复治疗，能有效提高患者循环系统和呼吸系统功能，改善患者生活质量，促进其回归家庭和社会生活。

【目的】早期进行心肺功能康复能够有效提高孕产妇的循环和呼吸系统功能，对于孕产妇及其胎儿都有着至关重要的意义。

【适应证】所有没有禁忌证的女性在怀孕期间应该进行体育锻炼。

【禁忌证】绝对禁忌证的女性可继续进行其日常生活的活动，但不应该参加较剧烈的活动。有相对禁忌证的女性在参与前应与产科保健者讨论中等强度以及剧烈强度体力活动的利弊。

绝对禁忌证包括胎膜破裂，早产，不明原因的持续性阴道出血，妊娠 28 周后出现前置胎盘，先兆子痫，子宫颈内口松弛症，胎儿宫内生长受限，高龄多胎妊娠，未受控制的 I 型糖尿病，未受控制的高血压，未受控制的甲状腺疾病，其他严重的心血管、呼吸或全身疾病等。

相对禁忌证包括反复流产、妊娠高血压、自发性早产史、轻中度心血管或呼吸系统疾病、贫血症状、营养不良、进食障碍、28 周后的双胎妊娠和其他重大疾病。

【物品准备】无特殊用物。

【操作步骤及方法】

1. 改善肺通气与肺容量的训练 良好的肺容量和通气功能是机体供氧的基础与前提，对提高心肺功能是很重要的。

(1) 呼吸控制：可通过特殊的促进和抑制技术来诱发，如调整合适的体位和姿势、嗅气、上胸廓抑制技术等。

(2) 缩唇呼吸：缩唇呼吸的原理是通过延长呼气时间，避免呼气时气道的过早塌陷，从而减少呼气末肺容积，延长呼吸周期，降低呼吸频率，增加每次通气量。

(3) 深呼吸训练：深呼吸是用所有的吸气

肌用力,即用力深吸气。但对于肺气肿的患者不强调深吸气,以免加重气体的滞留。

(4)膈肌松解:膈肌松解主要通过手法松动膈肌来改善患者的膈肌活动度、运动能力和吸气能力。

(5)呼吸操:呼吸操的目的是用来放松全身,增加胸廓及膈肌的运动,改善肺通气。

2.运动训练 运动训练是心肺康复的核心内容,运动训练能提高肌肉细胞的有氧和无氧代谢,增加训练肌肉的毛细血管密度,改善心肺系统协调工作的能力,显著提高患者的最大摄氧量,从而改善呼吸困难,提高运动耐力和生活质量。

运动训练一般包括有氧训练、抗阻训练、柔韧性训练和平衡训练。运动处方的制定应遵循安全、有效、个性化、全面的原则,运动处方的内容一般包括运动类型、运动频率、运动时间和运动强度。

(1)有氧运动:推荐走路、慢跑、快跑、骑自行车、游泳、跳绳、划船和爬楼梯等运动类型。运动频率是每周 3~4 次。运动时间目前推荐 20~60min 的有氧运动,但不包括热身和结束后的整理活动。运动强度是运动处方中最重要的因素,运动强度应根据患者的目标而量身定制,对于孕妇可参考孕妇心率范围表(表 12-3)制定运动强度。

表 12-3 孕妇心率范围

孕妇年龄	运动强度	心率范围(次/分)
<29 岁	轻度	102~124
	中等	125~146
	剧烈	147~169
>30 岁	轻度	101~120
	中等	121~141
	剧烈	142~162

(2)抗阻运动(Ⅰ级推荐,B级证据):运动类型可通过弹力带训练和哑铃等来进行上下肢、躯干或全身的力量训练,以患者功能性训练为目标选择合适的抗阻运动方式。运动强度:建议为 1 次重复最大力量(1repetition maximum,1RM)的 20%~50%(对于老人、青少年、儿童、高血压、心脏病患者),1RM 测试具有较高危险性,因此临床常使用低限阻力测试的值 10RM 预测最大负荷量)。运动时间为 1 次 8~10 项综合性训练项目,应在 15~20min 内完成,并且在充分的有氧锻炼后进行。运动频率对初始训练者,建议每周至少 2 天进行单一项目训练。

(3)柔韧性运动(Ⅰ级推荐,B级证据):运动形式:可通过自体伸展或辅助拉伸训练。训练方法主要包括:侧颈伸展、肩部旋转、胸廓伸展、肩部伸展、肱三头肌拉伸、股四头肌伸展、腘绳肌伸展、腓肠肌伸展等。每个动作保持 10~20s,重复 2~3 次。一般总时间不超过 10min。

【注意事项】

1.由于孕期女性的特殊性,孕妇需避免有身体接触或跌倒危险的活动。

2.避免潜水或者高湿热环境的运动。

3.低海拔地区女性应避免到高海拔地区进行锻炼。

六、凯格尔训练技术

盆底肌训练(pelvic floor muscle training,PFMT)又称为 Kegel 运动。多项指南建议,在治疗师指导下的至少 3 个月的 PFMT 是治疗压力性尿失禁患者和以压力性尿失禁为主的混合性尿失禁患者的一线治疗方法。

【目的】通过自主的、反复的盆底肌肉群的收缩和舒张,以达到增加尿道阻力的目的,预防和治疗尿失禁等盆底障碍性疾病,改善女性生活质量。

【适应证】孕期及产后常规锻炼；存在各种尿失禁症状；子宫脱垂；阴道松弛。

【禁忌证】阴道出血（产后恶露未干净）；盆腹腔恶性肿瘤；存在神经系统疾病，无法主动配合。

【物品准备】无特殊用物准备。

【操作步骤及方法】

1. 盆底肌群识别　简易方法坐在马桶上排尿时，试着收缩盆底，中止尿流时有一种"收紧并提起"的感觉。重复几次，直到确切能知道这些肌肉收缩的动作和感觉。收缩盆底肌肉时，应尽量避免收紧腹部、腿部或臀部的肌肉。

内诊检查指导患者认识盆底肌群方法是将两指伸入阴道内，让患者做收缩紧肛门、阻止大便排出的动作。盆底提肌位于处女膜上方 5 点和 7 点处，正确的收缩对手指有夹紧感。

2. 实施　详细说明锻炼的细节，包括体位、每次收缩时间、收缩间隔、需完成的收缩次数、每天锻炼的次数以及疗程的时间。

(1) 收紧、提起肛门、会阴及尿道，保持 5s，然后放松；休息 10s，再收紧、提起；尽可能反复多次，至少 10 次；然后做 5～10 次短而快速的收紧和提起。通过反复进行肛门会阴的收缩放松动作，争取达到每次收缩 10s 以上，连续做 15～30min，每日进行 1～3 次，坚持 4～6 周。

(2) 躺在床上弯膝盖或站立时手支撑在桌上使髋部倾向前方，以加强盆底肌肉及尿道横纹肌的张力，使尿道伸长，尿道阻力增加，膀胱颈上升，增强控尿的能力。

(3) "10×10×10 规则"，即女性患者在进行锻炼时，最好能持续 10 周，每天做 10 次，每次做 10 个持续 10s 的收缩。起初难以做到收缩 10s，可先持续 5s，间隔 5～10s，以后逐渐增加持续收缩的时间。

【注意事项】

1. 运动的全过程保持正常的呼吸状态即可，保持身体其他部位放松。

2. 可用手触摸腹部，如果腹部有紧缩的现象，则运动的肌肉是错误的。

3. 锻炼应该循序渐进，刚开始锻炼时，注意运动强度，避免肌肉过度疲劳。

4. 训练过程中，如果腰部肌肉有酸痛感，说明锻炼的肌肉不对，应该停止锻炼，重新找准盆底肌。

5. 盆底肌锻炼可能很难在短时间内见到明显的效果，坚持下去就会有意想不到的收获。

七、关节松动技术

关节松动技术是治疗者在关节活动允许范围内完成的一种针对性很强的手法操作技术，属于被动运动范畴。

【目的】关节松动技术（joint mobilization）是现代康复治疗技术中的基本技能之一，用来治疗关节功能障碍如疼痛、活动受限或僵硬的一种非常实用、有效的手法操作技术，具有针对性强、见效快、患者痛苦小、容易接受等特点。

【适应证】任何力学因素（非神经性）引起的关节功能障碍，如肌肉疼痛、紧张、痉挛。

【禁忌证】关节肿胀、炎症、肿瘤及未愈合骨折。

【物品准备】无特殊用物准备。

【操作步骤及方法】

1. 手法等级评估

Ⅰ级：治疗者在关节活动的起始端，小范围、节律性地来回推动关节。

Ⅱ级：治疗者在关节活动允许范围内，大范围、节律性地来回推动关节，但不接触关节活动的起始端和终末端。

Ⅲ级：治疗者在关节活动允许范围内，大

范围、节律性地来回推动关节，每次均接触到关节活动的终末端，并能感觉到关节周围软组织的紧张。

Ⅳ级：治疗者在关节活动的终末端，小范围、节律性地来回推动关节，每次均接触到关节活动的终末端，并能感觉到关节周围软组织的紧张。

上述 4 级手法，Ⅰ级、Ⅱ级用于治疗因疼痛引起的关节活动受限；Ⅲ级用于治疗关节疼痛并伴有僵硬；Ⅳ级用于治疗关节因周围组织粘连、挛缩而引起的关节活动受限。

2. 操作程序

(1) 治疗前准备

① 患者体位治疗时，患者应处于一种舒适、放松、无疼痛的体位，通常为卧位或坐位，尽量暴露所治疗的关节并使其放松，以达到关节最大范围的被松动。

② 治疗时，治疗者应靠近所治疗的关节，一手固定关节的一端，一手松动另一端。

③ 手法操作前，对拟治疗的关节先进行评估，分清具体的关节，找出存在的问题（疼痛、僵硬）及其程度。根据问题的主次，选择有针对性的手法。当疼痛和僵硬同时存在时，一般先用小级别手法（Ⅰ级、Ⅱ级）缓解疼痛后，再用大级别手法（Ⅲ级、Ⅳ级）改善活动。治疗中要不断询问患者的感觉，根据患者的反馈来调节手法强度。

(2) 治疗中的手法应用

① 手法操作的运动方向：操作时手法运用的方向可以平行于治疗平面，也可以垂直于治疗平面。治疗平面是指垂直于关节面中点旋转轴线的平面。一般来说，关节分离垂直于治疗平面，关节滑动和长轴牵引平行于治疗平面。

② 手法操作的程度：手法操作应达到关节活动受限处。如治疗疼痛时，手法应达到痛点，但不超过痛点；治疗僵硬时，手法应超过

僵硬点。操作中，手法要平稳，有节奏。不同的松动速度产生的效应不同，小范围、快速度可抑制疼痛；大范围、慢速度可缓解紧张或挛缩。

③ 手法操作的强度：不同部位的关节，手法操作的强度不同。一般来说，活动范围大的关节（如肩关节、髋关节、胸腰椎）手法的强度可以大一些。移动的幅度要大于活动范围小的关节，如手腕部关节和颈椎。

④ 治疗时间：治疗时每一种手法可以重复 3～4 次，每次治疗的总时间在 15～20min。根据患者对治疗的反应，可以每天或隔 1～2 天治疗 1 次。

【注意事项】

1. 严重疼痛时不进行治疗。

2. 动作轻柔，切忌暴力。

3. 根据患者对治疗的反应，灵活调整手法强度。

八、腹直肌分离康复技术

腹直肌分离是指腹直肌从腹白线的位置向两侧分离，通常出现在妊娠的后 3 个月和产后，不仅影响女性产后腹部美观和整体外形，还可导致腰部和骨盆的稳定性下降，出现腰部和骨盆带疼痛、体力活动受限，影响患者生活质量。

【目的】腹直肌分离会导致女性出现脊柱性下降、腰背疼痛、内脏器官移位等问题，因此应早期通过各种预防和治疗措施，避免腹直肌分离的加剧。

【适应证】发生腹直肌分离；存在腹直肌分离高危因素；手术治疗适用于严重的腹直肌分离，伴或不伴有明显的临床症状，仅通过腹部肌肉核心运动训练以及物理治疗无法痊愈。

【禁忌证】无特殊禁忌证。

【用物准备】瑜伽垫。

【操作步骤及方法】

1. 运动疗法 腹部核心训练可以加强腹横机静息状态时的肌肉厚度。较为常用的训练方式有：体位训练、加强腹横肌训练（普拉提技术、使用或不使用腹部夹板的 Tupler 技术练习）、Noble 技术（仰卧起坐时手使腹直肌靠拢）、腹部支撑、腹部伸肌练习、腹式呼吸运动等。

2. 神经肌肉电刺激 应用低频脉冲电流，使肌纤维参与肌肉收缩，从而达到增强肌肉力量，恢复运动功能的目的。

3. 手术治疗 腹直肌分离的常见手术方法有腹部筋膜折叠术、改良疝修补术、结合小切口疝修补的腹直肌分离修复术。

【注意事项】对于轻中度的腹直肌分离者，运动疗法和神经肌肉电刺激可改善腹直肌分离的程度，应着重于腹部核心的激活和加强，但训练的时机、方式和强度应慎重选择，避免造成继发损伤，而对于重度分离患者应及时进行手术治疗，以免延误治疗。

九、耻骨联合分离康复技术

耻骨联合分离症是指骨盆前方两侧耻骨纤维软骨联合处，因外力而发生微小的错移，表现为耻骨联合距离增宽或上下错动出现局部疼痛和下肢抬举困难等功能障碍的软组织损伤性疾病。

【目的】通过早期实施预防和治疗措施，缓解孕产妇由于耻骨联合分离带来的不适感。

【适应证】孕期及产后预防锻炼；发生耻骨联合分离；存在耻骨联合分离高危因素。

【禁忌证】无特殊禁忌证。

【物品准备】骨盆矫正带。

【操作步骤及方法】

1. 预防

(1) 产前预防：规律的有氧体育锻炼和盆底肌运动可以在一定程度上预防耻骨联合分离的发生，同时应避免孕期长时间站立及重体力劳动。注意加强饮食控制，避免巨大儿产生。如在孕晚期已经发病者，建议佩戴骨盆矫正带，增加骨盆的承重力和稳定性，避免分离进一步加重。

(2) 产时及产后预防：对于有高危因素的产妇，应密切观察产程，指导产妇在第二产程合理用力，避免急产及腹压突然增加。助产士在助产时避免过分用力压迫产妇两侧大腿，同时应避免两侧大腿长时间过度外展。当已确诊为巨大儿时，应适当放宽剖宫产手术指征。对于产后的高危患者，下床活动时，建议佩戴骨盆矫正带，并避免长时间的负重行走，以及频繁上下楼梯的活动。

2. 治疗

目前，国内外对于围生期耻骨联合分离的治疗方式和手术指征尚存在争议，但大家普遍认同应首先采取保守治疗的方法。

(1) 骨盆矫正带治疗：以两侧髂嵴上缘为界，束缚住骨盆，对骶髂关节及耻骨联合施加向内的压力，增加骨盆带的稳定性，减轻内收肌群对耻骨支的牵拉，促进软骨及周围韧带的修复。

(2) 药物治疗：疼痛严重时，可予口服非甾体类的消炎镇痛类药物或局部封闭治疗。

(3) 物理因子治疗：采用超短波红外线等物理因子进行局部治疗，通过改善患处的血液循环，达到消炎止痛促进耻骨联合愈合的目的。

(4) 运动疗法：腹部核心肌和盆底肌运动训练。

(5) 正骨手法：拍打正骨手法是以耻骨联合分离为适应证的专病正骨疗法。

【注意事项】

1. 在运用归挤拍打法时，必须做到医者、助手、患者的密切配合。

2. 整复手法要沉着有力，灵活快速，不可粗暴。

3. 在治疗后 2 周内腰及下肢不宜负重和大幅度活动，最好于屈膝屈髋位卧床休息。

4. 采用手法复位治疗时，应掌握好力度，避免再次出现损伤。

十、产后骨盆稳定训练技术

骨盆连接着人体的躯干和下肢，既是躯干的支撑结构又是下肢的驱动结构。人体的各种活动都和骨盆有着密切的关系，可以说骨盆的稳定也直接影响了人体的稳定。

【目的】骨盆处于身体正中承上启下的位置上，是维持身体平衡的中心。产后需早期进行骨盆稳定性训练，以维持骨盆的稳定性。

【适应证】孕期及产后常规锻炼；存在各种骨盆前倾、后倾或侧倾症状。

【禁忌证】无特殊禁忌。

【物品准备】瑜伽垫。

【操作步骤及方法】

1. 深呼吸　仰卧屈膝，双脚着地，分开与髋同宽，双手置于髋骨的前上方，确保它们都在一条直线上。自然深呼吸，强力呼气调动腹横肌，练习者将会感到呼气时腰部似乎系了"腰带"。在保持骨盆稳定的情况下，完成至少 5 次完整的呼吸。

2. 骨盆倾斜　两臂置于身体的两侧。吸气时，让骨盆向前倾斜；释放前髋骨（髂前上棘）上移，同时尾骨仍要接触地面。呼气并将肚脐向地面方向下压，同时骨盆向后倾斜。缓慢完成这个动作 5 次，接着恢复正常姿势，即脊柱的自然弧度。骶骨（而非下腰背）将置于地面，骨盆处于中心位置。

3. 骨盆旋转练习　与第一个练习姿势相同，仰卧，双臂置于身体的两侧。双腿撑地，同时将髋抬离地面约 5cm。尝试以下三个动作：①左右大幅摆动髋部 6 次；②左右旋转髋

部 6 次；③"8"字形移动髋部 6 次。最后沿着腰椎逐节放下，让骨盆处于中立位。完成这项练习，练习者会不由自主地感受到人体中心的位置所在。

【注意事项】

1. 骨盆修复后不要跷二郎腿或双脚着地单脚站立。

2. 尽量不要单手拎重东西，长期挎单肩包。

3. 骨质疏松者和腰椎间盘突出严重者不建议做骨盆修复。

十一、核心肌群训练技术

核心肌群是整个围绕着我们躯干的肌肉群，它包括背部、臀部、腹内斜肌、腹外斜肌、腹直肌等。它们组合在一起能够控制身体的前驱、后仰、旋转，在功能性动作中维持动态稳定性。

【目的】核心肌群锻炼能够有效提高这些部位的肌肉力量，增强肌肉弹性，提高脊柱和骨盆的稳定性，最大限度地控制与预防躯干收到外力冲击时的损伤。

【适应证】心肺功能正常；能理解并配合完成训练动作。

【禁忌证】存在头晕眼花、恶心、呕吐症状；心肺功能异常者。

【用物准备】瑜伽垫。

【操作步骤及方法】

1. 锻炼一：盆底核心肌群启动（图 12-3）

(1) 首先平躺于坚硬的物体表面上，确保头部放松。

(2) 弯曲膝盖和臀部，双脚平放在地面上，与臀部同宽。

(3) 将两只手的两个手指放在你的内裤线的顶部。

(4) 保持盆底肌收缩 3s，然后进行 3 次快

速的缩放，休息 6s，为一组。每次练习 10 组，每天 3 次。

(5) 逐渐尝试着用不同的姿势来坐着，站着，甚至走着。然后，试着把它安排在你日常的活动中；并尝试逐渐保持长收缩 5s，然后做 5 次快速收缩，每组之间放松 10s。

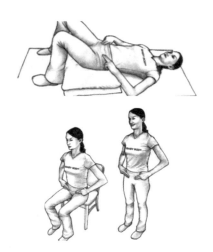

▲ 图 12-3　盆底核心肌群启动

（引自 Loving Your Body After Childbirth）

2. 锻炼二：脚跟滑动（图 12-4）

(1) 首先保持舒适仰卧位，膝盖和臀部弯曲，双脚平放在地面上，与臀部同宽。

(2) 双手放在腹部，伸展手指，使你的拇指触摸胸腔的下部，指尖触摸骨盆的两侧。

(3) 此练习只允许腿部的运动，用手监测其他地方过度的运动，比如骨盆或胸腔的摆动。

(4) 在整个练习过程中，轻轻呼气并喊出，将脚后跟抬起离地面约 5cm。保持这个姿势，慢慢滑脚伸直腿，然后再弯曲。在整个练习过程中，保持脚在地板上。每条腿做 10 次，练习 3 组，每组 10 次。

3. 锻炼三：桥式运动（图 12-5）

(1) 首先保持舒适仰卧位，膝盖和臀部弯曲，双脚与臀部同宽。在整个练习过程中，头

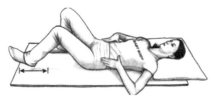

▲ 图 12-4　脚跟滑动

（引自 Loving Your Body After Childbirth）

和手臂保持放松。

(2) 将重心放在脚后跟上，脚趾指向天花板。在整个练习过程中，轻轻地呼气并大声数出来。

(3) 屁股抬离地板，目标是从肩膀到膝盖形成一条直线，确保背不拱。保持姿势数 3s，然后慢慢地把身体放回到开始的姿势。重复这个步骤 10 次。逐渐练习到保持桥式 10s，重复 10 次。

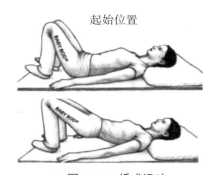

▲ 图 12-5　桥式运动

（引自 Loving Your Body After Childbirth）

4. 锻炼四：对角线拉伸（图 12-6）

(1) 坐在椅子上，双手拿着运动带，拇指朝上。

(2) 将一只手放在肩部高度，另一只手放在臀部高度。

(3) 在练习过程中不要移动下手掌，当对角线向上移动一只手时，看着那只与肩齐高的手，轻轻地呼气或大声数出。当你以对角线的方式向上抬起手时，继续移动头，看着移动的

手，然后慢慢地把它放回到开始的位置。每边做 10 次，练习 3 组，每组 10 次。

(4) 逐渐尝试着站着做这个练习，从每边做 10 次，练习 1 组逐渐增加到每边做 10 次，练习 3 组。

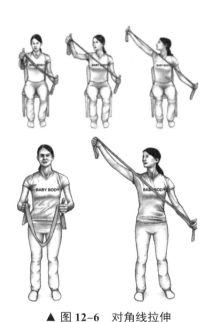

▲ 图 12-6　对角线拉伸

（引自 Loving Your Body After Childbirth）

【注意事项】

1. 训练过程中，控制并保持身体的稳定，注意与呼吸结合。

2. 核心肌群训练关注动作的质量而不是动作的数量。

十二、胃肠道功能障碍康复技术

妊娠期胃肠平滑肌张力降低使蠕动减弱，贲门括约肌松弛，胃内容物可反流至试管下产生烧灼感。胃排空时间延长，易出现上腹部饱胀。肠蠕动减弱易出现便秘，引起痔疮。

【目的】通过各种对症处理和预防措施，预防和缓解孕产妇恶心、呕吐、便秘等胃肠功能障碍症状。

【适应证】孕期及产后存在恶心、呕吐、便秘等胃肠功能障碍。

【禁忌证】合并严重心、脑、肝、肾等疾病；无法予以配合者。

【用物准备】润滑油。

【操作步骤及方法】

1. 便秘的预防和处理

(1) 每日清晨喝一杯温蜂蜜水，有刺激肠蠕动的作用。

(2) 饮食应做到多样化、搭配得当，增加含植物纤维多的蔬菜和水果，多吃无花果、梅脯等含粗纤维的食物，少吃辛辣刺激性食物。

(3) 腹式呼吸可以锻炼腹肌，促进排便。训练时先平稳而又缓慢地吹气，持续 6～8s；然后屏住呼吸，并数到 30s；然后慢慢地呼气，时间为 6～8s；暂停 10～15s 再进行下一轮腹式呼吸训练。推荐最短的练习时间为 15～20min，每天 3 次或以上。

(4) 腹部按摩可增加胃肠蠕动。按摩时，双手重叠，右手掌在下，均匀用力，按照右下腹→右上腹→左上腹→左下腹方向按摩腹部。

(5) 如果没有可能流产的情况，不应过度卧床休息，应适当活动，但避免过度体力劳动。运动可以改善腹部血液循环，提高肠蠕动功能，使大便通畅。

(6) 如果便秘比较严重，可在医生指导下选用开塞露或甘油栓。

2. 恶心呕吐的预防和处理

(1) 生姜治疗妊娠期恶心、呕吐可减轻恶心程度，对于缓解症状有益，可作为非药物治疗的选择。

(2) 维生素 B_6（吡哆醇）或结合多西拉敏（抗敏安）作为一线药物治疗妊娠期恶心、呕吐安全有效。

(3) 长期无法耐受口服液或出现脱水症状的患者，应予静脉输液以纠正酮症酸中毒和防治维生素缺乏症。长期呕吐者应给予葡萄糖和维生素治疗，维持水电解质平衡。

(4) 对于无法耐受输液、院外治疗无效、生命体征不稳定、精神状态萎靡、体重持续下降者，需收住院评估和治疗。

(5) 妊娠期一过性甲状腺毒症或（及）妊娠剧吐引发的母体甲状腺功能异常，应以对症支持治疗为主，不建议作为异常情况进行干预，其中包括抗甲状腺药物的应用。

【注意事项】

1. 解决便秘的关键自在于良好生活习惯的建立。

2. 不吃易引起腹泻的食物，如冷牛奶，冰冻食物等。

3. 如果便秘时间长，孕妇感到腹胀难受，就应立即就医。

4. 孕妇用药必须在专业医生指导下完成，切不可乱用泻药，否则会引起流产、早产。

十三、尿失禁的预防与康复技术

尿失禁被国际尿控协会定义为一种可以经过客观证实的，不自主的经尿道漏尿现象，其发生率高，严重影响患者的日常工作和生活质量。

【目的】通过各种预防和处理措施，强化女性盆底肌力量，预防和缓解女性尿失禁症状，提高生活质量。

【适应证】出现漏尿症状；存在尿失禁高危因素。

【禁忌证】盆底肌训练慎用于心律失常或心功能不全的患者、尿路感染急性期或肌张力过高者。

【物品准备】无特殊用物准备。

【操作步骤及方法】

1. 盆底肌训练　盆底肌训练又称为 Kegel

运动，是治疗压力性尿失禁患者和以压力性尿失禁为主的混合性尿失禁患者的一线治疗方法。具体方法详见本章"三、盆底肌功能评估技术"。

2. 盆底电刺激治疗　盆底电刺激是通过增强盆底肌肉的力量，提高尿道闭合压来改善控尿能力。但不作为治疗压力性尿失禁的常规方法。对于不能主动收缩盆底肌的患者可采用生物反馈和盆底电刺激的方法，联合盆底肌训练应用。

3. 药物治疗　药物治疗可减少患者的漏尿次数，改善生活质量。

(1) 选择性 α_1 肾上腺素受体激动剂：有盐酸米多君等。禁忌证：严重器质性心脏病、急性肾脏疾病、嗜铬细胞瘤或甲状腺功能亢进的患者。持续性卧位高血压患者和过高的卧位高血压患者不应使用本品。不良反应：卧位和坐位时的高血压，主要发生于头皮的感觉异常和瘙痒等。因不良反应较大，不建议长期使用。

(2) 阴道局部雌激素治疗：对绝经后女性，阴道局部雌激素治疗可以缓解部分绝经后压力性尿失禁症状及下尿路症状。

4. 手术治疗　非手术治疗效果不佳或依从性不好的患者可选择手术治疗，重度压力性尿失禁患者可直接选择手术治疗，可以行尿道中段悬吊带术、经腹耻骨后膀胱颈悬吊术等手术。盆腔器官脱垂伴有压力性尿失禁需行盆底手术者，可同时行抗压力性尿失禁手术。

【思考题】

1. 如何完成对孕产妇的康复评估？

2. 产科康复的相关技术有哪些？操作程序分别是什么？

（翟巾帼　李　静）

参考文献

[1] 于道中，刘瑞 . 体育与健康 [M]. 北京：北京医科大学中国协和医科大学联合出版社，1993：96-97.

[2] 刘西花，李晓旭，毕鸿雁，等 . 中医康复临床实践指南·心肺康复 [J]. 2020，30（4）：259-265，269.

[3] 苏园园，韩燕华，李丹彦 . 女性盆底功能及盆底肌功能评估方法 [J]. 中国实用妇科与产科杂志，2015，31（4）：310-313.

[4] 郎景河 . 妇产科临床解剖学 [M]. 济南：山东科学技术出版社，2010：358-359.

[5] 刘云，董晓静，曾飚，等 . 骨盆倾斜度及其测量方法的研究进展 [J]. 中国实用妇科与产科杂志，2003，19（6）：381-382.

[6] 梅求安 . 临床康复评定与治疗 [M]. 长春：吉林科学技术出版社，2019：21.

[7] 陈晔，白伟伟，项达军，等 . 超声检测诊断孕产妇腹直肌分离的临床应用 [J]. 东南大学学报（医学版），2020，39（2）：200-203.

[8] 竺佳晟，李金辉 . 产后腹直肌分离的评估与治疗研究进展 [J]. 中华物理医学与康复杂志，2019，41（10）：793-796.

[9] 温凯辉 . 妇产科门诊诊疗图谱 [M]. 北京：人民军医出版社，201：188.

[10] 谢亮，魏海棠，杨珺，等 . 产后腹直肌分离临床治疗研究进展 [J]. 中国康复，2021，36（2）：125-128.

[11] 李光兴，申英末 . 腹直肌分离症的外科诊疗研究进展 [J]. 中华疝和腹壁外科杂志（电子版），2021，15（1）：4-7.

[12] 林君，宋成宪，李舜，等 . 围生期耻骨联合分离的研究进展 [J]. 中国妇幼保健，2020，35（4）：774-777.

[13] 刘西花，李晓旭，等 . 中医康复临床实践指南·心肺康复 [J]. 康复学报，2020，30（4）：259-265，269.

[14] 徐华洋 . 骨盆稳定性训练 [J]. 光彩，2019（6）：64-65.

[15] 常青，刘兴会，邓黎 . 助产理论与实践 [M]. 北京：人民军医出版社，2015：120.

[16] 韦以宗 . 中医整脊学 [M]. 北京：中国中医药出版社，2016：407.

[17] 林君，宋成宪，李舜，等 . 围生期耻骨联合分离的研究进展 [J]. 中国妇幼保健，2020，35，（4）：774-777.

[18] 曹月红，谢地，宋莹 . 功能性胃肠病相关评定量表研究进展 [J]. 长春中医药大学学报，2015，31（1）：210-213.

[19] 沈雅芬，李水根 . 整体护理交接班手册 [M]. 杭州：杭州出版社，2000：67.

[20] Erick M，Cox JT，Mogensen KM. ACOG Practice Bulletin 189：Nausea and Vomiting of Pregnancy. Obstet Gynecol. 2018 May；131（5）：935.

[21] ACOG Committee Opinion No. 650：Physical Activity and Exercise During Pregnancy and the Postpartum Period. Obstet Gynecol. 2015 Dec；126（6）：e135-e142.

[22] 程红缨 . 杨燕妮 . 基础护理技术操作教程 [M]. 北京：人民军医出版社，2015：26.

[23] 宋岩峰 . 女性尿失禁诊断与治疗 [M]. 北京：人民军医出版社，2003：2141.

[24] 中国整形美容协会科技创新与器官整复分会阴道整复与紧致专业委员会 . 阴道松弛综合征的早期识别与修复整形专家共识 [J]. 中国医疗美容，2020，10（10）：5-12.

[25] 邵湘宁 . 针灸推拿学 [M]. 北京：中国中医药出版社，2017：328.

[26] 刘国成，蔺莉 . 产科快速康复临床路径专家共识 [J]. 现代妇产科进展，2020，29（8）：561-567.

[27] Loving Your Body After Childbirth.

[28] （美）David X. Cifu 著；励建安译 . Braddom's 物理医学与康复医学中文翻译版原书第 5 版 [M]. 北京：科学出版社，2018.

[29] 朱丹，黄龙秀 . 孕产妇便秘的对症处理及预防 [C]. 2014：281-292.

[30] 中华医学会妇产科学分会妇科盆底学组 . 女性压力性尿失禁诊断和治疗指南（2017）[J]. 中华妇产科杂志，2017，52（5）：289-293.

[31] 李霞，张师前 . 美国妇产科医师协会"妊娠期恶心呕吐诊治指南 2018 版"解读 [J]. 中国实用妇科与产科杂志，2018，34（4）：409-412.

[32] Erick M，Cox JT，Mogensen KM. ACOG Practice Bulletin 189：Nausea and Vomiting of Pregnancy. Obstet Gynecol. 2018 May；131（5）：935.

第13章 产科中医适宜技术

产科中医适宜技术是一种具有"简、便、效、廉"的特性，应用于产科相关疾病治疗、预防、保健和康复等方面的中医药技术。近年来，中医适宜技术以中医药理论为指导思想，在长期的临床实践中，运用中医临床思维方法、中医特色技术及规范的流程，成为防治产科疾病的重要手段之一。

产科中医适宜技术是中医学重要组成部分之一，从《黄帝内经》到《千金要方》，从《产鉴》到《傅青主女科》，产科中医适宜技术是在中医学的形成和发展中逐渐建立和充实起来的。目前产科中医适宜技术主要应用于产褥期，妊娠期和分娩期也有一定的应用。分娩期疼痛极易引起产妇紧张或焦虑，导致宫颈扩张速率减慢，造成产程延长或转剖宫产。有效的分娩镇痛是保证产妇顺利分娩的重要手段，可显著减轻分娩疼痛，从而提高产妇自然分娩依从性，进而降低剖宫产率。中医分娩镇痛疗法如针刺疗法、穴位按摩、耳穴压豆和艾盐包热敷等方法作为促进产妇顺利分娩的重要手段，因其镇痛效果确切、安全性高而被广泛应用于临床。随着分娩疼痛的减轻，产妇自然分娩产程大大缩短，有助于改善产妇分娩体验。同样，产褥期是产妇身心恢复的重要时期，产褥期女性常出现少乳或乳汁淤积、子宫复旧不良、睡眠障碍、产后抑郁等护理问题。产科中医适宜技术根据产妇的症状和体征进行辨证论治，通过经穴推拿技术、中药泡洗技术、中药熏蒸技术等手段，达到疏通经络、平和阴阳、调理脏腑等功效，有效地促进产妇机体功能的恢复，从而防治产褥期女性产后抑郁、产后缺乳、产后腰痛等常见问题。综上，产科中医适宜技术是集治疗、护理、康复于一体的促进手段，运用在妊娠期、分娩期和产后康复护理中，对提高产妇生活质量具有重要意义。

本章内容是基于2015年国家中医药管理局编写发布的《护理人员中医技术使用手册》及中医产科相关文献资料，同时结合了临床实际应用情况，重点介绍12种产科护理应用较广泛的中医适宜技术，主要包括：经穴推拿技术、穴位贴敷技术、耳穴贴压技术和穴位注射技术等技术；同时，系统阐述每一项技术的目的、适应证、禁忌证、操作步骤及方法、结局评价、注意事项、操作流程及要点说明等；以中医药基本理论为基础，以整体观为指导思想，为中医适宜技术在产科相关疾病预防、治疗、康复等临床应用提供参考。

一、经穴推拿技术

经穴推拿技术是以按法、点法、推法、叩击法等手法作用于经络腧穴，具有减轻疼痛、调节胃肠功能、温经通络等作用的一种操作方法。临床上经穴推拿技术较多应用于产褥期促进产妇泌乳。中医学认为乳汁与脾胃及肝有密切联系。乳汁来源于脾胃化生的水谷精微，由气血化生，资于冲任，而赖肝气疏泄与调节。穴位应用的理论认为，少泽为手太阳小肠经的井穴，小肠有分清泌浊的作用，按摩少泽可以使水谷精微由脾转运至全身，补充气血之不足，气血足则乳汁生。穴位按摩可促进局部毛细血管扩张，增加血管的通透性，同时能改善局部的血液循环，利于乳汁的分泌和排出。

【目的】活血通络、强筋壮骨、散寒止痛、健脾和胃等。

【适应证】适用于各种产后及剖宫产术后所致的痛症，如头痛、肩颈痛、腰腿痛以及失眠、便秘等症状；孕妇慎用，具体见【禁忌证】。

【禁忌证】各种出血性疾病；皮肤破损、瘢痕等部位；孕妇腹部、腰骶部以及可促进子宫收缩的穴位，如合谷穴、三阴交穴等，应禁止进行经穴推拿。

【操作步骤及方法】

1. 评估

(1) 病室环境，保护患者隐私安全。

(2) 主要症状、既往史和孕、产史。

(3) 患者推拿部位的皮肤情况。

(4) 患者对疼痛的耐受程度。

2. 告知患者

(1) 推拿时及推拿后局部可能出现酸痛的感觉，如有不适及时告知护士。

(2) 推拿前后局部注意保暖，可喝温开水。

3. 物品准备

治疗巾，必要时备纱块、介质、屏风。

4. 基本操作方法

(1) 核对医嘱，评估患者，做好解释，调节室温。腰腹部推拿时嘱患者排空二便。

(2) 备齐用物，携至床旁。

(3) 协助患者取合理、舒适体位。

(4) 遵医嘱确定腧穴部位、选用适宜的推拿手法及强度。

(5) 推拿时间一般宜在饭后 1～2h 进行。每个穴位施术 1～2min，以局部穴位透热为度。

(6) 操作过程中询问患者的感受。若有不适，应及时调整手法或停止操作，以防发生意外。

(7) 常见疾病推拿部位和穴位

① 头面部：取穴上印堂、太阳、头维、攒竹、上睛明、鱼腰、丝竹空、四白等；②颈项部：取穴风池、风府、肩井、天柱、大椎等；③胸腹部：取穴天突、膻中、中脘、下脘、气海、关元、天枢等；④腰背部：取穴肺俞、肾俞、心俞、膈俞、华佗夹脊、大肠俞、命门、腰阳关等；⑤肩部及上肢部：取穴肩髃、肩贞、手三里、天宗、曲池、极泉、小海、内关、合谷等；⑥臀及下肢部：取穴环跳、居髎、风市、委中、昆仑、足三里、阳陵泉、梁丘、血海、膝眼等。

(8) 产科常见病症的推拿部分和穴位

① 缺乳：气血虚弱型取膻中、乳根、足三里、少泽、乳中等穴位，用补法手法按摩；肝郁气滞型取膻中、乳根、少泽、内关、中府、合谷等穴位，用泻法手法按摩；②乳汁淤积：自额头起，右手伞形张开，从神庭穴渐移至百会穴，再移动到风池穴，注意力度适中，反复按摩 5～8 次；弹拨极泉穴 3～5 次；点按以下穴位各 5 次（天池穴、乳中穴、曲池穴、乳根穴、神封穴、少泽穴、合谷穴、膺窗穴）；③习惯性便秘：取穴支沟、三阴交、天枢、气海、八髎等，患者取卧位或坐位，每穴按揉 1min，局部有酸胀感为宜，然后将一手或两手重叠伸展放于右下腹，顺时针方向按摩中下腹 5min，再用手掌横擦八髎穴，按摩时间安排在晨间起床后或根据排便习惯在排便前 30min，每日 1 次，持之以恒；④失眠：取穴百会、印堂、头维、阳白、太阳、神门、内关、悬钟、太冲。用一指禅手法每穴按揉 1min，用手指搓脑后部、点按风池穴及颈部两侧。操作时间约 10min；⑤呕吐：取穴中脘、内关、足三里，每穴按压 2min，出现酸麻胀后再轻揉 5～10s，另采用艾条温和灸法疗效更佳；⑥呃逆：取攒竹、翳风、内关、合谷、足

三里、解溪等穴位；⑦居家分娩环境中的孕产妇在孕期和产程中常用的推拿部位和穴位见第14章居家分娩技术（三、居家穴位按摩技术）。

(9) 常用的推拿手法

① 点法：用指端或屈曲的指间关节部着力于施术部位，持续地进行点压称为点法。此法包括有拇指端点法、屈拇指点法和屈示指点法等，临床以拇指端点法常用。a.拇指端点法：手握空拳，拇指伸直并紧靠于示指中节，以拇指端着力于施术部位或穴位上。前臂与拇指主动发力、进行持续点压。亦可采用拇指按法的手法形态、用拇指端进行持续点压。b.屈拇指点法：屈拇指，以拇指指间关节桡侧着力于施术部位或穴位，拇指端抵于示指中节桡侧缘以助力。前臂与拇指主动施力，进行持续点压。c.屈示指点法：屈示指，其他手指相握，以示指第一指间关节突起部着力于施术部位或穴位上，拇指末节尺侧缘紧压示指指甲部以助力。前臂与示指主动施力，进行持续点压。

② 揉法：以一定力按压在施术部位，带动皮下组织做环形运动的手法。a.拇指揉法：以拇指螺纹面着力按压在施术部位，带动皮下组织做环形运动的手法。以拇指螺纹面置于施术部位上，余四指置于其相对或合适的位置以助力，腕关节微屈或伸直，拇指主动做环形运动，带动皮肤和皮下组织，操作120～160次/分。b.中指揉法：以中指螺纹面着力按压在施术部位，带动皮下组织做环形运动的手法。中指指间关节伸直，掌指关节微屈，以中指螺纹面着力于施术部位上，前臂做主动运动，通过腕关节使中指螺纹面在施术部位上做轻柔灵活的小幅度的环形运动，带动皮肤和皮下组织，操作120～160次/分。为加强揉动的力量，可以示指螺纹面搭于中指远侧指间关节背侧进行操作，也可用无名指螺纹面搭于中指远侧指尖关节背侧进行操作。c.掌根

揉法：以手掌掌面掌根部位着力按压在施术部位，带动皮下组织做环形运动的手法。肘关节微屈，腕关节放松并略背伸，手指自然弯曲，以掌根部附着于施术部位上，前臂做主动运动，带动腕掌做小幅度的环形运动，使掌根部在施术部位上环形运动，带动皮肤和皮下组织，操作120～160次/分。

在临床治疗的实际运用中，上述这些基本操作方法可以单独或复合运用，也可以选用属于经穴推拿技术的其他手法，比如按法、点法、弹拨法、叩击法、拿法、掐法等，视具体情况而定。

③ 叩击法：用手特定部位，或用特制的器械，在治疗部位反复拍打叩击的一类手法，称为叩击类手法。各种叩击法操作时，用力应果断、快速，击打后将术手立即抬起，叩击的时间要短暂。击打时，手腕既要保持一定的姿势，又要放松，以一种有控制的弹性力进行叩击，使手法既有一定的力度，又感觉缓和舒适，切忌用暴力打击，以免造成不必要的损伤。

(10) 操作结束协助患者着衣，安置舒适卧位，整理床单位。

【结局评价】

1. 患者对操作过程满意。

2. 患者症状减轻，感觉舒适。

3. 有任何异常情况及时处理并准确记录。

【注意事项】

1. 操作前应修剪指甲，以防损伤患者皮肤。

2. 操作时用力要适度。

3. 操作过程中，注意保暖，保护患者隐私。

4. 孕妇腹部、腰骶部以及某些可促进子宫收缩的穴位，如合谷穴、三阴交穴等，应禁止进行经穴推拿。

【操作流程】见 **图101**。

【知识拓展】

穴位按摩联合辨证施膳中医护理干预促进初产妇产后泌乳的效果观察

摘要：①目的：观察穴位按摩联合辨证施膳中医护理干预促进初产妇泌乳的效果。②方法：100 例初产妇随机分为观察组和对照组。观察组产后 30min 内即开始给予穴位按摩及辨证施膳护理指导，对照组产后 30min 内即开始给予早期哺乳指导、生活护理、常规营养膳食。③结果：观察组泌乳始动时间显著短于对照组，观察组产后第 1、2、3 天泌乳量均显著高于对照组（$P < 0.05$）。④结论：穴位按摩联合辨证施膳中医护理干预能促进产妇早泌乳、多泌乳，有效解决影响母乳喂养的问题。

关键词：初产妇；穴位按摩；辨证施膳；泌乳

本文出处：陈荣.穴位按摩联合辨证施膳中医护理干预促进初产妇产后泌乳的效果观察 [J].中西医结合护理（中英文），2015，1（3）：4-6.

二、穴位敷贴技术

穴位敷贴技术是将药物制成一定剂型，敷贴到人体穴位，通过刺激穴位，激发经气，达到通经活络、清热解毒、活血化瘀、消肿止痛、行气消痞、扶正强身作用的一种操作方法。具体原理及作用是发挥药物和火热的温通、温热、温补作用，通过经络的传热和神经的传递对盆腔脏器产生热效应。艾绒性温，善通十二经脉，理气温经，散寒暖宫，其燃烧时所产生的近红外辐射有较高的穿透能力，可通过经络系统达到病所，改善局部微循环以达到

止痛的作用。

【目的】舒筋活络、祛瘀生新、活血化瘀、治疗疾病等。

【适应证】主要适用于产后腰腹疼痛、恶露不绝、痛经、月经不调等；孕妇慎用，具体见【禁忌证】。

【禁忌证】

1. 局部皮肤有感染、溃疡、瘢痕或有出血倾向及高度水肿者禁用。

2. 银屑病、红斑狼疮、皮肤感觉障碍、急性损伤、急性炎症者禁用。

3. 颜面五官部位、关节、心脏及大血管附近，慎用贴敷，不宜用刺激性太强的药物进行发泡，避免发泡遗留瘢痕，影响容貌或活动功能。

4. 孕妇腹部、腰骶部以及某些可促进子宫收缩的穴位，如合谷、三阴交等，应禁止贴敷，有些药物如麝香等孕妇禁用，以免引起流产。

【操作步骤及方法】

1. 评估

(1) 病室环境，温度适宜。

(2) 患者的主要症状、既往史、药物及敷料过敏史，孕、产史。

(3) 患者敷药部位的皮肤情况。

2. 告知患者

(1) 出现皮肤微红为正常现象，若出现皮肤瘙痒、丘疹、水疱等，应立即告知护士。

(2) 穴位敷贴时间一般为 6～8h。可根据病情、年龄、药物、季节调整时间。

(3) 若出现敷料松动或脱落及时告知护士。

(4) 局部贴药后可出现药物颜色、油渍等污染衣物。

3. 物品准备　治疗盘，棉纸或薄胶纸，遵医嘱配制的药物，压舌板，无菌棉垫或纱布，胶布或绷带，0.9% 生理盐水棉球；必要时备屏风、毛毯。

4. 基本操作方法

(1) 核对医嘱，评估患者，做好解释，注

意保暖。

(2) 备齐用物，携至床旁。根据敷药部位，协助患者取适宜的体位，充分暴露患处，必要时屏风遮挡患者。

(3) 更换敷料，以 0.9% 生理盐水或温水擦洗皮肤上的药渍，观察创面情况及敷药效果。

(4) 根据敷药面积，取大小合适的棉纸或薄胶纸，用压舌板将所需药物均匀地涂抹于棉纸上或薄胶纸上，厚薄适中。

(5) 将药物敷贴于穴位上，做好固定。为避免药物受热溢出污染衣物，可加敷料或棉垫覆盖。以胶布或绷带固定，松紧适宜。

(6) 温度以患者耐受为宜。

(7) 观察患者局部皮肤，询问有无不适感。

(8) 操作完毕后擦净局部皮肤，协助患者着衣，安排舒适体位。

5. 产科常用穴位　神阙，上、中、下脘，腱里，气海，关元，中极，石门。

【结局评价】

1. 患者对操作过程满意。

2. 患者症状减轻，感觉舒适。

3. 有任何异常情况及时处理并准确记录。

【注意事项】

1. 每位患者要进食 30min 后才能进行操作，不可空腹、过饱、过饥。

2. 孕妇的脐部、腹部、腰骶部及某些敏感穴位，如合谷穴、三阴交等处都不宜敷贴，以免局部刺激引起流产。

2. 药物应均匀涂抹于绵纸中央，厚薄一般以 0.2～0.5cm 为宜，覆盖敷料大小适宜。

3. 敷贴部位应交替使用，不宜单个部位连续敷贴。

4. 除拔毒膏外，患处有红肿及溃烂时不宜敷贴药物，以免发生化脓性感染。

5. 对于残留在皮肤上的药物不宜采用肥皂或刺激性物品擦洗。

6. 使用敷药后，如出现红疹、瘙痒、水疱等过敏现象，应暂停使用，报告医师，配合处理。

【操作流程】见 **图 102**。

【知识拓展】

经络与腧穴

经络是经脉和络脉的总称，是人体运行气血联络脏腑、沟通内外、贯穿上下的通路。"经"指经脉，有路径之意，为经络系统中的主干，大多循行于人体的深部；"络"指收脉，有网络之意，为经脉别出的分支，循行于人体较浅的部位。经络纵横相贯，遍布全身，内属于脏腑，外络于肢节，将人体的五脏六腑、器官孔窍及四肢百骸有机地联结成一个统一的整体，从而保证了人体生命活动的正常进行。

腧穴是脏腑经络之气血输注于人体表面的特殊部位。"腧"与"输"义通，有输注、转输之意，"穴"则指孔隙、空窍、凹陷之处。腧穴并不是位于体表的一些孤立的点，而是归属于某些经络或与某些经络有着密切的联系，并且通过经络，内连于脏腑，外连于肌肉、皮肤。因此，脏腑的病变可以通过经络反映到体表的腧穴上，而对体表的腧穴施以刺激也可以通过经络作用于相应的脏腑。

(1) 十四经穴：简称经穴，是指分布于十二经脉以及任、督二脉上的腧穴，是全身腧穴的主要部分，这些腧穴有具体的穴名、固定的位置和明确的针灸主治证。我国现行的《腧穴名称与定位》国家标准（2006 年）中将经穴的数目确定为 362 个。

(2) 经外奇穴：简称奇穴，是指有

具体的名称和固定的部位，但不归属于十四经系统的穴位。其常常对某些病证有着特殊的疗效，如"四缝穴"主治小儿疳积，腰痛点主治急性腰扭伤等。

(3) 阿是穴：又称"天应穴"或"不定穴"，是指以压痛点为穴，即所谓"以痛为腧"。这类穴既无具体的名称，又无固定的部位，多在病变附近，但也可在距离病变较远的位置。

【知识拓展】

砂仁加姜汁贴敷双内关、双足足三里穴、天突穴

【原理】砂仁（味辛、性温，归脾、胃、肾经，具有行气调中、和胃、醒脾之功效，治腹痛痞胀、胃呆食滞、噎膈呕吐、寒泻冷痢和妊娠胎动）。

生姜汁（性味辛、温，入肺、胃、脾经，具有散寒、止呕之功能）。

【适应证】用于虚证患者妊娠恶阻。

【用法】用砂仁粉加入姜汁适量，调成直径约 0.8 cm 的药丸，用透气敷贴固定双内关、双足三里穴或天突穴，2h 更换。

【操作方法】备物、调药、制药、定穴、贴敷。

桑砂女蜜敷神阙

桑砂女蜜是由桑寄生、女贞子、砂仁加蜂蜜调制而成，补肾安胎。

【原理】神阙穴总管人体诸经百脉、联系五脏六腑、四肢百骸、五官九窍、皮肉筋膜、脐部表皮角质层最薄，且脐下无脂肪组织，故渗透力强。

【药理】桑寄生、女贞子具有补肾益气之效、而砂仁具有止呕之效、加入蜜糖可减少药物对局部皮肤的刺激作用，使药物保持湿润、充分发挥药物功效。因此，"桑砂女蜜"贴在补肾益气、保胎的同时，也起到止呕的作用。

【适应证】适用于气阴两虚型妊娠恶阻。

【操作流程】量同身寸、定好穴位、询问感觉、贴穴位、按摩穴位 3～5min。

三、耳穴贴压技术

耳穴贴压技术是采用王不留行、莱菔子等丸状物贴压于耳郭上的穴位或反应点，给予适度的揉、按、捏、压，使其产生酸、麻、胀、痛等刺激感应，通过其疏通经络，调整脏腑气血功能，促进机体的阴阳平衡，达到防治疾病、改善症状的一种操作方法，属于耳针技术范畴。耳穴贴压技术的具体原理及作用是通过刺激耳郭上相应的穴位起到疏通经络、调和气血、调整内脏功能的作用。王不留行具有疏通经脉、清热解毒、调整脾胃、扶正祛邪功效。耳穴定位图见图 13-1。

【目的】调整脏腑气血功能，促进机体的阴阳平衡，达到防治疾病、改善症状的目的。

【适应证】适用于减轻孕期、产后及剖宫产术后所致的缺乳、孕吐、疼痛、失眠、焦虑、眩晕、便秘和腹泻等症状。

【禁忌证】疲乏、饥饿和精神高度紧张者；耳郭皮肤有炎症或有外伤者禁用；注意留子期间如出现皮肤瘙痒及红肿时应及时停止。

【操作步骤及方法】

1. 评估

(1) 患者的主要症状、既往史和孕、产史。

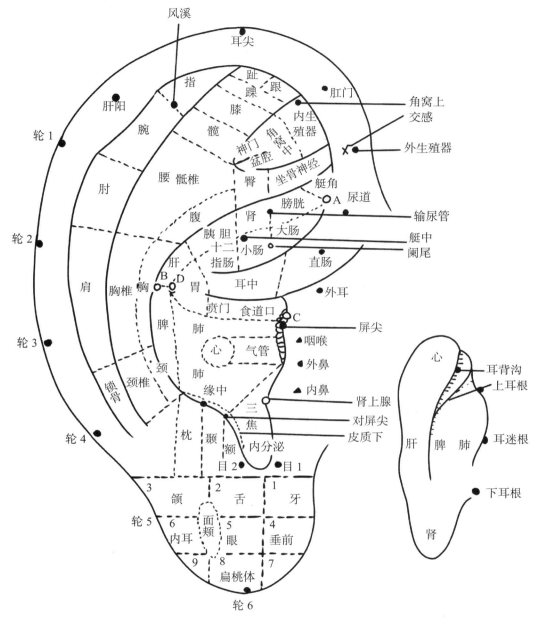

▲ 图 13-1 耳穴定位

(2) 患者对疼痛的耐受程度。

(3) 患者有无对胶布、药物等过敏情况。

(4) 患者的耳部皮肤情况。

2. 告知患者

(1) 耳穴贴压的局部感觉：热、麻、胀、痛，如有不适及时通知护士。

(2) 每日自行按压 3～5 次，每次每穴 1～2min。

(3) 耳穴贴压脱落后，应通知护士。

3. 物品准备　治疗盘、王不留行或莱菔子等丸状物、胶布、75% 酒精、棉签、探棒、止血钳或镊子、弯盘、污物碗，必要时可备耳穴模型。

4．基本操作方法

(1) 核对医嘱，评估患者，做好解释。

(2) 备齐用物，携至床旁。

(3) 协助患者取合理、舒适体位。

(4) 遵照医嘱，探查耳穴敏感点，确定贴压部位。

(5) 75% 酒精自上而下、由内到外、从前到后消毒耳部皮肤。

(6) 选用质硬而光滑的王不留行或莱菔子等丸状物黏附在 0.7cm×0.7cm 大小的胶布中央，用止血钳或镊子夹住贴敷于选好耳穴的部位上，并给予适当按压（揉），使患者有酸、麻、胀、痛感觉。

(7) 观察患者局部皮肤，询问有无不适感。

(8) 常用按压手法：①对压法：用示指和拇指的指腹置于患者耳郭的正面和背面，相对按压，至出现酸、麻、胀、痛等感觉，示指和拇指可边压边左右移动，或做圆形移动，一旦找到敏感点，则持续对压 20～30s。对内脏痉挛性疼痛、躯体疼痛有较好的镇痛作用；②直压法：用指尖垂直按压耳穴，至患者产生胀痛感，持续按压 20～30s，间隔少许，重复按压，每次按压 3～5min；③点压法：用指尖一压一松地按压耳穴，每次间隔 0.5s。本法以患者感到胀而略沉重刺痛为宜，用力不宜过重。

(9) 操作完毕，安排舒适体位，整理床单位。

5．产科常用穴位

(1) 催乳：脾、胃、乳腺、内分泌。

(2) 止疼：神门、子宫、交感、内分泌。

(3) 尿潴留：在耳穴的泌尿区（肾、膀胱点），找出明显的压痛点，捻转压迫，加强刺激，两耳交替进行，每个压痛点捻转压迫1min；加上配穴交感、皮质下，功能化气行水利小便。

6．耳穴贴压应用于产后缺乳　立足中医整体观选取相应耳穴，如乳腺穴能通过穴位本身的催乳作用疏通乳腺管，促进产妇乳汁分泌；

神门穴镇静、安神、止痛，配皮质下穴和交感穴有良好的镇静镇痛作用，可稳定产妇情绪，改善夜间睡眠质量，有助于消除疼痛、失眠等抑乳因素影响。四穴合用，从整体上改善产妇精、气、神，为泌乳创造条件。其次，根据中医辨证论治观，气血虚弱者加脾、胃两穴以补益气血，情志不遂者加肝穴以疏肝理气，使乳汁生化有源，通路畅达，保证乳汁持续分泌。此外，王不留行能走血分，阳明冲任，亦能通利血脉而通乳。

【结局评价】

1．患者对操作过程满意。

2．患者症状减轻，感觉舒适。

3．有任何异常情况及时处理并准确记录。

【注意事项】

1．耳郭局部有炎症、冻疮或表面皮肤有溃破者、有习惯性流产史的孕妇不宜施行。

2．耳穴贴压每次选择一侧耳穴，双侧耳穴轮流使用。夏季易出汗，留置时间 1～3 天，冬季留置 3～7 天。

3．观察患者耳部皮肤情况，留置期间应防止胶布脱落或污染；对普通胶布过敏者改用脱敏胶布。

4．患者侧卧位耳部感觉不适时，可适当调整。

【操作流程】见 **图103**。

【知识拓展】

耳穴的分布有一定的规律：一般与头脑、面部相应的耳穴多分布在耳垂和对耳屏；与上肢相应的耳穴多分布在耳舟；与躯体和下肢相应的耳穴多分布在对耳轮体部和对耳轮上下脚；与腹腔脏器相应的耳穴多分布在耳甲艇；与胸腔脏器相应的耳穴多分布在耳甲腔；与消化道相应的耳穴多分布在耳轮脚周围；与耳鼻咽喉相应的耳穴多分布在耳屏四周。

常用耳穴定位。神门：在三角窝后 1/3 的上部。皮质下：在对耳屏内侧面。膀胱：在对耳轮下脚下方中部。肾：在对耳轮下脚下方后部。尿道：在直肠上方的耳轮处。枕：在对耳屏外侧面的后部。面颊：在耳垂正面与内耳区之间，即耳垂 5、6 区交界处。心：在耳甲腔正中凹陷处。脾：在 BD 线下方，耳甲腔的后上部。肺：在心、器官区周围处。交感：在对耳轮下脚末端与耳轮内缘相交处。大肠：在耳轮脚与部分耳轮与 AB 线之间的前 1/3 处。小肠：在耳轮脚与部分耳轮与 AB 线之间的中 1/3 处。内分泌：在屏间切迹内，耳甲腔的前下部。

【知识拓展】
耳穴贴压对剖宫产术后产妇泌乳影响的研究

摘要。①目的：探讨耳穴贴压干预剖宫产术后产妇泌乳的临床效果。②方法：选取剖宫产产妇 180 例，随机分为两组，对照组 90 例进行剖宫产术后常规护理，观察组 90 例在对照组的基础上进行耳穴贴压；观察两组产妇泌乳始动时间和下奶时间，评估术后第 1 天、第 2 天、第 3 天、第 4 天泌乳量综合评分，检测术后 48h 泌乳素浓度，记录新生儿出生后 4 天的体重和大小便次数。③结果：观察组产妇术后泌乳始动时间和下奶时间均早于对照组，差异有统计学意义（$P. < 0.05$）；两组产妇术后 48h 泌乳素浓度比较，差异无统计学意义（$P > 0.05$）；观察组产妇术后第 3 天、第 4 天的泌乳量综合评分明显高于对照组，差异有统计学意义（$P < 0.05$）；两组新生儿出生后 4 天体重增长情况比较，差异无统计学意义（$P > 0.05$）；观察组新生儿出生第 3 天和第 4 天大小便次数多于对照组新生儿（$P < 0.05$）。④结论：耳穴贴压能促进剖宫产产妇术后乳汁分泌，增加泌乳量。

关键词：产妇；剖宫产；耳穴贴压；泌乳量；泌乳素

本文出处：李兰兰，冯莺，叶君儿，裴金霞，吕凌云，朱翡翡.耳穴贴压对剖宫产术后产妇泌乳影响的研究[J].护理研究，2016，30（04）：419-422.

四、穴位注射技术

穴位注射技术又称水针，是将小剂量药物注入腧穴内，通过药物和穴位的双重作用，达到治疗疾病的一种操作方法。穴位注射有调理气血之功，通过针刺穴位及药物刺激穴位的双重作用，发挥经络整体调整功能，可扶正祛邪，通经活络，调理气机，恢复膀胱功能的收缩功能。注射在经穴中的药物具有循经作用，药物可沿经络直达病灶。

【目的】减轻孕期的腰腿痛、肩背痛、关节痛等症状；减轻分娩期第一产程的疼痛症状；减轻产后宫缩痛等症状。

【适应证】适用于孕期、分娩期和产褥期患者如眩晕、呃逆、腹胀、尿潴留、疼痛等症状；多种慢性疾病引起的如眩晕、呃逆、腹胀、尿潴留、疼痛等症状。针对不同病症，其选穴和药物的选择也会有相应变化。孕期和分娩期的女性慎用，见【禁忌证】。

【禁忌证】疲乏、饥饿或精神高度紧张时慎用；局部皮肤有感染、溃疡、瘢痕或有出血倾向及高度水肿者禁用；贫血、低血压、过饥、过饱、醉酒、过度疲劳者禁用；肌肉菲薄、针感特别强烈的腧穴慎用；孕妇慎用，孕妇的下腹、腰骶部和三阴交、合谷穴等禁用。

【操作步骤及方法】

1. 评估

(1) 患者的主要症状、既往史、药物过敏史和孕、产史。

(2) 患者注射部位的局部皮肤情况。

(3) 患者对疼痛的耐受程度及合作程度。

2. 告知患者　注射部位会出现疼痛、酸胀的感觉属于正常现象，如有不适及时告知护士。

3. 物品准备　治疗盘、药物、一次性注射器、无菌棉签、皮肤消毒剂、污物碗、利器盒。

4. 基本操作方法

(1) 核对医嘱，评估患者，做好解释，嘱患者排空二便。

(2) 配制药液。

(3) 备齐用物，携至床旁。

(4) 协助患者取舒适体位，暴露局部皮肤，注意保暖。

(5) 遵医嘱取穴，通过询问患者感受确定穴位的准确位置。

(6) 常规消毒皮肤。

(7) 再次核对医嘱，排气。

(8) 一手绷紧皮肤，另一手持注射器，对准穴位快速刺入皮下，然后用针刺手法将针身推至一定深度，上下提插至患者有酸胀等感应后，回抽无回血，即可将药物缓慢推入。

(9) 注射完毕拔针，用无菌棉签按压针孔片刻。

(10) 观察患者用药后症状改善情况，安置舒适体位。

5. 产科常用穴位

(1) 产后宫缩痛：产褥早期因宫缩引起下腹部剧烈阵发性疼痛称产后宫缩痛，宫缩时子宫呈强直性收缩，于产后 1～2 天出现，持续 2～3 天自然消失，多见于经产妇，哺乳时刺激机体缩宫素分泌增加使疼痛加重。中医学称为"产后腹痛"或"儿枕痛"。三阴交穴是治疗女性疾病重要穴位，主治妇科病中的疼痛。次髎穴，为足太阳膀胱经穴位，主治腰痛、月经不调、赤白带下、痛经、小便短赤淋沥等，可缓解以腹痛为主的疼痛。针刺时需要求针感向小腹或会阴放射，以使针刺感应作用于胞宫，从而起到行气活血、调经止痛的疗效。

(2) 产后尿潴留：足三里穴位注射新斯的明防治剖宫产术后或顺产后，尤其是镇痛分娩顺产后尿潴留。

(3) 术后肠胀气：足三里穴位注射新斯的明防治剖宫产术后肠胀气。

(4) 妊娠剧吐：足三里穴位注射维生素 B_1 治疗妊娠剧吐。

【结局评价】

1. 患者对操作过程满意。

2. 患者症状减轻，感觉舒适。

3. 有任何异常情况及时处理并准确记录。

【注意事项】

1. 局部皮肤有感染、瘢痕、有出血倾向及高度水肿者不宜进行注射。

2. 孕妇下腹部及腰骶部穴位不宜进行注射。

3. 严格执行"三查七对"及无菌操作规程。

4. 遵医嘱配制药物剂量，注意配伍禁忌。

5. 注意针刺角度，观察有无回血。避开血管丰富部位，避免药液注入血管内，患者有触电感时针体往外退出少许后再进行注射。

6. 注射药物患者如出现不适症状时，应立即停止注射并观察病情变化。

【操作流程】见 **图104**。

五、腕踝针技术

腕踝针技术是在腕部或踝部特定部位且循着肢体纵轴行皮下浅刺以治疗全身疾病的一种方法。由于取穴单一，操作简便，对机体损伤微小，腕踝针技术具有安全而无针感的特点。腕踝针疗法具有明确的镇痛效果，并被广泛应用于颈椎病、术后疼痛及癌痛的治疗。研究显示，腕踝针也可应用于产后宫缩痛的治疗。

【目的】减轻孕期的腰腿痛、肩背痛、关节痛等症状、分娩期第一产程的疼痛症状和产后宫缩痛等症状。

【适应证】适用于各种孕期、产后及剖宫产术后所致的痛症，如头痛、肩颈痛、腰腿痛等症状。但是，腕踝针适应的各病症治疗过程中疗效表现不一，疗效与疾病性质有关，与病期不一定有关，虽属同一类病症疗效也有差别。

【禁忌证】腕踝针一般无绝对禁忌证。女性正常月经期、妊娠期在 3 个月以内者不宜针两侧下 1，具体穴位定位见【操作步骤及方法】。

【操作步骤及方法】

1. 针刺点穴区定位法 针刺点是指针刺入皮肤的点，因针刺进皮下要达一定深度，故此点并非治疗作用点。针刺中位置一般情况下不变，但若针刺要避开血管、伤口、瘢痕等，或针要朝离心方向刺时，点的位置要朝向心端适当上移，有时与原来点的位置相距甚远，只要不偏离点的纵轴，不向旁移位，并不影响疗效，故针刺点不是穴位，不像穴位要有固定位置，两者有区别。腕和踝针刺点各 6 个，以数字 1~6 编号，编号与区同名，在各区中央，以肌腱和骨缘作定位标志。

(1) 腕部针刺点 6 个针刺点，大致排列在腕横纹以上约二横指环腕一圈处，各点分别记作：上 1、上 2、上 3、上 4、上 5、上 6，其中上 1、上 2、上 3 在掌面，上 4 有掌背面交界的桡骨缘上，上 5、上 6 在腕背。

上 1：小指侧的尺骨缘与尺侧屈腕肌腱间的凹陷处。术者用左手拇指端内侧缘摸到尺骨缘后，向掌心侧轻推点的位置在骨缘和肌腱缘之中间的最凹陷处口。此点最常用，除用于上 1 区病症外还用于不能定位的一类症状。

上 2：掌面中央，两条突起最明显的掌长肌腱和桡侧屈腕肌腱中间。若患者腕部皮下脂肪层较厚，突起的肌腱不易看清时，嘱患者握紧拳，此时即可摸清突起的两条肌腱。此两条肌腱之间隔及走向各人不一，其上往往有一条纵行小静脉，有的其上端还可有较粗静脉，针刺时注意要避开血管，必要时针刺点位仅要在两肌腱之间适当上移，针刺方向也要循肌腱之间隔略有偏斜。

上 3：距桡骨缘 1cm，或在桡骨缘和桡动脉中间。此点较少用。

上 4：拇指侧的桡骨内外两缘中间。患者手的掌面向内竖放。术者可双手示指夹桡骨的内外两侧，针刺点位置在其中间。此处若有较粗血管，点的位置要适当上移。

上 5：腕背中央，桡骨和尺骨两侧骨缘中间。患者手的掌面向下。术者用双手示指夹腕部两侧骨缘，点的位置在其中间。

上 6：小指侧尺骨缘背部，腕横纹上二横指处。此处因有隆起的尺骨小头，为刺针方便，针刺点也要适当上移。

(2) 踝部针刺点 6 个针刺点，大致排列在内踝和外踝以上约三横指环踝一圈处。各点分别记作；下 1、下 2、下 3、下 4、下 5、下 6，其中下 1、下 2、下 3 在踝的内侧面，下 4 在内外侧面交界，下 5、下 6 在外侧面。

下 1：靠跟腱内缘。患者仰卧，足处外展位置。术者用左手拇指端内侧缘由踝部中央向跟腱方向触摸，触及跟腱内缘处。或置拇指的指掌关节于内踝上，拇指以 45°朝向跟腱，指端触及跟腱之内缘处。

下 2：内侧面中央，靠胫骨内缘。患者足处外展位。术者用拇指端由跟腱向踝部中央触摸，触及骨之内缘处。

下 3：距胫骨前嵴向内 1cm，患者足趾朝上处正前方。术者用拇指端触及胫骨前嵴，距内侧面 1cm 处。

下 4：胫骨前嵴与腓骨前缘中间。患者足趾前上处正前方。术者用双手拇指端摸准胫骨前嵴和腓骨前缘。针刺点处在嵴与缘之间的

正中。

下 5：外侧面中央，靠腓骨后缘，在骨缘和腓骨长肌腱间浅沟处。患者侧卧使针刺部位踝的外侧面朝上。术者用左手拇指端摸外踝后侧，沿腓骨后缘而上，针刺点在骨之后缘与邻近肌腱所形成的狭窄浅沟处正中。

下 6：靠跟腱外缘。患者俯卧。术者用左手轻托受针刺的踝部向上，用拇指端扣及跟腱外缘，针刺点在紧靠外缘处。

(3) 针刺点选择，针点的选择要有针对性，每选一个点要考虑其依据，点尽可能少，由此逐步熟悉各点治疗效应。

① 根据疾病的各个症状所在区选择编号相同的针刺点。

② 以横线为界，症状位在横线以上针腕部，在横线以下针踝部。

③ 症状恰在中线位置不能定哪一侧时，若位在横线以上针两侧上 1 或上 6，位在横线以下针两侧下 1 或下 5。

④ 症状虽位在中线，倘有其他症状可作定侧时，可先针一侧 1 或 6，视疗效决定是否再针另一侧。

⑤ 有多种症状同时存在时，要分析症状主次，若症状中有痛。以痛为主要症状，并尽可能查出压痛点，根据其所在区选取针刺点，针刺使压痛点消失后，若仍有其他症状未能消除，则另选针刺点。

⑥ 症状发生在身体一侧，例如脑卒中时偏瘫侧身体麻木，针麻木侧上 1。

⑦ 肢体有感觉或运动障碍，发生在上肢针上 5，下肢针下 4。

⑧ 全身或不能定位症状，针两侧上 1。

在实际应用中，"区"和"点"可视作同一概念，定出症状所在区也就定出针刺点。各针刺点主治病症是按区归纳的，熟悉这些症状的归纳有助于实际工作中形成区的概念。但症状并非腕踝针可治病症的全部，由于一种疾

病其症状可以表现在几个不同的区，反之，几种不同疾病的症状可以表现在同一个区，这样，就需要在熟悉点和区的基础上灵活组合应用。

2. 用物准备　为使针能表浅刺进皮下且便于操作，针的硬度、粗细和长度十分重要。针不能过硬，硬的针较粗，针尖刺过支肤时易出现痛，针体也不易刺进皮肤，且腕和踝部虽较平坦，但上端较粗略呈斜坡，针若过硬就不易浅刺。相反，针若过软，也不易刺进皮肤及刺入皮下，推针时针体易弯曲不易掌握。针的长度也要适当，针过短不易达到治疗效果，过长又易刺至肌层或刺伤血管。患者的皮肤坚韧度各人不一，即使同一患者，踝部皮肤一般较腕部厚且坚韧，同一肢体内外侧也有区别，故针具要认真选择。成人一般用 32 号或 30 号，长度 1 寸或 1.5 寸（直径 0.25mm 或 0.30mm，长度 25mm 或 40mm）。

3. 基本操作方法

(1) 患者及术者体位：患者的体位视患者情况及病情而定，一般情况可采用坐立或卧位，或针腕时取坐位，针踝时取卧位（仰卧、侧卧或俯卧），以便针后检查疗效反应。针刺时肢体位置非常重要，肌肉尽量放松，以免针刺进皮下时针体方向发生偏斜。术者位置一般处在患者前方，以便观察针刺方向。

(2) 选穴配方：横隔线以上的病症选腕部穴点，横隔线以下的病症选踝部穴点。如病症跨上下两分区，可同时取上、下穴区，如偏瘫可取上 5 和下 4 组合。难以确定部位区域跨向的疾病，如失眠，可取左右两侧穴区。可按每穴的主治具体选配。

(3) 针法：一般用 30 号 1.5 寸毫针。体位不限，针踝部穴区，以卧位为佳。常规消毒后，左手拇、食（示）指绷紧皮肤，右手拇指在下，食（示）、中指在上夹持针柄，针与皮肤成 30°，快速进入皮下。然后轻捻针柄，使针体贴着皮肤浅层行进，以针下有松软感为宜。患者如有酸、麻、沉、胀、痛等感觉，说明进针过深，宜将针退出，使针尖在皮下，重新平刺入更表浅处。总之，不可出现得气感。进针长度为 1.4 寸，进针方向以朝病端为原则，如病症在指或趾，针尖朝下；如在头面腰膝，针尖朝上。刚开始进针时，局部可稍感疼痛，待刺入后，应立即消失。进针完毕，放开持针手指，针应自然垂倒并贴近皮肤。腕踝针一般留针 30min，不做提插捻转，隔日 1 次，急性病亦可 1 次 / 天，10 次为一疗程。

（4）针刺点位置：针刺点的具体位置不绝对固定，一般按针刺点定位方法，但有时要根据针刺，局部有况及针刺方向，如①针要刺过的皮下有较粗静脉、瘢痕、伤口；②针柄下端有骨粗隆不便刺针；③针刺方向要朝离心端。此时针刺点位置都朝向心端适当移位，但点的定位方法不变，要处在区的中央。

(5) 针刺方向：针刺方向原则上朝向症状端，即症状位在针刺点以上，针刺方向朝向心端；症状位在针刺点以下，针朝离心端。有时也有在同一区内同纵轴上两针对刺。

(6) 针刺点的消毒：腕踝部常暴露在外易污染，要注意针刺部位清洁及消毒，必要时先用肥皂洗净后再消毒，用 75% 酒精棉球擦净针刺点及周围皮肤，范围宜较大，避免针体卧倒贴在皮肤表面时受污染。

(7) 针刺步骤：对初次接受针疗的患者，不论以往是否接受过其他针刺法治疗，针刺前都要说明本针刺疗法特点。这是一种皮下针刺法，与别种针刺法不同，除针尖刺入皮肤时可能出现轻微刺痛外，针刺进时要求没有酸、麻、胀、重，痛感觉，如有出现要立即提出，以便纠正。

针刺步骤有：进针、调针、留针和拔针。

① 进针：在一次针刺过程中进针是关键，

要求针尖恰过皮层后皮下表浅进针，且不引起酸麻胀重痛感觉，不刺伤血管。针刺进后基本上要求原有疼痛及压痛点能立即消失，为此目的针刺时持针手势、针尖过皮及针体刺进皮下均有要求。

持针手势，持针时要求不用手指接触已消毒的针体，可用三指夹住针柄，拇指关节微屈，指端置在针柄下，示指和中指端节中部在针柄上，无名指在中指下夹住针柄，小指在无名指下。

针尖过皮，为使针刺入皮下尽可能表浅，针尖刺入皮肤的角度很重要。最合适的角度为30°，将持针手的小指抵住皮肤表面，恰能使针达到所需角度。此角度若过小，针易刺入皮内不能进入皮肤，患者感痛；角度若过大，针易刺过肌膜下达肌层显得过深，影响疗效。针刺时要保持针体正直，不能用力推针致针体弯曲向下影响角度。为使针尖较易刺透皮层，可用左手拇指按在针下方拉紧皮肤，右手拇指端快速轻旋针柄（转动不超过180°），示指和中指保持不动，使针尖刺入皮内时摆动幅度不致过大。这样，针尖容易通过皮层也可减少疼痛。针尖刺过皮层达到皮下的标志有：第一，针尖阻力由紧转松；第二，针尖刺入皮层患者常会有刺痛感，刺过皮层痛感消失；第三，放开待针手指，针自然垂倒贴近皮肤表面，针尖将皮肤挑起一小皮丘，此时将针沿皮下轻推，手指不感有阻力，表示针尖已恰刺在皮下。若针垂倒不能贴近皮肤且形成角度，表示针刺入过深，超过肌膜进入肌层，要将针稍退待达到针能卧倒要求后再刺入，以上三个标志中第三个标志最重要。

针刺进皮下：针尖刺过皮层后，将针循纵轴沿皮下尽可能表浅缓慢推进，要感到松没有阻力，表面皮肤不随针移动或出现皱纹，不必捻转针。若患者诉说有酸、麻、胀、重，痛感觉，或出现在针刺局部，或在原有症状部位

出现沉重，麻木、疼痛转移、胸前闷等新的感觉，均表示针刺较深，要将针稍退待这些感觉消失后，将针尖更表浅沿皮下刺入。在针刺点1或6针刺时，由于腕和踝部上端较下端粗，为保证针刺在皮下，要使针刺入方可与腕或踝内缘平行，不然易刺入肌层。针刺进皮肤的长度一般为38mm，有的患者可能在未刺入到此长度时症状已消失；也有症状间无变化，若将针推进至40mm，症状可能消失。所以针刺进皮下的长度也因人而异，并非固定不变。腕部和踝部各针刺点在刺针时手和足的位置及刺入后针的位置。

② 调针：对如疼痛、压痛、麻木、瘙痒等感觉及与痛有关联的一些运动症状，在一次针疗中常能针上即获得疗效，达到完全消失或显效。若针刺入后感觉等症状未能改变或改变不全，除疾病本身原因外，往往与针刺时体位不正、针刺点位置在区内不够居中，针刺进皮下不够表浅、方向不够正直、刺入长度不适当等因素有关，有时仅差轻微都会影响疗效。因此，针刺的各步骤都要注意。如属针刺方法问题，要在针尖退至皮下，酌情纠正后再进针，称调针。调针常是重要步骤，但非必要，对当时无法判断疗效的运动症状、睡眠障碍、精神症状等，就需要调针。调针结束用胶布固定针柄。

③ 留针：有些症状如顽固性疼痛、头昏、麻木、哮喘、精神症状等在针刺入后留针过程中才缓慢显示疗效，故针刺入后不论反应快或慢都留针，使针的刺激持续保持，促使病态功能逐渐恢复，但留针时间不宜过长，以免多次长时留针刺激容易发生组织排斥反应而结疤，影响以后治疗的灵敏度。留针时间般为0.5h，也可根据病情，如于病人疾病处于急性期、病期长、症状严重适当延长留针时间至1～2h，但最长不超过24h，待症状好转后缩短留针时间。留针期间不作捻针等加强刺激，以尽量减

少针刺对组织损害为前提。有时有疼痛的患者，当针刺入及调针后疼痛消除，留针期间疼痛又出现，可能是由于肢体活动使针自动稍退出有关，若将针推进，症状又会消失。

④ 拔针：用消毒干棉球压住针刺部位，迅速拔针，压迫要稍久防止皮下出血，在肯定无出血后才让患者离开。

(8) 针疗次数：腕踝针的针疗次数视病情而定。急性重症病例可每日针1次，但不宜持续过久，因每次针刺一般都在相同部位，一次针后局部组织因损伤易发生水肿，有时出现疼痛，故应有间歇时间让其有恢复过程。待病情有缓解，宜延长间隔时间，一般可隔1～2天，需多次治疗时，可以10次为一疗程。进展缓慢的病例酌情增加疗程，疗程间不必间隔。

4. 腕踝针技术应用于产后宫缩痛的减痛治疗　产后宫缩痛属于中医"儿枕痛"范畴，血虚、血淤是其主要病机。血虚者多产后伤血，冲任空虚，胞脉失养，或血少气衰，运行无力，血行迟滞，留聚而痛；血淤者多产后胞脉空虚，寒邪乘虚侵入，邪与血相搏结，淤血阻滞，恶露当下不下，故而腹痛。"多虚多瘀"是产后宫缩痛的主要表现。因此，对于产后宫缩痛的防治应侧重于补虚化瘀。腕踝针疗法依据中医三阴三阳理论，将人体分为6区、12个进针点，其分区与十二皮部基本一致。《素问·皮部论》云："凡十二经脉者，皮之部也。"十二皮部是十二经脉之气在体表的反映部位，与气血、经络、营卫、五脏六腑等均有密切关系，腕踝针浅刺十二皮部可调整十二经脉之气及其相关的脏腑功能，促使血气运行通畅，即"以经定点，以点带经"；此外，腕踝针的12个进针点均位于腕部及踝部关节部位，相当于本部、根部，对该部位进行刺激可发挥主治全身病症的作用，进而达到祛邪扶正、活血化瘀之功效，与产后宫缩痛的防治原则不谋而合。

依据腕踝针分区特点，1区反映腹部目前中线至腹直肌区域，包括子宫、会阴、膀胱、脐部、胆囊等部位；2区反映身体前面两旁至腋前线，包括腹部、侧腹部等部位。依据宫缩痛集中于下腹部这一特点，选择脚踝部1、2区进行浅刺、埋针，可促进子宫的气血运行，改善宫缩痛患者"多虚多瘀"症状。

【结局评价】

1. 患者对操作过程满意。

2. 患者症状减轻，感觉舒适。

3. 有任何异常情况及时处理并准确记录。

【注意事项】腕踝针的不良反应主要有皮下出血及晕针。

1. 皮下出血　腕和踝是活动较多的部位，又处于四肢末端，血液供应丰富，皮下静脉网多。皮下脂肪层薄者较粗静脉血管尚能看清，针刺时可尽量避开，但脂肪层较厚者皮下血管多不易辨认，难免伤及血管出现皮下出血，不过可以减少，方法是：①选择针刺点位置时要仔细观察针要通过的皮下有无较粗血管；②进针要缓慢，针尖若刺至血管壁会出现痛、要立即退针或更换针刺点；③针刺进皮下，若发现针尖部缓慢隆起表示已有出血，应立即拔针并压迫止血。如已有皮下出血时要向患者说明以消除其顾虑。

2. 晕针　虽属偶见，因其出现较迅速且有时表现严重，故要注意防范及时处理。晕针易发于个别敏感患者，以青年女性较多，多在针腕部时出现。可发生于初次针疗时，也可发生于多次针疗之后，可发生于针刺当时，或调针连续多次时，也可发生于留针期间。以往对体针有过晕针病例，对腕踝针不一定发生，但也以卧床针刺为宜。晕针的发生主要与椎基底动脉发生痉挛引起一时性脑干缺血有关，患者先感头晕、恶心、耳鸣、视力模糊或眼前发黑、面色变苍白、出冷汗，继之呼吸表浅、口唇发绀、不能站立而倒地，处于休克状态。此时应立即拔针让患者平卧，解开衣领，注意血压变化。有时再针两侧上 1 能使晕针迅速解除。

【操作流程】见 **图105**。

> 【知识拓展】
>
> ### 梅花针叩刺
>
> 梅花针是一种皮肤针，又叫七星针，是集合多支短针浅刺人体一定部位和穴位的一种针刺方法，是祖国针灸医学遗产的一部分，对妊娠剧吐患者具有独特疗效。
>
> 【原理】刺激头额部经络穴位、经气疏通、调理脏腑气血、肝气条达、胃气和降。
>
> 【适应证】肝胃不和型妊娠恶阻。
>
> 【禁忌证】皮肤溃疡、瘢痕水肿、出血倾向、外伤炎症。
>
> 1.评估　呕吐情况、头额部局部皮肤情况、过敏史、对疼痛的耐受程度等。
>
> 2.备物　梅花针、酒精、棉签。
>
> 3.消毒　75% 酒精消毒皮肤、若酒精过敏，用生理盐水消毒。
>
> 4.循经叩刺　足阳明胃经、手少阳三焦经、足厥阴肝经。
>
> 【操作方法】
>
> 1.部位　梅花针自头额部开始轻轻叩击至双侧颞部及耳郭（上不超过发际线，下不低于眉毛）。
>
> 2.顺序　从左至右，依次从上到下，叩至微红。
>
> 3.疗程　每天 2 次，每次 15～20min。3 天为 1 疗程。
>
> 4.持针手法　手握针柄后段、示指直指压在针柄中段、针尖端对准叩刺部位。
>
> 5.叩刺方法　循经叩刺、把握节奏、用力均匀、得心应手。
>
> 6.叩刺要点　用力均匀，强度可调节。弱刺激为较轻的腕力叩刺，以局部皮肤略有潮红，患者无疼痛感为度；强刺激为较重的腕力叩刺，局部皮肤可以隐隐出血，患者有疼痛感；中等刺激为介于强弱之间，局部皮肤潮红，但无渗血，患者稍觉疼痛。
>
> 7.观察　患者有无不适。
>
> 8.再消毒　避免感染。

六、悬灸技术

悬灸技术是采用点燃的艾条悬于选定的穴位或病痛部位之上，距离皮肤 1～2cm 处，通过艾的温热和药力作用刺激穴位或病痛部位，达到温经散寒、扶阳固脱、消瘀散结、防治疾病的一种操作方法，属于艾条灸技术范畴。

【目的】温经散寒、调理气血、疏导淤积、扶阳固脱。

【适应证】适用于孕期虚寒型疾病所致的疼痛，如胃脘痛、腰背酸痛、四肢凉痛等；气虚下陷、脏器下垂之证如子宫脱垂、崩漏、带下、胎位不正。

【禁忌证】如果用于纠正胎位不正，应排除盆腔狭窄、子宫畸形等情况引起的胎位不正；凡实热证或阴虚发热、邪热内炽等证，如高热、高血压危象、肺结核晚期、大量咯血、呕吐、严重贫血、急性传染性疾病、皮肤痈疽疮疖并有发热者，均不宜使用艾灸疗法；器质性心脏病伴心功能不全，精神分裂症，孕妇的腹部、腰骶部、三阴交、合谷穴等禁用；颜面部、颈部及大血管走行的体表区域、黏膜附近，均不得施灸；空腹、过饱、极度疲劳者应谨慎施灸。

【操作步骤及方法】

1. 评估

(1) 病室环境及温度。

(2) 主要症状、既往史及孕、产史。

(3) 有无出血病史或出血倾向、哮喘病史或艾绒过敏史。

(4) 对热、气味的耐受程度。

(5) 施灸部位皮肤情况。

2. 告知患者

(1) 施灸过程中出现头昏、眼花、恶心、颜面苍白、心慌出汗等不适现象，及时告知护士。

(2) 个别患者在治疗过程中艾灸部位可能出现水疱。

(3) 灸后注意保暖，饮食宜清淡。

3. 物品准备 艾条、治疗盘、打火机、弯盘、广口瓶、纱布、必要时备浴巾、屏风、计时器。

4. 基本操作方法

(1) 核对医嘱，评估患者，做好解释。

(2) 备齐用物，携用物至床旁。

(3) 协助患者取合理、舒适体位。

(4) 遵照医嘱确定施灸部位，充分暴露施灸部位，注意保护隐私及保暖。

(5) 点燃艾条，进行施灸。

(6) 常用施灸方法：①温和灸：将点燃的艾条对准施灸部位，距离皮肤 2～3cm，使患者局部有温热感为宜，每处灸 10～15min，至皮肤出现红晕为度。②雀啄灸：将点燃的艾条对准施灸部位 2～3cm，一上一下进行施灸，如此反复，一般每穴灸 10～15min，至皮肤出现红晕为度。用于纠正胎位不正者，选取至阴穴，嘱孕妇放松腰带仰卧床上，或坐在靠背椅上，以艾条灸两侧至阴穴 15～20min，每日 1～2 次，灸至胎位正常。若灸数次无效应查明原因，转产科处理。③回旋灸：将点燃的艾条悬于施灸部位上方 2cm 处，反复旋转移动

范围约 3cm，每处灸 10～15min，至皮肤出现红晕为度。

(7) 及时将艾灰弹入弯盘，防止灼伤皮肤。

(8) 施灸结束，立即将艾条插入广口瓶，熄灭艾火。

(9) 施灸过程中询问患者有无不适，观察患者皮肤情况，如有艾灰，用纱布清洁，协助患者穿衣，取舒适卧位。

(10) 酌情开窗通风，注意保暖，避免吹对流风。

【结局评价】

1. 患者对操作过程满意。

2. 患者症状减轻，感觉舒适。

3. 有任何异常情况及时处理并准确记录。

【注意事项】

1. 大血管处、孕妇腹部和腰骶部、皮肤感染、溃疡、瘢痕处，有出血倾向者不宜施灸。空腹或餐后 1h 左右不宜施灸。

2. 一般情况下，施灸顺序自上而下，先头身，后四肢。

3. 施灸时防止艾灰脱落烧伤皮肤或衣物。

4. 注意观察皮肤情况，对糖尿病、肢体麻木及感觉迟钝的患者，尤应注意防止烧伤。

5. 如局部出现小水疱，无须处理，自行吸收；水疱较大，可用无菌注射器抽吸泡液，用无菌纱布覆盖。

【操作流程】见 图 106。

【知识拓展】

益气通络散熏洗合雷火灸悬灸治疗产后身痛临床研究

摘要：①目的：探讨益气通络散熏洗联合雷火灸治疗产后身痛临床研究。②方法：选取符合标准的产后身痛患者 128 例，随机分为对照组（63 例）和试验组（65 例），对照组用益气

通络散熏洗擦身治疗；试验组于对照组基础上＋雷火灸悬灸治疗。7 天为 1 疗程。观察治疗后 2 个疗程患者身痛治疗后有效率、满意率、痊愈天数、复发率及 2 组伴随症状如肢体酸楚、麻木评分情况。③结果：a. 试验组产后身痛痊愈需要天数（10.08±2.14）天，对照组（12.45±2.33）天，对比具有差异性（$P < 0.05$）。b. 试验组治疗有效率（90.77%）、满意率（93.31%）均高于对照组有效率（80.95%）、满意率（86.12%），试验组治疗后复发率（7.14%）低于对照组（26.31%），对比均有差异性（$P < 0.05$）。c. 试验组治疗后身痛积分（1.96±0.58）及临床伴随症状积分均低于对照组身痛积分（2.68±0.77）及临床伴随症状积分，对比具有差异性（$P < 0.05$）。④结论：益气通络散熏洗合雷火灸悬灸可以有效地缓解产后身痛及伴随症状，提高产后身痛的治疗有效率，缩短产后身痛的治愈时间，提高产妇产后生活质量。

关键词：益气通络散熏洗，雷火灸，悬灸，产后身痛

本文出处：花曼航，吴文. 益气通络散熏洗合雷火灸悬灸治疗产后身痛临床研究 [J]. 中医药临床杂志，2020，32（10）：1961-1964.

七、隔物灸技术

隔物灸技术也称间接灸、间隔灸，是利用药物等材料将艾炷和穴位皮肤间隔开，借间隔物的药力和艾炷的特性发挥协同作用，达到治疗虚寒性疾病的一种操作方法，属于艾灸技术范畴。

【目的】调和气血、温里回阳、消淤散结、祛湿散寒。

【适应证】

1. 隔姜灸　适用于缓解孕期、产后及剖宫产术后的因寒凉所致的呕吐、腹泻、腹痛、肢体麻木酸痛、痿软无力等症状。

2. 隔蒜灸　适用于缓解孕期、产后及剖宫产术后的急性化脓性疾病所致肌肤浅表部位的红、肿、热、痛，如：疖、痈等症状。

3. 隔盐灸　适用于缓解孕期、产后及剖宫产术后的急性虚寒性腹痛、腰酸、吐泻、小便不利等症状。

【禁忌证】器质性心脏病伴心功能不全，精神分裂症，孕妇的腹部、腰骶部、三阴交、合谷穴等禁用；颜面部、颈部及大血管走行的体表区域、黏膜附近，均不得施灸；空腹、过饱、极度疲劳者应谨慎施灸。

【操作步骤及方法】

1. 评估

(1) 病室环境及温度。

(2) 主要症状、既往史及孕、产史。

(3) 有无出血病史或出血倾向、哮喘病史或艾绒过敏史。

(4) 对热、气味的耐受程度。

(5) 施灸部位皮肤情况。

2. 告知患者

(1) 施灸过程中出现头昏、眼花、恶心、颜面苍白、心慌出汗等不适现象，及时告知护士。

(2) 施灸后如出现轻微咽喉干燥、大便秘结、失眠等现象，无须特殊处理。

(3) 个别患者艾灸后局部皮肤可能出现小水疱，无须处理，可自行吸收。如水疱较大，遵医嘱处理。

(4) 灸后注意保暖，饮食宜清淡。

3. 物品准备　艾炷、治疗盘、间隔物、打火机、镊子、弯盘（广口瓶）、纱布、必要时准备浴巾、屏风。

4. 基本操作方法

(1) 核对医嘱，评估患者，排空二便，做好解释。

(2) 备齐用物，携至床旁。

(3) 协助患者取合理、舒适体位。

(4) 遵照医嘱确定施灸部位，充分暴露施灸部位，注意保护隐私及保暖。

(5) 在施灸部位放置间隔物点燃艾炷，进行施灸。

(6) 常用施灸方法：①隔姜灸：将直径 2~3cm，厚 0.2~0.3cm 的姜片在其上用针点刺小孔若干，放在施灸的部位，将艾炷放置在姜片上，从顶端点燃艾炷，待燃尽时接续一个艾炷，一般灸 5~10 壮；②隔蒜灸：用厚度 0.2~0.3cm 的蒜片，在其上用针点刺小孔若干，将艾炷放置在蒜片上，从顶端点燃艾炷，待燃尽时接续一个艾炷，一般灸 5~7 壮；③隔盐灸：用于神阙穴灸，用干燥的食盐填平肚脐，上放艾炷，从顶端点燃艾炷，待燃尽时接续一个艾炷，一般灸 3~9 壮。

(7) 施灸过程中询问患者有无不适。

(8) 察皮肤情况，如有艾灰，用纱布清洁局部皮肤，协助患者着衣，取舒适卧位。

(9) 开窗通风，注意保暖，避免对流风。

【结局评价】

1. 患者对操作过程满意。

2. 患者症状减轻，感觉舒适。

3. 有任何异常情况及时处理并准确记录。

【注意事项】

1. 大血管处、孕妇腹部和腰骶部、有出血倾向者不宜施灸。

2. 一般情况下，施灸顺序自上而下，先头身，后四肢。

3. 防止艾灰脱落烧伤皮肤或衣物。

4. 注意皮肤情况，对糖尿病、肢体感觉障碍的患者，需谨慎控制施灸强度，防止烧伤。

5. 施灸后，局部出现小水疱，无须处理，自行吸收。如水疱较大，用无菌注射器抽出疱液，并以无菌纱布覆盖。

【操作流程】见 图 107 。

【知识拓展】

隔姜灸促进产妇产后宫缩减轻疼痛减少出血的研究

摘要。①目的：对顺产后产妇进行隔姜灸穴位促进子宫收缩、减轻疼痛、减少出血效果进行评价。②方法：采用随机分组的方法将产妇分为观察组和对照组，观察组 84 例，产后在产房进行隔姜灸穴位，对照组 80 例，产后进行肌内注射缩宫素。③结果：观察组感觉疼痛轻微，显效率达 91%，对照组感觉疼痛明显，伴有发汗、呻吟，2 组比较有显著性差异（$\chi^2=1.2212$，$P < 0.01$）。④结论：采用隔姜灸穴位法可以减轻产妇产后子宫收缩疼痛。

关键词：产后子宫收缩，隔姜灸，疼痛，产后出血

本文出处：周小叶，韩照红，杜丽嫱. 隔姜灸促进产妇产后宫缩减轻疼痛减少出血的研究 [J]. 现代中西医结合杂志，2011，20（2）：158–159.

八、拔罐技术

拔罐技术是以罐为工具，利用燃烧、抽吸、蒸汽等方法形成罐内负压，使罐吸附于腧穴或相应体表部位，使局部皮肤充血或瘀血，达到温通经络、祛风散寒、消肿止痛、吸毒排脓等防治疾病的中医外治技术，包括留罐法、闪罐法及走罐法。临床上拔罐技术应用于产科治疗产褥期女性急性乳腺炎。拔罐疗法以罐为工具，通过燃烧、抽吸、蒸汽等使罐内形成负压，吸拔在人体局部皮肤，使其充血，将人体

内的病理物质从皮肤、毛孔吸出，起到有效疏通乳房经络气体血液目的。经络有"行气血，营阴阳"之功，拔罐疗法的热力吸拔作用搭配指压、挤捏等穴位按摩手法针对不通则痛的循环原理，以疏通乳络，消肿散结，促进局部血液循环，加速组织炎症吸收，调整乳腺的分泌功能，使肝、胃二经可通，行血活络。

【目的】温经通络、除湿散寒、消肿止痛、拔毒排脓。

【适应证】适应于产褥期女性急性乳腺炎；各种孕期、产后及剖宫产术后的头痛、腰背痛、颈肩痛、失眠及风寒型感冒所致咳嗽等症状。

【禁忌证】

1. 高热、抽搐和痉挛发作者不宜拔罐。对于癫痫患者则应在间隙期使用。

2. 有出血倾向的患者慎用，更不宜刺络拔罐，以免引起大出血。

3. 有严重肺气肿的患者，背部及胸部不宜负压吸拔。心力衰竭或体质虚弱者，不宜拔罐。

4. 骨折患者在未完全愈合前不可拔罐，以避免影响骨折对位及愈合。急性关节扭伤者，如韧带已发生断裂，不可拔罐。

5. 皮肤有溃疡、破裂处，不宜拔罐。在疮疡部位脓未成熟的红、肿、热、痛期，不宜在病灶拔罐。面部疖肿禁忌拔罐，以免造成严重后果。

6. 孕妇的腰骶、腹部、三阴交、合谷穴等部位不宜拔罐。

7. 恶性肿瘤患者不宜拔罐。

8. 过饥、醉酒、过饱和过度疲劳者均不宜拔罐。

9. 精神失常、精神病发作期、狂躁不安、破伤风和狂犬病等不能配合者不宜拔罐。

【操作步骤及方法】

1. 评估

(1) 病室环境及温度。

(2) 主要症状、既往史、凝血机制和孕、产史。

(3) 患者体质及对疼痛的耐受程度。

(4) 拔罐部位的皮肤情况。

(5) 对拔罐操作的接受程度。

2. 告知患者

(1) 拔罐的作用、操作方法，留罐时间一般为 10～15min。应考虑个体差异，儿童酌情递减。

(2) 由于罐内空气负压吸引的作用，局部皮肤会出现与罐口相当大小的紫红色瘀斑，此为正常表现，数日方可消除。治疗当中如果出现不适，及时通知护士。

(3) 拔罐过程中如出现小水疱不必处理，可自行吸收，如水疱较大，护士会做相应处理。

(4) 拔罐后可饮一杯温开水，夏季拔罐部位忌风扇或空调直吹。

(5) 拔罐后 6～8h 不能洗澡。

3. 物品准备 治疗盘、罐数个（包括玻璃罐、陶罐、竹罐、抽气罐等）、润滑剂、止血钳、95% 乙醇棉球、打火机、广口瓶、清洁纱布或自备毛巾，必要时备屏风、毛毯。

4. 基本操作方法（以玻璃罐为例）

(1) 核对医嘱，根据拔罐部位选择火罐的大小及数量，检查罐口周围是否光滑，有无缺损裂痕。排空二便，做好解释。

(2) 备齐用物，携至床旁。

(3) 协助患者取合理、舒适体位。

(4) 充分暴露拔罐部位，注意保护隐私及保暖。

(5) 以玻璃罐为例：使用闪火法、投火法或贴棉法将罐体吸附在选定部位上。

(6) 观察罐体吸附情况和皮肤颜色，询问有无不适感。

(7) 起罐时，左手轻按罐具，向左倾斜，右手示指或拇指按住罐口右侧皮肤，使罐口与皮肤之间形成空隙，空气进入罐内，顺势将罐取下。不可硬行上提或旋转提拔。

(8) 操作完毕，协助患者整理衣着，安置舒适体位，整理床单位。

(9) 常用拔罐手法：①闪罐：以闪火法或抽气法使罐吸附于皮肤后，立即拔起，反复吸拔多次，直至皮肤潮红发热的拔罐方法，以皮肤潮红、充血或瘀血为度。适用于感冒、皮肤麻木、面部病症、脑卒中后遗症或虚弱病症；②走罐：又称推罐，先在罐口或吸拔部位上涂一层润滑剂，将罐吸拔于皮肤上，再以手握住罐底，稍倾斜罐体，前后推拉，或做环形旋转运动，如此反复数次，至皮肤潮红、深红或起痧点为止。适用于急性热病或深部组织气血瘀滞之疼痛、外感风寒、神经痛、风湿痹痛及较大范围疼痛等；③留罐：又称坐罐，即火罐吸拔在应拔部位后留置 10～15min。适用于临床大部分病症；④煮罐法：一般使用竹罐，将竹罐倒置在沸水或药液中，煮沸 1～2min，用镊子夹住罐底，提出后用毛巾吸去表面水分，趁热按在皮肤上半分钟左右，令其吸牢；⑤抽气罐法：用抽气罐置于选定部位上，抽出空气，使其产生负压而吸于体表。

【结局评价】

1. 患者对操作过程满意。

2. 患者症状减轻，感觉舒适。

3. 有任何异常情况及时处理并准确记录。

【注意事项】

1. 凝血机制障碍、呼吸衰竭、重度心脏病、严重消瘦、孕妇的腹部、腰骶部及严重水肿等不宜拔罐。

2. 拔罐时要选择适当体位和肌肉丰满的部位，骨骼凹凸不平及毛发较多的部位均不适宜。

3. 面部拔罐的吸附力不宜过大。

4. 拔罐时要根据不同部位选择大小适宜的罐，检查罐口周围是否光滑，罐体有无裂痕。

5. 拔罐和留罐中要注意观察患者的反应，患者如有不适感，应立即起罐；严重者可让患者平卧，保暖并饮热水或糖水，产妇可揉内关、合谷、太阳、足三里等穴，孕妇禁揉三阴交、合谷穴等穴。

6. 起罐后，皮肤会出现与罐口相当大小的紫红色瘀斑，为正常表现，数日方可消除，如出现小水疱不必处理，可自行吸收，如水疱较大，消毒局部皮肤后，用注射器吸出液体，覆盖消毒敷料。

7. 嘱患者保持体位相对固定；保证罐口光滑无破损；操作中防止点燃后乙醇下滴烫伤皮肤；点燃乙醇棉球后，切勿较长时间停留于罐口及罐内，以免将火罐烧热烫伤皮肤。拔罐过程中注意防火。

8. 闪罐 操作手法纯熟，动作轻、快、准；至少选择 3 个口径相同的火罐轮换使用，以免罐口烧热烫伤皮肤。

9. 走罐 选用口径较大、罐壁较厚且光滑的玻璃罐；施术部位应面积宽大、肌肉丰厚，如胸背、腰部、腹部、大腿等。

10. 留罐 在肌肉薄弱处或吸拔力较强时，则留罐时间不宜过长。

【操作流程】见 图 108。

【知识拓展】

穴位按摩联合拔罐治疗产褥期急性乳腺炎的效果观察

摘要。①目的：探讨穴位按摩联合拔罐治疗产褥期急性乳腺炎的疗效与护理。②方法：选择 120 例产后急性乳腺炎患者，随机分成对照组及试验组，各 60 例。在常规护理基础上，对照组予抗生素治疗，试验组患者先行拔罐疗法，结束后予穴位按摩。比较两组临床症状评分、白细胞和 C 反应蛋白的变化以及临床疗效。③结果：治疗后试验组的临床症状改善程度显著优于对照组（$P < 0.05$）；白细胞

和 C 反应蛋白的数值显著低于对照组（$P < 0.05$）。④结论：穴位按摩联合拔罐可有效治疗产褥期急性乳腺炎。

关键词：穴位按摩，拔罐，产褥期，急性乳腺炎，护理

本文出处：何云仙，吴昊，陈瑞清，等. 穴位按摩联合拔罐治疗产褥期急性乳腺炎的效果观察 [J]. 天津护理，2015，23（6）：532-533.

九、刮痧技术

刮痧技术是在中医经络腧穴理论指导下，应用边缘钝滑的器具，如牛角类、砭石类等刮痧板或匙，蘸上刮痧油、水或润滑剂等介质，在体表一定部位反复刮动，使局部出现瘀斑，通过其疏通腠理，驱邪外出；疏通经络，通调营卫，和谐脏腑功能，达到防治疾病的一种中医外治技术。

【目的】改善人体气血流通状态，疏通腠理，排泄淤毒，扶正祛邪，退热解凉，开窍益神，提高人体免疫能力之功效。

【适应证】适用于产后及剖宫产术后的外感性疾病所致的不适，如高热、头痛、恶心、呕吐、腹痛、腹泻等，孕妇慎用，见【禁忌证】。

【禁忌证】体形过于消瘦、有出血倾向、皮肤病变部位、妊娠期、饱食后、饥饿时等禁用此法；孕妇的腹部、腰骶部、三阴交、合谷穴等部位不宜进行刮痧术。

【操作步骤及方法】

1. 评估

(1) 病室环境，室温适宜。

(2) 主要症状、既往史，是否有出血性疾病、月经期和孕、产史。

(3) 体质及对疼痛的耐受程度。

(4) 刮痧部位皮肤情况。

2. 告知患者

(1) 刮痧的作用、简单的操作方法及局部感觉。

(2) 刮痧部位的皮肤有轻微疼痛、灼热感，刮痧过程中如有不适及时告知护士。

(3) 刮痧部位出现红紫色痧点或瘀斑，为正常表现，数日可消除。

(4) 刮痧结束后最好饮用一杯温水，不宜即刻食用生冷食物，出痧后 30min 内不宜洗冷水澡。

(5) 冬季应避免感受风寒；夏季避免风扇、空调直吹刮痧部位。

(6) 刮痧后 6～8h 不能洗澡。

3. 用物准备　治疗盘、刮痧板（牛角类、砭石类等刮痧类板或匙），介质（刮痧油、清水、润肤乳等，孕妇禁用麝香油等活血痛经药物），毛巾、卷纸、必要时备浴巾、屏风等物。

4. 基本操作方法

(1) 核对医嘱，评估患者，遵照医嘱确定刮痧部位，排空二便，做好解释。

(2) 检查刮具边缘有无缺损。备齐用物，携至床旁。

(3) 协助患者取合理体位，暴露刮痧部位，注意保护隐私及保暖。

(4) 用刮痧板蘸取适量介质涂抹于刮痧部位。

(5) 单手握板，将刮痧板放至掌心，用拇指和示指、中指夹住刮痧板，无名指小指紧贴刮痧板边角，从三个角度固定刮痧板。刮痧时利用指力和腕力调整刮痧板角度，使刮痧板与皮肤之间夹角约为 45°，以肘关节为轴心，前臂做有规律的移动。

① 刮痧顺序一般为先头面后手足，先腰背后胸腹，先上肢后下肢，先内侧后外侧逐步按顺序刮痧。

② 刮痧时用力要均匀，由轻到重，以患

者能耐受为度，单一方向，不要来回刮。一般刮至皮肤出现红紫为度，或出现粟粒状、丘疹样斑点，或条索状斑块等形态变化，并伴有局部热感或轻微疼痛。对一些不易出痧或出痧较小的患者，不可强求出痧。

③ 观察病情及局部皮肤颜色变化，询问患者有无不适，调节手法力度。

④ 每个部位一般刮 20～30 次，局部刮痧一般 5～10min。

⑤ 刮痧完毕，清洁局部皮肤，协助患者穿衣，安置舒适体位，整理床单位。

【结局评价】

1. 患者对操作过程满意。

2. 患者症状减轻，感觉舒适。

3. 有任何异常情况及时处理并准确记录。

【注意事项】

1. 操作前应了解病情，特别注意下列疾病者不宜进行刮痧，如严重心血管疾病、肝肾功能不全、出血倾向疾病、感染性疾病、极度虚弱、皮肤疖肿包块、皮肤过敏者不宜进行刮痧术。

2. 空腹及饱食后不宜进行刮痧术。

3. 急性扭挫伤、皮肤出现肿胀破溃者不宜进行刮痧术。

4. 刮痧不配合者，如醉酒、精神分裂症、抽搐者不宜进行刮痧术。

5. 孕妇的腹部、腰骶部、三阴交、合谷穴等部位不宜进行刮痧术。

6. 刮痧过程中若出现头晕、目眩、心慌、出冷汗、面色苍白、恶心欲吐，甚至神昏扑倒等晕刮现象，应立即停止刮痧，取平卧位，立刻通知医生，配合处理。

【操作流程】见 **图 109**。

【知识拓展】

常用刮痧手法

1. 轻刮法　刮痧板接触皮肤下压

刮拭的力量小，被刮者无疼痛及其他不适感。轻刮后皮肤仅出现微红，无瘀斑。本法宜用于老年体弱者、疼痛敏感部位及虚证的患者。

2. 重刮法　刮痧板接触皮肤下压刮拭的力量较大，以患者能承受为度。本法宜用于腰背部脊柱两侧、下肢软组织较丰富处、青壮年体质较强及实证、热证、痛症患者。

3. 快刮法　刮拭的频率在每分钟30 次以上。此法宜用于体质强壮者，主要用于刮拭背部、四肢，以及辨证属于急性、外感病证的患者。

4. 慢刮法　刮拭的频率在每分钟30 次以内。本法主要用于刮拭头面部、胸部、下肢内侧等部位，以及辨证属于内科、体虚的慢性的患者。

5. 直线刮法　又称直板刮法。用刮痧板在人体体表进行有一定长度的直线刮拭。本法宜用于身体比较平坦的部位，如背部、胸腹部、四肢部位。

6. 弧线刮法　刮拭方向呈弧线形，刮拭后体表出现弧线形的痧痕，操作时刮痧方向多循肌肉走行或根据骨骼结构特点而定。本法宜用于胸背部肋间隙、肩关节和膝关节周围等部位。

7. 摩擦法　将刮痧板与皮肤直接紧贴，或隔衣布进行有规律的旋转移动，或直线式往返移动，使皮肤产生热感。此法适宜用于麻木、发亮或绵绵隐痛的部位，如肩胛内侧、腰部和腹部；也可用于刮痧前，使患者放松。

8. 梳刮法　使用刮痧板或刮痧梳从前额发际处，即双侧太阳穴处向后发际处做有规律的单向刮拭，如梳头状。此法适宜用于头痛、头晕、疲劳、失眠和精神紧张等病证。

9. 点压法（点穴法）　用刮痧板的边角直接点压穴位，力量逐渐加重，以患者能承受为度，保持数秒后快速抬起，重复操作 5～10 次。此法适宜用于肌肉丰满处的穴位，或刮痧力量不能深达，或不宜直接刮拭的骨关节凹陷部位，如环跳、委中、犊鼻、水沟和背部脊柱棘突之间等。

10. 按揉法　刮痧板在穴位处做点压按揉，点压后做往返或顺逆旋转。操作时刮痧板应紧贴皮肤不滑动，每分钟按揉 50～100 次。此法适宜用于太阳、曲池、足三里、内关、太冲、涌泉、三阴交等穴位。

11. 角刮法　使用角形刮痧板或让刮痧板的棱角接触皮肤，与体表成 45°，自上而下或由里向外刮拭。此法适宜用于四肢关节、脊柱两侧、骨骼之间和肩关节周围，如风池、内关、合谷、中府等穴位。

12. 边刮法　用刮痧板的长条棱边进行刮拭。此法适宜用于面积较大部位，如腹部、背部和下肢等。

十、中药泡洗技术

中药泡洗技术是借助泡洗时洗液的温热之力及药物本身的功效，浸洗全身或局部皮肤，达到活血、消肿、止痛、祛瘀生新等作用的一种操作方法。中药泡洗技术的具体原理是通过辨证针对不用证型选用合适的中药煎汤后进行沐足，通过温热的效力及药物作用，沿经络到达相关的脏腑，达到活血化瘀通脉，舒筋活络，改善下肢血液循环，刺激足部穴位及相应反射区改善脏器功能。

【目的】疏通经络、改善血液循环，促进新陈代谢，调节神经系统，内病外治。

【适应证】适用于产后及剖宫产术后的缺乳；外感发热、失眠、便秘、皮肤感染等症状。常用于产后血虚或素体肾虚，经脉失养，感受外邪，寒邪入络，出现腿软无力、肢体畏寒、肢体不温等。

【禁忌证】

1. 孕妇禁忌使用。

2. 有严重哮喘病者应避免使用，或遵医嘱。

3. 具有严重过敏史的患者慎用。

4. 中度以上高低血压病史、心脏功能不良者慎用。

5. 皮肤有较大面积创口时应慎用。

6. 发热、急性炎症、昏迷、精神病患者、有出血倾向者等禁用。

【操作步骤及方法】

1. 评估

(1) 病室环境，温度适宜。

(2) 主要症状、既往史、过敏史、是否处于月经期和孕、产史。

(3) 体质、对温度的耐受程度。

(4) 泡洗部位皮肤情况。

2. 告知患者

(1) 餐前餐后 30min 内不宜进行全身泡浴。

(2) 全身泡洗时水位应在膈肌以下，以微微汗出为宜，如出现心慌等不适症状，及时告知护士。

(3) 中药泡洗时间 30min 为宜。

(4) 泡洗过程中，应饮用温开水 300～500ml，小儿及老年人酌减，以补充体液及增加血容量以利于代谢废物的排出。有严重心肺及肝肾疾病患者饮水不宜超过 150ml。

3. 物品准备　治疗盘、药液及泡洗装置、一次性药浴袋、水温计、毛巾、病服。

4. 基本操作方法

(1) 核对医嘱，评估患者，做好解释，调节室内温度。嘱患者排空二便。

(2) 备齐用物，携至床旁。根据泡洗的部位，协助患者取合理、舒适体位，注意保暖。

(3) 将一次性药浴袋套入泡洗装置内。

(4) 常用泡洗法：①全身泡洗技术：将药液注入泡洗装置内，药液温度保持在 40℃左右，水位在患者膈肌以下，全身浸泡 30min；②局部泡洗技术：将 40℃左右的药液注入盛药容器内，将浸洗部位浸泡于药液中，浸泡 30min；③产科常用部位：双侧脚踝及以下部位。

(5) 观察患者的反应，若感到不适，应立即停止，协助患者卧床休息。

(6) 操作完毕，清洁局部皮肤，协助着衣，安置舒适体位。

5. 中药泡洗技术应用于产后缺乳 气血虚弱型选用茯苓、太子参、当归、天花粉、陈皮、黄芪、王不留行、白术等中药煎煮泡洗足部，每日 1 次，每次 30min。肝郁气滞型选用当归、川芎、生地黄、白芍、通草、桔梗等中药煎煮泡洗足部，每日 1 次，每次 30min。

【结局评价】

1. 患者对操作过程满意。

2. 患者症状减轻，感觉舒适。

3. 有任何异常情况及时处理并准确记录。

【注意事项】

1. 心肺功能障碍，出血性疾病患者禁用。

2. 糖尿病、心脑血管病患者慎用。

3. 防烫伤，糖尿病、足部皲裂患者的泡洗温度适当降低。

4. 泡洗过程中，应关闭门窗，避免患者感受风寒。

5. 泡洗过程中护士应加强巡视，注意观察患者的面色、呼吸、汗出等情况，出现头晕、心慌等异常症状，停止泡洗，报告医师。

【操作流程】见 **图 110**。

十一、中药熏蒸技术

中药熏蒸技术是借用中药热力及药理作用熏蒸患处达到疏通腠理、祛风除湿、温经通络、活血化瘀的一种操作方法。临床上中药熏蒸技术可应用于产科治疗产妇产后身痛。产后身痛，亦名产后风、产后关节痛、产后痹症，是指女性分娩后，在产褥期间发生的肢体关节疼痛、麻木、重着、畏风恶寒、活动不利等。主要发病机制是产妇产程过长或失血过多，营血亏虚，四肢百骸经脉失养，风寒湿邪乘虚侵犯机体，气血凝滞，经络气血不通。中药熏蒸是用中草药煎煮产生的药汽来治疗的一种外治方法，具有"内病外治、由表及里、舒筋活络、发汗而不伤营卫"的特点。

【目的】疏通腠理、温经通络、清热解毒、祛风除湿等。

【适应证】适用于各种产后及剖宫产术后所致的痛症。

【禁忌证】

1. 急性传染病、严重心脏病、严重高血压、有出血倾向者禁用。

2. 女性妊娠期禁用坐浴。

3. 局部感染性病灶并已化脓破溃禁用。

4. 中药过敏者禁用。

5. 内痔出血量较大时，缝合伤口术后禁用。

【操作步骤及方法】

1. 评估

(1) 病室环境，温度适宜。

(2) 主要症状、既往史及过敏史、是否经期和孕、产史。

(3) 体质及局部皮肤情况。

(4) 进餐时间。

2. 告知患者

(1) 熏蒸时间 20～30min。

(2) 熏蒸过程中如出现不适及时告知护士。

(3) 熏蒸前要饮淡盐水或温开水 200ml，

避免出汗过多引起脱水。餐前餐后 30min 内，不宜熏蒸。

(4) 熏蒸完毕，注意保暖，避免直接吹风。

3. 用物准备　治疗盘、药液、中单、容器（根据熏蒸部位的不同选用）、水温计、治疗巾或浴巾，必要时备屏风及坐浴架（支架）。

4. 基本操作方法

(1) 核对医嘱，评估患者，做好解释，调节室内温度。

(2) 备齐用物，携至床旁。协助患者取合理、舒适体位，暴露熏蒸部位。

(3) 将 43～46℃ 药液倒入容器内，对准熏蒸部位。

(4) 随时观察患者病情及局部皮肤变化情况，询问患者感受并及时调整药液温度。

(5) 治疗结束观察并清洁患者皮肤，协助患者整理着衣，取舒适体位。

5. 中药熏蒸技术应用于产妇产后身痛　中医强调，气血亏虚是产后身痛的内因，风寒湿侵袭为外因，因此，治疗时要以益气养血、祛风除湿、化瘀止痛为根本原则。中药熏蒸是祖国医学治疗中一种独特的外治法。现代中医在古人的基础上对中药熏蒸的机制进行了深入的研究发现。中药熏蒸可以通过蒸汽的热效应扩张熏蒸部位的毛细血管，促进该部位的血液和淋巴循环，疏通脉络，祛风除痹，还能够促进皮肤对药物的吸收，使药力由表入里，并能减少病变部位对周围神经的刺激，从而改善患者的症状。此外，中药熏蒸是通过皮肤的吸收发挥作用，避免药物对胃肠道的刺激，减轻肝肾负担，大大降低药物的不良反应。

【结局评价】

1. 患者对操作过程满意。

2. 患者症状减轻，感觉舒适。

3. 有任何异常情况及时处理并准确记录。

【注意事项】

1. 心脏病、严重高血压病、女性妊娠期间

慎用。肢体动脉闭塞性疾病、糖尿病足、肢体干性坏疽者，熏蒸时药液温度不可超过 38℃。

2. 熏蒸过程中密切观察患者有无胸闷，心慌等症状，注意避风，冬季注意保暖，洗毕应及时擦干药液和汗液，暴露部位尽量加盖衣被。

3. 包扎部位熏蒸时，应去除敷料。

4. 所用物品需清洁消毒，用具一人一份一消毒，避免交叉感染。

5. 施行熏蒸时，应注意防止烫伤。

【操作流程】见 图 111。

【知识拓展】

中药熏蒸治疗产后身痛的临床疗效及安全性观察

摘要。①目的：探讨中药熏蒸治疗产后身痛的临床疗效及安全性。②方法：选取本院 2017 年 9 月至 2018 年 1 月收治的产后身痛的产妇 60 例，按照随机数字表分为观察组和对照组各 30 例。观察组采用中药熏蒸法，对照组口服中药，比较两组患者的 NPRS 评分、中医证候积分、疗效及不良反应发生情况。③结果：观察组 NPRS 评分、中医证候积分均低于对照组，疗效优于对照组，差异均有统计学意义（$P < 0.05$），两组患者不良反应发生率差异无统计学意义（$P > 0.05$）。④结论：采用中药熏蒸疗法治疗产后身痛，可明显改善患者的临床症状，缓解关节疼痛以及活动受限，不会增加不良反应发生率，值得在临床进一步推广应用。

关键词：中药熏蒸，产后身痛，疗效，安全性

本文出处：徐哲．中药熏蒸治疗产后身痛的临床疗效及安全性观察 [J]．青岛医药卫生，2018，50（4）：303-305.

十二、中药热熨敷技术

中药热熨敷是将中药加热后装入布袋，在人体局部或一定穴位上移动，利用温热之力使药性通过体表透入经络、血脉，从而达到温经通络、行气活血、散寒止痛、祛瘀消肿等作用的一种操作方法。

【目的】活血化瘀、软坚散结、消肿止痛等。

【适应证】

1. 缓解产后及剖宫产术后所致的痛症，如关节冷痛、酸胀、麻木、沉重等。

2. 局部红、肿、热、痛或局部包块形成而未出现溃疡者。

3. 剖宫产手术后刀口周围肿胀、疼痛。

4. 各种原因引起的腹胀、腹痛及慢性盆腔炎。

【禁忌证】

1. 大血管处、皮肤有破溃处、局部皮肤感染、破溃者、皮肤病患者的皮肤患处禁用。

2. 中药及胶布过敏者禁用。

3. 腹部包块性质不明者禁用。

4. 孕妇腹部、腰骶部以及某些可促进子宫收缩的穴位，如合谷、三阴交等穴，应禁止中药熨敷，有些药物如麝香等孕妇禁用，以免引起流产。

5. 严重的糖尿病等感觉神经功能障碍的患者。

6. 对药物过敏者、治疗部位皮肤有水疱、瘢痕、破溃、活动性出血或有出血倾向者禁用。

6. 24h 急性期内用冷敷禁止热敷。

【操作步骤及方法】

1. 评估

(1) 病室环境，温度适宜。

(2) 主要症状、既往史、药物过敏史、月经期及孕、产史。

(3) 患者对热和疼痛的耐受程度。

(4) 患者热熨部位的皮肤情况。

2. 告知患者

(1) 药熨前，排空二便。

(2) 感觉局部温度过高或出现红肿、丘疹、瘙痒、水疱等情况，应及时告知护士。

(3) 操作时间：每次 15～30min，1～2 次/天。

3. 物品准备　治疗盘、遵医嘱准备药物及器具、凡士林、棉签、纱布袋 2 个、大毛巾、纱布或纸巾，必要时备屏风、毛毯、温度计等。

4. 基本操作方法

(1) 核对医嘱，评估患者，做好解释。嘱患者排空二便。调节病室温度。

(2) 备齐用物，携至床旁。取适宜体位，暴露药熨部位，必要时屏风遮挡患者。

(3) 根据医嘱，将药物加热至 60～70℃，备用。

(4) 先用棉签在药熨部位涂一层凡士林，将药袋放到患处或相应穴位处用力来回推熨，以患者能耐受为宜。力量要均匀，开始时用力要轻，速度可稍快，随着药袋温度的降低，力量可增大，同时速度减慢。药袋温度过低时，及时更换药袋或加温。

(5) 药熨操作过程中注意观察局部皮肤的颜色情况，及时询问患者对温度的感受。

(6) 操作完毕擦净局部皮肤，协助患者着衣，安排舒适体位。嘱患者避风保暖，多饮温开水。

【结局评价】

1. 患者对操作过程满意。

2. 患者症状减轻，感觉舒适。

3. 有任何异常情况及时处理并准确记录。

【注意事项】

1. 孕妇腹部及腰骶部、大血管处、皮肤破损及炎症、局部感觉障碍处忌用。

2. 操作过程中应保持药袋温度，温度过低则需及时更换或加热。

3. 药熨温度适宜，一般保持 50～60℃，不宜超过 70℃，年老、婴幼儿及感觉障碍者，药熨温度不宜超过 50℃。操作中注意保暖。

4. 药熨过程中应随时听取患者对温度的感受，观察皮肤颜色变化，一旦出现水疱或烫伤时应立即停止，并给予适当处理。

【操作流程】见 图112 。

【思考题】

1. 产妇产褥期护理中应用最多的中医适宜技术有哪些？适应证和禁忌证有哪些？具体操作方法和注意事项有哪些？

2. 孕妇分娩期护理中应用最多的中医适宜技术有哪些？适应证和禁忌证有哪些？具体操作方法和注意事项有哪些？

3. 孕妇妊娠期护理中应用最多的中医适宜技术有哪些？适应证和禁忌证有哪些？具体操作方法和注意事项有哪些？

（孙晓宁　周立平）

参考文献

[1] 孙秋华，陈莉军. 中医护理学基础 [M]. 北京：人民卫生出版社，2016.

[2] 徐桂华等. 中医护理学基础 [M]. 北京：中国中医药出版社，2016.

[3] 孙秋华. 中医临床护理学 [M]. 北京：中国中医药出版社，2016.

[4] 胡慧. 中医临床护理学 [M]. 北京：人民卫生出版社，2016.

[5] 郑洪新. 中医基础理论 [M]. 北京：中国中医药出版社，2016.

[6] 秦元梅，杨丽霞. 常用中医护理技术操作指南 [M]. 郑州：河南科学技术出版社，2016.

[7] 谢薇等. 中医适宜技术操作规范 [M]. 上海：同济大学出版社，2016.

[8] 国家中医药管理局. 关于印发《护理人员中医技术使用手册》的通知 [EB/OL]. http://www.satcm.gov.cn/yizhengsi/gong- zuodongtai/2018-03-24/2691.html.

[9] 史雪萍. 社区产褥期女性中医护理适宜技术的筛选研究 [D]. 广州中医药大学，2019.

[10] 李明先，温洪樱，岑莉. 中医辨证护理促进自然分娩镇痛中的应用及效果分析 [J]. 现代医院，2018，18（4）：607-609.

[11] 彭茹凤，陈小燕. 中医护理技术在产后延续护理的研究进展 [J]. 大众科技，2019，21（6）：111-113.

[12] 陈荣. 穴位按摩联合辨证施膳中医护理干预促进初产妇产后泌乳的效果观察 [J]. 中西医结合护理（中英文），2015，1（3）：4-6.

[13] 李兰兰，冯莺，叶君儿，等. 耳穴贴压对剖宫产术后产妇泌乳影响的研究 [J]. 护理研究，2016，30（4）：419-422.

[14] 李贺敏. 穴位注射用于产后宫缩痛的临床观察 [J]. 中国中医药科技，2015，22（5）：589-590.

[15] 沈红，岑莉，李明先. 腕踝针缓解阴道分娩产妇产后宫缩痛的效果分析 [J]. 时珍国医国药，2019，30（8）：1918-1919.

[16] 花曼航，吴文. 益气通络散熏洗合雷火灸悬灸治疗产后身痛临床研究 [J]. 中医药临床杂志，2020，32（10）：1961-1964.

[17] 周小叶，韩照红，杜丽嫦. 隔姜灸促进产妇产后宫缩减轻疼痛减少出血的研究 [J]. 现代中西医结合杂志，2011，20（2）：158-159.

[18] 何云仙，吴昊，陈瑞清，等. 穴位按摩联合拔罐治疗产褥期急性乳腺炎的效果观察 [J]. 天津护理，2015，23（6）：532-533.

[19] 徐哲. 中药熏蒸治疗产后身痛的临床疗效及安全性观察 [J]. 青岛医药卫生，2018，50（4）：303-305.

第 14 章　居家分娩技术

世界各地医院分娩的普及提高了分娩过程中的安全性，大大改善了围产期结局。然而，与此同时，分娩变得越来越医学化。这导致对大多数分娩进行了不必要的干预（估计只有 10% 的分娩需要引产），这种做法很快受到严厉批评。在 1980—1990 年，世界卫生组织（WHO）发布了一系列分娩护理指南，建议尽可能少地进行医疗干预，并为每种分娩方式使用适当的技术。分娩中的女性需要一个舒适宜人的物理环境，在这种环境中她们的自由和隐私得到尊重，而不是技术，还需要离散的情感支持，让她们在不受监视的情况下感到安全。普遍住院分娩是世卫组织建议放弃的做法之一。

尽管温柔生产所需的相关技术已在前面章节说明，本章就居家分娩的特殊性为国内的产者和新生儿护理提供者提供了实用的建议，以支持、维持和扩大安全的在家分娩。适用于助产士、医疗、护理和专职卫生专业人员，但在考虑是否适合居家分娩时，本章也对产者及其家人有所帮助。

由于这些建议，近年来人们对在家分娩的兴趣日益浓厚。然而，在许多欧洲国家，在家分娩的比例仍然很低，占分娩的 1%～10%，但荷兰除外，它们占分娩的 30%。

居家分娩是低风险女性的安全选择。在家分娩的优势之一是它使母亲在整个分娩过程中都能得到持续的支持。这由卫生专业人员（基本上是助产士）和母亲的主要网络成员（家人和朋友）提供，因为他们可以在场。持续的支持对母亲和她的新生儿都有好处，因此也在医院得到鼓励。

来自国际和澳大利亚研究的最新证据表明，将居家分娩作为低危孕产者的一种选择，对于在怀孕、待产和分娩以及产后期间并发症风险较低的产者，有权选择适合的计划生育地点，产者的权利和信仰应该得到倾听和尊重。由注册专业助产士在医疗保健系统中提供居家分娩是一种安全的选择。产科服务应提供适合当地社区需求和偏好的护理模式。所有育龄产者都有权得到尊重的照顾，保护产者的自主权和自决权。卫生服务部门还需要强有力的领导，以确保这些模式不仅得到实施，而且得到支持和维护。

一、营造舒适分娩环境技术

2017 年 MILLI HILL 在 *The Positive Birth Book：A New Approach to Pregnancy，Birth and the Early Weeks* 提到 "您的生产环境将直接影响您生产时的身体和情感体验，甚至直接影响您的待产和生产过程"。不同的医疗环境在实施上的难易程度可能不尽相同，但是仍然有可能。为了让产者获得更好的分娩，需要在一个使产者感受到安全，舒适和放松并允许产者产生重要的生产激素——催产素的环境中分娩。

助产士为在家分娩提供了选择：在家分娩的另一个优势是尊重女性的身体、情感和文化维度。正如世卫组织所说，在家分娩为女性提供了一个舒适而温馨的物质环境，她们的自由和隐私得到尊重。有强有力的证据支持对低危妊娠女性进行有计划的家庭分娩。

证据表明，产者希望有持续性的照顾者——也就是说，在怀孕期间以及分娩期间和分娩后照顾孕产者的人都是同一个人。也有强有力的证据支持这个模型。当由已知的助产士以及其他临床医生（如产科医生、新生儿科医生和全科医生）提供护理时，产者及其婴儿的临床结果和满意度会更好。孕产者与临床团队之间的牢固关系对于提供安全和高质量的居家分娩至关重要，助产士为孕产者提供在家分娩是持续护理的一种方式，因此，助产师协助产者在家中营造舒适分娩环境很重要。

（一）环境营造技术

【目的】帮助产妇创造一个黑暗、温暖、私密、安全、不受干扰、安静的出生环境。

【适应证】低风险怀孕，没有可能影响怀孕、分娩或产后时期（母体和胎儿）的潜在或正在发生的医疗状况。

1. 单胎妊娠。

2. 在分娩开始时，婴儿处于头位（头朝下）。

3. 足月妊娠（37^{+0} 至 41^{+6} 周妊娠）。

4. 之前没有剖腹产或子宫手术。

【禁忌证】顺应产程进展，以产者的感受为主，必要时停止。

【操作步骤及方法】

1. 视觉　照明是分娩环境中最重要的部分，大多数产妇更喜欢在光线昏暗的环境中生产，明亮的光线会阻碍了产程的进展，自然的阳光，月光，星光，火光，烛光对产妇的催产素水平产生巨大影响。

(1) 茶灯、LED 蜡烛、变色水疗灯：布置在生产环境的周围，它们营造出美丽而轻松的氛围。神奇的灯泡和茶灯的组合在夜间为房间提供了足够的光线。有一些防水的变色水疗灯，贴在分娩池的侧面，以彩虹颜色轻轻地照亮水面（图 14-1）。

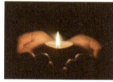
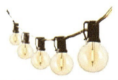
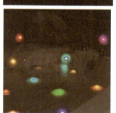
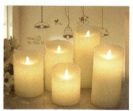

▲ 图 14-1　灯光选择

(2) 太阳眼镜：对于白天出生的孩子，建议产妇戴一副大太阳镜，有 2 种用途：①如果产妇所在的房间没有足够的百叶窗 / 窗帘，则将其遮挡在明亮的日光下；②太阳眼镜给产妇提供了很多必要的隐私保护眼神接触。

2. 听觉　音乐对于人类中枢神经系统中的边缘系统拥有强大的影响力，它管理着我们的记忆、情感，以及我们对恐惧和痛苦的反应，因此，在生产过程中，聆听音乐将大大给予产妇某种安慰的情绪以及力量。一个完美的生产歌单将会帮助产妇更专注的面对并管理好其恐惧的情绪，成功地为产妇打造正面积极的生产经验。理想的分娩声线将由每分钟 60～70 次搏动（BPM）组成，与健康的静息脉搏频率相同，这可以帮助大脑进入放松状态，也称为"阿尔法状态"。可以购买特殊的"阿尔法音乐"，例如著名作曲家约翰·莱文（John Levine）的音乐。

(1) 舒服并且熟悉的音乐：在生产过程中聆听的音乐应该是令产妇感到舒服且熟悉的歌曲，产妇可以挑选出一些青少年时期就喜爱的歌曲，这些在脑海里存在已久的歌曲，其挥之不去的魅力将带给产妇温暖且安心的力量。

(2) 强而有力的乐器：大脑对于接收乐器产生的音乐具有直觉处理的能力，因此为了生产而挑选的音乐应该挑选强而有力的乐器，大脑对于具有歌词的音乐其实会分散注意力。

(3) 歌曲的长度与丰富性：随着每个产妇生产时间的不同，应该帮助产妇建立包含各式各样歌手且越长越好的播放清单。建议总长度至少在 5h 以上，对于第一次生产的产妇则建议准备 10h。

(4) 美妙的歌曲：歌曲应该让产妇感到开心并美妙，生孩子这件事是人生中相当难忘并且感动的一刻，至少产妇挑选出来的音乐，必须让日后的产妇在回想时感到幸福与快乐；研究证明，这些歌曲甚至连在子宫内的胎儿都会听见并记住，所以请务必确保产妇挑选了美妙的歌曲，来纪念这美妙的一刻。

分享雅克·莫里茨医生独家的"生产歌单"。

- **Pearl Jam – Just Breathe**
- **James Bay – Let It Go**
- **Regina Spektor – Don't Leave Me**
- **Sigur Rós – Festival**
- **Death Cab for Cutie – Transatlanticism**
- **The Lumineers – Ho Hey**
- **Norah Jones – Sunrise**
- **Craft Spells – After the Moment**
- **Xavier Rudd – Follow the Sun**
- **Lucinda Williams – Fruits of My Labor**
- **John Lennon – Beautiful Boy（Darling Boy）**
- **Colbie Caillat – Capri**
- **D'Angelo – Really Love**
- **Milton Nascimento – Nos Bailes Da Vida**
- **Coldplay – Don't Panic**
- **Fleet Foxes – Your Protector**
- **Yeah Yeah Yeahs – Maps**
- **Kygo Maty Noyes – Stay**
- **Pink – Try**
- **Muse – Starlight**

- **John Legend – All of Me – Tiesto's Birthday Remix**
- **David Bowie，Queen – Under Pressure**
- **U2 – With or Without You**
- **Wilco – Impossible Germany**
- **Arcade Fire – Wake Up**
- **R.E.M. – Nightswimming**
- **Patty Griffin – Heavenly Day**
- **Iron & Wine – Naked As We Came**
- **Beyoncé – Blue**
- **Johann Sebastian Bach，Yo-Yo Ma – Unaccompanied Cello Suite No. 1**

3. 嗅觉　嗅觉是我们与记忆最密切相关的感觉，医疗设备的气味，防腐剂的气味，医院的气味，乳胶手套的气味……所有这些都会给我们带来不愉快的感觉，最常见的是触发肾上腺素的释放（即会减慢分娩并增加疼痛程度）。大自然的气味——植物、花朵、海洋，我们的房屋，巧克力，香草，烤蛋糕的气味……都可以鼓励我们放松身心并保持良好的感觉。建议孕妇在怀孕期间在浴中，入睡时，在按摩中……与喜欢的气味建立联结（检查是否可以安全使用！），每当产妇需要放松时都使用它。

芳香疗法：使用电池驱动的香薰扩散器，选择薰衣草、鼠尾草精油（图 14-2）。

4. 触觉　不仅是别人的抚摸，轻抚在这里通常比按摩更有益，这种触摸物品会触碰产妇的皮肤是产妇非常熟悉的东西，已经适应了

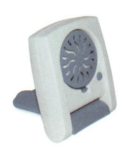
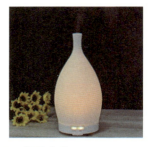

▲ 图 14-2　芳香疗法

深深地放松，常常使沉重的产妇放松身心平静下来。

(1) 自己的、喜欢用的物品：枕头、柔软毯子等。

(2) 水：淋浴、浸泡（图 14-3）等。

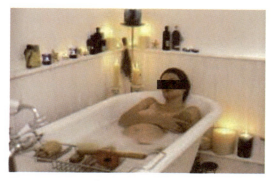

▲ 图 14-3　浸泡疗法

5. 味觉　非常重要，建议伴侣产前就和产妇讨论将要吃什么和喝些什么？它是从哪里来的？如果要在当天购买，则意味着伴侣必须离开产妇，或更常见的是，这意味着伴侣不愿离开产妇，就离开了。

食物和饮料：不要给产妇提供脆的吃起来声音很大的或有臭味的零食。

这一点非常重要，伴侣们将如何做才能保持舒适？伴侣们将做什么以保持放松？伴侣们将做什么以免感到无聊？最后一个至关重要！太多无聊的伴侣，问"还要多长时间？"因此，建议伴侣可以准备报纸／杂志，甚至是游戏机／笔记计算机和 iPhone 都可以。

【结局评价】此时设计的生育计划有助于家庭营造理想的氛围。这可能包括特殊的音乐、蜡烛、宗教或文化仪式、出席的个人、家里的哪个房间将是分娩室、妈妈需要什么样的支持等。

分娩是一个精心设计的过程，大多数女性可以通过信任自己和她们的医生轻松分娩。

（二）胎盘艺术版画技术

每个胎盘都非常不同，有些很大，有些很小；有的厚，有的薄。尽管所有胎盘都具有一般的圆盘形状，但有些胎盘在出生后并不是圆盘形状。因为静脉和脐带看起来就像一棵树，大多数人把这个形象地称为"生命之树"。

【目的】一种独特的纪念品，协助父母为他们孩子的器官创造了一种艺术表现……以纪念生命中最难忘的时刻之一。

【适应证】第三产程结束。

【禁忌证】产妇有传染性疾病的胎盘不适合或在处理时要避免感染。

【操作步骤及方法】

1. 准备

(1) 用防水纸将您的工作空间排成一行，并在上面放一块一次性砧板。

(2) 您可能希望在工作空间旁边放几张纸巾，以便在工作时进行清理和手部擦拭。

(3) 在一张单独的小防水纸上，创建您的调色板。如果您打算食用胎盘，最好使用草药或食用色素作为色彩。如果您不食用胎盘，请随意使用油彩或水彩。

2. 创建布局

(1) 在水槽中的清洁并冲洗胎盘。去除可能存在的任何多余血液和凝血块。

(2) 将胎盘放在砧板上，然后将脐带排列成您想要的位置。例如可以用脐带制作螺旋形、心形，甚至拼写一个单词（图 14-4）。

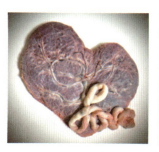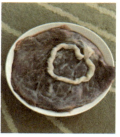

▲ 图 14-4　胎盘布局

(3) 使用纸巾擦去砧板上多余的血和水，否则，打印出来的纸张可能看起来很松散，纸张周边有很多斑点。

3. 应用颜色　使用一次性画笔，为胎盘涂上颜色。随意使用多种颜色，进行实验并享受乐趣。原色可以很好地协同工作，因为当它们相互渗透时，它会产生额外的颜色，而不是看起来浑浊。例如，蓝色和红色混合在一起形成紫色，但绿色和红色混合在一起形成棕色（图14-5）。

4. 拓印

(1) 胎盘上色后，请使用优质水彩纸（棉布）进行打印。

(2) 轻轻地将纸放在胎盘上，用手按压纸，摩擦胎盘。

(3) 小心地将纸从胎盘上取下，您会发现一个树形图像（图14-6）。

【结局评价】这是一个非常独特的生产礼物及非常感人的个人经历，用曾经和宝宝一起

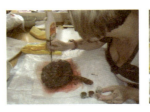
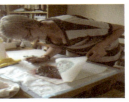

▲ 图14-6　胎盘拓印

住在产者体内并让宝宝活着的器官制作版画。

【注意事项】尊重产者的意愿及个人创作风格。

二、居家会阴按摩技术

孕妇在怀孕期间，因荷尔蒙的改变会使产道及周围组织变得富有弹性及柔软，以利胎儿娩出，但会阴肌肉是富含纤维组织的地方，无法像其他组织变得柔软有弹性，且对于突发的张力具有高抗性，因此常在生产时因过度延展而裂伤。文献认为，在孕期若积极准备会阴部，可以减少因生产所造成的会阴撕裂伤。

产妇能在生产时，维持完整的会阴肌肉，其骨盆底肌肉强度会比有执行会阴切开术或自然裂伤来得好，同时产后性生活满意度也较好。以怀孕期会阴按摩为例，早在1987年，Avery及Burket证实孕期会阴按摩可以减少初产妇会阴裂伤及使用会阴切开术的概率；Labrecque，Marcoux，Pinault，Laroche及Martin（1999）也针对怀孕期会阴按摩做一系列的探讨，结果也显示会阴按摩可以提高初产妇会阴完整的概率。孕期会阴按摩是针对会阴部的肌肉、韧带及皮肤，使会阴区域在生产时能实现最大的延展性，以提高会阴之完整性。此外，在按摩的同时，亦可让怀孕女性感受胎头要娩出的感觉。故在美国的某些私人产前卫教课程，会将孕期会阴按摩纳入课程指导。

【目的】怀孕期会阴按摩是借由按摩增加会阴肌肉韧性与张力，并促进肌肉及瘢痕组织的弹性与活力，使变得更加柔软及放松，而

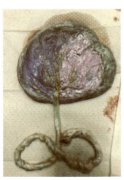
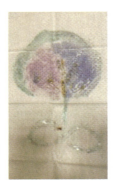
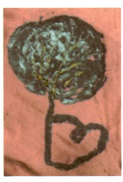
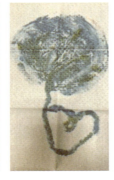

▲ 图14-5　胎盘涂色

放松的肌肉，亦可以增加按摩区域之血液及淋巴之血流，有助延长对相连组织之运动力与张力。当胎儿头部要娩出时，会阴会被延展及有灼热感产生，而按摩会阴有助于在生产时放松此区域。

【适应证】降低会阴裂伤的发生或被执行会阴切开术的概率。

【禁忌证】分泌物多、阴道感染、有早产征兆。

【操作步骤及方法】在预产期前 4～6 周（指怀孕第 34～36 周）开始执行会阴按摩，执行步骤如下。

1. 先洗净双手，并剪短指甲。找一个放松、隐秘的房间，使用枕头靠背做支撑，并将膝盖弯曲。

2. 放一些润滑油在大拇指和会阴部，而润滑油可以是维生素 E 油、杏仁油或任何煮菜用的蔬菜油（例如橄榄油），也可以使用水性润滑液，例如，适用于您身体的阴道天然润滑剂。不可使用婴儿油、矿物油或属于油性的润滑剂。

3. 将大拇指放置阴道内 2.5～4cm（图 14-7），向下（朝向肛门口）及往两侧施压直到您觉得有轻微灼热感和被延展的感觉。

4. 维持此姿势（压力）1～2min。

5. 维持相同压力，在阴道开口下段部位，运用大拇指以轻柔缓慢的速度做"U"字形的移动，随着放松肌肉，并可以在此时做缓慢且深的呼吸放松技巧。

6. 每天 10min 的会阴按摩，1～2 周后，即可发现会阴灼热感会减轻，且会阴肌肉较容易被延展。

若由配偶执行孕期会阴按摩，其执行步骤和上述内容相同，唯一不同点是，配偶是运用示指帮孕妇执行，而其他例如向下往两侧施压、U 形按摩都是相同的。过程中，良好的沟通是最重要的，当有疼痛感或灼热感发生时，适时的告知配偶是必要的。

【结局评价】怀孕后期执行会阴按摩能增加会阴部肌肉的延展性，降低会阴撕裂伤。

三、居家穴位按摩技术

中医认为经络是一系列运行气血（能量）的通道，分布在全身。经络有别于神经血管和淋巴管系统，包括 600 多个穴位。在恢复与平衡身体能量方面，借由经络系统针灸和指压提升变化来增加身体运作的功能。从中医的观点，这些指压穴位能促使身体更有效率地运作。从医学模式来看，指压穴位可被视为有助于激发内生性吗啡的释放，阻断痛觉感受器至大脑的传导，扩张子宫颈及增加有效的宫缩。

【目的】产程初始就开始使用指压满意度最高。在待产过程中女性和其陪伴者须不断地尝试不同的指压穴位，经由女性的反应来判断哪个穴位是最有用的。如果出现不舒服这些指压穴位就别再用，若是有效的话会有舒适感或当停下来后明显的效果就逐渐消失。重要的是陪伴的人要知道这不是在按摩，而是将坚实的力道施向特定的位置。这需要实践的技巧。如果这些指压点有用，女性会给陪伴者明确地指示那个方位以及力道的大小。

【适应证】为了从指压获得最大的利益，很重要的是这些指压穴位的使用愈早愈好。

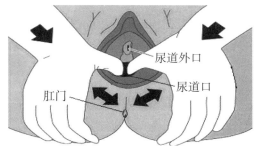

▲ 图 14-7　会阴按摩

尿道外口

尿道口

肛门

女性表示在产程初始就开始使用指压满意度最高。

【禁忌证】孕期须小心使用此穴位。

【操作步骤及方法】

1. 肩井穴

(1) 取穴法：取 C_7 与肩峰突连线中点，肩部肌肉的最高处即是肩井穴（图 14-8）。按压时会有酥麻暖和的感觉（感受会因人而异），此处感觉会比这其他的穴位都强烈。

将手放在对侧肩上以示指顺着这条假想线去感觉便可找到此穴位。

(2) 指压技巧：按压者须靠大拇指、指节或手肘以结实向下的力道。这个指压穴位对压力有反应，按摩和揉捏这里可能会使待产妇不舒服。

① 使用大拇指时要以来自手臂的力道而不是拇指关节，否则会造成大拇指酸痛。

常有陪产者以木汤匙的末端来代替，但可能的话用双手开始会更好。陪伴者通常以其指节在产妇双肩的穴位上同时按压。

② 可在每次宫缩开始时或持续轻柔按压，宫缩时再增加力道。

此穴位有促进胎儿下降的作用，能促进第一和第二产程及刺激子宫收缩。

2. 次髎穴

(1) 取穴法：此穴位于臀部凹窝与腰椎连线中点处（次髎穴不在凹窝处）。如果凹窝不明显，于骶角上方约一示指幅与脊椎两侧一拇指宽交界处就是次髎穴（图 14-9）。把手指放在次髎穴会感觉到稍微下沉的骶后孔就是正确的位置。产程开始时可由此着手，随着产程进展朝脊椎方向往下按压（朝脊椎方向轻移约一拇指的宽度）。移动的时机待产妇而定，通常在胎儿下降的阶段会自然地要求指压的位置低些。

(2) 指压技巧：陪伴者将指节放在指压穴位上施以坚实的力道。在宫缩开始时待产妇背向陪产者靠近会使指压的力道增加。这是最常被使用到的穴位。在宫缩时产生一种麻醉般舒适的效果，要是中断按压则舒适的感觉就明显地逐渐消失，重新开始按压又会有效果。按到骶孔时会有明显的感觉产生，可能是麻、热、刺、痛或酥的感觉。要是按到附近的骨头会有刺痛感，按压者须稍微重新调整力道。待产妇的反应来指压，要知道有些女性的骶孔并非都排列在一条直线上。此穴位是待产妇手扶着墙、桌子或床采用站姿或跪姿是最常被使用到的。

3. 臀穴

(1) 取穴法：这个穴位在骶角上方的水平线上，沿着这条水平线按压会出现痛点，约是骶角到髋骨 2/3 处（图 14-10）。

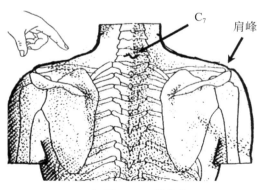

▲ 图 14-8　肩井穴

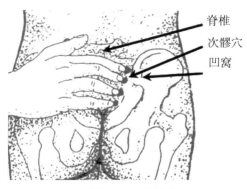

▲ 图 14-9　次髎穴

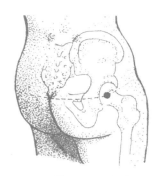

▲ 图 14-10　臀穴

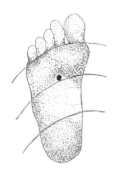

▲ 图 14-12　涌泉穴

(2) 指压技巧：指压者双手放在待产妇两侧髋部按压这个穴位，以帮助宫缩时使胎头转位。产程进入过渡期时可使用此穴位，直接按压或并用从次髎穴用力按到这里的方式。

4. 手穴

(1) 取穴法：这些穴位位于手指与手掌连接处的连接线（图 14-11），据说可促进脑内啡肽（体内的天然镇痛药）的分泌。

(2) 指压技巧：手握扁平梳（齿面朝手掌）便能接触这些穴位，宫缩时待产妇可以自觉最有用的力道紧握梳子。

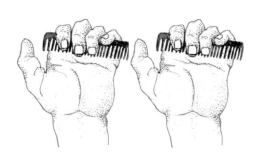

▲ 图 14-11　手穴

5. 涌泉穴

(1) 取穴法：涌泉穴位于足底的前 1/3 处，屈趾时凹陷处即是（图 14-12）。

(2) 指压技巧：陪产者以指节用力按压此穴，朝内按压及朝上往大脚趾的方向按压。此穴位的放松效果较好，待产期间均可按压。尤其特别显著的效果是于过渡期产生镇静作用。

此时待产妇要是采跪姿便很容易找到此穴位。此穴位对待产期间感到恐慌者特别管用（例如：过去曾有不愉快的生产经验者）。将防晕止吐腕带套在脚上，腕带上的塑胶扣状物置于涌泉穴，当待产妇活动时就会刺激到这个穴位。

6. 合谷穴

(1) 取穴法：合谷穴在第一与第二掌骨之间（大拇指和示指的骨头）。大拇指与示指并拢时凸起的最高点即是（图 14-13）。

(2) 指压技巧：以大拇指按压此穴时有钝痛感就是正确的位置。此穴可缓解待产期间大部分的阵痛不适。在产程进入过渡期时很有用。助产师和产妇都曾提过在此穴位上用冰的效用（冰块放在小塑料袋或裹在布里再放在此穴位上）。合谷穴能刺激有效性宫缩。如果宫缩强度不规则时此穴很有用。一旦宫口全开进入第二产程后此穴位很有用。它能促使待产妇得以用力使胎儿下降通过产道，尤其是在母体乏力并且力气用得不好的时候特别有用。

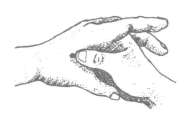

▲ 图 14-13　合谷穴

7. 昆仑穴

(1) 取穴法：怀孕期间慎用此穴，此穴位于外踝尖与阿基里斯跟腱内缘之间的凹陷处（图 14-14）。

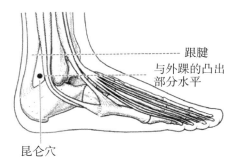

▲ 图 14-14 昆仑穴

（引自 A Manual of Acupuncture）

(2) 指压技巧：托起女性的足踝用大拇指以坚实的力道按压此穴位。此穴位在第一产程时常被用到，它有促进胎儿下降的作用。

8. 三阴交穴

(1) 取穴法：怀孕期间慎用此穴。足内踝上缘四指（以被按压者的手指为准）即是穴位所在。将指头由胫骨边缘慢慢移至内侧凹陷处即是三阴交穴（图 14-15），通常此部位一按就会痛。先体会按压在胫骨上的感觉，它和按对穴位的感觉是非常不一样的，这对初次取穴者很有帮助。

(2) 指压技巧：可以示指或大拇指向下按压。三阴交穴有帮助子宫颈扩张的效果，可被用来促进子宫颈有效地扩张。初产妇或前

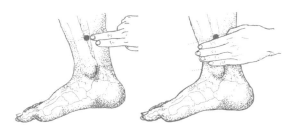

▲ 图 14-15 三阴交穴

胎有子宫颈难以扩张者可在产程初期利用此穴位。使用的方式是先按压一条腿的三阴交穴约 1min，20～30min 后再按压另一条腿。一旦进入产程（宫缩呈现规则且有效）就可停止按压了。这个穴位通常一按就痛，按压三阴交穴之后有些女性表示感觉到子宫颈伸展与收缩增强。

【结局评价】有些指压穴位注明"怀孕者须小心使用"。这些穴位会引起宫缩，因此怀孕期间禁止按压。若是以促进产程为前提才可以练习。

【注意事项】练习多久视情况个人自行决定。建议陪伴者要能感觉舒适的取指压穴位。要点是由产妇的实际反应作为操作引导，因为这些指压穴位练习时和生产时的感觉通常会完全不同。穴位按摩手法见图 14-16。

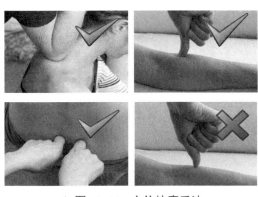

▲ 图 14-16 穴位按摩手法

四、水中分娩技术

相信自己可以成功实现目标并完成眼前的任务，这就是自我效能的定义。对于选择水中分娩的产者来说，自我效能感对于建立一个强大、健康的家庭至关重要。助产士在引导妈妈们发挥潜能、增强自我效能感以自信地迎接新生命发挥着至关重要的作用。

在助产工作中认识到，许多因素会影响母

亲及其婴儿的生活。对于产妇和婴儿来说，水中分娩是一种非常放松的体验。基于实践的观察研究已经证明了水中待产和水中分娩是安全的，而且产妇的满意度较高。NICE，RCM 和 RCOG 建议所有健康女性都应有机会获得水中分娩的机会，助产士必须拥有相应的技能和知识来指导产妇。水中分娩的助产方法应被视为核心的助产能力，而不是神秘的替代疗法。因此，助产士可以帮助女性应对水中分娩所面临的挑战，所有助产士都应该有能力促进水中分娩。

【目的】水中分娩是水疗法（hydrotherapy）的运用，可大幅减轻许多待产女性的肌肉紧绷、疼痛和焦虑。而浸泡在水中带来的浮力和热度能立即放松、减缓疼痛、降低儿茶酚胺浓度、增加催产素的生成、降低升高的血压，以及更快速的活动期产成的进展。有很多的因素会影响以上的作用：水的深度和温度、开始及持续浸泡的时间以及心理因素。

【适应证】每个机构都有水中分娩标准，但应当以满足产妇的个性化照护，需告知产妇所有的相关信息，由女性做出决定。适应证包括以下内容。

1. 产妇意愿。

2. 正常，足月妊娠 37 周。

3. 单胎，头位。

4. 分娩进展顺利。

5. 产程观察中产妇和胎儿无异常情况。

6. 阿片类药物使用超过 2h，产妇并没有困意。

7. 如果产妇没有执行连续的胎心音监测（electronic fetal monitoring，EFM），大多数情况下都会进行间歇性监测。

【禁忌证】在支持产妇的选择同时要考虑全局。因此，禁忌证包括以下内容。

1. 有感染的产妇。

2. 发热。

3. 胎膜早破。

4. BMI 较大的产妇可能受益于浮力效应，水中分娩允许她们采取各种体位，但是紧急情况下，BMI 高的产妇可能臀位分娩，这可能有风险。

5. 大出血 / 大量胎粪。

6. 缩宫素催产。

7. 前次剖宫产。

【操作步骤及方法】

1. 准备　分娩池有多种形状和尺寸，可以是固定或便携式的。分娩池要足够深，可以浸没产妇的腹部使其可以舒服的漂浮，想象力和灵活性可以准备克服大多数障碍。

2. 水温　没有明确的证据研究最佳的分娩池水温，各地的指南也是不同的。NICE（2014）建议水温 < 37.5℃。研究表示哺乳动物体温恒定的能力使水温不管是太热还是太冷产妇都会感到不舒服。表层温度要比深层温度低，在测水温前先搅拌一下，可能需要定时添加热水以保证水温恒定适宜。

3. 清洁　使用后应按照分娩池产品说明或根据当地微生物监测机构推荐的感染控制协定将池内的残渣冲洗干净。分娩池水龙头每天冲洗 5min，这可以将感染风险降至最低。可以在水池蓄水之前先打开水龙头冲一会儿，尤其是不经常使用的情况下，移动池通常有一个一次性衬垫。

4. 设备

(1) 水温计。

(2) 防水胎心多普勒装置。

(3) 升降机或其他在紧急情况下将产妇从分娩池中救出的辅助设备。

(4) 手套和护目镜（并非所有助产士都使用这些）。

(5) 小角度镜子，用于观察产程进展，如 Virginia Howes（独立助产士）设计的豪斯（Howes）镜子。

(6) 池内有矮凳或台阶，助产士也可以坐。

(7) 大量毛巾，最好是热毛巾。

(8) 水池抽水泵和软管（必须是新的）和延长管（长度到达池内）。

(9) 收集排泄物的筛子和容器。

(10) 塑料薄膜垫（可从园艺中心或建筑商处购买）用来保护地毯，正常生活用水是最佳来源。

建议正式使用前试运行一次，但要注意的是重复使用的设备有军团菌感染的风险，所以分娩时尽可能使用新的设备。分娩池蓄满温水需要一些时间，家用热水箱的热水很快就会排干。如何持续提供充足的温水，例如当分娩开始发动时，将恒温器设置为连续加热。使用过的污水，可以通过水槽出口直达下水道。当心用水和用电危险，手边准备一个充好电的手电筒并考虑分娩池的放置。水充满后分娩池的重量可达 850kg，最好放在一楼。

5. 水中分娩产程护理

(1) 第一产程

① 每小时检查一次产妇体温。

② 鼓励进水，以避免脱水，因为水中浸浴可能会导致利尿，身体暴露部分也会出汗。提供支持的家属和自己也要多喝水，因为潮湿的分娩池房间让每个人感到消耗过大。

③ 测量并记录水温。测量频率各地指南不同；通常每 30～60min1 次。如前所述，可根据产妇的舒适度进行调整，阴道检查（vaginal examination, VE）通常在分娩池中相对容易进行。

(2) 第二产程

① 尽可能调暗灯光（在安全范围内）并保持安静，同自然分娩一样监测产妇和胎儿的健康状况。后备助产士也待在分娩场所（这是一些地区的规定）。但要和所有的分娩一样保持安静，确保产妇不被打扰。再次检查水温。不得超过 37.5℃。

② 观察会阴。在必要时，获得产妇同

意的情况下或是她自己想看时，把镜子（如 Howes 镜子）浸入水中观察产程进展。镜子应易于清洗或一次性使用。

③ 采用"不干预"的分娩方式。

④ 娩出胎头。产妇通常会告诉你（不必是连贯的句子）或者她会本能地把手放下来触摸。有时胎头娩出时会流出少量血或液体，或者能看到水下黑色头发。

不要检查脐带，不要让婴儿的头暴露在空气中。看到胎头娩出后，如果产妇已经起身使孩子的头暴露在空气中，告诉她不要将孩子的头再次没入水中以避免水下呼吸的风险。产妇只要站起来就足够了，她一定需要走出分娩池。

⑤ 等待下一次子宫收缩。通常接下来的宫缩胎儿就会娩出，偶尔也可能需要帮产妇放松一下肩膀，但只在必要时操作。如果可以的话，鼓励产妇自己把孩子带到水面上。

⑥ 如果产妇是四肢着地的在水下生出婴儿，让婴儿穿过而不是绕着她的腿，然后轻轻地把婴儿托起到产妇面前。

⑦ 水中分娩的宝宝不一定会立即哭或呼吸。他们处于宫内和宫外的过渡状态，通过脐带接收大量含气血液，被温水包围，缺少引起呼吸的冷刺激。冷静地检查婴儿的肤色，如果不确定可以将手指放在胸部感受心率。婴儿可能会睁开眼睛，环顾四周，安静得甚至可能没有呼吸，这可能令人不安，但很少有问题：记住，如果脐带在跳动，婴儿就在获得氧气。如果担心，把婴儿的身体短暂地露在冷气中刺激婴儿呼吸。

⑧ 确保脐带的连接和跳动。这可能会持续一段时间，检查脐带是否完好是明智的，因为如果没有注意而导致脐带绷断可能会危及婴儿生命。

(3) 第三产程：第三产程时通常不需要离开分娩池，除非产妇自己想要这么做。如她选择待在水里，可以把婴儿身体浸泡在水里，只需露出脸以保持体温即可。有些女性在出生后几分钟内就准备好从水里爬出来，而此时的水可能是浑浊的，尤其是在受到母亲的粪便污染的情况下。生理性第三产程只需观察，等待。

① 帮助女性进行母乳喂养：协助女性进行母乳喂养舒适的姿势，母乳喂养有助于分离和胎盘排出和膜通过自然释放。

② 观察胎盘分离征象。

③ 直立姿势可能帮助她分娩胎盘，维持重力和打开骨盆出口的姿势。

④ 积极处理第三产程已被证明可以降低产后失血过多的风险。该积极处置策略包括使用缩宫素或其他帮助子宫收缩的药物、尽早钳夹脐带和柔和的脐带牵引以促进胎盘娩出。执行延迟断脐在基本防护下有控制的牵拉脐带是很有可能的。

⑤ 估计失血。

【结局评价】孕妇成功完成水中分娩。

五、居家产前访视及腹模制作技巧

作为居家分娩产前访视助产士，将在孕者及其家庭的生活中发挥关键作用。通过访问她们的家庭，帮助妈妈和她们的伴侣从怀孕到孩子 2 岁，您将成为值得信赖的顾问，为她们提供健康婴儿所需的支持，并成为轻松自信的父母。您可以帮助她们发现自己的个人优势，并引导她们为自己和孩子实现光明的未来。

居家分娩产前访视为居住在社区中的孕者提供支持，在实现积极的孕产者健康结果方面，制定和实现改善她们的健康和福祉的目标。从第一次见到孕者的那一刻起，一场非凡的转变就开始了。助产士的建议和指导将使孕者能够健康怀孕并自信地照顾婴儿。帮助孕者

调适成为母亲的压力时，助产士将有非凡的机会看到自己可以做出的改变。

作为与家庭是伙伴关系的助产士，将在怀孕期间和孩子 2 岁之前与第一次做妈妈的人会面，发展持久的关系。助产士的支持将帮助孕产者掌控自己的生活，培养健康的孩子并建立强大的家庭。

（一）居家产前访视

【目的】作为助产士 – 居家分娩计划中的一名私人助产士将与孕产家庭建立信任关系，以帮助她们克服成为父母的情感、社交和身体挑战。

【适应证】36 周计划居家生产的孕者。

【禁忌证】患有糖尿病、血液疾病、剖宫产后阴道分娩（vaginal birth after cesarean section，VBAC）的女性和怀臀位婴儿或双胞胎的女性的风险略有增加。

【操作步骤及方法】

• 产前访视技术

1. 访视次数　正常孕妇：访视次数每周1 次。

(1) 首次访视：满 36 周进行。如发现问题应酌情增加访视次数，必要时转诊。

(2) 每周访视。

2. 访视内容

(1) 产妇访视

①了解产妇分娩情况、孕产期有无异常以及诊治过程。

②询问一般情况，观察精神状态、面色和恶露情况。

③监测体温血压、脉搏，检查子宫高度、腹围及胎心音有无异常。

④提供母乳喂养、营养、心理、卫生等指导。

⑤关注产前抑郁等心理问题。

⑥督促每周进行产前检查。

(2) 分娩准备：提供产兆及生产舒压止痛方法等指导。

【结局评价】产前检查在家中进行对家人来说尤其令人欣慰，因为她们在自己熟悉的环境中，可能不会犹豫提问和参与其中。产前检查也是助产士了解计划在分娩时在场的家人和朋友、邻居或其他孩子的时间。助产士邀请家庭成员提问并倾听胎儿的心跳。整个孕期家庭的亲密参与可以使新出现的家庭单位尽早建立联系。

【注意事项】助产士帮助全家人为分娩做准备。孕妇的产前护理通常包括讨论营养、运动和整体身心健康，以及监督胎儿的健康发育。助产士和家人经常讨论分娩的机制。参与其中的人越了解将要发生的事情，他们在等待分娩时就会越自在。

（二）腹模制作技巧

怀孕的腹部塑模（图 14-17），在孕者生命中最重要和最美丽的时期之一，孕肚塑形可以捕捉孕者的孕期腹部大小和形状，这是多么美好的永久提醒。

【目的】创造一个美妙的纪念品，在宝宝长大后可以向他们展示当他们在体内发育时妈妈的腹部有多大，非常惊人。

【适应证】第 37 周后无孕期不适的孕者。

【操作步骤及方法】

1. 准备　4 卷石膏纱布卷（15cm 宽，2.75m 长），剪刀，脸盆，凡士林。

2. 操作

(1) 在开始之前，孕者需要在皮肤上涂抹一层薄薄的凡士林——这有助于防止任何细小的毛发粘在石膏绷带上。

(2) 孕者只需舒适地坐在椅子上，用分层的湿石膏绷带轻轻覆盖怀孕的肚子来制作的。

(3) 孕者可以决定发挥创意并复制您的胸部区域，或者将手放在腹部或胸部。

(4) 20～30min 后干燥，将石膏塑模从腹部取出并风干 24～48h。

(5) 然后可以将塑膜保持其自然状态或者轻轻地将其打磨光滑，使用任意数量的饰面或设计进行装饰。

3. 腹部塑模应用

(1) 可以安装并挂在墙上、框在阴影盒中、放置在画架上或展示在架子上。

(2) 当内衬羊皮或古铜色装饰碗时，它们也可以变成功能性物品，例如摇篮，如图 14-16。

(3) 可以保持自然、白色或油漆、剪纸或用织物、丝带、珠子等装饰它。

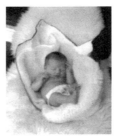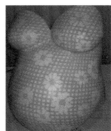

▲ 图 14-17　腹部塑模

六、居家产后访视技术

对于初为人母的人来说，在带着新生儿度过一个不眠之夜后，在门口看到助产士就像一个小奇迹。婴儿在生物学上被编程为形成依恋，对至少一个主要照顾者的强烈情感和身体依恋对孩子的发展至关重要。助产士教授新手妈妈技巧，以促进这种重要的养育，他们通过与妈妈和宝宝建立的支持和关怀关系来塑造技能。

女性儿童健康是全民健康的基石，是衡量社会文明进步的标尺，是人类可持续发展的基础和前提。产后访视率从 1996 年的 80.1% 上升到 2018 年的 93.8%（图 14-18）。新生儿访视率从 1996 年的 81.4% 上升到 2018 年的 93.7%，稳步提高（图 14-19）。

【目的】开展产妇产后保健指导和健康检查，进行母乳喂养和产后避孕指导，定期对新

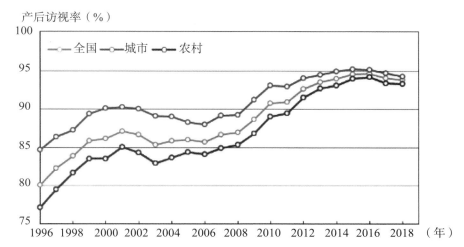

产后访视率（%）

▲ 图 14-18 1996—2018 年产后访视率变化趋势（数据来源：全国妇幼卫生年报系统）

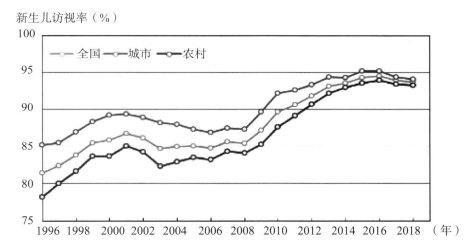

新生儿访视率（%）

▲ 图 14-19 1996—2018 年城乡新生儿访视率变化趋势（数据来源：全国妇幼卫生年报系统）

生儿进行健康检查，宣传科学育儿知识，指导家长做好新生儿喂养、护理和疾病预防，早期发现异常和疾病，及时处理和就诊。降低新生儿患病率和死亡率，促进新生儿健康成长。

【适应证】辖区内居住的产后女性和新生儿。

【操作流程】产后访视是医务人员对出院后的产妇进行定期的家访和探视，保障产后母婴健康，减少产妇产褥期并发症出现及早期发现婴儿的异常情况等。产后访视是妇幼保健工作的一项重要工作，也是产前保健服务的延续，帮助产妇及新产儿顺利度过产褥期，在产妇出院由医务工作人员到产妇家访视，通过询问、观察、检查，了解产妇情况和新生儿的情况，对发现异常情况及时处理和转诊，产后访视对于母婴健康有着重要的作用。

1. 访视次数

(1) 正常足月新生儿　访视次数不少于 4 次。

① 首次访视：在出院后 2 日之内进行。如发现问题应酌情增加访视次数，必要时转诊。

② 满月访视：在出生后 28～30 日进行。新生儿满 28 天后，结合接种乙肝疫苗第二针，在乡镇卫生院、社区卫生服务中心进行随访。

(2) 高危新生儿 根据具体情况酌情增加访视次数，首次访视应在得到高危新生儿出院（或家庭分娩）报告后 3 日内进行。符合下列高危因素之一的新生儿为高危新生儿。

① 早产儿（胎龄＜ 37 周）或低出生体重儿（出生体重＜ 2500g）。

② 宫内、产时或产后窒息儿，缺氧缺血性脑病及颅内出血者。

③ 高胆红素血症。

④ 新生儿肺炎、败血症等严重感染。

⑤ 新生儿患有各种影响生活能力的出生缺陷（如唇裂、腭裂、先天性心脏病等）以及遗传代谢性疾病。

⑥ 母亲有异常妊娠及分娩史、高龄分娩（≥ 35 岁）、患有残疾（视、听、智力、肢体、精神）并影响养育能力者等。

2. 访视内容

(1) 产妇访视

① 了解产妇分娩情况、孕产期有无异常以及诊治过程。

② 询问一般情况，观察精神状态、面色和恶露情况。

③ 监测体温血压、脉搏，检查子宫复旧、伤口愈合及乳房有无异常。

④ 提供喂养、营养、心理、卫生及避孕方法等指导。关注产后抑郁等心理问题。督促产后 42 天进行母婴健康检查。

(2) 新生儿访视。

① 了解新生儿出生、喂养等情况。

② 观察精神状态、吸吮、哭声、肤色、脐部、臀部及四肢活动等。

③ 听心肺，测量体温、体重和身长。

④ 提供新生儿喂养、护理及预防接种等保健指导。

3. 访视方法

(1) 问诊

① 孕期及出生情况：母亲妊娠期患病及药物使用情况，孕周、分娩方式，是否双（多）胎，有无窒息、产伤和畸形、出生体重、身长，是否已做新生儿听力筛查和新生儿遗传代谢性疾病筛查等。

② 一般情况：睡眠、有无呕吐、惊厥，大小便次数、性状及预防接种情况。

③ 喂养情况：喂养方式、吃奶次数、奶量及其他存在问题。

(2) 测量

① 体重

a. 测量前准备：每次测量体重前需校正体重计零点。新生儿需排空大小便，脱去外衣、袜子、尿布，仅穿单衣裤，冬季注意保持室内温暖。

b. 测量方法：称重时新生儿取卧位，新生儿不能接触其他物体。使用杠杆式体重计称重时，放置的砝码应接近新生儿体重，并迅速调整游锤，使杠杆呈正中水平，将砝码及游锤所示读数相加；使用电子体重计称重时，待数据稳定后读数。记录时需除去衣服重量。体重记录以千克（kg）为单位，至小数点后 2 位。

② 体温

a 测量前准备：在测量体温之前，体温表水银柱在 35℃以下。

b. 测量方法：用腋表测量，保持 5min 后读数。

(3) 体格检查

① 一般状况：精神状态，面色，吸吮，哭声。

② 皮肤黏膜：有无黄染、发绀或苍白（口唇、指趾甲床）、皮疹、出血点、糜烂、脓疱、硬肿、水肿。

③ 头颈部：前囟大小及张力，颅缝，有无血肿，头颈部有无包块。

④ 眼：外观有无异常，结膜有无充血和分泌物，巩膜有无黄染，检查光刺激反应。耳：外观有无畸形，外耳道是否有异常分泌物，外耳郭是否有湿疹。鼻：外观有无畸形，呼吸是否通畅，有无鼻翼扇动。口腔：有无唇

腭裂，口腔黏膜有无异常。

⑤ 胸部：外观有无畸形，有无呼吸困难和胸凹陷，计数 1min 呼吸次数和心率；心脏听诊有无杂音，肺部呼吸音是否对称、有无异常。

⑥ 腹部：腹部有无膨隆、包块，肝脾有无肿大。重点观察脐带是否脱落、脐部有无红肿、渗出。

⑦ 外生殖器及肛门：有无畸形，检查男孩睾丸位置、大小，有无阴囊水肿、包块。

⑧ 脊柱四肢：有无畸形，臀部、腹股沟和双下肢皮纹是否对称，双下肢是否等长等粗。

⑨ 神经系统：四肢活动度、对称性、肌张力和原始反射。

(4) 指导

① 居住环境：新生儿卧室应安静清洁，空气流通，阳光充足。室内温度在 22～26℃ 为宜，湿度适宜。

② 母乳喂养：观察和评估母乳喂养的体位、新生儿含接姿势和吸吮情况等，鼓励纯母乳喂养。对吸吮力弱的早产儿，可将母亲的乳汁挤在杯中，用滴管喂养；喂养前母亲可洗手后将手指放入新生儿口中，刺激和促进吸吮反射的建立，以便主动吸吮乳头。

③ 护理：衣着宽松，质地柔软，保持皮肤清洁。脐带未脱落前，每天用 75% 的酒精擦拭脐部一次，保持脐部干燥清洁。若有头部血肿、口炎或鹅口疮、皮肤皱褶处潮红或糜烂，给予针对性指导。对生理性黄疸、生理性体重下降、"马牙""螳螂嘴"、乳房肿胀、假月经等现象无须特殊处理。早产儿应注意保暖，在换尿布时注意先将尿布加温，必要时可放入成人怀中，直接贴紧成人皮肤保暖。

④ 疾病预防：注意并保持家庭卫生，接触新生儿前要洗手，减少探视，家人患有呼吸道感染时要戴口罩，以避免交叉感染。生后数天开始补充维生素 D，足月儿每日口服 400U，早产儿每日口服 800U。对未接种卡介苗和第

1 剂乙肝疫苗的新生儿，提醒家长尽快补种。未接受新生儿疾病筛查的新生儿，告知家长到具备筛查条件的医疗保健机构补筛。有吸氧治疗史的早产儿，在生后 4～6 周或矫正胎龄 32 周转诊到开展早产儿视网膜病变（retinopathy of prematurity，ROP）筛查的指定医院开始进行眼底病变筛查。

⑤ 伤害预防：注意喂养姿势、喂养后的体位，预防乳汁吸入和窒息。保暖时避免烫伤，预防意外伤害的发生。

⑥ 促进母婴交流：母亲及家人多与新生儿说话、微笑和皮肤接触，促进新生儿感知觉发展。

(5) 转诊

① 立即转诊：若新生儿出现下列情况之一，应立即转诊至上级医疗保健机构。

a. 体温 ≥ 37.5℃ 或 ≤ 35.5℃。

b. 反应差伴面色发灰、吸吮无力；呼吸频率 < 20 次 / 分或 > 60 次 / 分，呼吸困难（鼻翼扇动、呼气性呻吟、胸凹陷），呼吸暂停伴发绀。

c. 心率 < 100 次 / 分或 > 160 次 / 分，有明显的心律不齐。

d. 皮肤严重黄染（手掌或足跖），苍白、发绀和厥冷，有出血点和瘀斑，皮肤硬肿，皮肤脓疱达到 5 个或很严重。

e. 惊厥（反复眨眼、凝视、面部肌肉抽动、四肢痉挛性抽动或强直、角弓反张、牙关紧闭等），囟门张力高。

f. 四肢无自主运动，双下肢 / 双上肢活动不对称；肌张力消失或无法引出握持反射等原始反射。

g. 眼窝或前囟凹陷、皮肤弹性差、尿少等脱水征象。

h. 眼睑高度肿胀，结膜重度充血，有大量脓性分泌物；耳部有脓性分泌物。

i. 腹胀明显伴呕吐。

j. 脐部脓性分泌物多,有肉芽或黏膜样物,脐轮周围皮肤发红和肿胀。

② 建议转诊:若新生儿出现下列情况之一,建议转诊至上级医疗保健机构。

a. 喂养困难。

b. 躯干或四肢皮肤明显黄染、皮疹,指趾甲周红肿。

c. 单眼或双眼溢泪,黏性分泌物增多或红肿。

d. 颈部有包块。

e. 心脏杂音。

f. 肝脾肿大。

g. 首次发现五官、胸廓、脊柱、四肢畸形并未到医院就诊者。

在检查中,发现任何不能处理的情况,均应转诊。

【操作流程】见 图113 。

【注意事项】

1. 访视人员应经过专业技术培训,访视时应携带新生儿访视包,出示相关工作证件。

2. 访视包应包括体温计、新生儿杠杆式体重秤/电子体重秤、听诊器、手电筒、消毒压舌板、75% 酒精、消毒棉签,新生儿访视卡、笔等。新生儿杠杆式体重秤/电子体重秤最大载重为 10kg,最小分度值为 50g。

3. 注意医疗安全,预防交叉感染。检查前清洁双手,检查时注意保暖,动作轻柔,使用杠杆秤时注意不要离床或地面过高。

4. 加强宣教和健康指导。告知访视目的和服务内容,反馈访视结果,提供新生儿喂养、护理和疾病防治等健康指导,对新生儿疾病筛查的情况进行随访。

5. 发现新生儿危重征象,应向家长说明情况,立即转上级医疗保健机构治疗。

6. 保证工作质量,按要求询问相关信息,认真完成测量和体检。完整、准确填写新生儿家庭访视记录表,并纳入儿童健康档案。

七、居家分娩紧急情况处理

孕产者和照顾她们的人普遍关心的是,如果在家中分娩会发生什么状况需要在医院分娩。研究指出,初产妇(第一次分娩)需要产时(分娩/分娩期间)转送到医院的风险为 23%~37%,经产妇(之前曾分娩过)为 4%~9%。对于考虑在家分娩的孕产者及其伴侣来说,了解需要紧急转送的情况非常重要。以下是在出生期间和出生后需要将产者或新生儿紧急转送到医院的情况。

对于考虑在家分娩的家庭来说,了解需要紧急转移的情况非常重要。以下是在出生期间和出生后需要为您或您的宝宝紧急转移到医院的情况。

【目的】规范助产人员在居家分娩临床实践中的助产技术,降低母婴并发症,更好地为母婴提供优质服务。

【内容】

1. 分娩期间 助产师在分娩或分娩期间发现以下任何情况,必须提供紧急护理并通过救护车或私人车辆启动紧急转移:

(1) 脐带脱垂。

(2) 绒毛膜羊膜炎(胎盘或羊水子宫内的感染)。

(3) 无法控制的出血;妊娠高血压/先兆子痫/子痫。

(4) 与正常分娩不一致的严重腹痛。

(5) 不正常的胎心率模式。

(6) 胎便染色。

(7) 疑似疱疹病毒感染的可见生殖器病变。

(8) 产妇休克的证据。

(9) 早产(少于 37 周)。

(10) 表现与自然阴道分娩不兼容。

(11) 需要缝合超出助产士执业范围的裂伤。

(12) 劳动进展不顺利。

(13) 残留的胎盘。

(14) 任何其他可能威胁母亲或胎儿生命的状况或症状，由行使合理技能和知识的助产师评估。

助产师可以通过私人车辆或拨打 120 将产者送到最近的有产科服务的医院。如果产者拒绝转移到医院，助产师必须拨打 120。助产师应该打电话给将照顾您的医院或专业人员，并按照他们的要求在您可以被转移之前照顾您的指示。

2. 产后关于母亲　如果助产师注意到以下情况，必须提供紧急护理并立即启动紧急转移。

(1) 不受控制的出血。

(2) 产妇休克。

(3) 任何高血压疾病，包括先兆子痫 / 子痫。

(4) 血栓性静脉炎或肺栓塞的迹象。

(5) 任何其他可能威胁母亲生命的状况或症状，由行使合理技能和知识的助产师评估。

3. 产后关于婴儿　助产师必须与您一起制定护理新生儿的计划，其中包括如果您的宝宝需要转移到更高级别的护理，该怎么办。还应该有一个与您的家庭医生、儿科医生或其他在分娩后照顾您的婴儿的提供者预约的计划。

须建议产妇转诊给适当专业人员。

(1) 产伤。

(2) 胎龄小于 36 周。

(3) 小于胎龄。

(4) 大于胎龄的第 97 个百分位数。

(5) 任何其他可能对新生儿产生不利影响的异常新生儿行为或外观，由行使合理技能和知识的助产师评估。

助产士在婴儿出生后的前 6h 内（即产后阶段）发现以下任何情况，必须提供紧急护理并立即开始紧急转移婴儿。

(1) 非暂时性呼吸窘迫。

(2) 非暂时性苍白或中枢性发绀。

(3) 黄疸。

(4) 5min 的 Apgar 评分小于或等于 6。

(5) 长期呼吸暂停（呼吸困难）。

(6) 出血。

(7) 感染迹象。

(8) 发作。

(9) 未在产前诊断的主要先天性异常。

(10) 生命体征不稳定；昏睡，软弱无力或易怒。

(11) 无法吸吮。

(12) 持续的抖动。

(13) 热疗。

(14) 低温或者其他可能威胁新生儿生命的异常新生儿行为或外观，由行使合理技能和知识的助产师评估。

助产士在孕妇产后立即进行的任何评估期间发现以下任何情况，必须提供紧急护理并立即开始紧急转送婴儿。

(1) 呼吸窘迫。

(2) 苍白或中央发绀。

(3) 病理性黄疸。

(4) 出血。

(5) 发作。

(6) 出生后 24h 内无法排尿或排出胎粪。

(7) 生命体征不稳定。

(8) 昏睡。

(9) 软弱无力。

(10) 易怒。

(11) 无法进食。

(12) 持续的抖动。

(13) 任何其他可能威胁新生儿生命的异常新生儿行为或外观，由行使合理技能和知识的助产士评估。

【思考题】

若产妇产前检查正常，属于低风险产妇，你会协助产妇采用居家生产？为什么？

（万美丽　翟巾帼）

参 考 文 献

[1] 谢幸、孔北华、段涛. 妇产科学 [M]. 第 9 版. 北京：人民卫生出版社，2018.

[2] 余艳红、陈叙，助产学 [M]，北京：人民卫生出版社，2017.

[3] Simkin, P., Hanson, L., Ancheta, R. 著. 助产手册（第 4 版）. 钟梅，雷慧中，涂新译 [M]. 广东：广东科技出版社，2018.

[4] World Health Organization Appropriate techno-logy for birth. *Lancet*. 1985; 2: 436–437.

[5] Department of Reproductive Health & Research World Health Organization . *Care in Normal Birth*: *A Practical Guide*. WHO; Geneva, Switzerland: 1996.

[6] Birthplace in England Collaborative Group Perinatal and maternal outcomes by planned place of birth for healthy women with low risk pregnancies: The Birthplace in England national prospective cohort study. *BMJ*. 2011;343: d7400. doi: 10.1136/bmj. d7400.

[7] Janssen P.A., Saxell L., Page L.A., Klein M.C., Liston R.M., Lee S.K. Outcomes of planned home birth with registered midwife versus planned hospital birth with midwife or physician. *Can. Med. Assoc. J.* 2009; 181: 377–383.

[8] Hutton E.K., Reitsma A.H., Kaufman K. Outcomes associated with planned home and planned hospital births in low-risk women attended by midwives in Ontario, Canada, 2003–2006: A retrospective cohort study. *Birth*. 2009; 36: 180–189.

[9] Wax J.R., Pinette M.G., Cartin A. Home versus hospital birth—Process and outcome. *Obstet. Gynecol. Surv.* 2010; 65: 132–140.

[10] Fernández del Castillo I. *La Nueva Revolución del Nacimiento*：*El Camino Hacia un Nuevo Paradigma*. Ed Obstare；Spain：2014.

[11] World Health Organization . *WHO Recom-mendations for Augmentation of Labour*. WHO; Geneva, Switzerland: 2015.

[12] Hodnett E.D., Gates S., Hofmeyr G.F., Sakala C. *La Biblioteca Cochrane Plus*. Update Software Ltd.; Oxford, UK: 2008. [(accessed on 12 December 2017)]. *Apoyo Continuo Para las Mujeres Durante el Parto* (Revisión Cochrane Traducida) Número 2. Available online: http: //www.update–software.com.

[Google Scholar]

[13] Bohren M.A., Hofmeyr G.J., Sakala C., Fukuzawa R.K., Cuthbert A. Continuous support for women during childbirth. *Cochrane Database Syst. Rev.* 2017: CD003766.

[14] Grilo-Diniz D., d'Orsi E., Soares-Madeira R.M., Alves-Torres J., Bastos-Dias M.A., Schneck C.A., Lansky S.. Teixeira N.Z.F.. Rance S.. Sandall J. Implementation of the presence of companions during hospital admission for childbirth: Data from the Birth in Brazil national survey. *Cad Saúde Pública Rio de Janeiro*. 2014; 30: 51–514.

[15] Homer C, Cheah S, Rossiter C, Dahlen H, Ellwood D, Foureur M, Forster D, McLachlan H, Oats J, Sibbritt D, Thornton C, Scarf V. 2019 Maternal and perinatal outcomes by planned place of birth in Australia 2000–2012: A linked population data study.

[16] Homer CSE, Cheah SL, Rossiter C, et al Maternal and perinatal outcomes by planned place of birth in Australia 2000 – 2012: a linked population data study BMJ Open 2019; 9: e029192.

[17] Scarf VL, Rossiter C, Vedam S, Dahlen HG, Ellwood D, Forster D, Foureur MJ, McLachlan H, Oats J, Sibbritt D, Thornton C, Homer CSE. Maternal and perinatal outcomes by planned place of birth among women with low-risk pregnancies in high-income countries：A systematic review and meta-analysis. Midwifery. 2018 Jul; 62: 240–255.

[18] White Ribbon Alliance. Respectful Maternity Care Charter: Universal Rights of Mothers and Newborns 2020 [accessed March 05 2021] Available from: https: //www.whiter-ibbonalliance.org/respectful-maternity-care-charter/.

[19] Sorgatto-Collaço V., Atherino dos Santos E.K., Ventura de Souza K., Valdecyr-Alves H., Zampieri M.F., Petters-Gregório V.R. The meaning assigned by couples to planned home birth supported by nurse midwives of the hanami team. *Texto Contexto Enferm*. 2017; 26.

[20] Olsen O., Clausen J.A. Planned hospital birth versus planned home birth. *Cochrane Database Syst. Rev.* 2012: CD000352.

第 15 章　性与避孕技术

　　性与避孕是人类生活中的关注的中心之一，它的重要性早已在固定文明和高等文化中以艺术和文学的形式得到认可。性生活是人类心理和生理的需要，也是婚姻生活重要的和不可缺少的组成部分。性学是一个复杂的主题，女性在妊娠期、哺乳期、更年期在心理上和生理上都有显著变化，性兴趣与性活动也受到较大影响。另外，女性性反应个体差异较大，即使同一个体在不同时期、不同条件下反应也可能不一致。作为医务工作者，我们需要关注到性问题，对女性不同时期的性生活进行科学合理的指导。同时，性生活和避孕密不可分。避孕对女性的生殖健康有直接影响，做好避孕方法知情选择，是实现计划生育优质服务的根本。本章将探讨性与避孕相关技术。

一、性功能评估技术

　　性功能是人类进行活动的本能，是生育、繁衍后代的基础。男女性功能既有相同之处又有不同之点。性生活是配偶关系的基础，而在妊娠期、哺乳期，夫妻双方会因多种因素的改变而影响性功能和性健康。性健康的失调将明显影响人们的生活质量，也关系到家庭与社会的稳定。高质量的性健康是一个有效的自稳机制，有助于加强婚姻的凝聚力，这使妊娠期性功能的评估与性生活的指导显得尤为重要。

（一）妊娠期女性性功能评估

　　【目的】对妊娠期孕妇进行性功能评估，有助于了解妊娠期女性性行为的经历，性认知、态度、行为方面的改变以及个体的适应过程，为妊娠期间性生活进行指导提供依据。

　　【适应证】

　　1. 单胎妊娠。

　　2. 正常或低危妊娠，无妊娠合并症及并发症，无胎儿、胎盘、羊水、脐带异常。

　　3. 年龄 18—45 岁。

　　4. 配偶身体健康。

　　5. 无认知障碍，有良好的语言表达能力。

　　【禁忌证】

　　1. 与配偶分居者。

　　2. 孕妇当前身体状况不允许。

　　3. 沟通能力欠佳。

　　4. 存在精神障碍类疾病。

　　5. 年龄 ≥ 45 岁。

　　6. 被诊断禁止性生活者。

　　【操作步骤及方法】

　　1. 孕妇自评

　　(1) 孕妇可根据自己的需要进行自我评估，建议每 4 周进行 1 次。

　　(2) 在进行自评前，孕妇调整好心态，做好充足的心理准备，以保证自评顺利进行且结果准确具有一定的诊断价值。

　　(3) 选择一间安静、舒适，温湿度适宜，私密性好的房间，准备好签字笔与记录本，即可开始自评。

　　(4) 常用的量表主要为中文版女性性功能量表（female sexual function index，FSFI）。该量表是由美国 Rosen.R 教授等于 2000 年根据国际对女性性功能达成的共识分类而制定，北京协和医院孙晓光教授对其中文版进行了跨语言验证。其主要用于测量女性近 4 周内性生活的感觉与反应，属于自评式量表，共6个维度19个条目，分别为性欲维度（条目1~2）、性唤起维度（条目3~6）、阴道润滑维度（条目7~10）、性高潮（条目11~13）、性满意度（条目14~16）、性交疼痛维度（条目17~19）。除第1、2、15、16个条目采用5~1五级反向计分外，其他条目均采用0~5六级正向计分，评分越高，说明性生活的感觉与反应越好。详见表15-1。

2. 医务人员进行评估

(1) 操作前准备

① 评估患者并解释：评估患者的精神、心理状态，判断是否能进行评估以及情感相关的问题对婚姻的满意度等。解释：向患者及家属解释性功能评估的目的、方法、临床意义、注意事项及配合要点，取得患者知情同意。

② 患者准备：患者了解性功能评估的目的、方法、临床意义、注意事项及配合要点，做好充分的心理准备。

③ 环境准备：环境安静、舒适，温湿度适宜，私密性好。

④ 医护人员准备：医护人员充分了解评估内容及过程，衣帽整洁，给患者信任感。

表 15-1 中文版女性性功能量表

维　度	题　号	内　容	得　分					
性欲	1	频率		1	2	3	4	5
	2	程度		1	2	3	4	5
性唤起	3	频率	0	1	2	3	4	5
	4	程度	0	1	2	3	4	5
	5	信心	0	1	2	3	4	5
	6	满意度	0	1	2	3	4	5
阴道润滑	7	频率	0	1	2	3	4	5
	8	困难程度	0	1	2	3	4	5
	9	维持频率	0	1	2	3	4	5
	10	维持程度	0	1	2	3	4	5
性高潮	11	频率	0	1	2	3	4	5
	12	困难程度	0	1	2	3	4	5
	13	满意度	0	1	2	3	4	5
性满意度	14	亲密程度	0	1	2	3	4	5
	15	与配偶关系		1	2	3	4	5
	16	满意度		1	2	3	4	5
性交疼痛	17	阴茎插入时疼痛频率	0	1	2	3	4	5
	18	阴茎插入后疼痛频率	0	1	2	3	4	5
	19	阴茎插入时疼痛程度	0	1	2	3	4	5

（2）用物准备：签字笔、中文版女性性功能量表、妊娠期女性性生活状况问卷、访谈记录本。

（3）操作步骤

① 排除性功能评估禁忌证。

② 信息采集：主要通过访谈获取相关病史、情感相关问题评价以及心理检查等。内容包括患者年龄、文化程度、职业、宗教信仰、性别认同、性取向、既往性经历、月经生育史、精神病及全身其他疾病史、手术史、放化疗史、外伤史、药物应用史及有无吸毒史；对婚姻满意度或与性伴侣情感关系，及在性活动时对自我形体的自信心和其有性需求时与性伴侣交流的能力等做出评价；与性有关的各种心理社会状态的评定等。主要包括妊娠期女性的性欲变化、性交频率、性生活满意度变化、体位和性交方式的改变等性生活基本资料以及妊娠期性交知识的来源、对性交的担忧等。

③ 自我评定问卷：让患者自己填写中文版女性性功能量表、妊娠期性生活认知调查问卷、妊娠期女性性生活状况问卷。进一步了解妊娠期女性性生活状况改变的经历、情感感受及对性的认知及态度。

④ 整理与记录：对妊娠期女性自我评定问卷及访谈资料进行分析整理，并做好记录。

⑤ 如结果出现异常，应考虑进行进一步的检查。

【结局评价】

1. 孕妇对评估过程满意。

2. 异常情况得到及时处理并准确记录。

【注意事项】

1. 性功能评估之前，一定要做好心理准备，及时放松与调整紧张心态，缓和与消除焦虑不安的情绪。

2. 孕期避免不良生活习惯，避免不健康的饮食习惯，避免酗酒，戒烟。

3. 检查保持日常运动，可调节紧张的脑力劳动或神经体液失常。

4. 评估前一天晚上早睡，保证充足的睡眠。

5. 排除疾病。必要时排除泌尿系统疾病，或其他内分泌系统、各种全身性慢性疾病。

【操作流程】见 **图 114**。

（二）哺乳期女性性功能评估

【目的】了解哺乳期女性的性认知及性生活现状，为哺乳期间性生活进行指导提供依据。

【适应证】

1. 女性身体健康。

2. 无阴道出血、无恶露排出。

【禁忌证】

1. 与配偶分居者。

2. 女性当前身体状况不允许，如阴道出血、有恶露排出等。

3. 严重肝、肾功能障碍。

4. 患有神经肌肉病症。

5. 患有盆腔炎症。

6. 其他被诊断禁止性生活者。

【操作步骤及方法】

1. 评估

（1）询问病史，初步检查评估。询问患者基本情况。

（2）了解患者的心理反应，如焦虑、恐惧等。

（3）了解患者对哺乳期性生活的态度、感受等。

2. 准备

（1）环境准备：环境舒适、温湿度适宜，私密性好。

（2）患者准备：取得患者知情同意。

（3）医护人员准备：应充分了解评估内容及过程，衣帽整洁，给患者信任感。

（4）用物准备：签字笔、产妇性生活质量调查问卷。

3. 操作步骤

（1）排除性功能评估禁忌证。

（2）在哺乳期间进行性生活，做好合理的避孕措施，减少产妇在生产短期后再次怀孕的情况出现，以此防止流产情况，保证产妇身体健康。

（3）信息采集：主要通过访谈获取相关病史、情感相关问题评价以及心理检查等。

（4）自我评定问卷：让患者自己填写产妇性生活质量调查问卷，其中问卷内容包括性欲评估、性交频率、性满意度、性交疼痛等。

（5）整理与记录：对哺乳期女性自我评定问卷及访谈资料进行分析整理，并做好记录。

【结局评价】

1. 哺乳期女性对性生活评估满意。

2. 异常情况得到及时处理并准确记录。

【注意事项】

1. 哺乳期女性应多注意休息，避免过度劳累。

2. 做好避孕措施以及注意身体的恢复情况。

【操作流程】见 **图 115**。

二、妊娠期性生活指导技术

妊娠期由于孕激素的影响，女性性兴趣与性活动会发生较大改变，然而妊娠期间孕妇本人的性需求及她的性伴侣的需求不能忽视。因此，做好妊娠期间性生活指导至关重要。

【目的】

1. 掌握正确的妊娠期间性生活技巧，促进孕期夫妻关系和谐。

2. 避免性生活对胎儿造成影响。

【适应证】

1. 胎儿、母体健康。

2. 夫妻之间沟通良好，有性生活需求。

【禁忌证】

1. 既往有习惯性流产史、有流产危险或有多次早产史的孕妇。

2. 有感染细菌性阴道病、念珠菌性阴道炎、滴虫性阴道炎等孕妇。

【操作步骤及方法】

1. 评估

（1）询问病史，初步检查评估。询问患者基本情况，如年龄、既往孕产史等。

（2）了解孕妇对妊娠期间性生活的态度、感受等。

（3）心理评估：对妊娠晚期孕妇与性有关的各种心理社会状态进行评估。

（4）评估胎儿是否发育正常。

2. 准备

（1）环境准备：环境舒适、温湿度适宜，私密性好。

（2）孕妇准备：心情放松，坦然接受性生活，不对胎儿健康过分担心。

3. 操作步骤

（1）性交体位

① 妊娠早期

正常体位：由于腹部尚未变大，因此在怀孕初期还可以采用正常体位，不会压迫腹部。

交叉位（图 15-1）：两人可以面对面地躺着，又或者性伴稍微侧一侧身体，孕妇将上面一脚抬高，可以放在性伴的肩上或枕头上，这样孕妇会比较舒服。该体位同样适合于孕中期。

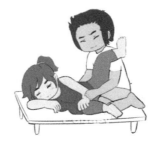

▲ 图 15-1　交叉位

后侧体位（图 15-2）：两人面向同一方向侧身躺着，这是最安全的体位。相较而言，不会压迫到孕妇的肚子，不会损伤阴道或子宫口，也不会引起过敏。该体位也适合孕期的每一个阶段。

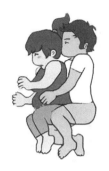

▲ 图 15-2　后侧体位

② 妊娠中期：在孕中期过性生活，注意避免损伤胎儿，应注意减轻腹部压力，避免动作粗暴和剧烈。

女上位（图 15-3）：孕妇骑坐在性伴身上，孕妇在上，性伴在下。这样避免对腹部的压迫，孕妇可以自行控制速度和深浅。

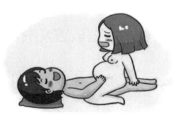

▲ 图 15-3　女上位

传统位（图 15-4）：孕初期过后，如果夫妻还是习惯选择传统面对面的方式进行性交，建议放一个软枕在孕妇的腰部，使孕妇的身体倾斜，性伴需要支撑自己的身体，避免压迫孕妇的肚子。

床沿位（图 15-5）：孕妇上半身仰躺在床上，下半身在床外，膝盖弯曲，性伴在床边面向孕妇，根据床的高度，选择站在或者跪在床

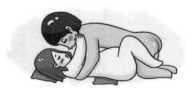

▲ 图 15-4　传统位

边，进行性交。怀孕 3 个月后，垫一软枕在孕妇身体一侧，减轻孕妇后背的受力。

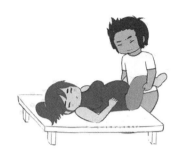

▲ 图 15-5　床沿位

"V"字侧躺位（图 15-6）：性伴侧躺，孕妇上半身仰躺在床上，双腿放在性伴腰上，两人身体交叉呈"V"字形，孕妇后背垫一软枕，这个姿势也可以避免性伴身体压迫孕妇的腹部。

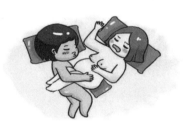

▲ 图 15-6　"V"字侧躺位

③ 妊娠晚期

后进式体位（图 15-7）：孕妇跪趴在床上，用膝盖支撑身体，放一软枕在肚子下面作为支撑，性伴从后面进行性交。这样在性交的同时还可以帮助孕妇按摩背部（怀孕后期女性常常会背痛）。

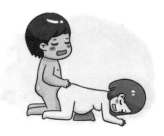

▲ 图 15-7　后进式体位

后背位（图 15-8）：这个体位同样可以从孕中期使用至孕晚期。丈夫坐着抱住孕妇的后背，可自行调节插入深度和速度，要记得保持动作轻柔，避免过度刺激。

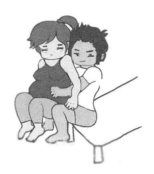

▲ 图 15-8　后背位

汤匙式体位（图 15-9）：又称侧身排排躺式。性伴和孕妇均侧躺在床上，性伴从孕妇身后进行性交，深入程度比较浅，省力时间长。孕后期可以准备一些软枕，孕妇侧卧位时，上腿弯曲，下腿稍伸直，在肚子附近和两膝之间放一软枕，帮助支撑孕妇身体。这个体位可从孕中期一直持续使用至孕晚期，丈夫从后侧环抱孕妇，可让孕妇感到安心，不增加负担。

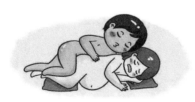

▲ 图 15-9　汤匙式体位

沙发式体位（图 15-10）：孕妇跪在沙发上，肚子对着沙发靠背处，双手扶沙发，支撑住身体，性伴从背后将阴茎插入孕妇的阴道内，进行性交。

【注意事项】

1. 孕期阴道分泌物增多，抵抗力下降，性交前，夫妻双方应保持外阴清洁，保持卫生。

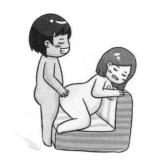

▲ 图 15-10　沙发式体位

2. 性交时间、强度要适当，动作要和缓，避免过强刺激。

3. 夫妻之间加强性生活方面的沟通，促进性和谐。

【结局评价】

1. 夫妻双方对性生活满意。

2. 未威胁胎儿健康。

三、宫内节育器放置及取出技术

宫内节育器（intrauterine device，IUD）避孕是将避孕器具放置于子宫腔内，通过局部组织对它的各种反应而达到避孕效果，是一种安全、有效、简便、经济、可逆的避孕方法，我国占世界使用 IUD 避孕总人数的 80%，是世界上使用 IUD 最多的国家。

（一）宫内节育器放置术

【目的】用于育龄女性节育的手术方法。

【适应证】

1. 育龄期女性无禁忌证、自愿要求放置 IUD 者。

2. 无相对禁忌证，要求紧急避孕者或继续以 IUD 避孕者。

【禁忌证】

1. 妊娠或可疑妊娠。

2. 生殖器官炎症。

3. 人工流产出血多，怀疑有妊娠组织物残留或感染可能；中期妊娠引产、分娩或剖宫产胎盘娩出后，子宫收缩不良有出血或潜在感染可能。

4. 生殖器肿瘤。

5. 生殖器畸形如纵隔子宫、双子宫等。

6. 宫颈内口过松、重度陈旧性宫颈裂伤或子宫脱垂。

7. 宫腔 < 5.5cm 或 > 9.0cm 者（除外足月分娩后、大月份引产后或放置含铜无支架宫内节育器）。

8. 严重的全身性疾病。

9. 近三个月内有月经失调、不规则阴道流血。

10. 有铜过敏史者。

【操作步骤及方法】

1. 评估

(1) 询问病史，初步检查评估。详细了解受术者末次月经、末次分娩史、避孕史、末次手术情况等。

(2) 体格检查：做妇科检查，血常规检查，同时查阴道清洁度、滴虫、真菌，做宫颈防癌刮片、乙肝表现抗原检查，如有炎症，治疗后再放。

(3) 手术前测体温、脉搏、血压。若 24h 内两次体温超过 37.5℃暂不放置宫内节育器。

2. 准备

(1) 环境准备：环境舒适、温湿度适宜，私密性好。

(2) 物品准备：合适型号和类型的宫内节育器，手术器械，敷料，消毒用品等。

(3) 患者准备：排除禁忌证后，向患者解释操作过程、风险、需要配合的事项，签署知情同意书；术前 3～7 日禁止性生活。术前排空膀胱后，取膀胱结石位，消毒外阴，垫双层治疗巾，套裤腿，铺孔巾。

(4) 术者准备：核对患者信息，术者着装整齐，洗手，戴帽子、口罩，戴无菌袖套及手套（一手戴双层手套），助手协助患者体位摆放，观察放置宫内节育器过程中患者情况等。

3. 操作步骤

(1) 双合诊检查子宫大小、位置及附件情况。

(2) 外阴阴道部常规消毒铺巾，阴道窥器暴露宫颈后消毒宫颈与宫颈管，以宫颈钳夹持宫颈前唇，用子宫探针顺子宫位置探测宫腔深度。

(3) 用放置器将节育器推送入宫腔，宫内节育器上缘必须抵达宫底部，带有尾丝的宫内节育器在距宫口 2cm 处剪断尾丝。

(4) 观察无出血即可取出宫颈钳和阴道窥器。

【结局评价】

1. 患者对操作满意。

2. 没有出现并发症或有异常情况及时被发现。

【注意事项】

1. 放置时间

(1) 月经干净 3～7 日无性交。

(2) 人工流产后立即放置。

(3) 产后 42 日恶露已净，会阴伤口愈合，子宫恢复正常。

(4) 含孕激素宫内节育器在月经第 4～7 日放置。

(5) 自然流产于转经后放置，药物流产 2 次正常月经后放置。

(6) 哺乳期放置应先排除早孕。

(7) 性交后 5 日内放置为紧急避孕方法之一。

2. 术后健康指导

(1) 术后休息 3 日，1 周内忌重体力劳动，2 周内忌性交及盆浴，保持外阴清洁。

(2) 术后第一年 1、3、6、12 个月进行随访，以后每年随访 1 次直至停用，特殊情况随时就诊；随访宫内节育器在宫腔内情况，发现问题，及时处理，以保证宫内节育器避孕的有效性。

3. 术前向受术者介绍宫内节育器放置术目的、过程和避孕原理，使其理解并主动配合。

【操作流程】见 **图116**。

（二）宫内节育器取出术

【目的】取出的目的如适应证所述。

【适应证】

1. 生理情况

(1) 计划再生育或已无性生活不再需避孕者。

(2) 放置期限已满需更换者。

(3) 绝经过渡期停经 1 年内。

(4) 拟改用其他避孕措施或绝育者。

2. 病理情况

(1) 有并发症及不良反应，经治疗无效。

(2) 带器妊娠，包括宫内和宫外妊娠。

【禁忌证】

1. 并发生殖道炎症时，先给予抗感染治疗，治愈后再取出宫内节育器。

2. 全身情况不良或在疾病的急性期，应待病情好转后再取出。

【操作步骤及方法】

1. 评估

(1) 术前了解已放置的节育器是何种类型，了解取出宫内节育器的原因以及健康状况。

(2) 测体温超过 37.5℃，应查明原因，酌情是否取出。

(3) 妇科检查，了解子宫位置，注意宫口是否有节育器尾丝。必要时查阴道分泌物滴虫、真菌，如有急性炎症应先进行治疗。

(4) 金属节育器不带尾丝者，术前应作腹部 X 线或 B 超检查，以了解节育器是否存在及位置，避免盲目操作。

2. 准备

(1) 环境准备：环境舒适、温湿度适宜，私密性好。

(2) 物品准备：取器（宫内节育）包，消毒用品。

(3) 患者准备：受术者膀胱截石位，常规消毒外阴及阴道，换臀垫或垫双层治疗巾，套裤腿，铺孔巾。

(4) 术者准备：核对患者信息，术者着装整齐，洗手，戴帽子、口罩，戴无菌手套。助手协助患者体位摆放，观察取出宫内节育器过程中患者情况等。

3. 操作步骤

(1) 取器前应通过查看尾丝、B 型超声、腹部 X 线检查，确定宫腔内有无节育器及其类型。

(2) 常规外阴、阴道及宫颈消毒，有尾丝者用血管钳夹住后轻轻牵引取出。无尾丝者，先用子宫探针探查清楚节育器位置，用取环钩或取环钳取出。若遇取器困难，可在 B 型超声、X 线监视下或借助宫腔镜取器。

(3) 术后观察：注意观察有无腹痛、阴道流血等，注意观察可能出现的不良反应及并发症。有无面色苍白、呼吸困难，生命体征是否平稳。必要时应该住院观察，严重时有可能需要剖腹探查。

(4) 整理与记录：术后休息 2 天，做好健康宣教并定期复查。

【结局评价】

1. 患者对操作满意。

2. 患者没有出现并发症或有异常情况及时被发现。

【注意事项】

1. 取器前应做超声检查或 X 线检查，确定节育器是否在宫腔内，同时了解节育器的类型。

2. 使用取环钩取节育器时，应十分小心，不能盲目钩取，更应避免向宫壁钩取，以免损伤子宫壁。

3. 取出节育器后核对节育器是否完整，必要时行超声或 X 线检查，同时应落实其他避孕措施。

4. 取器时间　月经干净后 3～7 日为宜；带器早期妊娠行人工流产同时取器；带器异位妊娠术前行诊断性刮宫时，或在术后出院前取出 IUD；子宫不规则出血者，随时可取，取 IUD 同时需行诊断性刮宫，刮出组织送病理检查，排除子宫内膜病变。

【操作流程】见 **图 117**。

四、激素避孕技术

激素避孕（hormonal contraception）也称为药物避孕，是指女性应用甾体激素达到避孕效果。目前国内常用的几乎都是女用避孕药，主要为人工合成的甾体激素避孕药，由雌激素和孕激素配伍组成。甾体激素避孕药包括口服避孕药、长效避孕针、缓释避孕药和探亲避孕药。本节重点讲述口服避孕药相关技术。

【目的】抑制排卵、干扰受精和受精卵着床。

【适应证】健康育龄女性均可服用甾体激素避孕药。

【禁忌证】

1. 严重心血管疾病、血栓性疾病不宜使用，如高血压、冠状动脉粥样硬化性心脏病、静脉栓塞等。

2. 急、慢性肝炎或肾炎。

3. 部分恶性肿瘤、癌前病变。

4. 内分泌疾病，如糖尿病患者、甲状腺功能亢进者。

5. 年龄 > 35 岁的吸烟女性服用避孕药，增加心血管疾病发病率，不宜长期服用。

6. 哺乳期不宜使用复方口服避孕药。

【操作步骤及方法】

1. 评估

(1) 询问病史，初步检查评估。

(2) 严格掌握激素避孕药使用的适应证、禁忌证。

(3) 心理 - 社会评估：评估女性对药物避孕知识认识程度，是否自愿接受药物避孕，是否顾虑避孕药对人体的影响，如担心服药后色素沉着、体重增加及影响自我形象等。

(4) 辅助检查：了解肝、肾功能检查、出凝血时间、B 型超声检查、心电图及甲状腺功能检查等检查结果。

2. 准备

(1) 药物准备：根据医嘱准备常用激素避孕药。

(2) 患者准备：取得患者知情同意。

3. 操作步骤及方法

(1) 根据医嘱选择口服避孕药，掌握正确的服药方法。由于复方长效口服避孕药激素含量大，不良反应较多，市场上很少见。目前临床用得最多的是复方短效口服避孕药，常用的女用甾体激素复方短效口服避孕药如表 15-2 所示。

(2) 使用方法：复方炔诺酮片、复方甲地孕酮片，于月经第 5 日开始服用第 1 片，连服药 22 日，停药 7 日后服第 2 周期。复方去氧孕烯片、屈螺酮炔雌醇片和炔雄醇环丙孕酮片，于月经第 1 日服药，连服 21 日，停药 7 日后服用第 2 周期的药物。屈螺酮炔雌醇 Ⅱ 内含 24 片活性药片，4 片不含药的空白片。月经第 1 日开始服药，先服活性片，服完 24 片后服空白片。服完 28 日无须停药接着服下一周期。若有漏服应及早补服，且警惕有妊娠可能。若漏服 2 片，补服后要同时加用其他避孕措施。漏服 3 片应停药，待出血后开始服用下一周期药物。单相片在整个周期中雌、孕激素含量是固定的。三相片中每一相雌、孕激素含量，是根据女性生理周期而制定不同剂量，药盒内的每一相药物颜色不同，每片药旁标有星期几，提醒服药者按箭头所示顺序服药。三相片的服用方法也是每日 1 片，连服 21 日。复方短效口服避孕药的主要作用为抑制排卵，正确使用避孕药的有效率接近 100%。

【结局评价】

1. 患者对操作满意。

2. 没有出现并发症或有异常情况及时被发现。

【注意事项】

1. 初次使用时建议进行咨询和必要体检，注意禁忌证。

2. 每年体检 1 次，询问病史、月经史、测量生命体征、做相关检查（包括乳房检查、妇科检查及宫颈防癌刮片）。

【操作流程】见 **图 118**。

表 15-2　常用的女用甾体激素复方短效口服避孕药

名　称	雌激素含量（mg）	孕激素含量（mg）	剂　型
复方炔诺酮片	炔雌醇 0.035	炔诺酮 0.6	22 片 / 板
复方甲地孕酮片	炔雌醇 0.035	甲地孕酮 1.0	22 片 / 板
复方避孕片	炔雌醇 0.035	炔诺酮 0.3 甲地孕酮 0.5	22 片 / 板
复方去氧孕烯片	炔雌醇 0.035	去氧孕烯 0.15 去氧孕烯 0.15	21 片 / 板 21 片 / 板
炔雌酮环丙孕酮片	炔雌醇 0.03	环丙孕酮 2.0	21 片 / 板
屈螺酮炔雌醇片	炔雌醇 0.02	屈螺酮 3.0	21 片 / 板
屈螺酮炔雌醇片Ⅱ	炔雌醇 0.035	屈螺酮 3.0	21+4 片 / 板
左炔罗孕酮 / 炔雌醇三相片			21 片 / 板
第一相（1～6 片）	炔雌醇 0.03	左炔诺孕酮 0.05	
第二相（7～11 片）	炔雌醇 0.04	左炔诺孕酮 0.075	
第三相（12～21 片）	炔雌醇 0.03	左炔诺孕酮 0.0125	

五、安全期避孕技术

安全期避孕法也称自然避孕法（natural family planning，NFP），是根据女性的自然生理规律，不用任何避孕药物或器具，选择在月经周期中的易受孕期内禁欲而达到避孕目的。多数育龄女性具有正常的月经周期，为 28～30 天，排卵多在下次月经前 14 天左右，成熟卵子排出后可以存活 24～48h，受精能力最强的时间是在排卵后 24h 内。精子在女性生殖道中可以存活 2～3 天。因此，排卵前后 4～5 天为易受孕期，其余时间不易受孕为安全期。需要注意的是女性排卵过程受情绪、健康状况、性生活以及外界环境等多种因素影响，可提前或推迟排卵，也可发生额外排卵，因此，安全期避孕法并不可靠，失败率高，不宜推广。

【目的】根据女性生殖生理的时间来推测排卵日期，再判断周期中的易孕期进而达到避孕的目的。

【适应证】月经周期规律、生活规律、长期同居、双方能相互配合及谅解的夫妇。

【禁忌证】

1. 月经周期不规律或经常相差一周以上，较难掌握排卵规律者。

2. 探亲期间。

3. 分娩后及哺乳期间月经和排卵尚不规律者，至少待恢复 3 次正常月经后才能应用。

4. 新婚夫妇。

5. 女性工作学习生活极不规律者，不能掌握自己的排卵情况时不宜使用。

【操作步骤及方法】

1. 评估

(1) 了解患者的月经周期是否规律，了解患者宫颈黏液的变化和基础体温测量。

(2) 患者无禁忌证。

2. 准备

(1) 环境准备：环境舒适，温湿度适宜。

(2) 患者准备：取得患者知情同意。

3. 操作步骤　根据患者的月经周期，结合基础体温测量和宫颈黏液变化特点来推算安全期。育龄期女性的基础体温可在排卵后上升0.3～0.5℃，呈双相型，基础体温升高 3 昼夜后为安全期。观察宫颈黏液变化也有助于推算安全期，排卵期宫颈黏液稀薄且量多，黏液拉丝度达 10cm 以上。

【结局评价】

1. 患者避孕效果满意。

2. 没有出现并发症或有异常情况及时被发现。

【注意事项】

1. 许多疾病会改变女性的排卵时间，比如内分泌疾病、肾脏疾病等。如果在此期间内用"安全期"避孕，常可导致避孕失败。

2. 经期同房一般不会导致怀孕，但经期有意外排卵的可能，而且经期同房容易引起感染，有百害而无一利。

3. 如果是处于绝经期年龄的女性，当阴道还有少量出血时，应在出血停止后第四天才可同房，因为这种出血可能是一次排卵引起。

4. 如果是从口服避孕药改为生理期避孕，那么在停服避孕药后的开始几个月可能会出现额外排卵或不规则行经，所以这几个月应尽可能不采用安全期避孕。

六、药物流产技术

药物流产（drug abortion）也称药物抗早孕，是指应用药物终止早期妊娠的方法，具有方法简便、无创伤等优点。目前临床常用药物为米非司酮与米索前列醇配伍。米非司酮是黄体酮受体拮抗药，与黄体酮的化学结构相似，其对子宫内膜孕激素受体的亲和力比黄体酮高5倍，能和黄体酮竞争结合蜕膜的孕激素受体，从而阻断黄体酮活性而终止妊娠。米索前列醇是前列腺素衍化物，具有兴奋子宫肌、扩张和软化宫颈的作用。两者协同作用既提高流产成功率，又减少用药剂量，终止早孕完全流产率达 90% 以上。

【目的】通过药物使子宫蜕膜变性坏死、宫颈软化，同时子宫收缩，迫使胚胎排出体外。

【适应证】

1. 停经 49 日以内经 B 型超声证实为宫内妊娠，且胎囊最大直径≤ 2.5cm；本人愿意要求使用药物终止妊娠的健康女性。

2. 手术流产的高危对象，如瘢痕子宫、多次手术流产及严重骨盆畸形等。

3. 对手术流产有疑虑或恐惧心理者。

【禁忌证】

1. 有使用米非司酮禁忌证，如肾上腺素、与甾体激素相关的肿瘤及其他内分泌疾病、妊娠期皮肤瘙痒史、血液病、血管栓塞等病史。

2. 有使用前列腺素药物禁忌证，如心血管疾病、青光眼、哮喘、癫痫、结肠炎等。

3. 其他：过敏体质、带器妊娠、异位妊娠、妊娠剧吐、长期服用抗结核药、抗癫痫药、抗抑郁药、抗前列腺素药等。

【操作步骤及方法】

1. 评估

(1) 用药前严格筛选，包括询问病史，进行全身体检和妇科检查。

(2) 做实验室检查，如尿妊娠试验、阴道清洁度、滴虫和霉菌、血常规和血型。

(3) 药流前做 B 超检查，排出宫外孕，了解胚囊大小、位置，以帮助确定是否适合做药流。

2. 准备

(1) 环境准备：环境舒服、温湿度适宜，私密性好。

(2) 物品准备：米非司酮，米索前列醇。

(3) 患者准备：取得患者知情同意。

3. 操作步骤

(1) 医生详细交代服药方法、药疗效果及可能出现的不良反应，征得同意后方可用药。

(2) 用药方法：米非司酮分顿服法和分

服法。顿服法为 200mg 一次口服。分服法总量 150mg 米非司酮分两日服用，第 1 日晨服 50mg，8～12h 再服 25mg；用药第 2 日早晚各服米非司酮 25mg；第 3 日上午 7 时再服 25mg。每次服药前后至少空腹 1h。两种方法均于服药的第 3 日早上口服米索前列醇 0.6mg，前后空腹 1h。服药后可出现恶心、呕吐、腹痛、腹泻等胃肠道症状。

（3）服药后观察与处理：除了注意观察血压、脉搏、药物不良反应外，还需注意所排出的大小便均需保留在干净的便盆内，由专人检查并记录有无胎囊及其排出的时间，胎囊大小和出血量。如排出的胎囊前后有活动性出血，可给宫缩剂或立即刮宫止血。

（4）整理与记录：填写药物流产记录表，做好健康宣教。

【结局评价】

1. 患者对操作满意。

2. 没有出现并发症或有异常情况及时被发现。

【注意事项】

1. 药物流产必须在有正规抢救条件的医疗机构进行。

2. 必须在医护人员监护下使用，严密观察出血及不良反应的发生情况。

3. 注意鉴别异位妊娠、葡萄胎等疾病，防止漏诊或误诊。

4. 出血时间长、出血多是药物流产的主要不良反应。极少数人可大量出血而需急诊刮宫终止妊娠。

5. 药流后需落实避孕措施，可立即服用复方短效口服避孕药。

【操作流程】见 **图 119**。

七、手术流产技术

手术流产是采用手术方法终止妊娠，包括负压吸引术和钳刮术。本节重点讲述负压吸引术。

【目的】终止妊娠。

【适应证】

1. 妊娠 10 周内自愿要求终止妊娠而无禁忌证者。

2. 因各种疾病不宜继续妊娠者。

【禁忌证】

1. 生殖道炎症。

2. 各种疾病的急性期。

3. 全身情况不良，不能耐受手术。

4. 术前两次体温均在 37.5℃ 以上者。

【操作步骤及方法】

负压吸引术 适用于妊娠 10 周以内者。

1. 评估

（1）详细询问病史，进行全身检查及妇科检查。

（2）血或尿 hCG 测定，超声检查确诊。

（3）术前测量体温、脉搏、血压。

（4）实验室检查包括阴道分泌物常规、血常规及凝血方面检测。

2. 准备

（1）环境准备：环境舒适、温湿度适宜，私密性好。

（2）物品准备：阴道窥器 1 个，宫颈钳 1 把，子宫探针 1 个，宫颈扩张器 1 套，不同型号吸管数个，刮匙 1 把，长镊子 2 个，弯盘 1 个，洞巾 1 块，无菌手套 1 副，纱布 2 块，棉球若干，0.5% 聚维酮碘液，人工流产负压电吸引器。

（3）患者准备：排空膀胱后取膀胱截石位。

（4）术者准备：着装整齐，洗手，戴口罩，戴无菌手套。

3. 操作步骤 受术者取膀胱截石位。常规消毒外阴和阴道铺无菌巾。做双合诊复查子宫位置、大小及附件等情况。阴道窥器扩张阴道，消毒阴道及宫颈管，用宫颈钳夹持宫颈前唇。顺子宫位置的方向，用探针探测宫腔方向及深度，根据宫腔大小选择吸管。宫颈扩张器扩张宫颈管，由小号到大号，循序渐进。扩张到比选用吸头大半号或 1 号。将吸管连接到负压吸引器上，缓慢送入宫底部，遇到阻力略向后退。按孕周及宫腔大小给予负压，一般控制在 400～500mmHg，按顺时针方向吸宫腔 1～2 圈。感到宫壁粗糙，提示组织吸净，此时将橡皮管折叠，取出吸管。用小号刮匙轻轻搔刮宫底及两侧宫角，检查宫腔是否吸净。必要时重新放入吸管，再次用低负压吸宫腔 1 圈。取下宫颈钳，用棉球拭净宫颈及阴道血迹，术毕。将吸出物过滤，测量血液及组织容量，检查有无绒毛。未见绒毛需送病理检查。

【结局评价】

1. 患者对操作满意。

2. 没有出现并发症或有异常情况及时被发现。

【注意事项】

1. 正确判别子宫大小及方向，动作轻柔，减少损伤。

2. 扩宫颈管时用力均匀，以防宫颈内口撕裂。

3. 严格遵守无菌操作常规。

4. 目前静脉麻醉应用广泛，应由麻醉医师实施和监护，以防麻醉意外。

5. 妊娠≥10 周的早期妊娠应采用钳刮术；该手术应先通过机械或药物方法使宫颈松软，然后用卵圆钳钳夹胎儿及胎盘。由于此时胎儿较大、骨骼形成，容易造成出血多、宫颈裂伤、子宫穿孔等并发症。

6. 流产后做好避孕宣教，告知流产的利害关系，立即落实避孕措施，避免再次意外妊娠。

【操作流程】见 图120。

八、依沙吖啶（利凡诺）及水囊引产技术

孕妇患有严重疾病不宜继续妊娠或防止先天性畸形儿出生需要终止中期妊娠，可以采取依沙吖啶（利凡诺）引产和水囊引产。

【目的】

1. 依沙吖啶损害胎儿主要生命器官，促使胎儿中毒死亡。

2. 水囊引产促使胎儿和胎盘排出。

【适应证】

1. 妊娠 13 周至不足 28 周患有严重疾病不宜继续妊娠者。

2. 妊娠早期接触导致胎儿畸形因素，检查发现胚胎异常者。

【禁忌证】

1. 严重全身性疾病。肝、肾疾病能胜任手术者不作为水囊引产禁忌证。

2. 各种急性感染性疾病、慢性疾病急性发作期、生殖器官急性炎症或穿刺局部皮肤感染者。

3. 剖宫产术或肌瘤挖除术 2 年内。子宫壁有瘢痕、宫颈有陈旧性裂伤者慎用。

4. 术前 24h 内体温两次超过 37.5℃。

5. 前置胎盘或腹部皮肤感染者。

（一）依沙吖啶引产

【操作步骤及方法】

1. 评估

(1) 详细询问病史，并做好术前咨询，说明可能发生的并发症。

(2) 测生命体征，进行全身及妇科检查，注意有无盆腔肿瘤、产道瘢痕及畸形等。

(3) 检查血、尿常规及出凝血时间、血型、心电图、乙肝病毒表面抗原测定。

(4) B 型超声检查以定位胎盘及穿刺点，测羊水量。

2. 准备

(1) 环境准备：环境舒适、温湿度适宜，私密性好。

(2) 物品准备

① 羊膜腔内注入法：卵圆钳 2 把，7 号或 9 号腰椎穿刺针 1 个，弯盘 1 个，5ml 及 50ml 注射器各 1 个，洞巾 1 块，纱布 4 块，棉球若干，

0.5%聚维酮碘溶液，0.2%依沙吖啶（利凡诺）液25～50ml，无菌手套1副，胶布。

② 宫腔内羊膜腔外注入法：长镊子2把，阴道窥器1个，宫颈钳1把，敷料镊2把，橡皮导尿管1根，5ml及50ml注射器各1个，洞巾1块，布巾钳2把，纱布6块，棉球若干，0.5%聚维酮碘溶液，0.2%依沙吖啶（利凡诺）液25～50ml，无菌手套1副，药杯及10号丝线。

(1) 患者准备：夫妻双方知情，签署同意书。①羊膜腔内注入法：孕妇排尿后取仰卧位，常规消毒皮肤，铺无菌巾；②宫腔内羊膜腔外注入法：孕妇排尿后取膀胱结石位，常规消毒外阴阴道，铺无菌巾。

(2) 术者准备：着装整齐，洗手，戴口罩，戴无菌手套。

3. 操作步骤

(1) 羊膜腔内注入法：穿刺点用0.5%利多卡因行局部浸润麻醉，用腰椎穿刺针垂直刺入腹壁，穿刺阻力第一次消失表示进入腹腔，继续进针又有阻力表示进入子宫壁，阻力再次消失表示进入羊膜腔。腰椎穿刺针进入羊膜腔内后，拔出针芯，见羊水溢出，接上注射器抽出少量羊水，注入0.2%依沙吖啶（利凡诺）液25～50ml。拔出穿刺针，局部消毒，纱布压迫数分钟后，胶布固定。

(2) 宫腔内羊膜腔外注入法：阴道窥器暴露宫颈及阴道，再次消毒，用宫颈钳钳夹宫颈前唇，用敷料镊将无菌导尿管送入子宫壁与胎囊间，将0.2%依沙吖啶（利凡诺）液25～50ml由导尿管注入宫腔。折叠并结扎外露的导尿管，放入阴道穹隆部，填塞纱布。24h后取出纱布及导尿管。

(3) 引产后观察和处理：术后医务人员应密切观察有无不良反应，体温、宫缩等情况，如宫缩过强，宫口未开可给镇静药（哌替啶50～100mg，或地西泮10mg肌内注射）。有15%～25%孕妇在应用利凡诺后24～48h内体温一过性上升38.5～39℃，绝大多数无须处理，胎儿娩出后即可恢复正常。

(4) 整理与记录：安置术后体位，做好健康宣教及避孕指导。

【操作流程】见 图121。

（二）水囊引产

【操作步骤及方法】

1. 评估 同依沙吖啶引产。

2. 准备

(1) 物品准备：阴道窥器1个，宫颈钳1把，敷料镊2把，宫颈扩张器1套，阴茎套2个，14号橡皮导管1根，10号丝线，棉球若干，0.5%聚维酮碘液，0.9%氯化钠溶液500ml，无菌手套1副。将消毒后的两个阴茎套套在一起成双层来制备水囊，再将14号橡皮导管送入阴茎套内1/3，用丝线将囊口缚扎于导尿管上。排空囊内空气后将导尿管末端扎紧，以备用。

(2) 其他准备同依沙吖啶引产。

3. 操作步骤

(1) 阴道窥器暴露宫颈，消毒阴道和宫颈，用宫颈钳钳夹宫颈前唇，用宫颈扩张器依顺序扩张宫颈口至8～10号。再用敷料镊将准备好的水囊逐渐全部送入子宫腔内，使其置于子宫壁和胎膜之间，缓慢向水囊内注入无菌的0.9%氯化钠溶液300～500ml，并加入数滴亚甲蓝（美蓝）以利于识别羊水或注入液。折叠导尿管，扎紧后放入阴道穹隆部。

(2) 术后观察和处理：放置水囊后，应密切注意宫缩情况，如发现宫缩过强，可提前取出水囊，让其自然分娩；如无异常，24h后取出水囊。

(3) 整理与记录：记录放置水囊的时间，向患者做好健康宣教。

【操作流程】见 图122。

【结局评价】

1. 患者对操作满意。

2.没有出现并发症或有异常情况及时被发现。

【注意事项】

1.依沙吖啶（利凡诺）引产

(1) 依沙吖啶通常应用剂量为 50～100mg，不超过 100mg。

(2) 羊膜腔外注药时，避免导尿管接触阴道壁，防止感染，评估穿刺部位有无液体渗出。

(3) 中期引产的孕妇，一般自羊膜腔注药到胎儿、胎盘娩出需 24～48h，注意观察子宫收缩情况及产程进展；分娩后，保持外阴清洁，预防感染，遵医嘱给予退乳。

(4) 穿刺用于产前诊断时，穿刺后严密观察胎心率和胎动变化，若有异常，立即通知医师处理。

2.水囊引产

(1) 水囊注水量不超过 500ml。

(2) 放置水囊后出现宫缩时应取出水囊。若出现宫缩乏力，或取出水囊无宫缩，或有较多阴道流血，应静脉点滴缩宫素。

(3) 放置水囊不得超过 2 次。再次放置，应在前次取出水囊 72h 之后且无感染征象。

(4) 放置水囊时间不应超过 48h。若宫缩过强、出血较多或体温超过 38℃，应提前取出水囊。

(5) 放置水囊后定时测量体温，特别注意观察有无寒战、发热等感染征象。

九、输卵管绝育技术

输卵管绝育术（tubal sterilization operation）是指通过手术将输卵管结扎或用药物使输卵管腔粘连堵塞，阻断精子与卵子相遇而达到绝育的目的，是一种安全、永久性节育措施，不影响受术者机体生理功能。若受术者要求生育时，可行输卵管吻合术，可逆性高。输卵管绝育术主要有经腹输卵管绝育术、经腹腔镜输卵管绝育术和经阴道穹隆输卵管绝育术，经阴道穹隆绝育术极少开展，本节重点介绍前两种方法。

（一）经腹输卵管绝育术

【目的】通过手术将输卵管结扎或用药物使输卵管腔粘连堵塞，阻断精子与卵子相遇而达到绝育的目的。该方法是目前应用最广的绝育方法，具有切口小、组织损伤小、操作简单、安全、方便等优点。

【适应证】

1.夫妇双方不愿再生育、自愿接受女性绝育手术且无禁忌证者。

2.患有严重心脏病、肝脏病等全身性疾病不宜生育者。

3.患遗传性疾病不宜生育者。

【禁忌证】

1.24h 内两次体温≥37.5℃。

2.全身状况不佳，如心力衰竭、血液病等，不能胜任手术。

3.患严重的神经官能症。

4.各种疾病急性期。

5.腹部皮肤有感染灶或患有急慢性盆腔炎。

【操作步骤及方法】

1.评估

(1) 详细询问病史。

(2) 做全身及妇科检查，做血、尿常规检查，查出凝血时间，必要时做胸透。

(3) 心理评估：消除患者的顾虑和恐惧心理，宣传手术绝育的有利之处。必要时手术前的晚上，给予镇静药。

2.准备

(1) 环境准备：环境舒适、温湿度适宜，私密性好。

(2) 物品准备：甲状腺拉钩 2 个，中号无齿镊 2 把，短无齿镊 1 把，弯蚊式钳 4 把，12cm 弯钳 2 把，鼠齿钳 2 把，布巾钳 4 把，弯头无齿卵圆钳 1 把，有齿卵圆钳 2 把，输卵管钩（或指板）1 个，持针器 1 把，弯剪刀 1 把，刀片 2

个，刀柄 1 把，弯盘 1 个，酒杯 2 个，5ml 注射器 1 个，1 号及 4 号线各 1 团，9×24 弯三角针 1 枚，9×24 弯圆针 1 枚，6×4 弯圆针 1 枚，双层方包布 1 块，双层特大包布 1 块，腹单 1 块，治疗巾 5 块，手术衣 2 件，纱布数块，无菌手套 3 副。

(3) 患者准备：受术者排空膀胱后，取臀高头低仰卧位，常规消毒手术野，铺无菌巾。

(4) 术者准备：着装整齐，洗手，戴口罩，戴无菌手套。

3. 操作步骤

(1) 根据术式和患者情况酌情选择适当的麻醉方法，可采用腰麻－硬膜外联合阻滞或局部浸润麻醉。

(2) 切口：取下腹正中耻骨联合上两横指（4cm）处行 2cm 纵切口，产后则在宫底下 2cm 处行纵切口。依次切开皮肤、皮下脂肪、腹直肌前鞘和腹膜直至打开腹腔。

(3) 提取辨认输卵管：术者先用左手示指经切口伸入腹腔，沿宫底后方宫角处滑向一侧，到达卵巢或输卵管后，右手持弯头无齿卵圆钳或指板或输卵管钩，提取输卵管。用鼠齿钳夹持输卵管系膜，再以两把短无齿镊交替使用依次夹取输卵管直至暴露出其伞端，确认输卵管无误，同时检查卵巢有无异常。

(4) 结扎输卵管：主要有抽心近端包埋法和压挫结扎切断法两种方法。

① 抽心近端包埋法：是目前我国常用的方法。选择输卵管峡部背侧浆膜下注入 0.5% 利多卡因液或 0.9% 氯化钠液 1ml，使其浆膜膨胀，再将浆膜层纵行切开，用弯蚊钳游离出该段输卵管约 2cm，再用两把弯蚊钳夹住其两端，切除其间的输卵管 1～1.5cm，用 4 号丝线分别结扎两断端，1 号丝线连续缝合浆膜，将近端包埋于输卵管系膜内，远端留在系膜外。检查无出血后，送回腹腔。同法结扎对侧输卵管。该法失败率低，血管损伤少、并发症少。

② 压挫结扎切断法：多用于剖宫产或妊娠足月分娩后，先用鼠齿钳将输卵管峡部轻轻提起，呈双折状，在距双折顶端 1cm 处用血管钳压挫输卵管片刻后取下，然后用 4 号丝线穿过压痕间的输卵管系膜（避开血管），在压挫处结扎输卵管，并于结扎处上方切除部分输卵管。输卵管断端用 0.2% 聚维酮碘液消毒，检查无出血后，送回腹腔，同法结扎对侧输卵管。

(5) 术后检查无出血，清点纱布、器械无误后，按层缝合腹壁关腹，结束手术，送受术者回病房休息。

(6) 术后观察及处理：密切观察患者生命体征，有无腹痛、内出血等情况；注意局部创口，若有渗血或感染，应及时处理。术后 2～3 天，如无异常可出院。根据术中情况，酌情使用抗生素预防感染。

【结局评价】

1. 患者对操作满意。

2. 没有出现并发症或有异常情况及时被发现。

【注意事项】

1. 手术时间选择：非孕女性在月经干净后 3～4 天。人工流产或分娩后宜在 48h 内施术。哺乳期或闭经女性应排除早孕后再行绝育术。

2. 术后密切观察受术者生命体征，评估有无腹痛、内出血或脏器损伤征象等。若发生脏器损伤等，应严格执行医嘱，给予药物。

3. 保持腹部切口敷料干燥、清洁，防止感染。

4. 鼓励受术者及早排尿。

5. 告知受术者术后休息 3～4 周，禁止性生活 1 个月。

【操作流程】见 **图 123**。

（二）腹腔镜输卵管绝育术

【目的】同经腹输卵管绝育术。

【适应证】同经腹输卵管绝育术。

【禁忌证】患有腹腔粘连、心肺功能不全、膈疝等，余同经腹输卵管绝育术。

【操作步骤及方法】

1. 评估 同经腹输卵管绝育术。

2. 准备

(1) 环境准备：环境舒适、温湿度适宜，私密性好。

(2) 物品准备：腹腔镜，气腹针，CO_2 气体，单极或双极电凝钳，电凝剪，钳夹器及套管针，弹簧夹或硅胶环 2 个，有齿卵圆钳 2 把，组织镊 2 把，持针器 1 把，缝合线，圆针，角针，刀柄 1 把，刀片，线剪刀 1 把，棉球，棉签，纱布及 0.5% 聚维酮碘液等。

(3) 患者准备：受术者排空膀胱，取膀胱结石位，头低臀高卧位，常规冲洗、消毒外阴阴道及腹部皮肤，铺无菌巾。

(4) 术者准备：着装整齐，洗手，戴口罩，戴无菌手套。

3. 操作步骤

(1) 采用局麻、硬膜外麻醉或静脉全身麻醉。

(2) 常规消毒腹部皮肤，于脐孔下缘作 1～1.5cm 横弧形切口，将气腹针插入腹腔，充 CO_2 2～3L，然后插入套管针换置腹腔镜。在腹腔镜直视下用弹簧夹钳夹或硅胶环套于输卵管峡部，使输卵管通道中断。也可采用双极电凝烧灼输卵管峡部 1～2cm。有学者统计比较上述 3 种方法的绝育失败率，电凝术最低为 1.9‰，硅胶环为 3.3‰，弹簧夹高达 27.1‰，但机械性绝育与电凝术相比，具有损毁组织少的优点，一旦受术者需要生育，输卵管再通术的成功率较高。

(3) 术后观察及处理：严密观察受术者有无发热、腹痛、内出血或脏器损伤等征象。术后静卧数小时后可下床活动。

(4) 整理与记录：安置患者术后体位，做好健康宣教。

【结局评价】

1. 患者对操作满意。

2. 没有出现并发症或有异常情况及时被发现。

【注意事项】

1. 嘱受术者静卧，严密观察生命体征变化情况。如无特殊，术后平卧 3～5h 便可下床活动。

2. 术后可有不同程度腹胀、胃痛、肩痛等症状，是因气体未排净所致，1～2 日后自然消失，无须特殊处理。

3. 术后避免增加腹压的动作，如有咳嗽等可使用腹带包扎腹部。

4. 术后 1 个月禁止性生活。如有不适，及时复诊。

【操作流程】见 图 124。

【思考题】

1. 性功能可以从哪些方面进行评估？

2. 放置宫内节育器的适应证及禁忌证有哪些？

3. 请简述人工流产综合征的临床表现及防治。

（曹文静 翟巾帼）

参考文献

[1] 谢幸、孔北华、段涛 . 妇产科学 [M]. 第 9 版 . 北京：人民卫生出版社，2018.

[2] Cunningham FG, Leveno KJ, BloomSL, et al. Williams obstetrics.25rd ed. USA：McGraw-Hill Medical Publishing Division，2018.

后　记

　　随着国家三胎政策的落地，人们对生育服务的要求不断增加，助产士的服务范围越来越广，助产实践逐步向连续性、系统化和专业化方向发展。WHO患者安全项目（patient safety programme）将母婴健康定为全球低收入国家或经济转型国家的排名第20位的研究项目之一，国家卫生健康委同时提出了母婴安全行动提升计划，为如期实现"健康中国2030"的目标奠定了基础。为切实提高我国助产士的专业技术水平和临床实践能力，加强助产专业建设，我们编写了《现代临床助产技术》一书，旨在为临床不同层次的助产士等女性健康相关从业人员提供浅显易懂的实用性助产技术参考书，以期将助产新理念、新趋势和新技术在临床范围内进行普及和推广，建设一支高质量、高素质、结构优化的助产人才队伍。

　　本书精心遴选核心助产技术，从助产学科发展和临床需求的角度出发，覆盖全生命周期的助产服务。全书共16章，从内容及形式上进行了创新，重点讲述助产技术的相关理论及实践，同时还增添了优生咨询与保健技术、产科心理技术、产科中医适宜技术、胎儿和新生儿发育促进技术及居家分娩技术等内容，从孕前到产后形成完整的技术链，拓展了助产士的工作范畴和服务模式；从助产技术的适应证、禁忌证、操作步骤及方法等方面进行阐述，同时设置知识拓展模块，注重循证，培养读者主动获取新知识的能力及评判性思维。书中相关助产技术操作流程图及量表可查阅随书附赠的《实操手册》。

　　在南方医科大学教学团队的带领下，我们组织了近20名长期从事母婴保健服务、且具备硕士及博士学历的助产专家，其中既有临床一线资深专科助产士，又有管理者和高校教师。我们结合实际工作实践、参考临床助产相关最新指南、循证研究和操作规范，精心编写了本书。南方医科大学基于坚实的专业基础与背景，在2014年成为首批助产本科试点招生院校，率先开设了助产本科教育，被国家卫生计生委指定为招生试点单位；在2017年助产学科首次进入教育部高等教育本科专业招生目录，南方医科大学作为首批招收助产学本科生的高校之一，始终保持专业敏感性，这为本图书的编写奠定了基础。

　　我们要感谢参与本书编写的每一位编者，他们不辞辛苦地完成了内容的撰写与多次的审校，同时也要感谢中国科学技术出版社编辑的精心编校。我们衷心希望本书的出版能够帮助同行加强助产专业知识及技能储备，并将其应用于临床工作中，以提高母婴健康水平。

　　由于临床助产技术不断发展，书中所述皆来源于临床实践经验，可能存在些许疏漏之处，敬请同行们批评和指正，以便再版时改进与修订。

南方医科大学深圳临床医学院